国医大师

张磊

疑难病治验辑录

张磊◎著

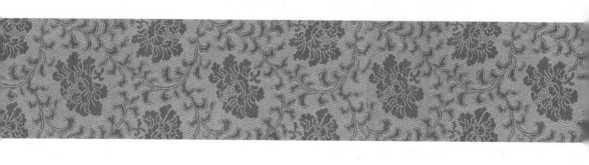

河南科学技术出版社

·郑州·

图书在版编目（CIP）数据

国医大师张磊疑难病治验辑录/张磊著 . —郑州：河南科学技术出版社，
2018.2

ISBN 978-7-5349-8826-4

Ⅰ.①国… Ⅱ.①张… Ⅲ.①疑难病-中医临床-经验-中国-现代
Ⅳ.①R242

中国版本图书馆 CIP 数据核字（2017）第 158076 号

出版发行：河南科学技术出版社
　　　　　地址：郑州市经五路 66 号　　邮编：450002
　　　　　电话：(0371) 65788613　65788629
　　　　　网址：www.hnstp.cn
策划编辑：马艳茹　邓　为
责任编辑：邓　为
责任校对：张艳华
封面设计：张　伟
责任印制：朱　飞
印　　刷：郑州环发印务有限公司
经　　销：全国新华书店
幅面尺寸：170 mm×240mm　　印张：20.75　　字数：335 千字
版　　次：2018 年 2 月第 1 版　　2018 年 2 月第 1 次印刷
定　　价：49.00 元

自 序

　　我的《张磊医学全书》（此书是《张磊医学全书》中的疑难病治验部分。编者注）快要出版了，就此，说几句心里话以表达心情。

　　首先，衷心感谢各位先生。此书是众志成城、同心协力的产物。在河南中医药大学、河南中医药大学第三附属医院领导的关怀和重视下，由孙玉信教授、张西洁教授、马林教授、谢秋利教授、姜枫教授、王晓田主任等同志具体编纂，尤其是孙玉信教授费心费时最多。经过他们长时间的艰苦工作，暨河南科学技术出版社的大力帮助，至此告竣。特再次表示衷心的感谢！

　　其次，本书内容较为浅薄。俗云："巧妇难为无米之炊。"由于我才疏学浅，经验不够，虽曰全书，实则有愧，是集我个人之全，乃小全也。其中有我过去给学院本科生讲授的中医学基础及内经选读讲稿，这些讲稿是依据当时教材和教学大纲精心锤炼而成的，可供参考。

　　再次，本书内容较为实在。我向来主张务实，我在自勉语中有"勿华于外，求实于内"之言。我总认为不管搞什么工作，如果光是表面现象，做表面文章，只能是自欺欺人。一个人能力有大小，只要踏踏实实地工作，就可赢得大家的赞许。这本书也是本着这种指导思想去写的。不管水平高低、文字好坏，都是实实在在的东西。如同厨中烹饪，不管做法如何，都是真材实料的绿色品种。

　　还有，本书作为我工作的新起点，我的治学思想是"学源不能断，起点作零点，求实不求虚，思近更思远"。学习最大的敌人是骄傲，有一副对联很好，"水唯就下能成海，山不矜高自极天"，就是说人要谦虚，不能自满。

　　最后，要继续努力。医生是为患者服务的，要具备两种功夫：一是医术要精湛，一是医德要高尚。古人云"欲精医术，先端心术"是很有道理的。我将继续认真开好有药处方和无药处方，所谓无药处方，就是针对不同疾病的人，尤其是思想包袱较重的患者，要多做思想工作，动之以情，晓之以理，增强其战胜疾病的信心；对一些有文化修养的患者，我往往给他们写诗，能收到一些好的效果。此外，对一些有不良潜在发展趋势的患者，也要告诉其应当注意的事项。所以说，医德要体现在各个方面。"大医精诚"，始终是我努力的方向。

　　总之，诚希广大读者，多提宝贵意见，以利改进！

最后附俚诗一首，以鸣心声。

从医从教历艰辛，虚度光阴八七春。

沧海水中沉一粟，岐典道上起微尘。

病人满室年年是，桃李成蹊日日新。

几首庸诗情志抒，操琴曲曲总怡神。

张磊 🔳

2016 年 8 月 25 日

目 录

第一章 肺系病证

感冒

案 1 买某，女，41 岁，以"易感冒 30 余年"为主诉于 2013 年 2 月 27 日初诊。症见：感冒时发热，体温最高 39℃，最低 38.5℃，咽痛较甚，咳嗽，咳黄痰，流清涕。自称自幼易感冒，平时易上火，一年四季基本未断过感冒药，别人感冒时易被传染。2012 年 10 月体检，发现双侧乳房实性结节，左侧 1mm×4mm，右侧 5mm×4mm，经前乳房胀痛，月经提前 3~5 天，色红，前 3 天量大，5 天净，少量血块，白带淡黄，量大，无异味，饭量小，眠安，二便调，舌质红，边齿痕，苔厚偏黄，脉细。曾怀孕 2 次均未成，欲调理要子。

处方：二花 10g，连翘 10g，竹叶 10g，桔梗 10g，薄荷 6g（后下），桑叶 10g，元参 15g，知母 10g，黄柏 6g，生甘草 6g。15 剂，日 1 剂，水煎服。

按：长期反复外感，临床治疗以扶正解表立法，结合具体情况有"益气解表""滋阴解表"等，然而此案患者易外感 30 余年，缘何不以扶正为法，反用辛凉解表降火之法，以银翘散加味治之？细审患者，平素易上火，且易反复外感，此即东垣先生之"火与元气不两立，一胜则一负"之论矣，且患者每次感冒都有咽痛、咳嗽流涕之证，由是可知是火郁上焦之证，吴又可云"治上焦如羽，非轻不举"，故选辛凉平剂银翘散治之，以清肃上焦，加知母、黄柏者，以"人过四十而阴气自半"，而伐其相火；咳痰不多，而不用牛蒡；热淫于内，而减去辛温之属，加辛凉之桑叶，以增凉散之效。由此案知，临床诊病，既要有诊病之常规思路，又不可过于拘泥，要切实因病因人制宜。

案 2 李某，女，69 岁，农民，以"易外感 10 年"为主诉于 2014 年 3 月 19 日初诊。症见：反复外感，服中药西药效果不佳。近日虽无外感，但怕冷，出汗、乏力，胃脘不适，不胀不痛，纳可，不能吃刺激性食品，眠差，心烦急躁，易醒，大便不规律，1~2 天 1 次，易腹泻。既往慢性胃肠炎，自服土霉素 4~5 年。舌淡红，苔白腻，舌下脉瘀滞，脉沉弱。

处方：菟丝子 15g，破故纸 10g，淫羊藿 10g，生黄芪 30g，炒白术 10g，防风 6g，山萸肉 10g，浮小麦 30g，生山药 30，炙甘草 6g。7 剂，日 1 剂，水煎服。

按：此为固元法。元气是人身之根本，元气旺则身健永，元气虚则罹疾患，且缠绵难愈，往往出现正虚似邪之象，若以外邪治之非也。我常用菟丝子、补骨脂、淫羊藿、山萸肉等味培补元气，效果较好。《兰台轨范》评玉屏风：治风邪久留而不散者，自汗不止亦宜。易反复外感正是风邪久留而不散之故。加浮小麦使其汗止，腠闭，则风邪不侵，更加生山药益脾阴而止泻。

咳嗽

案 1 崔某，女，66 岁，以"咳嗽 2 年，加重 3 天"为主诉于 2013 年 3 月 8 日初诊。症见：每日咽痒，咳嗽，晨起咳少量黄痰，咽不干，饮水一般，眠浅，易醒，多梦，凌晨 5 点开始烦躁、烘热汗出，反酸、嗳气。大便头干，1~2 天 1 次，小便频。舌淡红，苔薄白，脉沉滞。2012 年查胃镜示：浅表性胃炎。既往有梅尼埃综合征病史。

处方：当归 10g，生地 15g，桃仁 10g，红花 10g，赤芍 15g，柴胡 6g，川芎 6g，桔梗 6g，炒枳壳 6g，怀牛膝 10g，桑白皮 10g，地骨皮 10g，生甘草 6g。10 剂，日 1 剂，水煎服。

二诊：服上方 15 剂，服至第 3 剂，咳嗽基本愈。现：偶有咽痒，咳嗽，晨起咳少量黄痰，眠浅，易醒，梦多，凌晨 5 点已不烦躁、不烘热汗出，不反酸、嗳气，大便偏稀，一天一次，夜尿频。舌质红，苔薄黄，脉细。

处方：炒枣仁 30g，知母 10g，川芎 3g，茯神 10g，茯苓 10g，小麦 30g，麦冬 15g，夏枯草 10g，清半夏 10g，生甘草 6g，小米一撮（布包），大枣 4 枚（切开）为引。15 剂，日 1 剂，水煎服。

按：医者贵乎识证，此咳嗽已有 2 年，他医亦有诊治，但凡止咳之法，盖已用之迨遍，若再沿袭前法，多半无功可建！我时常强调要辨"证中之证"，审此案，患者除咳嗽之外，每天早晨 5 点有烦热汗出，而此正是辨证之关键，故以血府逐瘀汤，3 剂而见奇功。今将《医林改错》中相关论述附录于下，以冀对读者有所启迪。

附：《医林改错·烦热汗出》篇："醒后出汗名曰自汗；因汗而醒名曰盗汗，盗散人之气血，此是千古不易之论，竟有用补气，固表，滋阴，降火服之不效而反加重者，不知血瘀亦令人自汗、盗汗，用血府逐瘀汤一两服而汗止。"

案 2 王某，男，78 岁，以"干咳 1 周"为主诉于 2013 年 1 月 18 日初诊。1 周前出现干咳，咽部发热、痒、干，无痰，于昨日下午出现发烧，今输液 1 天。症见：身冷、干咳，昨日夜间口干甚，饮水多，咽部干痒发热，咳嗽无痰，咽部红甚，纳可，眠差，夜眠 4~5 小时，夜间 3 点易醒，醒后再入睡则眠浅，大便偏干，近 2 日未解，小便可，舌质红，苔黄厚，脉浮数。

处方：金银花 10g，连翘 10g，竹叶 10g，牛蒡子 10g，天花粉 10g，黄芩 10g，羌活 10g，桔梗 10g，杏仁 10g，川贝 6g，生甘草 6g。6 剂，日 1 剂，水煎服。

二诊：服上方 6 剂，输液一天，干咳减轻，现：易发热，易出汗，汗出多，咽干痛不甚，咽痒，夜重，咳白痰或稀痰，量不多，眠差，夜眠 4~5 小时，眠浅，梦多，大便已缓解，稍干，1 天 1 行，小便次数多，口干，饮水多，舌淡红，苔厚稍黄，脉细。

处方：北沙参 15g，炒火麻仁 20g，枇杷叶 10g，桑叶 10g，橘红 6g，桔梗 10g，木蝴蝶 6g，生甘草 6g，杏仁 10g，苇根 30g。6 剂，日 1 剂，水煎服。

三诊：2013 年 9 月 9 日因下肢水肿前往去我诊室诊查，诉干咳、咽痒等前症已愈。经服鸡鸣散加减方，水肿减轻，但脚面尚水肿，大便偏干，小便正常，舌苔薄微黄，舌质偏暗，脉弱，上方继服。

处方：木瓜 30g，苏叶 12g（后下），橘红 12g，槟榔 12g，吴茱萸 6g，防己 12g，生薏苡仁 30g，大黄 6g（后下）。1 剂，日 1 剂，水煎服。

按：干咳、咽痒、发红为风热上扰清窍之证。前人云"风挟温热而燥生，清窍必干"，此干咳、口干，即为风热侵袭上焦之明证，咽痒者，风也，咽热者，热也。舌黄，脉浮数者，更是风热侵袭肺卫之象，故处方银翘散加味，以宣散上焦风热；二诊时热退，咳减，但仍有咽干、眠差之症，此热去津伤之候，故以沙参之甘润，佐桑叶之辛凉为法，以养肺胃之阴，用枇杷叶、木蝴蝶以轻宣疏理气机为法。此案之妙在乎首诊，不因干咳而妄用敛涩，以防闭门留寇；复诊不因咳减而固守死法，机圆法活，宜细玩味！

案 3　严某，男，73 岁，以"干咳 2 年，乏力 3 个月"为主诉于 2013 年 7 月 1 日初诊。症见：干咳无痰，咽部干痒，不渴。偶有心慌，静止时心慌，自服丹参滴丸缓解。血压偏低 3 个月，HP：109/56mmHg。血糖正常。患者近来因照顾病人，常觉乏力，疲劳，纳眠可。大便正常。舌胖大，中有裂纹，苔薄黄，脉细。

处方：白僵蚕 10g，薄荷 6g，桔梗 10g，诃子 10g，牛蒡子 10g，麦冬 15g，木蝴蝶 6g，北沙参 15g，桑叶 10g，生甘草 6g。10 剂，水煎服，日 1 剂。

二诊（2013 年 8 月 9 日）：服上方 15 剂，效可。咳嗽减轻，在遇凉风时稍咳。现左耳垂后痛，左侧颈椎不适，左肩关节痛，两小腿痒，皮肤无变色，不痛不麻木，遇热加重。纳可，眠差，易醒，二便可。舌淡红有裂纹，苔黄腻，脉细。

处方：党参 10g，生黄芪 15g，炒白术 10g，当归 10g，陈皮 10g，升麻 3g，柴胡 3g，炙冬花 10g，炙紫菀 10g，桑叶 15g，炙甘草 6g，连翘 10g，黄芩 10g。

10 剂，水煎服，日 1 剂。

三诊（2013 年 8 月 28 日）：服上方 10 剂，效可，咳嗽减轻，白天不咳，夜间遇凉稍咳，干咳，咽痒，耳垂后、颈部不适。纳可，易醒，二便可。舌淡红有裂纹，苔黄腻，脉沉滞。

处方：上方去连翘、黄芩，加茯苓 10g，炒神曲 10g，炒麦芽 15g，知母 10g。10 剂，水煎服，日 1 剂。

按：患者干咳无痰，咽干咽痒，结合全身症状，可见患者虽咳嗽日久，但仍有风热留扰咽喉的成分在，且有肺阴不足之证。方用六味汤（《喉科指掌》）加减以清疏风热，加麦冬、北沙参以养阴润燥。服用 15 剂后症状减轻，仍有遇凉咳嗽，再思患者发病为照顾患者劳累引起，且平时易疲劳，遂处补中益气汤加上紫菀、款冬、桑叶等清热润燥宣肺止咳之品。三诊诸症缓解，仍以上方加减以巩固疗效。

案 4　徐某，男，6 岁，以"咳嗽 21 天"为主诉于 2013 年 7 月 12 日初诊。症见：白天咳，偶尔有痰，咽痒，咽不红，不渴，大便易干。舌淡，苔薄黄，脉细。患者既往有过敏性哮喘病史 3 年余，曾于家中就诊服药：炙麻黄 3g，杏仁 3g，射干 3g，炙冬花 4g，炙紫菀 4g，木蝴蝶 3g，藿香 3g，大黄 3g，炒苏子 3g，生甘草 2g。已服 7 剂，服药后夜咳愈。

处方：桑叶 3g，苏叶 3g，杏仁 6g，桔梗 6g，木蝴蝶 3g，二花 3g，炒麦芽 6g，炒山楂 6g，青果 3g，牛蒡子 3g，生甘草 2g。7 剂，日 1 剂，水煎服。

二诊（2013 年 7 月 24 日）：服上方 7 剂，现晨起咳嗽，咽痒，鼻痒，大便干，2 日 1 行。舌淡胖，苔花剥，脉细。

处方：桔梗 5g，木蝴蝶 3g，乌梅 6g，蝉蜕 3g，白僵蚕 3g，牛蒡子 6g，槐角 10g，生甘草 3g，麦冬 6g。7 剂，水煎服，日 1 剂。

三诊（2013 年 7 月 31 日）：服上方 7 剂，大便稍干，日 1 次，现仍晨起咳嗽，咽痒，鼻痒，舌淡，苔薄白，脉细。近上火鼻子痛。

处方：炒神曲 6g，炒麦芽 10g，炒山楂 6g，炒卜子 6g，陈皮 6g，茯苓 6g，决明子 10g，杏仁 6g，麦冬 10g，白僵蚕 3g，生甘草 3g。10 剂，水煎服，日 1 剂。

四诊（2013 年 8 月 9 日）：服上方 5 剂，效可，现仍咳嗽，晨起、夜间较重，无痰，咽痒，欲清嗓，晨起易打喷嚏。纳眠可，二便可。舌淡，苔花剥，脉细。

处方：橘红 3g，炙麻黄 1g，杏仁 3g，桔梗 3g，炒麦芽 6g，车前子 6g，生甘草 3g，桑叶 6g。7 剂，日 1 剂，水煎服。

五诊（2013 年 9 月 16 日）：服上方 14 剂，效可，咳嗽消失。本月 11 日开始发烧，体温 36~37.5℃，期间呕吐，后在某中医院服中药烧退，后又出现咳嗽，有痰，吐不出，出汗多，自服 7 月 24 日方咳嗽减轻，痰增多，呕吐好转，流清涕，晨起咳嗽明显，余无不适。二便可。舌红，苔薄白花剥，脉细。

处方：桑叶 6g，桑白皮 6g，地骨皮 6g，川贝 3g，杏仁 3g，浮小麦 20g，牛蒡子 6g，炒山楂 6g，生甘草 3g，梨皮、粳米各一撮为引。10 剂，水煎服，日 1 剂。

六诊（2013 年 9 月 27 日）：服上方期间上症消失。现凌晨 2~5 点咳嗽，干咳，晨起少量白痰，鼻干。近 2 天大便稍干。平时口不渴。舌红，苔花剥，脉细。

处方：生地 6g，山萸肉 6g，生山药 10g，泽泻 6g，丹皮 6g，茯苓 6g，桑叶 6g，麦冬 6g，炒火麻仁 10g，生甘草 3g，竹叶 3g。10 剂，水煎服，日 1 剂。

七诊（2013 年 10 月 7 日）：服上方效可，咳嗽消失。本月 3 日因饮食较多出现腹痛，咳嗽，咽痒，有痰，经针灸腹痛已愈。现阵发性咳嗽，白天明显，鼻塞。纳眠可，大便 2 到 3 日 1 行。舌红，苔花剥，脉细。

处方：北沙参 10g，炒火麻仁 10g，麦冬 10g，炙杷叶 6g，桑叶 6g，杏仁 6g，桔梗 3g，木蝴蝶 3g，生甘草 3g，川贝 3g，橘红 3g，梨皮一撮为引。10 剂，水煎服，日 1 剂。

八诊（2013 年 11 月 27 日）：服上方咳嗽已愈。现时有咳嗽，干咳，无痰，咽痒，白天咳少，活动后即咳，咳甚则吐，夜间鼻塞。右腿膝内侧素有皮癣。纳可，二便可。舌淡红，苔剥，脉细。诉 8 月 9 日方效佳。

处方：桑叶 6g，杏仁 3g，牛蒡子 3g，木蝴蝶 3g，荆芥 3g，桔梗 3g，炒山楂 6g，炙麻黄 1g，生甘草 3g。10 剂，水煎服，日 1 剂。

按：患者有过敏性哮喘病史 3 年，禀赋不足，咳嗽易缠绵难愈，曾于家中服三拗汤加味，有所减轻，此次咳嗽偶有痰，咽痒，大便干，我在临床时常遵循的原则是，新咳用药宜轻灵，多用动药，可助达邪外出。一诊时轻疏风邪，清热利咽。二诊服药 7 剂，咽痒鼻痒症状明显，遂在首诊方法不变的基础上，加乌梅、蝉蜕、白僵蚕，有缓解过敏症状的作用。三诊时患者有大便干燥等热象，肺与大肠相表里，遂通腑泻热，降肺化痰。四诊患者变化不大，仍与三拗汤基础上加陈皮理气化痰，桔梗清利咽膈，桑叶清宣肺热。车前子可祛痰镇咳平喘，为常人忽视，治疗久咳不愈时可加此药，效果显著。至五诊时，患者咳嗽已愈。以后几次复诊偶尔咳嗽，家长怕病情反复，继服药巩固之。

案 5 李某，女，56 岁，以"咳嗽 5 月余"为主诉于 2013 年 9 月 11 日初诊。症见：咽痒，咳嗽，晨起少量痰，痰中偶尔带血丝，口不渴，大便正常。舌淡红，苔黄厚腻，脉细。患者 4 个月前旅游归来后咳嗽，痰中带血丝，不发热，咽痒，于某院拍片检查为慢性支气管炎。服消炎药治疗后咳嗽减。42岁断经。

处方：桑叶15g，竹茹15g，丝瓜络15g，藕节炭30g，苇根30g，麦冬15g，炙杷叶15g，北沙参15g，白僵蚕6g，蝉蜕3g，生甘草6g，茯苓10g，粳米一撮，黄梨皮，适量为引。15剂，水煎服，日1剂。

二诊（2013年10月9日）：服上方5天后症状明显减轻。现仍有咽痒，咳嗽，晨起有痰，痰中带血，鼻咽干燥，纳一般，眠可，舌质暗红，脉细。

处方：生地黄15g，山萸肉10g，生山药15g，泽泻10g，丹皮10g，茯苓10g，知母10g，黄柏6g，桑白皮15g，地骨皮15g，鱼腥草30g，车前子15g，木蝴蝶6g，桔梗10g。15剂，水煎服，日1剂。

按：此属风燥伤肺之咳嗽。患者系秋季外出后出现咳嗽痰中带血丝，乃燥热犯肺之象，喻嘉言有"秋伤于燥"之论，其主张清燥救肺，以甘柔滋润之品组方，使肺气得润，治节有权，清肃之令得行。吾立轻清，清热止血，润燥止咳。方中桑叶、竹茹、丝瓜络清热凉血通络，藕节"消瘀血而止吐衄"，苇根、沙参、麦冬、梨皮等滋阴生津，润燥止咳。患者服上方15剂后症状明显减轻，后以"金水相生"之法，滋肾清肺续功。

案6　王某，男，25岁，以"痰多2月余"为主诉于2014年2月10日初诊。症见：痰多，晨起、睡前加重，不吐则胸闷心悸，手足心汗出，自觉左肩背处憋闷疼痛，呈走窜样，向左侧走窜，痛甚拒按，吐出痰后疼痛缓解，痰色呈蛋清样，吐出困难，头晕纳可，大便日1次，不成形，眠浅易醒，舌淡胖，苔薄白，脉细滞。患者自述2013年8月，夜间开空调，饮凉水后出现咳嗽，发热，服中药后痰变白色，咳嗽，经他医治疗效不显，服西药后咳嗽减，但痰量多。立法：脾为生痰之源，以健脾为主。

处方：党参10g，炒白术10g，茯苓10g，清半夏10g，陈皮10g，木香10g，砂仁3g（后下），车前子15g（包煎），炙甘草6g，生姜3片、大枣3枚为引。6剂，水煎服，日1剂。

二诊（2014年2月24日）：服上药10剂，自觉效佳。现遇凉气咳嗽，痰量减少，左胸疼，吐后减轻。左胸憋闷感，头晕，晨4~5点明显，大声说话气短、下肢无力、饮食睡眠改善。大便已成形。平素怕冷，手足凉，手脚心出汗，舌淡红，苔薄白，根部黄，脉沉弱。本次立法：温化痰饮。

处方：清半夏10g，陈皮10g，茯苓10g，炒苍术10g，厚朴10g，干姜10g，桂皮10g，炙甘草6g。6剂，水煎服，日1剂。

三诊（2014年4月2日）：交替服用2月10日方20剂，2月24日方16剂，诸症减，现觉左肩背不适，遇冷疼痛时吐白痰量减少，大便溏黏滞，舌质红苔白腻。

照首次方木香改为 6g，去车前子，加草果 6g，炒白芥子 6g，炒苏子 6g，炒卜子 6g，黄芩 6g。15 剂，水煎服，日 1 剂。

按："脾为生痰之源，肺为贮痰之器"，此病痰多为脾气亏虚，津液不归，聚而成痰。陈修园在《时方歌括》曰：苓术参甘四味同，方名君子取谦冲，增来陈夏痰涎涤，再入香砂痞满通。故用六君子来健脾祛痰，又气滞则痰凝，气行则痰消。故合香砂理气消痰。复诊仍采用健脾祛痰法。

案 7　乔某，女，63 岁，以"反复咳喘 40 年"为主诉于 2014 年 12 月 22 日初诊。症见：咳甚，咳黄脓痰，阵发性汗出，眠差，纳可，大便日 5 次。舌质瘀暗，苔黄腻，脉沉滞。40 年前因受凉开始咳嗽，咳痰，西医诊断为支气管炎。咳嗽反复发作，逐渐加重，继而反复感染，西医诊断为双肺支气管扩张并感染，慢性肺心病，右心功能不全，二尖瓣关闭不全。有糖尿病 20 年。

处方：苇根 30g，冬瓜子 30g，生薏仁 30g，桃仁 10g，制附子 10g（先煎），炒苏子 10g，炒莱菔子 10g，炒白芥子 10g，黄芩 10g，党参 10g，生石膏 30g。15 剂，水煎服，日 1 剂。

按：《素问·宣明五气篇》云"肺为咳"，咳嗽一症总不离乎肺。肺为娇脏，不耐寒热，风、寒、暑、湿、燥、火六淫之邪皆可伤肺，使肺失清肃，宣降失常，气机不利，发为咳嗽。患者咳黄脓痰，为痰热之邪郁于肺中之证。用千金苇茎汤加味合三子养亲汤治之，意在疏涤肺中痰浊，清化痰热，这也正是运用了"涤浊法"。考虑到患者久病易阳虚，且阵发性汗出，取《素问·生气通天论》中"阳者，卫外而为固也"之义，用制附子振奋阳气。《金匮要略》中述"膈间支饮，其人喘满……木防己汤主之"，加党参、生石膏发挥木防己汤之方义，疗其咳喘效佳。从此案可以看出，治病要纵观全局，从整体来考虑组方用药，这样处理好邪实与正虚的关系，使攻邪而不伤正，扶正而不助邪，以达药到病除之目的。

案 8　齐某，女，4 岁半，以"咳嗽、咳吐白痰 1 月半"为主诉于 2014 年 12 月 3 日初诊。症见：干咳，遇冷空气即咳，晨起咳嗽严重，白天间断咳嗽，咳吐白痰，鼻塞。夜间磨牙，大便干如羊屎，2 日 1 行，小便可。纳眠可。舌尖红，苔白腻，脉细。其母代诉 10 月中旬无明显诱因出现晨起干咳，服风寒感冒颗粒、藿香正气止咳颗粒乏效，后开始发热，于郑州市儿童医院住院治疗，效亦不显。

处方：炙麻黄 3g，杏仁 6g，前胡 6g，木蝴蝶 4g，牛蒡子 6g，槐角 30g，生甘草 3g。10 剂，水煎服，日 1 剂。

按：对于治疗小儿咳嗽，我常强调用药宜轻、宜透、宜宣，治新感咳嗽用药宜动不宜静。咳为肺之本病，患者遇冷即咳嗽加重，且有白痰，为风寒袭肺，肺失宣降，发为咳嗽，肺不能通调水道而聚湿生痰。治以三拗汤加味，以疏散风寒为主，前胡疏风散邪，木蝴蝶、牛蒡子利咽疏风，考虑患儿胃中有积热，故加入槐角以通便泻热。

案9　温某，女，51岁，以"咽痒、干咳2月余"为主诉于2013年11月29日来诊。症见：咽痒，干咳，无痰，口不干，纳眠可，二便调。患者自述连续2~3年于秋冬交接之际发病，属过敏体质，对青霉素、链霉素、磺胺、阿莫西林过敏，舌质淡红，苔白稍腻。

处方：北沙参15g，炙麻黄3g，杏仁3g，麦冬15g，炙枇杷叶10g，桑叶10g，木蝴蝶6g，牛蒡子10g，桔梗10g，炒苏子3g，当归6g，生甘草6g，粳米一撮布包为引。10剂，水煎服，日1剂。2015年2月11日以他病来诊述服上方效可，已愈。

按：根据患者发病的季节来辨证，秋冬季节，天气转凉，一派肃杀之象，肺主皮毛，易感受燥邪、风寒之邪。燥邪犯肺，易伤肺阴；风寒侵袭，郁闭皮毛，气血不通，而易生内热。陈士铎在《辨证录》中提到："夫人身之气血，流通于肌肉之内，则风邪不得而入。惟气血闭塞不通，而邪转来相侮，凝滞而为热矣。盖春夏之间，皮肤疏泄，内热易于外宣。秋冬之际，皮肤致密，内热难于外发，所以春夏不咳嗽，而秋冬咳嗽也。"故此案以肺阴不足，肺中郁热来论治。方中取沙参麦冬汤、麻黄汤、桔梗甘草汤三方之义，既能疏其内郁之热，外入之寒，又能固其根本，佐当归以和血气，气血通畅，则肺得宣降，干咳得愈。

案10　徐某，男，9岁，以"咳嗽、咳痰反复发作3月余"为主诉于2013年4月3日初诊。症见：反复发作咳嗽、咳痰，痰量少，难咳，咽痛，扁桃体易化脓，每次均伴发热，自服中成药、输液好转，易反复。近7天咳嗽，咳痰量少，色稍黄，不咽痛，咽干。纳可，眠差，大便干，小便可。既往曾血小板计数高，在我诊室服中药好转。

处方：金银花6g，桔梗6g，牛蒡子6g，玄参15g，竹叶6g，大青叶10g，桑叶10g，赤芍6g，丹皮6g，生甘草3g，地骨皮10g。10剂，水煎服，日1剂。

二诊（2013年7月22日）：服上方10剂，咳愈。现：主要是大便干，曾服生地黄、大黄，服后大便软。顺双手脱皮1个月，不痒，双手心热，层层脱皮。近3年每年手都脱皮。舌淡红，苔薄白，脉细。

处方：生地黄10g，竹叶6g，丹皮6g，地骨皮6g，赤芍6g，栀子6g，麦冬6g，玄参15g，知母6g，大黄3g（后下）。10剂，水煎服，日1剂。

三诊（2013 年 11 月 11 日）：服上方 10 余剂，服药期间扁桃体化脓，输液愈，后 10 天再次化脓，打 5 天针，愈。现：双手脱皮，双手心热不明显，唇红，夜间入睡时汗出多，大便干如栗，日 1 次，饮水一般，纳可。舌淡，苔薄白，脉细。

处方：栀子 6g，连翘 6g，黄芩 6g，薄荷 3g（后下），竹叶 10g，玄参 15g，大黄 6g，芒硝 6g，生甘草 3g，赤芍 10g，蜂蜜一汤匙（冲入）为引。10 剂，水煎服，日 1 剂。

按：咳嗽，痰色黄，量少，质黏难咯，并伴随发热症状，属风热之邪犯肺，当疏散风热，清热解毒，用辛凉平剂之银翘散合辛凉轻剂之桑菊饮，一方偏于清热解毒，一方偏于宣肺止咳，用之效好。

案 11 张某，女，39 岁，以"咳嗽 8 个月"为主诉于 2013 年 11 月 13 日初诊。症见：咽痒，咽干，咳吐脓痰，食多胃胀，大便易溏，腹痛即泻，两小腿易胀。眠差多梦。患者今年 2 月开始咳嗽，干咳，咽痒，遇凉风即咳，服他医开方半夏厚朴汤加芪术、柴桂姜汤等加味，服药后咳嗽减，停药后又出现干咳。既往有高血压病史 9 年，血压 140/90mmHg，今年未服降压药。舌淡胖，暗，尖红，苔薄白，脉细。

处方：党参 10g，炒白术 10g，茯苓 10g，生山药 30g，车前子 15g（包煎），炙甘草 6g，炙麻黄 6g。6 剂，水煎服，日 1 剂。

按：此病经过反复治疗，一般的治法效果不显。考虑到患者大便易稀，用补土生金法治之，方选四君子汤，加车前子利胸间之脓痰，且有止咳之效，麻黄宣肺止咳。

二诊（2013 年 11 月 27 日）时诉服上方 3 剂即不咳嗽，共服 11 剂。

案 12 仝某，男，32 岁，以"咳嗽 3 月余"为主诉于 2013 年 10 月 13 日初诊。症见：打喷嚏，鼻流清涕，说话多时觉气不接续，易感冒，饮食、睡眠可，二便正常。舌淡红，苔腻，脉细。工作较劳累。过敏性鼻炎 10 余年。

处方：党参 12g，生黄芪 30g，炒白术 10g，当归 10g，升麻 6g，柴胡 6g，酒黄芩 10g，谷精草 30g，桑叶 10g，炙甘草 6g。10 剂，水煎服，日 1 剂。

二诊（2013 年 10 月 23 日）：服上方 10 剂，效佳。咳嗽愈。喷嚏减少，不流清涕，冬季四肢凉。

处方：桂枝 10g，生白芍 10g，生黄芪 30g，炒白术 10g，防风 10g，炙甘草 6g，生姜 3 片，大枣 4 枚（切开）为引。10 剂，水煎服，日 1 剂。

按：疾病是动态发展的，要以发展的眼光看问题，此病初以邪盛为主，今已病 3 个月，病久体虚，说话多反气不接续为其要证，结合其有过敏性鼻炎病史多年，可知患者有肺气虚，肺气不利的一面。宜以补虚为主，兼祛其邪，方用东垣补中益气汤加减。

案 13 姜某，男，32 岁，巩县邮局。咳嗽闷气少痰，疲倦盗汗，五心烦热，当地医院胸透无肺结核，后经河南某医学院 X 线示，亦无肺结核，曾用链霉素、雷米封等抗结核药物无效。病延半年之久，1977 年 3 月就诊于予。此为阴虚之候。

处方：秦艽 9g，地骨皮 15g，银柴胡 9g，知母 9g，北沙参 30g，百合 12g，生黄芪 30g，生牡蛎 24g，生龙骨 24g，丹皮 9g，浮小麦 250g，熬水煎药。1977 年 4 月 29 日来述，上方服 16 剂痊愈。

按：《素问·调经论》曰："阴虚则内热。"此证为肺阴亏虚内热自生，肺燥失润，而致咳嗽少痰，盗汗，五心烦热等虚热见症，故施以滋阴退热为主之剂。阴虚日久，气亦受损，盗汗虽是阴虚，但气亦失固，故又重用黄芪于方中。阴得滋，热得清，阳得潜，气得补，使阴充气足，阴阳相谐，而病痊愈。

案 14 梁某，女，48 岁，以"咳嗽胸闷气喘 1 月余加重 4 天"为主诉于2006 年 2 月 22 日初诊。1 月前受凉后出现咳嗽胸闷气喘，经输液治疗（药物不详）减轻。4 天前受凉"感冒"后加重。现症：咳嗽、气喘、胸闷、心慌，吐少量白痰，咽干痒，昼轻夜重；恶寒发热不明显，平时体质较差，易感冒，小便频数，大便可。诊断为咳嗽、喘证，属风邪袭肺证。患者素有哮喘，肺气虚弱，内有伏痰，风邪外袭，内外合邪，肺失肃降。治法：疏风宣肺，清热平喘。方拟三拗汤加味。

处方：炙麻黄 6g，杏仁 10g，黄芩 10g，白僵蚕 10g，蝉蜕 6g，炒苏子 6g，干地龙 10g，瓜蒌皮 10g，女贞子 15g，旱莲草 30g，川断 10g，生甘草 6g。10 剂，水煎服，日 1 剂。

二诊（3 月 8 日）：服药后气喘、咳嗽减轻，现胸闷、气短，时有心慌，两膝关节不能弯曲用力，可走平路，不能上下坡，眠差，耳鸣，纳可，口干苦，时心烦，服药后自感药物性凉，腰中作痛，二便可，舌质淡红，苔黄腻，脉细滞。

处方：炙麻黄 6g，杏仁 10g，桂枝 10g，白芍 10g，厚朴 12g，炒苏子 6g，当归 10g，炒枳壳 10g，瓜蒌仁 10g，茯苓 10g，陈皮 10g，黄芩 10g，炙甘草 6g，威灵仙 10g，生姜 3 片，大枣 4 枚（切开）为引。10 剂，水煎服，日 1 剂。

三诊（3 月 27 日）：服药 18 剂，气喘、咳嗽减轻，见凉气则感有痰，痰较深，不易咳吐，痰白呈泡沫样，胸闷气短，动则气不相接，口苦心烦，月经量多，且拖延时间长，约 20 天干净。不欲饮水，双膝关节在上下坡时疼痛，饮食正常，大便不干，小便频数，色不黄，失眠多梦，耳鸣，舌质淡红，苔薄，脉细。

处方：桂枝 10g，白芍 10g，厚朴 12g，杏仁 12g，海浮石 30g（包煎），桔梗 15g，炙麻黄 3g，炒苏子 3g，黄芩 10g，炙甘草 6g，生姜 3 片，大枣 4 枚（切开）为引。临床治愈。

按：患者有喘证病史 10 余年，肺气虚弱，内有伏痰。复感外邪，肺气郁闭，宣降失常，故气喘胸闷，咳嗽；肺病及肾，肾气受损，固摄无力，则小便频数，月经量多。治用三拗汤合二至丸加味，宣肺清热，固护下元，咳嗽日轻。后用桂枝加厚朴杏子汤、苏子降气汤化裁，降气平喘，祛痰止咳巩固治疗。若以辨证外之证衡之，"小便频数，月经量多"乃肺肾气虚，固摄无力所致，非阴虚热迫所为。故又当注意其杂。临床上对于咳、喘病，在辨证基础上加入少量麻黄、苏子，效果较好，此为个人经验小得。

案 15　祁某，女，43 岁，以"干咳 1 个月"为主诉于 2011 年 3 月初诊。症见：干咳无痰，咽部轻微疼痛，夜间咽部有异物感，咳出小块黏白物，深吸气时脊柱有抽掣样疼痛，口干，喜温饮较多，全身时有困痛或走窜样疼痛，乏力，头晕，头痛，下午明显，耳鸣，畏寒，夜间皮肤发紧，畏寒重，时烘热汗出，稍活动汗出多，时有胸闷气短，纳可，眠差，易惊，不易入睡，易醒，大便先干后稀，1 日 2 行，夜尿 3~4 次，有尿不尽感，月经提前 6~10 天，有黑血块，经期小腹凉痛，腰酸困痛，经前乳房胀痛或刺痛。舌质暗红苔薄黄脉细。既往：2006 年行引产术，慢性盆腔炎，乳腺增生。中医诊断为咳嗽，木火刑金证，治以疏肝清热，利咽散结为主，处以丹栀逍遥散合消瘰丸加减。

处方：柴胡 10g，生白芍 15g，当归 10g，炒白术 10g，茯苓 12g，薄荷 3g（后下），丹皮 10g，栀子 10g，连翘 10g，桔梗 10g，木蝴蝶 6g，大贝 10g，元参 15g，生牡蛎 30g（先煎），生甘草 6g，青皮 6g。10 剂，水煎服，日 1 剂。

二诊：服上方 13 剂，效佳，咳嗽已愈。近又现眠差，入睡困难，每晚睡 4~5h，心烦躁，头晕，口干不苦，多饮，胁痛，纳可，周身不定处窜痛，背部多汗，有针刺样疼痛，大便可，小便频。证为肝郁化火。

处方：柴胡 10g，生白芍 10g，当归 10g，茯苓 12g，薄荷 3g（后下），制香附 10g，丹皮 10g，栀子 10g，郁金 10g，通草 6g，路路通 10g，生百合 30g，小麦 30g，青皮 6g，元参 15g，生甘草 6g。10 剂，水煎服，日 1 剂。

按：患者感冒后出现咳嗽，中西药治疗反复不愈，畏寒重而时有烘热汗出，此乃少阳肝胆经气不舒之证；经前乳房胀痛，时有走窜样疼痛，此为肝郁气滞之象；咽干咽痛，口渴饮多，月经提前，此即肝郁化热之势；乏力易惊，大便先干后稀，即是脾虚血弱之象；咽部异物感，咳出块状白物，乃为痰核内阻之证，综合分析，此即脾虚血弱，肝郁化热，痰火凝结之证，治宜疏肝解郁，养血健脾，化痰散结，方用丹栀逍遥散和消瘰丸加减，加连翘以助清热散结，木蝴蝶、青皮以行气解郁。服后效佳，咳嗽已愈，故用前法，加行气解郁，活血止痛之品以巩固疗效。

案 16　王某，男，4 岁半，以"咳嗽 1 年余"为主诉于 2013 年 10 月初诊。症见：反复咳嗽 1 年余，干咳无痰，咳甚则喘，颈背部易出汗，活动后加重，早起、午后及夜间 1~2 点咳嗽，颈背部汗出，纳差，吃生冷油腻易腹泻，眠可，小便可，大便稀薄，日 2 次，舌淡尖红，苔薄白，脉细。既往：哮喘病，中医诊断为咳嗽，肺脾两虚证，治以补气健脾止咳为主，处以四君子汤加减。

处方：党参 3g，炒白术 3g，茯苓 3g，生山药 10g，车前子 6g（包煎），白果 3g，炙麻黄 1g，炙冬花 3g，炙紫菀 3g，炙甘草 3g，粳米一撮（包煎）为引。10 剂，水煎服，日 1 剂。

二诊：服上方 10 剂，效佳。服药期间咳嗽腹泻明显好转，已基本消失，现症见：昨日吃肉，喝排骨汤后又出现咳嗽，干咳无痰，纳眠可，二便可，舌质红，苔薄白，脉细。上方加桑叶 6g，鸡内金 3g，炒山楂 3g。10 剂，水煎服。

按：小儿之病，先分先天与后天，先天病久而后天病短，临证属后天者居多；次分内伤与外感，内伤多因饮食不节，外感多由感冒风露。观此患儿，病程 1 年，自属后天得之。外症久咳有汗，内症纳差易泻，此即肺脾两虚之证，咳喘日久，子病及母，久则肺脾两虚，宜补脾益肺，方用四君子汤加减，加山药、车前子以健脾利湿；麻黄、冬花、紫菀、白果以止咳平喘。服后效佳，诸症消失。后因食肉积滞，咳喘又犯，故于上方中加鸡内金、山楂以消食化积，桑叶以宣肺止咳。

喘证

案 1　宋某，女，43 岁，以"哮喘 10 余年"为主诉于 2013 年 8 月 2 日初诊。症见：哮喘发作时胸闷、憋气，痰多，白痰，稍黄，质黏，不易咯出，每月发作一次，发作时无明显诱因。夜里睡觉有哮鸣音，眠差，梦多，易醒，颈椎病 3 年，晨起头晕头胀，纳可，大便干，日 1 次，常感到口渴，小便可，冬轻夏重，运动后加重，未服过中药汤剂，舌质红，苔薄，脉细。

处方：炙麻黄 6g，杏仁 10g，生石膏 30g，全瓜蒌 30g，射干 10g，生甘草 6g，炒苏子 6g，桑白皮 10g，地骨皮 10g，知母 10g。15 剂，水煎服，日 1 剂。

二诊：服上方 15 剂，效可，喘未发作，咳嗽较前好转，晨起咳嗽，痰多，色黄，黏稠，纳可，眠差，入睡困难，多梦，大便干，2 日 1 次，小便黄，口干多饮，口不苦，易上火，舌质红，有裂纹，苔薄，脉细。上方加黄芩 10g，冬瓜子 30g，生薏苡仁 30g，决明子 30g，苇根 30g，天花粉 10g。15 剂，水煎服，日 1 剂。

三诊（2014 年 3 月 31 日）：服上方 60 剂，喘未发作，咳痰已消，但纳食减少，体重减轻，稍食不慎则喘，喘时胸闷，无汗，晨起白黏痰，纳少，无食欲，眠差，心烦，二便可，月经提前 7 天，有血块，白带可，口渴多饮，舌淡红，有裂纹，苔薄白，脉细。

处方：桑白皮 10g，地骨皮 10g，炒苏子 6g，杏仁 10g，生地 15g，桑叶 10g，竹茹 10g，丝瓜络 10g，天冬 10g，麦冬 10g，炙麻黄 3g，全瓜蒌 30g，北沙参 10g，知母 10g，生甘草 6g。15 剂，水煎服，日 1 剂。

按：本案中喘、闷、痰多，色白而略黄，大便干，口干，舌质红，此肺热伤津之象，为邪热郁肺之证，以麻杏甘石汤合泻白散，以清肺中之热，热除其喘自平，前后加减 60 余剂而喘未作。治疗肺部疾患，要把握肺的生理特性，注意"清肃"特点，注意药量及配伍忌宜，如用少量的麻黄配苏子、地龙配麻黄等，效果更好。

案 2　王某，男，3 岁，赊湾卫生院住院患者。1975 年 6 月 7 日初诊。

患者因玩耍落入水中，当即捞出，此时虽是初夏，但水仍寒凉。次日即发生喘证，经大队卫生所治疗无效，遂来赊湾卫生院住院治疗。经用肾上腺素、麻黄素、氨茶碱等均无效。经病房主治医生同意，邀我诊治，诊见患儿张口抬肩，胸部高耸，面色发绀，喘声粗而响，促而迫，体温 37.5℃。遂疏麻杏石甘汤加葶苈子与服。

处方：麻黄 4.5g，杏仁 6g，生石膏 15g，甘草 3g，葶苈子 4.5g。水煎服。

患儿午后开始服药，至夜间喘平，次日玩耍如常，病若失。

按：肺主皮毛，实属水寒之气所遇，以致毛窍闭塞，热气内郁，肺失宣降而作喘。选用麻杏石甘汤以辛凉宣泄，清热平喘，更加葶苈子以下气定喘。药后肺气得宣、得降、得清，故一药而愈。

案 3　邵某，男，68 岁，郑州北郊农民，气短闷喘已 2 年，近来加重，稍活动即喘促难支，曾服许多宽胸理气之品，非但不轻而且加重，每天靠气管喷雾以维持现状，1977 年 3 月就诊于予。苔薄白，质正红，脉象空豁，此为肾不纳气之候。

处方：熟地 30g，山萸肉 12g，生山药 21g，茯苓 12g，丹皮 9g，泽泻 9g，肉桂 6g，制附子 9g，五味子 12g，党参 30g，神曲 9g，陈皮 9g。2 剂，水煎服。

因山萸肉缺货，以枸杞子代之。

二诊：上方服后，喘闷大轻，服第 1 剂即不需用气管喷雾了，饮食亦增，遵上方继服 3 剂。

三诊：熟地黄 30g，山萸肉 12g（因缺货仍以枸杞子代之），生山药 21g，茯苓 9g，丹皮 9g，泽泻 9g，肉桂 6g，制附子 6g，五味子 12g，党参 30g，神曲 9g，麦冬 9g，炙甘草 9g。

嘱服 3 剂以巩固之。

按：肺为气之主，肾为气之根，今肺肾气虚，以致肺失其主，肾失其纳，故以补肾纳气为治，宽胸理气之品，非本病所宜，亦正是"喘生休耗气"之理。

案 4　耿某，男，65 岁，农民，以"胸闷哮喘 3 年"为主诉就诊于 2006 年 4 月 10 日。3 年前不明原因胸闷气喘，时哮鸣，痰多色白而稠，寐安，二便正常，血压有时高。在县医院诊为：支气管炎、肺气肿。声音嘶哑，但口不干，不多饮，舌质红稍暗，苔薄白而干，脉沉滞有力。既往史：有肺结核病史。CT 提示：①慢支，肺气肿合并肺大泡。②两上肺陈旧性肺结核。③肺门占位可能。诊断为喘证，此为浊邪阻肺，气道堵塞，气机不畅，肺失宣降，其气上逆，发为喘证。以涤浊法治之。方用涤浊汤（经验方）。

处方：苇根 30g，冬瓜仁 30g，生薏苡仁 30g，桃仁 10g，制半夏 10g，陈皮 10g，茯苓 10g，海浮石 30g（包煎），黄芩 10g，炒白芥子 6g，炒苏子 6g，炒莱菔子 6g，炙麻黄 3g，生甘草 6g。10 剂。水煎服，日 1 剂。

二诊（2006 年 5 月 8 日）：服上药胸闷哮喘减轻，现夜寐可，纳增。痰多咳嗽难咯，声音嘶哑，咽干，不欲多饮，活动后气不接续，上楼易喘，舌质红有裂纹，苔薄白，脉沉滞有力，遵处方：上方加知母 10g，木蝴蝶 10g，桔梗 15g，当归 6g。20 剂，水煎服，日 1 剂。

三诊（2006 年 6 月 5 日）：服上药后胸闷哮喘明显减轻，遇凉则咳，痰少难咯，声音嘶哑，动则气喘，咽干前半夜明显，后半夜缓解，不多饮，大便溏，唇暗，舌质暗有裂纹，苔白干，脉细。

处方：苇根 30g，冬瓜仁 30g，生薏苡仁 30g，桃仁 10g，猪牙皂 6g，海浮石 30g（包煎），炙麻黄 3g，炒苏子 6g，橘红 6g，黄芩 10g，生甘草 6g，地骨皮 10g，桑白皮 10g。20 剂，水煎服，日 1 剂。

按：长期抽烟、嗜酒，生痰生热，浊邪阻肺，肺失宣肃，出现胸闷气喘，痰多而稠。浊阻日久，经脉淤滞，肺气壅郁，气逆痹阻，气道失养，声音嘶哑。此非肺气虚弱，乃浊阻肺脏，金实不鸣之候，故治疗采用涤浊法，清除肺中浊邪，少佐麻黄、苏子，以宣之降之，以缓其喘闷之急。治疗此证，关键在于"涤浊"，浊邪不去，病难渐轻，而且会渐重。所以说，涤浊是治疗此证的着眼点。此外，在辨治中，当注意到 CT 检查的险恶之候。

案 5　刑某，男，58 岁。以"胸闷气喘心慌 5 年"为主诉于 2005 年 11 月 25 日初诊。有慢性咳嗽病史 10 余年。近 5 年胸闷气喘心慌，动则甚，左前胸及后背痛，喉中痰鸣，耳鸣，口干不苦，咳嗽吐白痰，食欲可，大便溏，日 2 次，小便有解不尽感，舌质淡红，苔薄白，脉沉滑。有乙肝小三阳，肝功能正常。嗜烟酒。诊断为哮、喘证。乃痰浊阻肺，肺失宣肃，气机郁滞，肺病日久，由气及血，心气受损。治以涤浊降气平喘。

处方：桂枝 10g，白芍 10g，厚朴 12g，杏仁 10g，冬瓜仁 30g，生薏仁 30g，茯苓 12g，黄芩 10g，海浮石 30g（先煎），白前 10g，橘红 10g，炒枳壳 10g，生甘草 6g，生姜 3 片，大枣 4 枚（切开）为引。12 剂，水煎服，日 1 剂。

二诊（2005 年 12 月 9 日）：服上药胸闷气喘心慌明显减轻，现咳嗽，晨起吐白痰，量多，颈痛，左前胸及后背痛，大便溏，日 2 次，小便有解不尽感，夜尿多，每晚 4~5 次，口苦不干，喝羊肉汤则耳鸣，脉弦滑，舌苔较厚，舌质略暗。

处方：桂枝 10g，白芍 10g，厚朴 12g，杏仁 10g，冬瓜仁 30g，生薏仁 30g，清半夏 10g，橘红 10g，炒苏子 3g，炙麻黄 3g，炒白术 10g，茯苓 10g，炒枳壳 10g，炙甘草 6g，黄芩 10g，生姜 3 片，大枣 6 枚（切开）为引。15 剂，水煎服，日 1 剂。

三诊（2005 年 12 月 28 日）：服上药胸闷气喘、气短咳嗽明显减轻，可耐受轻微体力活动，仍咳嗽晨起重，吐白沫黏痰，咳甚背部稍痛，大便稍成形，日 1~2 次，小便频，舌质略暗，苔白滑而腻，舌体大，有齿痕，脉略数。照上方加海浮石 30g（包煎），白前 10g，白果 10g，18 剂，水煎服，日 1 剂。

按：患者咳喘 10 余年，痰浊阻肺，肺失宣肃，气机郁滞。肺病日久，由气及血，心气受损，故气喘心慌。治宜桂枝汤调和营卫，益其心气，厚朴、杏仁降逆而破窒，冬瓜仁、生薏仁、海浮石涤浊化痰治其标，白术、茯苓、陈皮健脾祛湿，培土生金，堵其生痰之源，标本兼顾，补泻相依，效果显著。本方主要有桂枝加厚朴杏子汤、茯苓杏仁甘草汤和橘枳姜汤加减化裁，后又融入二陈汤，达到肺脾心同治，并注意其标热。使较重的肺心病得到缓解。

案 6　王某，男，63 岁，以"胸闷气喘 3 年，加重 3 个月"为主诉于 2006 年 10 月 9 日初诊。患者面色紫暗，口唇暗红，胸闷气喘，晨起尤甚，动则加重，天亮时汗出较多，憋气，以"万托灵气雾剂"喷雾缓解，咳嗽，痰少色白，憋气时有尿失禁现象，食欲可，睡眠正常，曾在上海某研究所按哮喘病治疗 3 年乏效，2006 年 8 月住河南某医院检查发现：①二尖瓣关闭不全；

②左室舒张功能减退；③两肺纹理增多、模糊；④混合型通气功能障碍，舌质嫩红，苔薄白，脉沉滞。有高血压病史。从此诊断为哮喘，证属血瘀阻滞，痰饮内停，治以血府逐瘀汤合茯苓杏仁甘草汤、葶苈大枣泻肺汤加味。

处方：当归10g，生地20g，桃仁10g，红花10g，赤芍15g，柴胡6g，川芎6g，炒枳壳6g，桔梗6g，怀牛膝10g，茯苓10g，杏仁10g，炒葶苈子15g（包煎），甘草6g，大枣5枚为引。10剂，水煎服。

二诊（10月20日）：服上药7剂时，憋气消失，仍喘，自觉周身多处抽筋痛，可连续发作5小时，咳嗽痰少，大便日2~3次成形，矢气多，舌质嫩红，苔白厚腻，脉沉滞。

照上方加党参10g，麦冬10g，五味子10g，炒苏子3g，炙麻黄3g，白前10g，15剂，水煎服。

三诊（11月6日）：闷气喘促明显减轻，周身时有抽动，但不痛，活动后气短汗出微喘，咳时有尿失禁现象，舌质嫩红，苔薄白，脉沉滞。更上方为党参10g，麦冬10g，五味子10g，山萸肉10，炒葶苈子15g（包煎），橘红10，炒枳实10，丹参30，木瓜30，炒苏子3g，炙麻黄3g，炙甘草6g，生姜3片，大枣5枚为引。15剂，水煎服。

药后症状缓解，停用喷雾剂，7个月没有发作，2007年7月因生气、抽烟又发，仍以上方去木瓜，加瓜蒌皮10g，厚朴10g，15剂，水煎服。服药后即缓解。

按：患者胸闷气喘，面色紫暗，口唇暗红，胸中瘀象明显；天亮时汗出，憋气，痰少色白，为内有痰饮之证，以血府逐瘀汤、茯苓杏仁汤甘草合葶苈大枣泻肺汤治之，使胸中瘀血渐化，痰饮渐消，缓缓收效，同时，辨证除注意辨证中之证，如胸闷气喘，动则加重，还要注意辨证外之证，诸如面色紫暗，口唇暗红等，有时证外之证当是辨证的着眼点；其次，要注意把握正邪虚实，既不可蛮补，也不能蛮攻，尤其慢性病，要从长计议，正确处理好邪正关系。

案7 李某，女，65岁，南下街市民，患喘证冬轻夏重已十多年，发作时以喘闷气逆为主，只轻微咳嗽，于1990年9月7日来诊，症见：舌质红，苔黄腻，脉沉弦。此乃肺有郁热，失于宣肃之象。

处方：麻黄10g，杏仁15g，生石膏30g，炒苏子10g，当归10g，云苓10g，旋覆花12g，黄芩10g，甘草6g。水煎服。

上药连服9剂，喘闷已除。

患者喘证10年，冬轻夏重，属于热喘，由邪热郁肺，失于宣肃所致，治以麻杏石甘汤加味，清肺宣肺，降气平喘，收效甚佳。

案8 张某，女，44岁，以"发作性胸闷气喘11年，加重半年余"为主诉于 2013 年 4 月初诊。症见：咳嗽、胸闷、气喘，咳稀薄痰，流清水涕，咽痒，怕冷，纳差，眠差，易醒，大便偏溏，日 1 次，小便可，月经提前 6 天，量少，经前乳胀痛。舌暗红，苔黄厚，脉细，既往有过敏性哮喘病史，乳腺增生。中医诊断为喘证，为营卫不和，寒饮内停证，治以调和营卫，温阳化饮为主，处以桂枝加厚朴杏子汤加减。

处方：桂枝 10g，生白芍 10g，厚朴 12g，杏仁 10g，干姜 10g，细辛 3g，五味子 10g，茯苓 12g，清半夏 10g，甘草 6g，大枣 5 枚（切开）为引。15 剂，水煎服，日 1 剂。

二诊：服药 15 剂，效不显，仍咳嗽，觉有痰咳不出，时伴喘，咽痒痛，口不苦，饮水较多，眠较差，二便可，心急烦躁，舌质红，有气味，苔白厚腻，脉细滞。

处方：桂枝 10g，生白芍 10g，厚朴 12g，杏仁 10g，炙麻黄 3g，海浮石 30g（包煎），白前 12g，桑皮 10g，地骨皮 10g，知母 15g，生甘草 6g，生姜 3 片，大枣 4 枚（切开）为引。15 剂，水煎服，日 1 剂。

三诊：服上方 15 剂，效不显，现：咳嗽，有痰黏黄，伴喘闷。咽痒，夜咳甚，咳甚带血丝。口干不欲饮，大便溏日 1 次，月经正常，量少，提前，经前乳胀痛，舌红，苔黄腻，脉偏细。

处方：苇根 30g，冬瓜子 30g，生薏仁 30g，黄芩 10g，桑白皮 10g，地骨皮 10g，桑叶 10g，鱼腥草 30g，白前 10g，炒麦芽 15g，生甘草 6g。15 剂，水煎服，日 1 剂。

四诊：服上方 30 剂，效可，症较前减，咳喘减轻，现：咳嗽，略黄稠痰，量较前明显减少，凌晨 3～4 点时，出现打喷嚏，流涕，纳可，眠差，易醒，平时睡 4～5 小时，二便调，时有出冷汗，舌质红，苔黄厚腻，脉细。

处方：苇根 30g，冬瓜子 30g，生薏苡仁 30g，桑白皮 30g，生山药 30g，杏仁 10g，橘红 6g，白前 12g，车前子 10g（包煎），生甘草 6g，粳米一撮（包煎）引。25 剂，水煎服，日 1 剂。

五诊：患者因面部过敏来诊时诉服上方 25 剂，效佳，咳嗽、喘已基本消失，后停药。

按：患者哮喘 11 年，间断咳嗽，咽痒怕冷，流清水涕，大便偏溏，定为营卫不和，寒饮停聚，与桂枝加厚朴杏子汤和苓甘五味姜辛夏汤加减治疗，复诊效不佳，又与调和营卫，清泻肺热，与桂枝加厚朴杏子汤合泻白散加减，效果仍不佳。三诊依其黄黏痰，咳甚带血，苔黄腻，定为痰瘀浊邪，阻滞肺气，与千金苇茎汤加减。四诊效佳，咳、喘、痰、涕明显减轻，后又依此法治疗 1 月余，咳喘基本消失。疾病症状千差万别，故治病当审谛覃思，守方与换方相结合，当守则守，当换则换，方可获得良效。患者亦应相信医生，坚持治疗，方可获得良效。

肺胀

案1　张某，女，57岁，以"胸闷气短2个月"为主诉于2013年1月18日初诊。症见：胸闷气短，易醒，醒后难再入睡，梦多，右侧牙痛伴右耳与左侧牙揪痛感。曾患带状疱疹侵犯面三叉神经，右侧听力下降，纳可，二便可，舌质红，边齿痕，苔白厚略黄，脉象乏力。患者经常发热，服用激素类药物治疗。2012年12月30日于许昌市某中心医院查心电图正常，肺CT示：双肺下端纤维化。治疗3个月，右肺有所改善，左肺改善不明显。

处方：全瓜蒌30g，薤白10g，炒枳实10g，柴胡10g，生白芍10g，桑叶10g，杏仁10g，冬瓜子30g，生薏苡仁30g，桃仁10g，苇根30g，生甘草6g。10剂，水煎服，日1剂。

二诊：服上方20余剂，胸闷、气短等症好转，后因感冒发烧停药。现：反复发热40余天，初为高热，经治疗后转为低热，发热无明显规律，体温最高37.6℃，发热后喝热水，大汗持续一夜，体温下降，继之会出现脊背发凉，再出现体温升高，反复发作，伴口干口苦，见油腻后恶心，喜热饮，大便稀，日2~3次，眠可，患者有鼻后反流，舌质红，苔白厚乏津，脉沉细。

处方：党参15g，炒白术10g，茯苓10g，生山药30g，生黄芪30g，炙甘草10g，黄芩10g。6剂，水煎服，日1剂。

三诊：服上方6剂烧未退，后因发高热39.6℃，在某中医院住院治疗，用激素、抗生素后退热，且半个月后又因洗头发，于昨天下午又开始发热，体温最高38℃，口服莲花清瘟胶囊，发汗后体温正常，现：不发热，汗多，不怕冷，胸闷气短，语声乏力，大便正常，舌质暗，苔腻，舌下紫瘀，脉略数。

处方：党参12g，生黄芪30g，炒白术10g，当归10g，陈皮10g，升麻6g，柴胡6g，白薇10g，制附子10g（先煎），炙甘草6g。6剂，水煎服，日1剂。

四诊：服上方6剂，配输液烧退，后出院照上方去制附子，加黄芩6g，山楂10g，又服10剂，服后牙痛，张口进食时痛。现：胸闷，乏力，动则咳嗽，咽痒，吐白泡痰，口稍渴，唇干，大便不干，舌红暗，苔黄腻，脉细。

处方：二花10g，连翘10g，竹叶10g，薄荷6g（后下），桔梗10g，苇根30g，牛蒡子10g，桑叶10g，天花粉10g，生甘草6g。10剂，水煎服，日1剂。

按：胸闷气短，此即《金匮》之胸痹之病，且患者肺部CT显示有肺纤维化，以此为肺有浊邪之凭证，《金匮》亦有"所以胸痹心痛者，以其阴弦故也"，故立法以涤肺中之浊，方取瓜蒌薤白白酒汤之方义合四逆散、苇茎汤以涤肺中之痰浊，前后 20 余剂而胸闷气短好转。二诊时因其发热汗出过多，补脾阴。三诊甘温除热法，治疗肺纤维化，常常法随证立，方随证变，灵活变通。

　　案 2　李某，男，76 岁，以"肺气肿 10 余年，咳喘加重 1 年余"为主诉于 2013 年 6 月 28 日初诊。症见：咳嗽，痰黏难咯，痰中带血，胸闷喘息，口干渴，饮水多，但不欲饮。睡眠可，每夜吸氧。食欲差，大便干，服通便药后大便日 1~3 次。小便日 6~7 次，小便无力。情绪不宁，易烦躁，舌暗红，苔黄干厚，脉沉滞。患者述有抽烟史 30 年，肺气肿 10 年，因感冒至病情加重，查出肺结核，已服 3 个月抗结核药，现仍继服。焦虑，服抗抑郁药已有 1 年余。

　　处方：苇根 30g，冬瓜子 30g，生薏苡仁 30g，桃仁 10g，白前 10g，桑白皮 10g，地骨皮 10g，知母 10g，海浮石 30g，全瓜蒌 15g，茯苓 10g，橘红 6g，炒神曲 10g，生甘草 6g。15 剂，水煎服，日 1 剂。

　　二诊（2013 年 8 月 9 日）：服上方 1 月多，效可。现痰多咳嗽，西医诊为呼吸肌疲劳，烦躁不安，情绪不稳定，平时易感冒。纳差，食少，眠可，心率快，大便偏干，小便不利。舌暗，苔腻，脉细。现仍服抗抑郁药、抗结核药。以苇茎汤为主方加减治之。

　　处方：苇根 30g，冬瓜子 30g，生薏苡仁 30g，五灵脂 10g，海浮石 30g，白前 10g，桑白皮 10g，地骨皮 10g，天花粉 10g，槐角 20g，生百合 30g，天冬 10g，生甘草 6g，生黄芪 30g，核桃 1 个嚼服，生姜 3 片为引。15 剂，水煎服，日 1 剂。

　　按：患者咳嗽多年，有 10 年肺气肿病史，当知此病治疗过程漫长。患者咳喘有痰且难咯，并有咳血症状，结合西医检查以及其他症状可知患者浊阻肺中，气机失调故胸闷喘息、呼吸困难，以苇茎汤涤肺中之浊为大法，加瓜蒌消痰理气宽胸；气滞不能行血，病久亦入血分，故也有舌暗、咳血等征象，以苇茎汤中桃仁粉活血祛瘀；心肺同居上焦，肺中瘀浊郁久化热，也可扰动心神，症见烦躁焦虑、痰中带血，以泻白散、知母清肺中之热。肺为水之上源，肺中浊阻影响其通调水道的功能，故津液代谢输布失常，则有停痰宿饮，口渴而不欲饮，以二陈汤、白前祛除痰湿，海浮石祛顽固之老痰。土能生金，脾为肺之母，病久子病及母，脾胃功能受限，则见纳差等症，以炒神曲消食醒脾，培土生金。二诊时患者已服药 1 个月，症状减轻。仍以此方为基础做长期调理。

　　案 3　张某，女，57 岁，以"胸闷、气短 2 月余"为主诉于 2012 年 12 月初诊。症见：胸闷气短，反复发热，纳可，易醒，醒后难再入眠，梦多，二便可，舌质红，边有齿痕，苔白厚略黄，脉沉乏力。曾患带状疱疹，侵犯面三叉神经，右侧牙痛伴右耳，右耳听力下降；既往有肺纤维化病史，长期服用激素，肺CT示：双肺下段纤维化。诊断为肺胀，属痰浊阻肺证，治以宽胸涤浊，化痰祛瘀为主，处以瓜蒌薤白剂合涤浊汤加减。

处方：全瓜蒌30g，酒薤白10g，炒枳实10g，柴胡10g，生白芍10g，桑叶10g，杏仁10g，冬瓜子30g，生薏仁30g，桃仁10g，苇根30g，生甘草6g。15剂，水煎服，日1剂。

二诊：服上方20余剂，胸闷、气短等症好转，后因感冒发烧停药，现：反复发热40余天，初为高热，治疗后转为低热，现发热无明显规律，最高37.6℃，每发热后，喝热水，可大汗出，持续一夜，体温下降，继之会出现脊背发凉，再出现体温升高，反复发作，口干口苦，见油腻后恶心，多饮，喜热饮，大便稀，日2~3次，眠可，现舌质红，苔白厚，脉沉数。

处方：党参15g，炒白术10g，茯苓10g，生山药30g，生黄芪30g，炙甘草10g。6剂，水煎服，日1剂。

三诊：服上方6剂，烧未退，后因发高热39.6℃，在住院期间，用激素、抗生素，后热退，热退半个月，又因洗头，又开始发热，最高38℃，口服连花清瘟胶囊，发汗后体温正常。现：不发热，汗多，不怕冷，胸闷、气短，语声无力，大便正常，舌紫暗，苔腻，舌下脉紫瘀，脉略数。

处方：党参12g，生黄芪30g，炒白术10g，当归10g，陈皮10g，升麻6g，柴胡6g，白薇10g，制附子10g（先煎），炙甘草6g。6剂，水煎服，日1剂。

四诊：服上方6剂，配输液，热退，后出院，遵上方去制附子，加黄芩6g，生山楂10g，又服10剂，服后牙痛，现胸闷乏力，大便不干，口稍渴，唇干，舌红暗，苔黄腻，脉细，动则咳嗽，咽痒，吐白泡痰。

处方：金银花10g，连翘10g，竹叶10g，薄荷6g，桔梗10g，苇根30g，牛蒡子10g，桑叶10g，天花粉10g，生甘草6g。10剂，水煎服，日1剂。

按：患者经西医诊断为肺纤维化，属于中医肺胀范畴，为难治之病，属本虚标实者居多，标实以痰热瘀为主，故先用瓜蒌薤白剂合涤浊汤，涤浊清热，诸证好转。二诊患者高烧不退，大便稀，又有口干苦，看似寒热错杂，实以正气虚为本，故用四君子汤加黄芪、山药，补后天之本，培土生金，发热未退。三诊时改用甘温除热法，方用补中益气汤加味，配合输液治疗，热邪渐退。四诊时，邪气有化热之象，选用银翘散加减，以防死灰复燃。

胸痹

案1 黄某，女，46岁，以"胸闷心慌2年"为主诉于2011年7月初诊。

症见：咽部痉挛，胸闷发作频繁，每感觉咽部有痉挛，就有胸闷，全身无力，四肢沉困，能持续数小时，甚至数天，有时 2~3 周出现一次，有时 1 日出现 2次，咽部觉有痰，咳不出，稍活动就气喘，纳一般，量少，失眠 1 年（靠服安定片），二便调，近 1 年月经紊乱，此次月经持续 20 余天未干净，舌质淡，苔白，少津，脉沉弱。2010 年 4 月胆囊切除术，有心肌炎、冠心病、心脏神经官能症病史。2010 年 11 年 22 冠状造影，结论：心血管神经官能症。电子内窥镜：慢性浅表性胃炎（胃底糜烂）（幽门螺杆菌感染）。诊断为胸痹，属心气不足，心神失宁证，治以补气养心，安神定志为主，处以生脉饮加减。

处方：党参 10g，麦冬 20g，五味子 10g，山萸肉 10g，小麦 30g，茯苓10g，生龙牡各 30g（先煎），炒麦芽 15g，瓜蒌 10g，炒谷芽 15g。20 剂，水煎服，日 1 剂。

二诊：服上药 16 剂，胸闷已基本消失，有时候咽部发紧，有痰阻感，眠差，纳少，二便调，舌质淡红，苔薄白，有齿痕，舌底曲，脉细，上方治心，今方心胃同治。

处方：制半夏 10g，陈皮 10g，茯苓 10g，炒枳实 10g，竹茹 15g，蒲公英15g，小麦 30g，炒枣仁 30g，生甘草 6g。20 剂，水煎服，日 1 剂。

按语：患者以胸闷心慌为主诉就诊，观其症状为虚实夹杂之象，且前医按脾肾虚治疗效果不显，患者月经量少，失眠，咽中有痰，舌质淡，苔白少津，脉沉弱，为气阴不足，心神失养，痰凝之证，故用生脉饮加山萸肉、小麦，补气养阴，茯苓、瓜蒌，化痰宽胸，龙骨、牡蛎镇潜安神，炒谷芽能醒脾，消食和胃，与炒麦芽有所区别，药味不多，收效甚佳。复诊患者胸闷等症明显减轻，应继以心胃同调，此即是效也更方，医者应知此法。

案 2 王某，女，88 岁，以"时有发热，胸闷气喘 2 年"为主诉于 2011年 3 月初诊。患者平素血压偏低：100/（50~60）mmHg，每天下午 3~4 点发热，晚 8 点退热，时有胸闷气喘，口、鼻、舌干，多热饮，饥饿时心慌，饭后胃脘右胁及右背部热痛，头痛不欲摘帽，时觉周身燥热，时恶寒怕冷，胸背部出汗较多，心烦躁，食欲可，纳差，眠差，大便干，3~4 日 1 行，小便痛，舌质红，苔白厚，脉偏细缓。心电图示：心脏供血不足。诊断为胸痹，为气滞血瘀证，治以活血化瘀为主，处以血府逐瘀汤加减。

处方：当归 10g，生地黄 15g，桃仁 10g，红花 10g，赤芍 15g，柴胡 6g，川芎 6g，桔梗 6g，炒枳壳 6g，怀牛膝 10g，天花粉 20g，生甘草 6g。10 剂，水煎服，日 1 剂。

二诊：服上方 9 剂，效佳，胸闷较前好转，发热基本消失。现鼻干舌干，鼻塞，眠差，入睡困难，右侧胸内热痛至背，大便干，3~4 日 1 行，有小便痛，尿等待，舌质红，苔白厚，脉细。上方加决明子 30g，瞿麦 30g。

另：当归 10g，生地黄 10g，紫草 10g，1 剂，用香油浸泡一天，放火上炼至焦松，去渣，凉后涂鼻内。

按：本案辨证是个难点，第一，患者年龄大，反应不十分灵敏，表述不一定准确；第二，患者症状复杂，多脏腑，多部位，寒热错杂，虚实难辨；基于此，要善于抓主症，发热、胸闷、头痛、口鼻舌干、心烦躁、舌质红、脉偏细，为血府有瘀血，读过《医林改错》，便知此意。正如王清任所言："治病之要决，在明白气血。"《素问·阴阳应象大论》曰："血实宜决之。"故选用血府逐瘀汤，血药与气药并用，疏其血气，令其条达，而致和平。因患者口干多饮，故加天花粉清热生津止渴。二诊因大便干，尿痛，加决明子润肠通便，瞿麦以利尿通淋。又因患者鼻干且不通，取《医宗金鉴》中黄连紫草膏之义，用当归、生地、紫草，经香油浸泡后，炼焦松去渣，凉后涂鼻内，以清热凉血，滋阴润燥。临床中辨证要精准，思路要宽广灵活，才能应对各种复杂的病证。

案 3　张某，男，80 岁，以"胸闷气憋 2 年余，伴胸腔积液"为主诉于 2013 年 6 月初诊。症见：胸闷，呼吸困难，睡觉起来易喘气，伴胸腔积液，偶有心前区疼痛，纳差，无食欲，眠差，便秘，舌淡暗，苔黄厚腻，脉左弦，右脉大。心脏、肝脏增大，既往有心衰病史。诊断为胸痹，为阳虚水泛证，治以温阳化饮为主，真武汤加减。

处方：制附子 15g（先煎），茯苓 30g，炒白术 10g，生白芍 10g，大黄 10g（后下），党参 10g，山萸肉 15g，生姜 3 片为引。5 剂，水煎服，日 1 剂。

二诊：服上方 5 剂，觉胸闷减轻，小便利，仍气短、乏力，活动后气喘，夜间咳嗽，易吐白痰，不渴，眠差，入睡难，服地西泮后能睡，食欲差，服健胃消食片效可，大便干结，服麻子仁丸，效可，一日 1 次大便，舌暗，苔薄白，舌下脉紫暗，脉弱。

处方：全瓜蒌 30g，清半夏 10g，茯苓 30g，党参 20g，丹参 30g，大黄 10g（后下），当归 15g，炒火麻仁 30g，鬼箭羽 30g，炒枣仁 30g，柏子仁 10g。10 剂，水煎服，日 1 剂。

按：患者 80 岁高龄，心衰重症，兼有胸水、胸闷呼吸困难，面色晦暗，精神差，舌暗，脉弦，真阳不足，水气凌心射肺，用真武汤化裁，温阳化饮，以达留人之效。二诊时，小便通利，邪有出路，但大便干结，采用攻补兼施之法，补气养血，化痰通腑，保障二便通畅意义重大。

梅核气

王某，女，64 岁，以"喉中异物感 1 周"为主诉于 2014 年 4 月 25 日初诊。症见：喉中异物感，似有树叶贴于喉中。患者 7 天前轻微外感，后出现咽中异物感，未服药治疗。纳可，眠可，大便时有不成形，便后肛门下坠感，手指关节晨起僵硬麻木，木重于麻，双大腿凉痛，怕冷，腹部凉甚，凉时吐酸水，舌淡略暗，苔黄厚如积粉，脉沉滞。有胃下垂史 20 年，胆结石，血压偏低。

处方：清半夏 10g，厚朴 10g，茯苓 12g，苏叶 6g，威灵仙 10g，郁金 10g，生姜 3 片为引。7 剂，水煎服，日 1 剂。

按：《金匮》云："妇人咽中如有炙脔，吐之不出，吞之不下，半夏厚朴汤主之。"此证系痰气阻于咽喉之症，观此案患者，咽有异物，肛门下坠，腹凉，苔黄厚腻，此是痰凝气机阻滞之象，故投以半夏厚朴汤加味。

咽痛

李某，女，33 岁，以"咽痛，有痰 2 月余"为主诉于 2013 年 6 月 17 日初诊。症见：咽痛，咽痒，咽干，痰不多，稠痰，易咳，口干不渴，纳可，眠可，流黄稠涕，眼昏，出汗，不怕冷，大便干结，日 1 次，小便可。月经正常，经前经期无特殊不适，现正值经期。舌质暗红，苔薄黄，脉细。曾在呼吸科工作较累，感染后出现上症，之后每次感冒即出现上症。既往有鼻炎史。以桔甘乌梅汤加减为主方治之。

处方：桔梗 10g，生甘草 10g，乌梅 6g，玄参 30g，麦冬 30g，大黄 10g。15 剂，水煎服，日 1 剂。

二诊（2013 年 7 月 8 日）：服上方效佳，服 10 剂后觉诸症近愈，停药后又觉症状反复。现咳稠黄痰，色黄，量不多。纳眠可，二便可，咽痛。舌质红，苔薄白，脉细。

处方：金银花 10g，玄参 30g，大贝 10g，当归 10g，桔梗 10g，麦冬 30g，大黄 10g，鱼腥草 30g，桑叶 10g，生甘草 6g。15 剂，水煎服，日 1 剂。

按：患者病变范围比较局限，症状单一，为咽痛，咽干痒，黄涕，大便干结。处以桔梗汤，清热解毒利咽；现代药理研究，乌梅有舒缓平滑肌，脱敏作用，对于咽痒等有过敏症状者我常用此药；玄参可清热滋阴，且《本草纲目》记载可以"利咽喉"，一举两得；肺上通咽喉，以麦冬滋养肺阴；肺与大肠相表里，加大黄通腑泻肺热降肺气，也可兼顾大便干结的问题。全方用药精巧准确，又照顾全面，二诊患者服上方 10 剂，原先症状近乎消失。

喑哑

案1 姜某，女，46岁，以"喑哑半年余"为主诉于2013年5月22日初诊。症见：喑哑，咽干，有异物感。纳眠可，二便调。月经正常。时有头晕。舌暗红，苔黄厚腻，脉细。西医检查：①右侧声带肿物待查；②慢性增生性咽喉炎；③下咽部异物。半年前无明显诱因出现上症，经治疗未痊愈。

处方：乌梅6g，生甘草10g，桔梗10g，麦冬20g，诃子10g，蝉蜕3g，木蝴蝶4g，石斛10g，桑白皮10g，地骨皮10g，青果6g，二花10g，薄荷3g（后下）。15剂，水煎服，日1剂。

二诊（2013年7月12日）：服上方15剂，喑哑愈，已开始唱歌。现：咽部异物感，夜间偶尔痛，咽干，无痰，易出汗。月经正常。偶尔头昏沉，连续2周眠差。大便不干。舌红，苔黄干，脉细。

处方：乌梅6g，生甘草10g，桔梗10g，麦冬20g，诃子10g，石斛10g，木蝴蝶6g，大贝10g，清半夏10g，金果榄15g，赤芍12g，丹皮10g，牛蒡子10g，薄荷3g（后下），玄参15g。15剂，水煎服，日1剂。

三诊（2013年8月7日）：服上方15剂，现：咽部异物感，偶尔痛，咽干，无痰，易出汗，无明显改变。纳可，眠可，二便可。肿块无明显改变。舌淡，苔黄干，脉细。

处方：北沙参15g，石斛15g，麦冬30g，诃子10g，青果6g，木蝴蝶6g，蝉蜕6g，丹皮10g，赤芍10g，菊花10g（后下），生甘草6g，乌梅6g。15剂，水煎服，日1剂。

四诊（2014年8月1日）：去年因咽部不适服上述药，已愈。

按：肺热日久化火伤阴，阴液亏虚，咽喉失于濡润，则喑哑、咽干。桔梗汤清热解毒利咽，诃子、乌梅收敛肺气，泻白散清泻肺热，蝉蜕、木蝴蝶利咽开音，麦冬、石斛滋养肺阴。

案2 李某，女，40岁，1个月前因感冒而致声音嘶哑，至今不愈，服消炎药无效。

处方：麻黄9g，杏仁9g，生甘草9g，桔梗9g，蝉蜕6g。3剂，水煎服。

二诊：症状减轻。

处方：麻黄9g，杏仁9g，生甘草9g，桔梗9g，蝉蜕9g，诃子9g。3剂，病愈。

按：此乃肺气不宣、不清之故，故以三拗汤加味以宣之、清之、降之，金清气肃，而声音复常。

过敏性哮喘

张某，女，44 岁，以"过敏性哮喘 11 年，加重半年余"为主诉于 2013 年 4 月 19 日初诊。症见：高热后哮喘加重，间断性咳嗽，稀薄痰，流清水涕，咽痒，怕冷。眠差易醒。纳差。大便偏溏，日 1 次。月经提前 6 天，量少。经前乳房胀痛，有乳腺增生史。间断用喷雾剂。舌暗红，苔黄厚，脉细。

处方：桂枝 10g，生白芍 10g，厚朴 12g，杏仁 10g，干姜 10g，细辛 3g，五味子 10g，茯苓 12g，清半夏 10g，大枣 5 枚（切开）为引。15 剂，水煎服，日 1 剂。

二诊（2013 年 5 月 10 日）：服上方 15 剂，效不显，仍咳嗽，觉有痰咳不出，时伴喘，咽痒痛，口不苦，饮水较多。眠较差，二便可。心急烦躁。服药期间大便溏，日 1 次。舌质红，苔白厚腻，脉细滞。处方：桂枝 10g，生白芍 10g，厚朴 12g，杏仁 10g，炙麻黄 3g，海浮石 30g（包煎），白前 12g，桑白皮 10g，地骨皮 10g，知母 15g，生甘草 6g，生姜 3 片，大枣 4 枚（切开）为引。15 剂，水煎服，日 1 剂。

三诊（2013 年 7 月 12 日）：服上方 15 剂，效不显。在当地医院针灸、服药治疗。现：咳轻，有痰，黏黄，伴喘闷。咽痒，夜咳，甚带血丝。口干不欲饮，大便溏。月经提前，量少，经前乳房胀痛。舌红，苔黄腻，脉偏细。

处方：苇根 30g，冬瓜子 30g，生薏苡仁 30g，黄芩 10g，桑白皮 10g，地骨皮 10g，桑叶 10g，鱼腥草 30g，白前 10g，炒麦芽 15g，生甘草 6g。15 剂，水煎服，日 1 剂。

四诊（2013 年 8 月 26 日）：服上方 30 剂，效可，症较前减。咳嗽、喘减轻。现：咳嗽，咳黄稠痰，量较前明显减少。凌晨 3~4 点时出现打喷嚏、流涕。纳可，眠差易醒，平均每晚睡 4~5 小时，二便调。时有出冷汗。舌质红，苔黄厚腻，脉细。

处方：苇根 30g，冬瓜子 30g，生薏苡仁 30g，桑叶 30g，生石膏 30g，杏仁 10g，橘红 6g，白前 12g，车前子 10g，生甘草 6g，粳米一撮为引。25 剂，水煎服，日 1 剂。

五诊（2014 年 2 月 17 日）：服上方 25 剂，效佳。咳嗽、喘已基本消失，后停药。现：面部反复过敏 2 月余，每发作时面部片状红肿，痒，不觉发热，可自行消失。每眠差时易发作，发作后睡眠差。觉欲发哮喘，咽痒。纳可，眠差，每晚睡 4~5 小时，每眠差时大便不成形，平时可，小便可。乏力，腰困。舌质红，苔白厚腻，脉细。

处方：炙麻黄 3g，连翘 10g，赤小豆 30g，桑白皮 20g，生石膏 30g，生山药 30g，炙甘草 6g，蝉蜕 6g，生姜 3 片，大枣 3 枚（切开）为引。20 剂，水煎服，日 1 剂。

按：2013 年 4 月 19 日初诊时，以咳嗽，咽痒，痰稀薄，流清涕，恶寒，纳差，便溏等症辨为寒痰水饮内伏兼风寒表证，以解表散寒，温肺化饮，止咳平喘治之，处方：桂枝加厚朴杏子汤合小青龙汤加减，15 剂，水煎服。5 月 10 日二诊：服上药效不显，仍咳嗽，咳痰不出，眠差心烦，以桂枝加厚朴杏子汤合泻白散加减治之，15 剂，水煎服。7 月 12 日三诊：服上方 15 剂，效不显。刻诊：咳轻，痰黏，色黄，咽痒，夜晚加重，咳甚则痰中带血丝，以痰热互结辨治，处方：千金苇茎汤合泻白散加减治之，15 剂，水煎服。8 月 26 日四诊：服上方 30 剂，效可，咳嗽减轻，痰量减少，仍咳黄痰，色红，苔黄腻，仍属痰热互结之证，综上法继续治疗，25 剂，水煎服。2014 年 2 月 17 日五诊：服上药 25 剂后，咳喘基本痊愈，现以他病求治。

本病先因其寒象突出而以桂枝汤类温阳化饮治之，乏效，后又突出表现为痰热互结之证。浊邪阻肺，肺失宣肃，浊阻日久，经脉瘀滞，肺气壅郁，当以涤浊法治之，清除肺中浊邪。

过敏性鼻炎

房某，男，41 岁，以"患过敏性鼻炎 4 年余，加重 1 年"为主诉于 2013 年 9 月 25 日初诊。症见：鼻塞，鼻痒，眼痒，打喷嚏，纳可，二便调，舌暗淡，苔薄腻，脉细。2009 年发现上述症状后，经常发作，2013 年发作加重，开始服用抗过敏药有效，渐渐效果不佳，在新乡发作严重，在北京、信阳等地发作减轻。

处方：谷精草 30g，青葙子 15g，决明子 6g，蝉蜕 6g，薄荷 10g（后下），菊花 10g（后下），酒黄芩 10g，蔓荆子 10g，炒苍耳子 10g，辛夷 3g，生黄芪 30g，防风 10g，生甘草 6g。10 剂，水煎服，日 1 剂。

二诊（2013 年 10 月 18 日）：自述服上方 1 剂既有明显效果，服 15 剂明显减轻，现鼻痒、鼻塞好转，遇冷时打喷嚏，流清涕较以前好转，眠差，易醒，入睡困难，头顶时有头痛，用脑过度后疼痛加重，自诉有强迫病史，纳可，二便调，时有疲劳感，舌暗淡，苔水滑，脉沉滞。

处方：上方黄芪改用 15g，防风改为 6g，炒白术 6g，川芎 10g，炒枣仁 30g，知母 6g，茯苓 10g。10 剂，水煎服，日 1 剂。

按：根据患者症状辨病为过敏性鼻炎，证因风热上扰。头为诸阳之会，清阳之府。风为阳邪，其性轻扬，易犯人之高巅；热亦为阳邪，其性炎上，亦易伤于人之高巅。故投以自拟方谷青汤，由谷青草 30g，青葙子 15g，决明子

10g，酒黄芩 10g，蔓荆子 10g，薄荷 3g，桑叶 10g，菊花 10g，蝉蜕 6g，夏枯草 15g，甘草 6g 等组成。具有疏散风热、清利头目之功，本方采用轻清上浮而又凉散之品，以从其阳也，以祛除病邪。但凡风热（火）所致头部诸疾皆可用之。加苍耳子、辛夷宣通鼻窍，加黄芪、防风取玉屏风之义，《兰台轨范》对玉屏风所讲甚妙，曰："治风邪久留而不尽者，自汗不止亦宜。"可谓意境高远，大大扩其临床使用范围。

胸膜炎

勾某，女，28 岁，以"闷气 20 余天"为主诉于 2013 年 10 月 4 日初诊。症见：胸闷气，易乏力，时口苦，口干渴，饮水多，脱发 2 月，嗜睡（自诉 1 天可睡 16 小时），纳眠可，二便可。1 个月前查出胸膜炎，有胸腔积液，住院 1 个月，用抗生素治疗。上症已发作数次，从第一次发病到现在已经 7 年。舌淡红，苔薄白，脉沉、细滞。

处方：清半夏 10g，茯苓 30g，生石膏 30g，柴胡 10g，黄芩 10g，生姜 3 片为引。20 剂，水煎服，日 1 剂。

二诊（2013 年 11 月 4 日）：服上方 20 剂，胸腔积液消失，乏力、口苦愈，脱发好转。现：劳累时胸闷明显，眠可，梦多，口干饮水多，月经正常。纳可。二便调。（服中药时未服西药）舌尖红苔白腻，脉沉滞。

处方：防己 10g，桂枝 6g，党参 10g，生石膏 40g，炒葶苈子 15g（包煎）。10 剂，水煎服，日 1 剂。

按：此胸闷气短，超声检查为胸腔积液，积液在中医认为痰饮也，用小半夏汤化痰除痰饮，生石膏生津止渴，口苦乃少阳有热，用柴胡、黄芩清肝热。由本则医案可知，只要认识准确，西医检查也能为中医所用。

肺热

侯某，男，河南中医学院教师。时值阴历十月，气候较凉而燥。患者近几天鼻孔出气特别热，鼻孔下整个人中部分，被热气熏灼溃烂结黄痂，并焮热疼痛，曾在学院保健科用西药消炎无效，乃就诊于予，遂以泻白散加减治之。

处方：生桑皮 15g，地骨皮 15g，连翘 15g，竹叶 9g，黄芩 9g，桑叶 9g，二花 9g，生甘草 6g。3 剂，水煎服。

隔数日，询其病情，曰：服药 2 剂即愈，剩 1 剂未服。

按：燥气能于肺，肺开窍于鼻，肺受燥气，蕴而化热，故鼻焮气热，上唇被其熏灼，而成斯疾。泻白散为泻肺清热之剂，黄芩为肺经之药，配桑皮以增强泻肺火之力，金银花、桑叶、竹叶连翘轻清而浮，以宣解上焦之邪热，亦正合"治上焦如羽，非轻不举"之义。

咯血

魏某，女，43岁，以"咯血10月余"为主诉于2006年10月13日初诊。2006年1月不明原因出现（支气管扩张）咯血，经前时有吐脓状粉红痰液，胸闷胸痛，手足心热，饭后胃脘痛，嗳气，有十二指肠球部溃疡病史、肺结核病史并长期服用抗结构药物。舌质淡红，苔厚略黄，脉细，诊断为咯血，证属肺胃郁热，损伤肺络，治以清泄肺胃，凉血止血。

处方：瓜蒌皮10g，杏仁10g，苇根30g，炒枳壳10g，白茅根30g，郁金10g，桑白皮10g，地骨皮10g，藕节30g，白及10g，蚤休10g，金钱草30g，栀子6g，知母10g，甘草6g，生白芍15g，生麦芽15g，生地黄10g。6剂，水煎服，日1剂。

二诊（10月27日）：服上药后，经前心烦难受及手足心发热减轻，正值月经第四天，胸闷胸痛，乳房胀痛，咳痰带血，四肢无力，气短，恶心呕吐，纳差，眠差，经血淡红，小腹坠痛，大便干结，舌质红，苔白厚，脉细滞，此为木火刑金之象。

处方：柴胡10g，生白芍10g，当归10g，制香附10g，薄荷3g（后下），茯苓10g，丹皮10g，栀子10g，生地黄10g，山萸肉10g，生山药15g，泽泻10g，知母10g，黄柏6g，麦冬10g，生甘草6g，炒麦芽10g。12剂，水煎服。

三诊（11月17日）：咯血未作，诸症大减，有轻微咳嗽，舌质红，苔薄白，脉细，照上方去薄荷、制香附，加地骨皮10g，炙桑皮10g，浮小麦30g，桔梗10g，12剂，水煎服。

四诊（11月29日）：诸症基本消失，舌质淡红，苔薄白，脉细数，固本治之。

处方：生地黄10g，山萸肉10g，生山药15g，泽泻10g，知母10g，黄柏6g，麦冬10g，生甘草6g，炒麦芽10g，柴胡10g，生白芍10g，丹皮10g，栀子10g，地骨皮10g，女贞子15g，旱莲草20g，黄芩10g，白及10g。12剂，水煎服。

药后疾病告愈。

按：患者初诊时，咯血，吐脓状粉红痰液，胸闷胸痛，饭后胃脘痛，嗳气，乃肺胃热盛，急则治标，清泄肺胃，凉血止血，药后热势减轻；二诊胸闷胸痛，乳房胀痛，咳痰带血，恶心呕吐，纳差，眠差，小腹坠痛，大便干结，苔白厚，脉细滞，此为木火刑金之象，治宜养血疏肝，滋肾清热，水可涵木，使火不刑金，金肃得令，诸症大减；终以滋肾疏肝泻肺，固本治之。

脓胸

杨某，男，38 岁，1989 年 12 月 4 日初诊。患者于 1988 年 10 月做过胃穿孔手术，而后又做 2 次同样的手术，并去掉肋骨 5 根。1 个月前在河南某附院做最后一次手术。术后带引流瓶，每天流出脓性（术后感染）液体 120mL，曾用多种抗生素药物，但流出液体不减，瓶子不能撤除，遂就诊于予。

诊见患者身体消瘦，面色萎黄，从引流瓶看流出红色而又有脓性液体，深呼吸时患侧（左）有轻微疼痛，呈慢性痛苦病容，舌有瘀点，舌苔薄白，脉略数而无力。（来诊时已办理出院手续，住在某庄）。

处方：黄芪 30g，党参 15g，炒白术 12g，山药 30g，当归 15g，薏苡仁 30g，冬瓜仁 30g，远志 15g，知母 10g，金银花 30g，连翘 15g，蚤休 15g，陈皮 6g，炙甘草 10g。3 剂。水煎服，一日 1 剂。

二诊（12 月 8 日）：上方服后，流出液体每日减至 100mL，精神较好，有了信心，上方继服 3 剂。

三诊（12 月 11 日）：流出液体减至每日 90mL。由于患者同其爱人离家时间太长，加之经济紧张，提出带药回去治疗。

处方：黄芪 40g，党参 15g，炒白术 12g，山药 30g，当归 15g，薏苡仁 30g，冬瓜仁 30g，远志 15g，知母 10g，麦冬 15g，金银花 30g，连翘 15g，蚤休 15g，陈皮 6g，炙甘草 10g。15 剂，水煎服。

四诊：1990 年 1 月 4 日，患者同其爱人专程来郑就诊于予。流出液体减至每日 40~50mL。

处方：原则上同上方，略做改动。（未留底方）

五诊：1990 年 2 月 2 日，患者不需爱人陪同，一人来郑，每日流出液体减至 30mL，消化较差。

处方：黄芪 30g，当归 15g，炒白术 12g，白芍 15g，熟地 30g，麦冬 15g，薏苡仁 30g，远志 15g，蚤休 15g，二花 30g，连翘 20g，白芷 10g，炒麦芽 10g，神曲 10g，炙甘草 9g。15 剂，水煎服。

六诊：1990 年 3 月 1 日，患者一人来郑，从外观上看不出患病，每日流出液体减至 20mL（为较稠的脓）。

处方：黄芪 50g，当归 15g，炒白术 15g，麦冬 30g，远志 15g，薏苡仁 30g，二花 60g，公英 60g，黄芩 15g，白芷 10g，桃仁 15g，茯苓 20g，陈皮 15g，炒麦芽 20g，甘草 10g。20 剂，水煎服。

患者于 1990 年 5 月 6 日，来信说："我自 3 月 1 日在您那里诊后，一次取了 20 剂药，吃完后，病情大有好转，引水积水降至每天 10mL 左右，我又在当地医院按原方取了 5 剂，未吃完，积水就降至 3mL，我在南阳地区医院拍张正胸片，报告：液气胸已吸收。之后就到胸外科把引流瓶去掉了。当时医生又给开了一点西药，医生说，等一个月以后再复查一下，看有什么变化没有，一个月过后，我又去南阳复查说一切正常，回家之后，我们全家人非常高兴，这就给您写信，特叙述情况，以免您挂念。"

注：患者在我处治疗期间，未服用任何西药。因患者正气消耗过甚，故治疗过程较长。气虚不能生肌长肉，也无力托毒外出，故始终重用黄芪以托毒生肌，《珍珠囊》誉为"疮家圣药"，未为过也。通过此例患者，充分说明扶助正气的重要性，单纯"消炎"是不可行的。

喉痛

王某，男，68 岁，以"喉咙痛、吐黏痰 15 年，加重 1 年"为主诉于 1976 年 2 月 23 日初诊。

患者 3 天或 5 天，喉咙痛发作一次，近一年来，有时一天发作数次。发作时，喉痛如火灼刀割，并吐黏痰约半碗，痰吐出后，慢慢自愈，反复如此发作。喉咙干不多饮，伴有气上冲逆，胸胁不闷胀，吞咽顺利，以痰阻血瘀为治。

处方：制半夏 12g，代赭石 30g（包煎），生牡蛎 30g（先煎），橘红 9g，桃仁 9g，旋覆花 9g（包煎），红花 9g，威灵仙 12g，吴茱萸 9g，石斛 9g，生姜 9g。6 剂，水煎服，每日 1 剂。

二诊（9 月 25 日）：服上药 6 剂，症状大轻，发作次数减少，程度亦很轻微，早已上班，因工作忙，病也轻，故迟迟未来就诊。舌质红、紫暗，苔略厚黄不腻，脉滑数。病虽轻而根未除，仍以上方加减治之。

处方：制半夏 12g，代赭石 30g（包煎），生牡蛎 30g（先煎），橘红 9g，海浮石 12g，桃仁 9g，旋覆花 9g（包煎），红花 9g，威灵仙 12g，吴茱萸 3g，石斛 15g，元参 12g，生姜 9g。6 剂，水煎服，每日 1 剂。

按：此案症状表现较为奇特，治疗效果也较满意，主要是抓住了本病的痰阻血瘀病机。此方系旋覆代赭汤、吴茱萸汤加减化裁而成，起到了镇逆气，蠲痰饮，化瘀，清热，养阴之功效。方中威灵仙，是取其"宣通五脏，消胸中痰唾"和治鱼骨鲠之用。我治疗慢性喉痹时，在辨证基础上加入此味，往往收效较好。用石斛是益其郁火已伤之阴，又与生牡蛎（除软坚化痰外）清热益阴伍之，以缓其喉痛如火灼刀割之苦，药仅 6 剂，竟获显效，而且持久，不谓不速也。

喉痹

张某，男，40 岁，1973 年 9 月 26 日就诊于予。自述于 1973 年 7 月生气，不久即觉喉咙憋闷，渐发口渴，每天能喝两暖瓶开水，胃中不舒，项强不柔，西医诊为慢性咽炎，曾服黄连上清丸、沉香、木香之类理气药物，均不见好转。诊见舌苔薄白，舌质正红，脉象较沉，乃以半夏厚朴汤加减治之。

处方：清半夏 9g，茯苓 12g，厚朴 9g，苏梗 9g，威灵仙 12g，佛手 9g，乌梅 12g，桔梗 9g，甘草 9g。水煎服。

二诊：上方服 6 剂，诸症皆除，照上方继服 3 剂以巩固之。

按：《素问·阴阳别论》曰："一阴一阳结为之喉痹。"一阴指厥阴，一阳指少阳，肝胆属木，易于热化。本患者怒气伤肝，肝气郁结，郁而化火，火灼津液，故咽喉闭塞不通，口渴多饮。足少阳支脉过颔，下行至颈部，津伤不能柔其经，故颈项强硬。半夏厚朴汤乃行气散结之剂，为治痰气结滞"咽中如有炙脔"之名方，苏梗长于理气，故以苏梗易苏叶；因气滞较重，故加佛手、威灵仙以助之。威灵仙可宣通胸膈之气，可治噎塞膈气，《本草纲目》已有记载，予常于半夏厚朴汤为用，以清其热，复用乌梅以清凉生津，此三味并用亦称甘桔乌梅汤。气滞气郁，是此证之本，化热伤津，是此证之标，故本方重在行气解郁，不悖治病求本之则。

第二章　肝胆病证

臌胀

张某，女，63岁。以"发现肝硬化腹水1个月余"为主诉于2013年2月6月初诊。症见：不欲食，腹部不胀，胃脘处热，喜凉；口干，口苦，不渴；大便不干。舌红，苔黄厚腻，脉细弱数。有乙肝病史，1个月前因感冒输液后出现腹水，住某院20多天，抽水2 500mL，输白蛋白8瓶，血浆2袋，血压、血糖正常。

处方：杏仁10g，白蔻仁10g（后下），生薏苡仁30g，厚朴10g，竹叶10g，滑石30g（包煎），益母草30g，延胡索15g，郁金15g，玉米须30g，炒神曲10g，黄芩10g，生地黄20g，通草6g，生甘草3g，大枣4枚（切开）为引。20剂，水煎服，日1剂。

二诊：服上药20剂，效好，腹水已除，食欲有所改善，知饥。现：晨起口干苦，余无明显不适感，纳食可，眠可，二便调。舌质红，苔薄黄，脉弦细数。

处方：柴胡10g，白芍15g，当归10g，炒白术10g，茯苓30g，制香附10g，生地黄20g，益母草30g，醋延胡索15g，郁金15g，玉米须30g，黄芩10g，生甘草3g，生黄芪30g，薄荷3g（后下）。25剂，水煎服，日1剂。

三诊：服上药口已不干苦，食欲可，余无明显不适，纳眠可，二便可。舌质红甚点刺，苔黄褐发黑，脉细滞。彩超示：肝硬化，胆囊壁毛糙增厚，脾大，腹腔积液；血常规：血小板计数$44×10^9$/L，肝功：谷草转氨酶62u/L，白蛋白29.9g/L，总胆红素53.7μmol/L，尿酸138μmol/L。

处方：茯苓30g，猪苓10g，泽泻10g，苏叶10g（后下），桂枝3g，炒白术10g，益母草30g，郁金15g，醋延胡索15g，玉米须30g，生黄芪30g，生麦芽15g，瞿麦30g。25剂，水煎服，日1剂。

四诊（2013年9月18日）：服上方25剂后停药，无不适。现：腹胀，胃胀，饭后胀甚，大变黑，成形，小便黄。双脚踝肿胀，按之凹陷不易起。舌深红暗，苔黄褐，脉沉无力。彩超示：肝硬化，胆囊壁毛糙，脾大，脾静脉增宽，腹腔积液。

处方：党参12g，茯苓30g，炒白术10g，柴胡10g，郁金15g，醋延胡索

15g，益母草 30g，鸡内金 10g，炒神曲 10g，陈皮 10g，大腹皮 10g，砂仁 3g（后下）。25 剂，水煎服，日 1 剂。

五诊：服上方 25 剂，效可，食后胃仍发胀，饭量可，服药期间腹胀减轻，停药后又觉发胀，眠可；后半夜自觉口甚苦，口干，大便可，色黑，小便黄；双脚踝肿胀减轻，仍水肿；患病后视力不佳，眼花，自觉右面颊发紧，非常怕冷；自觉胃中热，饮凉水，眠可。舌暗红，苔薄白，稍黄腻，脉弦细，证属肝郁脾虚挟瘀热。

处方：党参 12g，炒白术 10g，茯苓 30g，郁金 15g，醋延胡索 15g，益母草 30g，冬瓜子 30g，生薏苡仁 30g，生麦芽 15g，楮实子 15g，生山药 30g，炙甘草 6g。25 剂，水煎服，日 1 剂。

按：初诊时患者有纳差、口干苦、大渴、舌红、苔厚腻等症状，当辨为湿热内阻，以三仁汤加味，分消走泄；二诊时腹水已去，唯纳差，口干苦，脉见弦数，此即肝木克土之象，故用逍遥散加味，以调和肝脾；三诊时患者虽无明显不适，但彩超提示腹腔仍有积液，此为水蓄下焦、气化失司之象，故用五苓散为主，以化气利水，使水精四布五经并行；五诊、六诊时，又现腹胀诸证，系肝木克脾土之象，但应以培土抑木为法，即仲景之"见肝之病，知肝传脾，当先实脾"之法；前后六诊，皆用益母草、郁金、延胡索，因其有活血、化瘀、利水之功。综上所述，治疗此类疾病，虽以中医辨证为主，但也应参考现代医学的检查结果，病证结合而立法处方。

胁痛

案 1 齐某，男，41 岁，以"左肋部胀痛 8 个月余，加重 3 个月余"为主诉于 2013 年 7 月 19 日初诊。症见：左肋部持续性发胀，稍多食即胀痛，疼痛可及后臂部，食欲佳，眠安。大便干结如栗，量少，5 日 1 行，小便可，色黄。舌质红，苔白略厚腻，脉沉滞。患者平素饮食不规律，初饥饿时出现左肋下疼痛，近 3 个月加重，8 月 5 日查胃镜示：慢性浅表性胃炎、十二指肠球炎。超声示：胆囊壁厚，毛糙，脾稍大。以大柴胡汤为主方加减。

处方：柴胡 10g，黄芩 10g，清半夏 10g，炒枳实 12g，生白芍 10g，大黄 10g，川楝子 10g，醋延胡索 10g，炒神曲 10g。10 剂，水煎服，日 1 剂。

二诊（2013 年 7 月 31 日）：服上方 10 剂后效佳，胃胀痛减轻，现左偏上腹隐痛，后背肩胛骨痛，本院彩超示：胆囊壁厚，无毛糙，脾稍大。纳增，眠可，大便可，小便晨黄。舌尖红，苔白腻，脉沉滞。

处方：上方去神曲，加郁金 10g，杏仁 10g，连翘 10g。15 剂，水煎服，日 1 剂。

按：患者左胁下胀痛，虽然从西医检查为脾大，但从中医角度看，足少阳胆经"循胁里"，足厥阴肝经"布胁肋"，综合分析患者胁胀，纳食佳，大便干结如栗，小便黄，舌红、苔厚腻等症状，当辨为少阳阳明合病，病性属实属热，以大柴胡汤清泄少阳阳明两经之热结，合左金丸清泻肝火。二诊，服上方10剂后患者症状即明显减轻。效不更方。

案2　王某，男，60岁，以"两胁痛3年"为主诉于2014年3月3日初诊。症见：左胁下胀痛，纳可，每天晨3~4点醒，大便2~3天1次。舌边尖红，苔白，脉细滞。患者3年前因劳累后胁下胀痛，时左胁痛，时右胁痛，服中西药效果不佳。近日服"香舟青"改善。有酗酒史，易发火。有脂肪肝，肝硬化早期，慢性胃炎，HP阳性。

处方：柴胡10g，黄芩10g，清半夏10g，炒枳实12g，生白芍10g，大黄6g（后下），川楝子10g，醋延胡索10g，蒲公英20g。10剂，水煎服，日1剂。

按：此病胁下胀痛为主要辨证要点。因足少阳胆经以下胸中，贯膈，络肝属胆，循胁里，从缺盆下腋，循胸过季胁。少阳为半表半里证，往往兼表兼里。往来寒热是兼太阳之表，不欲食、呕吐是阳明之里。唯胸胁苦满是少阳所独有。纵观伤寒论少阳条文中胁部症状所言次数最多，又因后半夜易醒为阳明火旺之兆，故为少阳证无疑，大便干，故选大柴胡，胁痛常合金铃子散，一则疏肝达气，一则防久痛入络。

案3　赵某，男，28岁，职员，已婚。以"肝区隐痛2年余"为主诉于2014年12月17日初诊。症见：纳可，食油腻易恶心，盗汗，手脚心汗出，手易脱皮，春秋季较明显，口干苦，饮水多，小便色黄，大便不干，舌尖红，苔白腻，脉细。述有乙肝家族史，查出乙肝小三阳已20余年，未服用抗病毒药，自觉无不适。近2年来肝区有针扎样疼痛，未重视，今年因婚检复查乙肝仍是小三阳，因欲生子调理身体。

处方：北沙参10g，麦冬10g，生地黄10g，当归10g，枸杞子10g，川楝子6，酒黄连3g，郁金10g，牡丹皮10g，桑叶10g，竹茹10g，丝瓜络10g，白茅根15g，生甘草3g，麦芽炭10g，二花10g，大枣3枚（切开）为引。15剂，水煎服，日1剂。

按：患者乙肝小三阳已20余年，随着年龄增长，或者自身体质下降，正不胜邪时，其症状慢慢显示出来。我认为，一旦查出乙肝病毒携带者，或小三阳、大三阳时，不管有症状、无症状都要尽早服中药调治，以免发展到最后成肝硬化，甚至肝癌，因为根据临床观察，肝癌患者有许多是从乙肝发展而来，这也体现中医治未病思想。根据其症状辨证为肝肾阴虚。肝脏体阴而用阳，其性喜条达而恶抑郁。肝肾阴亏，肝失所养，疏泄失常，气郁停滞，进而横逆犯胃，致胸脘胁痛，吞酸吐苦。阴虚液耗，津不上承，故咽干，口干，舌红。治疗用一贯煎加味，滋养肝肾，疏达肝气。一贯煎方剂组织缜密，配伍精当，它唯一特点是以脏腑制化关系来作为遣药立法的依据。本方主治是肝病，肾为肝之母，滋水即能生木，以柔其刚悍之性，故以地黄、枸杞子滋水益肾为君来滋阴养血，补益肝肾。北沙参、麦冬、当归、枸杞子为臣，益阴养血柔肝，配合君药以补肝体，育阴而涵阳。麦芽炭用之最妙，经曰：夫肝之病，补用酸，助用焦苦，益用甘味之药调之。桑叶、竹茹、丝瓜络是经验用药，不同的配伍，起不同的作用。在此处有清肝热、通肝络作用，还有清金即能制木，以平其横逆之威作用，体现脏腑制化关系。佐以少量川楝子，疏肝泻热，理气止痛，遂肝木条达之性，该药性苦寒，但与大量甘寒滋阴养血药配伍，则无苦燥伤阴之弊。诸药合用，使肝体得以濡养，肝气得以条畅，胸脘胁痛等症可以解除。

案4　冯某，男，32岁。河南郏县长桥乡。患者胁疼痛已2年，手足心发热并发红，全身有时瘀胀，大便一日2~3次，溏薄，舌苔黄厚，中心有裂纹，曾做A超检查呈密集微波，肝大2cm，肝功能检查正常。去年曾在河南某医学院附属医院服清热利湿药数百剂未效。

处方：熟地黄30g，生山药30g，山萸肉12g，牡丹皮9g，泽泻9g，茯苓9g，柴胡9g，木瓜9g，川楝子9g，炒麦芽30g。水煎服。

1976年10月18日复诊。上药服40剂，手足心发热、发红已消失，右胁疼痛亦减，大便仍溏。

处方：熟地黄30g，生山药30g，山萸肉12g，牡丹皮9g，泽泻9g，茯苓9g，柴胡9g，白芍15g，枳壳9g，川楝子9g，醋延胡索9g，姜黄6g，白术9g，生牡蛎30g，甘草9g。水煎服。

按：本病从症状现象看，好似湿热为患，服用清热利湿药数百剂无效。予鉴前医之用，反其道而行之，以六味地黄汤养肝之体，以柴胡、木瓜、川楝子疏肝之用，以麦芽启中州之运，效果较好。便溏是脾虚未复之象，故加白术。第二方实乃六味地黄汤和逍遥散、四逆散、金铃子散加减化裁而成。由于患者路远，未再来诊，不知痊愈与否，但第一方效果显著，从中可以得到一些启发，邪正关系如何处理，可谓说起来容易，做起来难，我也常遇到这些问题，不断地进行反思。

案5　林某，男，15岁，杞县人。发烧，右胁疼痛50天。来诊前曾2次住院，先在开封市某医院住院近一个月，该院诊为肝脓疡，3次穿刺未见脓，用药无效。后来郑州，住省某人民医院，亦诊为肝脓疡，住院20天，又穿刺3次未见脓，用药无效，后出院住其亲戚家，与我是同院，乃就诊于予。诊见，舌质深红，舌中间有少量黄厚苔，脉弦数，按之乏力。问其发烧情况，为每天下午较重，体温常在 39~40℃，身体较为虚弱。遂以气血两清之法为主进行治疗，共服药 23 剂，病告痊愈。在服中药期间，一切西药停用，体温缓慢下降，胁痛逐渐减轻。所用方药，多以人参白虎汤加减，偶以人参白虎汤合清瘟败毒饮加减，方中犀角以水牛角代之，败酱草、紫草、板蓝根、冬瓜仁、生薏苡仁等味，使用次数较多，因七易其方，不作详述，但亦可见其梗概。有时以小柴胡汤合薏苡附子败酱散加减。

再思，为了更具体了解其方，还是详列为好。

一方：党参 30g，生石膏 30g，知母 12g，连翘 15g，蝉蜕 4.5g，银柴胡 12g，地骨皮 15g，败酱草 30g，麦冬 9g，甘草 6g。水煎服。

二方：党参 30g，生石膏 30g，知母 12g，柴胡 12g，黄芩 9g，败酱草 30g，冬瓜子 30g，生薏苡仁 30g，甘草 6g。水煎服。

三方：柴胡 12g，黄芩 9g，半夏 9g，党参 21g，败酱草 30g，远志 12g，冬瓜子 30g，生薏苡仁 30g，赤芍 12g，牡丹皮 9g，桃仁 12g，二花 15g，甘草 6g，生姜 3 片，大枣 4 枚。水煎服。

四方：党参 30g，知母 12g，生石膏 30g，银柴胡 15g，板蓝根 30g，紫草 30g，连翘 15g，生地黄 12g，黄芩 9g，牡丹皮 9g，炙甘草 6g。水煎服。

五方：党参 30g，知母 9g，生石膏 30g，银柴胡 15g，板蓝根 30g，紫草 30g，连翘 15g，生地黄 12g，黄芩 9g，赤芍 12g，丹皮 9g，白芷 9g，水牛角 30g，炙甘草 6g。水煎服。

六方：白芍 15g，赤芍 12g，牡丹皮 6g，土贝母 9g，青皮 6g，陈皮 6g，黄芩 9g，泽泻 6g，连翘 12g，炒白芥子 4.5g，党参 24g，板蓝根 30g，水牛角 30g。水煎服。

七方：党参 30g，知母 9g，生石膏 30g，银柴胡 15g，板蓝根 30g，紫草 30g，连翘 15g，生地黄 12g，黄芩 9g，赤芍 12g，牡丹皮 9g，元参 9g，水牛角 30g，甘草 6g。水煎服。

按：患者发热胁疼痛 50 天，多次穿刺未能获效，可谓苦矣。胁为肝之分野，又是少阳枢机之处，发烧而且疼痛，为邪热蕴结于厥少二经，毒邪不解，经气不利，气血燔灼。由于白虎汤虽是阳明经证方，实是清热与益气生津并用之方，用于此证亦较允当。用小柴胡汤以和解少阳，但毒邪较甚，不清热解毒，不能伏其所主，故而方虽七易，总未离开清热解毒这个原则，也未离开厥阴和少阳这个原则。

案 6　刘某，女，38 岁，发热胁疼痛近 2 个月，在本县经中西医治疗无效，遂来郑州。经河南医学院诊为肝脓疡，两次穿刺无脓，住该院 1 个月，发热不退，胁痛不止。后住进河南某中医学院第一附属医院治疗，仍然无效。1973 年 4 月 10 日，患者爱人孙某向我叙述病情（因系住院患者，不便前往诊视），要求开方。问其病情：患者先冷后热，热后出小汗，如此一日数次，右胁疼痛。据此，当是少阳证，撑疏以小柴胡汤加味之方。

处方：柴胡 15g，党参 15g，黄芩 12g，半夏 9g，生薏仁 30g，冬瓜子 30g，二花 30g，丹参 15g，赤芍 9g，败酱草 30g，远志 30g，桃仁 9g，甘草 9g，生姜 9g，大枣 5 枚。水煎服。

2 日后，其爱人告予曰：上方服 2 剂，热退，胁亦不痛，观察 7 天，未再发作，即出院，又过数日，欣然返乡。

按：本患者发热 2 个月，从县城治到省城，经中西医多方治疗，未能见效，堪称典型。我据其症状，断为少阳证，《伤寒论》101 条："有柴胡证，但见一证便是，不必悉具。"今有寒热往来，胁痛两证，更是无疑，此非小柴胡汤不能中其病。少阳与厥阴相为表里，西医既诊为肝脓疡，尽管穿刺无脓，亦应参考这一诊断，与中医理论并不相悖，故又揉入薏苡附子败酱散和大黄牡丹汤部分药物，并加入金银花、赤芍、丹参以解毒破瘀，使久羁厥少三经之毒热，得以荡涤净尽。此又何以重用远志。《本草纲目》谓其"治一切痈疽"。远志味苦性辛温，对于痰湿寒凝，气血壅滞之疮疡肿毒，用之最为适宜。从临床经验看，将远志用于清热解毒药中，治疗痈疮，既能使苦寒药凉而不遏，又能发挥其治疗痈疡的功效。我治肠痈，每于薏苡附子败酱散和大黄牡丹汤中重用远志，效果更好。

案 7　张某，男，23 岁，左胁疼痛数月，服西药无效，1975 年 1 月 8 日就诊于予。

处方：炒白芥子 9g，青皮 9g，木香 9g，桃仁 9g，红花 9g，当归 9g，橘络 4.5g，甘草 6g。服 3 剂，痊愈。

按：此乃络脉不畅所致。胁为肝之分野，治亦不能离乎肝经，白芥子、青皮、木香为治气滞胁痛经验用药，并能行肝脉之滞，为方中之主药，当归、桃仁、红花养血活血，橘络理气通络，共奏疏其气血，令其调达之功。病较轻浅，药宜小方，既中于病，而又不过于病。

案 8　饶某，男，77 岁，右胁背痛 20 天。

20 天来疼痛渐剧，夜较昼重，难以入寐，用哌替啶无效，让孙子捶其患处可减轻，当地医院未查出原因。我俩是读私塾时的同学，因他晕车较甚，不便来郑州，2007 年 6 月 26 日从电话上诉说病情和治疗经过。予按气血瘀阻，经气不通立方。

处方：木瓜 30g，威灵仙 15g，白芍 15g，制乳香 10g，制没药 10g，延胡索15g，大黄10g（后下），川楝子10g，葛根30g，桂枝15g，生甘草10g。3剂，水煎服，日1剂。

二方（6月30日）：上方服后疼痛减轻，于上方加红花15g，炒白芥子10g，炒王不留行20g，柴胡15g，黄芩10g。3剂，水煎服。

三方（7月4日）：疼痛续减。

处方：柴胡20g，黄芩15g，制半夏12g，炒枳实12g，生白芍30g，金钱草30g，乌药10g，制乳香10g，制没药10g，大黄6g（后下），延胡索15g。2剂，水煎服，日1剂。

四方（7月9日）：疼痛大减。

处方：柴胡10g，黄芩10g，制半夏12g，青皮10g，炒白芥子10g，广木香10g，延胡索10g，郁金10g，桃仁10g，红花10g，土鳖虫10g，大黄6g。3剂，水煎服。

五方（7月18日）：上方服后，基本不痛，行动如常，已经几天未服药了，为了巩固，让我再开个方子，照上方加炒麦芽15g、金钱草30g，3剂，水煎服，日1剂。

后经几次电话追访，至今未痛。

按：本案是通过电话诊治的疾病，故舌脉阙如。气血瘀阻，经气不通是其基本病机，因疼痛部位在右胁背，为少阳经、太阳经之所过，故治疗以活血化瘀，通络止痛，清利少阳为大法，效果甚佳。

案9　齐某，男，41岁，以"左肋部胀痛8个月余，加重3个月余"为主诉于2013年7月初诊。症见：患者平时饮食不规律，初饥饿时出现左肋下疼痛，近3月加重，持续性发胀，稍多食即胀重，疼痛可及后背部，食欲佳，眠安，大便干结如栗，量少，5日1行，小便可，色黄，舌质红，苔白略厚腻，脉沉滞。胃镜示：①食管正常；②慢性浅表性胃炎；③十二指肠球炎。B超示：胆囊壁厚，毛糙，脾稍大。诊断为胁痛，属肝胆郁滞证，治以疏利肝胆为主，处以大柴胡汤合金铃子散加减。

处方：柴胡10g，黄芩10g，清半夏10g，炒枳实12g，生白芍10g，大黄10g（后下），川楝子10g，醋延胡索10g，炒神曲10g。10剂，水煎服，日1剂。

复诊：服上药10剂，效佳，仍右偏上腹隐痛，后背肩胛骨痛，纳增，眠可，大便可，小便晨黄，舌尖红，苔白腻，脉沉滞。上方去神曲，加郁金10g，杏仁10g，连翘10g，10剂，水煎服，日1剂。

按：本例患者左肋胀痛，牵及后背，脉沉滞，此为肝胆气机郁滞，不通则痛；大便干结，为阳明燥热内结，腑气不通。方选大柴胡汤疏泄肝胆，泻热通腑，合金铃子散疏肝行气，活血止痛。二诊时疼痛减轻，小便黄，舌尖红，有化热之势；苔白腻为湿邪停滞，上方加郁金行血中之气，且能清热止痛；杏仁宣畅上焦，以利水湿得化；连翘清泄上焦热邪。诸药合用，共奏行气活血止痛，宣肺泻热利湿之功。

眩晕

案1 侯某，男，43岁，以"头晕20天"为主诉于2013年7月15日初诊。症见：后脑部不适，头晕。纳眠可，大便不干，日2次。舌淡胖，苔薄白，脉沉弦。患者20天前于本院心血管科住院治疗，期间测量血压：170/110mmHg，高血压病3级，主要诊断：短暂脑缺血发作，治疗半月出院。体质偏胖，抽烟日30支左右，每周5次饮酒，每次半斤。既往有高脂血症；上月21日本院查CT示：枕大池蛛网膜囊肿；心电图示：下壁ST-T改变；B超示：双侧颈动脉内中膜增厚，毛糙，伴斑块形成。

处方：清半夏10g，陈皮10g，土茯苓30g，冬瓜子30g，生薏苡仁30g，泽泻15g，连翘12g，赤小豆30g，滑石30g（包煎），桃仁10g，赤芍15g，炒神曲10g，炒苍术10g，生甘草3g。15剂，水煎服，日1剂。

二诊（2013年10月21日）：服上方30剂，效可。头晕较前已有明显好转，曾查头颅内右臂上囊肿，经服药后右臂上囊肿消失，欲继续调理。现：自觉无特殊不适，偶有头晕，纳可，眠较差，入睡慢，每天夜间1~2点方睡，二便可。舌质淡，苔黄白厚腻，脉沉滞。

处方：杏仁10g，白豆蔻10g，清半夏10g，竹叶10g，滑石30g（包煎），通草6g，冬瓜子30g，茯苓30g，菊花15g（后下），枳椇子15g，炒白扁豆15g，生薏苡仁30g，生甘草6g，党参15g。15剂，水煎服，日1剂。

三诊（2014年5月12日）：上月4日行头颅CT仍示：枕大池蛛网膜囊肿，先眠差，入睡困难，夜间12点方能入睡，偶有头晕，左侧乳头下有一红色硬结，发胀，发痒，因前列腺肥大而有小便尿不净感。大便正常，纳可。

处方：清半夏10g，陈皮10g，茯苓10g，冬瓜子30g，生薏苡仁30g，泽泻10g，炒白术10g，连翘10g，赤小豆30g，大贝10g，川芎10g，生甘草6g。15剂，水煎服，日1剂。

按：患者自觉症状仅头晕，而理化检测结果却偏于异常，且患者平时嗜好烟酒，对于此类患者，我们在辨证时需要参照西医检查结果和患者生活习惯，辨为湿浊瘀热内盛，阻遏上扰清阳，发为头晕。治疗当荡涤体内湿热瘀浊之邪。以二陈汤燥湿化痰，加苍术燥湿运脾，神曲以消食下气，"除痰逆霍乱泄痢胀满诸气"，其治在中焦；苇茎汤以涤除浊邪，其治在上焦；以泽泻、滑石、赤小豆（加连翘有麻黄连翘赤小豆汤之意），渗利湿热，其治在下焦。取三仁汤治疗湿热"宣上、畅中、渗下"之法，而力量更强，使湿热浊邪从上中下分消。又加桃仁、赤芍以行血分之瘀，有画龙点睛之妙。二诊服药30剂，头晕即明显减轻，且原先颅中囊肿也消失，改以三仁汤加减善后。全方没有一味治疗头晕的药，而头晕自止，是看到了头晕背后湿热瘀浊的病因病机，乃治病求本的好案例。

　　案2　金某，女，65岁，以"头晕、头痛10余年"为主诉于2013年6月3日初诊。症见：头晕、头痛，无视物旋转，颈部痛不适，腰髋部痛（有腰椎间盘突出），腿痛。纳眠可，口苦口干，有异味，偶有胃脘胀痛。大便可，小便黄。舌质暗，胖大，边有齿痕，苔白略厚，脉弦细。患者高血压病史20余年，服药控制尚可。既往发现乙肝小三阳11年，肝功正常；高血压20余年；鼻窦炎。

　　处方：生地黄10g，山萸肉10g，生山药15g，泽泻10g，丹皮10g，茯苓10g，怀牛膝10g，生牡蛎30g（包煎），珍珠母30g（包煎），鬼箭羽30g，郁金12g，赤芍10g，忍冬藤15g，丝瓜络15g，生麦芽15g，陈皮6g。20剂，水煎服，日1剂。

　　二诊（2013年7月1日）：服上方20剂，效不佳。仍头晕、头痛，小便黄。症见：胃胀、胃痛，不烧心，饭后痛。口苦，口干，饮不解，口黏。颈椎病史，大便正常，小便黄。舌暗红，苔黄干，舌下络脉瘀暗，脉沉滞。曾于2009年12月11日查胃镜HP（+），浅表性胃炎。小三阳，乙型肝炎肝病毒DNA（HBV-DNA）阳性值高。

　　处方：川芎10g，炒苍术10g，炒神曲10g，制香附10g，栀子10g，柴胡10g，黄芩10g，蒲公英20g。20剂，水煎服，日1剂。

　　三诊（2013年7月22日）：服上方20剂，胃胀、胃痛减轻。现：口干、口苦、口黏，饮水不解。小便黄。大便不规律，偶尔干。舌淡暗，舌胖大，苔黄干，舌下络脉紫暗，脉沉滞。

　　处方：清半夏10g，陈皮10g，茯苓10g，炒枳实10g，竹茹30g，黄连6g，滑石30g，车前草30g，生甘草3g。20剂，水煎服，日1剂。

　　四诊（2013年10月18日）：服上方90剂，胃痛已较前明显减轻，口干、口苦已消失。现：受凉后胃胀不适，纳眠可，头憋胀痛，头晕，颈部疼痛。舌质红，有齿痕，苔黄厚，脉沉滞。大便干结，3日1行，小便可。

　　处方：北沙参15g，麦冬30g，石斛10g，桑叶10g，佛手6g，大黄10g，炒麦芽15g，生甘草6g，葛根30g。20剂，水煎服，日1剂。

　　按：患者症状复杂，有高血压引起的头晕、头痛、胃脘痛、肝功能损伤等症状。以调理患者血压为主，兼顾身痛、胃脘痛等症状。以滋肾阴，潜肝阳为治法，处以六味地黄丸加牛膝以引血下行，牡蛎、珍珠母镇潜肝阳，鬼箭羽、郁金、赤芍、丝瓜络、忍冬藤以理气活血、通络止痛，生麦芽以取其生生之气，以疏肝解郁，顾护患者肝疾，并也有消食健脾之效，与陈皮合用调理脾胃之气。然患者二诊时服药 20 剂效果并不明显，思之当为首诊时以治肾为主，但患者标重本轻，且体内有瘀滞，补之效果不显。患者病程日久，标本虚实混杂，需要一个治疗过程，遂调整治疗思路。综合患者全身症状，判断病机当是一个"郁"字。患者气机郁滞，疏泄失调，气郁使血行不畅造成血瘀，津液不行成为停痰宿饮。故郁于头部则为头晕、头痛，郁于肌肉筋络则为体痛，郁于肝胃则有肝疾胃痛，并产生饮食积滞。郁久化热，则有口干饮不解渴、口苦、口气重、尿赤等热象。故处以行气解郁的越鞠丸，使气机得通，六郁得解。少阳为枢机，司气机之开合。方合小柴胡以和解少阳，通达全身气机。三诊服药 20 剂，症状已有较大改善。此时气机已畅，为下一步的治疗扫清障碍，处以黄连温胆汤加味以理气化痰，清热涤浊。四诊患者服药 90 剂，症状已基本缓解，此时再论肾阴亏虚之本，以滋阴清热升清降浊之剂作平时调理。

案 3 吴某，女，40 岁，以"头晕 2 周"为主诉于 2014 年 3 月 26 日初诊。症见：头晕，视物不转，头蒙不清醒，近来易鼻衄。月经提前，量、色可，少量血块，经前乳房胀痛，有乳腺增生，经期头痛。心情郁闷，口干、口苦，咽部有痰，乏力，纳差，眠差入睡难，多梦，二便可。舌淡，红苔黄腻，脉细。2 周前因心动过速发作引发头晕。平素怕冷手足凉，不易上火。喜太息。乳腺增生 1 年，心动过速 2 年。曾服中药按气血不足，血瘀治疗，未坚持服药，血压、血糖、血脂正常。

处方：黄芩 10g，黄连 6g，大黄 6g（后下），栀子 10g，白茅根 30g。8 剂，水煎服，日 1 剂。

二诊（2014 年 4 月 11 日）：服上方 8 剂，效可，流鼻血已止。现：头晕，不痛，有热胀感，头脑不清，眠差，入睡难，梦多，眠浅易醒，口苦，口不干，易怒，行走有轻飘感，心慌。舌淡红，苔薄白，脉偏数。

处方：谷精草 30g，青箱子 15g，决明子 6g，蝉蜕 6g，薄荷 10g（后下），菊花 10g（后下），酒黄芩 10g，元参 15g，栀子 6g，桑叶 10g，生甘草 6g。10 剂，水煎服，日 1 剂。

按：急则治其标，患者鼻衄为标。心肝火旺夹痰之鼻衄。《金匮要略》记载："心气不足，吐血、衄血，大黄黄连泻心汤主之。"心气不足因壮火食气，壮火食气因心火亢盛。以大黄黄连泻心汤泻火止血。《素问·阴阳应象大论》篇云："壮火之气衰，少火之气壮。壮火食气，气食少火。壮火散气，少火生气。"二诊时鼻衄愈，头晕仍在，病机仍属上焦风热，投以谷青汤治之。

案4　赵某，女，73岁，以"头晕2月"为主诉于2014年3月3日初诊。症见：起卧皆晕，视物旋转，不敢睁眼，晨起较甚。腿痛、走路麻木，如踩棉花，难以站立久行。口苦、口干、饮水多。近2年眠差，能入睡5h，纳可，二便可。半月前感冒，咳嗽，有少量白痰，难咯，时头痛。血压偏高160/70mmHg，舌暗红，苔少，脉沉弦。

处方：清半夏10，炒白术10g，茯苓12g，陈皮10g，川芎10g，天麻6g，泽泻15g，珍珠母30g（先煎），黄芩10g，菊花10g（后下），钩藤15g（后下），桑叶10g，牛蒡子10g，薄荷3g（后下），天冬10g，生甘草3g。10剂，水煎服，日1剂。

按：患者头晕、口干苦、脉弦、血压高为肝火旺之征，走路如踩棉花为痰湿盛之兆，故半夏白术天麻汤化痰息风止眩，天麻、钩藤、珍珠母平肝潜阳，黄芩、桑叶清肝热，菊花、薄荷、牛蒡子清头目，麦冬养阴，清金制木，泽泻即是取泽泻汤之义，《金匮要略》：其人苦冒眩，泽泻汤主之。

案5　常某，女，52岁，以"一过性头晕20余天"为主诉于2014年12月22日初诊。症见：头晕，发作性，瞬间即过，和体位无关。舌质红，苔薄黄，脉沉乏力。每年秋季过后即出现一过性头晕症状，一天可发作10余次，至春季症状渐愈。曾检查脑CT未查出病因，多家医院住院治疗乏效。凌晨2~4点易醒，有时不能入睡，怕冷明显，上午易口渴。月经已停1年。大便溏泄，日2~3次。今年7月查有颈椎增生，腰椎间盘突出，尿潜血，怀疑"胡桃夹"征。血脂高。甲状腺弥漫性病变3年。

处方：党参10g，炒白术10g，茯苓10g，生山药30g，清半夏10g，天麻10g，陈皮10g，泽泻15g，生龙骨、生牡蛎各30g（先煎），生甘草6g。10剂，日1剂，水煎服。

按：春生，夏长，秋收，冬藏，此病与季节时令密切相关，较为典型。本病之病理特点：春夏之日，阳气升发，头晕不作，秋冬季节阳气内藏，患者头晕时作。此案辨证着眼于患者长期大便溏泄，日2~3次而腹无所苦。《杂病源流犀烛·泄泻源流》言："湿盛则飧泄，乃独由于湿耳。"患者中焦脾虚，则滋生痰饮上扰清窍而发为头晕，方选六君子汤合半夏白术天麻汤合泽泻汤加味治之，以期健脾化痰之效。方中加入生龙骨和生牡蛎，既能潜阳，又能化痰。重用生山药一法源自张锡纯之《医学衷中参西录》，发挥其疗泄泻之功效。

头痛

案1　张某，男，9岁，以"间断性右侧太阳穴处痛近1年"为主诉于

2013 年 6 月 10 日初诊。症见：右侧太阳穴处痛，痛处固定，如钢筋挟骨，每次发作可持续近 1 小时，每 20 余日发作一次，平素纳食不佳，眠可，二便可。舌尖稍红，苔薄白，脉细。2012 年 9 月 11 日第四军医大唐都医院 MRI 示：MRI 改变符合肿瘤表现，考虑胶质细胞源性肿瘤，星形细胞癌可能。

处方：柴胡 6g，黄芩 6g，清半夏 6g，川芎 10g，生白芍 10g，炒白芥子 6g，夏枯草 20g，蜈蚣 1g，生甘草 3g，生姜 3 片、大枣 3 枚为引。25 剂，水煎服，日 1 剂。

二诊（2013 年 7 月 5 日）：服药期间未头痛。现：出汗多，比同龄人明显多，汗后身乏口渴，饮多，食欲差。大便不干，3～4 日 1 行。舌淡红，苔薄白，脉细。

处方：上方加大贝 6g，大黄 3g，白芷 2g。35 剂，水煎服，日 1 剂。

三诊（2013 年 8 月 14 日）：（代诉）服上方 35 剂，期间头痛未发作，大便不干，余无不适。

处方：柴胡 6g，黄芩 6g，清半夏 6g，川芎 10g，生白芍 10g，炒白芥子 6g，山慈姑 6g，大贝 6g，白芷 2g，大黄 2g，浮小麦 30g，煅牡蛎 15g，蜈蚣 1g，生甘草 3g，生姜 3 片，大枣 3 枚为引。30 剂，水煎服，日 1 剂。

四诊（2013 年 10 月 11 日）：服上方 26 剂，疼痛偶有发作（期间痛有 2 次），发作时痛处发热。现：头不痛，出汗减少，余无明显不适。舌红，苔少，脉细。

处方：柴胡 6g，黄芩 6g，清半夏 6g，金银花 6g，连翘 6g，姜黄 3g，大黄 3g，蝉蜕 3g，白僵蚕 6g，蔓荆子 6g，生甘草 3g，桑叶 10g，竹茹 10g，丝瓜络 10g，生地黄 6g，牛蒡子 3g，延胡索 6g。30 剂，水煎服，日 1 剂。

五诊（2014 年 3 月 7 日）：服上方 30 剂，后未继服药，至今已 5 个月，期间头痛未发作。现无不适。大便正常。舌质偏红，苔薄黄，脉细。

处方：柴胡 6g，黄芩 6g，党参 6g，清半夏 6g，蝉蜕 3g，炒白僵蚕 3g，姜黄 3g，酒大黄 2g，延胡索 3g，丝瓜络 10g，竹茹 10g，桑叶 10g，生甘草 3g，大贝 3g，蜈蚣粉 1g。30 剂，水煎服，日 1 剂。

按：患儿太阳穴处疼痛如挑，部位固定，检查结果考虑胶质细胞源性肿瘤，通过循经辨证，太阳穴处为少阳经循行部位，此处经气不通，必兼有血瘀，而胶质细胞肿瘤常从痰湿考虑，多种因素导致疼痛。治疗以疏理少阳经气机，活血祛痰为法，处以小柴胡加减，和解少阳枢机，以川芎活血清头，白芍柔肝缓急止痛，白芥子、夏枯草消痰散结，蜈蚣攻毒抗癌。其后以此方为基础加减，服用近 1 年，头痛仅在服药初期发作 2 次，再未发作，以此方续服以作平时调理。

案2 何某，女，56岁，以"头胀痛10余年"为主诉于2013年9月11日初诊。症见：头两侧、后脑勺处胀痛，晨起轻，下午重，入睡难，心烦，休息不好时头胀加重，易出汗，打鼾严重，时有食道处灼热感，吐酸（胃穿孔手术史），大便干结，最长6天排1次，少则3天1次，血压不稳定，断经5年，舌红，苔薄腻，脉沉滞。省中医院2013年8月13日查颅脑磁共振：①颅脑平扫未见明确异常。②脑MPA扫描符合脑动脉硬化。

处方：清半夏10g，陈皮10g，茯苓12g，泽泻12g，川芎12g，桃仁10g，红花10g，赤芍30g，白芷10g，生甘草6g，决明子30g。10剂，水煎服，日1剂。

二诊（2013年11月25日）：服上方30剂，效可，头胀痛减轻，停药反复。现：头两侧、后脑部胀痛，喜按；烧心，胃酸，口黏，口干，饮水多；时有心慌，纳可，眠浅易醒，心烦急躁，服药后大便正常，停药则大便干结，4~5天1次，小便正常，夜间双腿抽筋，右手麻木，血压不稳定，高压在110~160mmHg。舌淡边紫，苔薄白。

处方：谷精草30g，青葙子15g，决明子30g，蝉蜕6g，薄荷10g（后下），菊花10g（后下），酒黄芩10g，蔓荆子10g，川芎12g，白芷10g，炒神曲10g，生甘草3g。15剂，水煎服，日1剂。

三诊（2014年8月13日）：服上方60多剂，心慌胸闷明显好转，手麻好转。现：头后侧发胀，吹风症状加重，眠差，纳可，口干，偶有胃胀、反酸、烧心。药停则大便干，小便发黄，舌红，苔白腻，脉沉滞。

处方：川芎10g，荆芥10g，防风10g，细辛3g，白芷10g，薄荷10g（后下），羌活10g，白僵蚕10g，蝉蜕6g，姜黄10g，酒大黄10g（后下），菊花10g（后下），元参30g。15剂，水煎服，日1剂。

按：此系痰瘀互阻之头痛。唐容川《血证论》言"痰亦可化为瘀"，"血积既久，亦能化为痰水"。朱丹溪《丹溪心法》："痰夹瘀血，遂成窠囊。"痰瘀为津血不归正化的产物，因津血同源，故痰瘀亦同源。患者气血不和、脏腑功能失调、三焦气化不利为生痰之本；气道不顺，津液运行不畅，水液停蓄留湿，凝结稠浊，以致胶固成形而为痰。以二陈汤和桃红四物汤燥湿化痰，活血化瘀，"先祛其邪"，患者服上药30剂，头胀痛减轻，后以谷青汤清轻之法继续调治。

案3 江某，男，42岁，以"鼻塞、头痛2天"为主诉于2013年5月22日初诊。症见：鼻塞，头疼痛，咽干，口苦，恶寒发热，少量汗出。吐黄痰，量不多。纳眠可，大便稍干，小便可。舌红，苔根黄厚腻，脉细。

处方：金银花10g，连翘10g，竹叶10g，牛蒡子10g，薄荷6g（后下），桔梗 10g，桑叶 10g，羌活 10g，玄参 15g，生甘草 6g。3 剂，水煎服，日 1 剂。

二诊（2013 年 7 月 29 日）：服上方 2 剂愈。现：口苦，口臭，耳内跳动感。纳眠可，大便可，小便短赤。舌质红，苔黄略厚腻，脉细。

处方：金银花 10g，连翘 10g，竹叶 10g，牛蒡子 10g，薄荷 3g（后下），桔梗 10g，黄芩 10g，车前草 30g，生甘草 6g。6 剂，水煎服，日 1 剂。

按：本证病因明确，病位固定。受风热引起，风热为阳邪，其性炎上。风热之邪上犯阳位，经气不利，故头痛、鼻塞，风热之邪郁遏卫阳，正邪相争故发热恶寒并见，风热上壅伤及阴液，故咽干口苦。用银翘散辛凉解表，宣肺泄热。羌活善治阳明经头痛。故 2 剂而愈。复诊仍以银翘散去其风热。

案 4　赵某，女，56 岁，以"阵发性头顶痛，2 年余"为主诉于 2013 年 5 月 22 日初诊。患者近 2 年无诱因出现头顶痛，不胀，晚上重，白天轻。症见：巅顶痛，不胀，昼轻夜重，时有胃脘不适。纳眠可。头痛时则影响纳眠。大便干，小便可。舌暗红，苔黄腻，脉细。右眼（青光眼术后）失明近 3 月，手脚心热，烦躁不安。血压 150/95mmHg。

处方：谷精草 30，青葙子 15g，决明子 20g，生石决明 30g，菊花 10g（后下），夏枯草 30g，黄芩 10g，生石膏 30g，蔓荆子 10g，生甘草 6g。10 剂，水煎服，日 1 剂。

二诊（2013 年 6 月 7 日）：服上方 10 剂，觉头痛减，睡眠可。现：阴天时，眼酸，头颈不适。头顶仍痛，头皮麻木紧。血压 135/85mmHg。右眼红，干涩，酸，胀痛。大便已不干，日 1 次。舌紫暗，苔薄黄，脉沉滞。

处方：上方加赤芍 15g，丹皮 10g，桑叶 30g，栀子 10g。10 剂，水煎服，日 1 剂。

按：从部位上看，头为诸阳之会，清阳之府；头部病热多寒少。患者烦躁，血压高，肝阳上亢，风热上攻，夜晚阳入于阴，邪正交争故头痛，宜疏风散热，用自拟方谷青汤效如桴鼓。

案 5　牛某，男，32 岁，1975 年 4 月 25 日初诊。患者于去年收麦后出大汗，当时以冷水洗头，以图凉快，而后不久发生头痛（头后部），呈热痛而微晕，曾服许多疏风清热药无效。据其病因和症状，遂疏麻杏石甘汤加味与服。

处方：麻黄 9g，杏仁 9g，生石膏 30g，白蒺藜 12g，牛膝 12g，甘草 6g。2 剂，水煎服。

二诊：上方服 2 剂，热痛减轻，并补诉（上次来说）头痛兼有项强。宗上方去杏仁加葛根 30g，生石膏改为 60g。

三诊：上方服 6 剂，头痛基本痊愈。仍以上方继服 2 剂，并嘱不痛勿再来。

按：《素问·风论篇》云"新沐（沐洗头也）中风，则为首风"。患者虽不是新沐而受风，但正值汗出肌疏之时，突用冷水洗头，则腠理骤闭，风热郁于内，以致头痛，项强乃经气不舒之故。疏风清热，于理不悖，可能药偏轻浮，难以奏效。麻杏石甘汤虽不是治头痛之剂，但借其辛凉宣泄之力，则内郁风热之邪，得以宣畅消泄，加白蒺藜以助麻黄之功，加牛膝以引上走之血下行，加葛根以除项强之苦。

案6　马某，男，30岁，于1976年6月，坐拖拉机送交公粮，不幸翻车，撞伤头部（左），当时晕倒，后经河南某医院检查为脑震荡，头骨未伤。此后头痛、头晕，右半身麻木疼痛，运动不灵，在郑州某医院治疗，效果不佳。于1976年11月22日就诊于予。症如上述，脉弦数，舌质较暗，口干，此为外伤瘀血未除为患，乃以血府逐瘀汤加苏木治之。

处方：生地黄15g，当归9g，桃仁12g，红花12g，赤芍15g，川芎9g，枳壳6g，柴胡6g，桔梗9g，牛膝12g，苏木9g，甘草6g。3剂，水煎服。

二诊（11月27日）：头痛轻，头晕未减，脉舌同上。

处方：生地黄15g，当归9g，桃仁12g，红花12g，赤芍12g，川芎6g，炒枳壳6g，桔梗9g，牛膝9g，苏木9g，钩藤30g，生龙骨30g，生牡蛎30g，甘草6g。水煎服，服至12月中旬，病告痊愈。

按：此因外伤，血瘀所致。瘀血久停，经络不畅，非逐瘀不能愈其疾。外伤虽久，仍有瘀在，若作他治，自当无效，于此可见，审因诊治，不可忽也。

案7　刘某，男，40岁，患者原在黄河水利委员会工作，1958年野外作业，夜间着凉，时有背恶寒，而后调至工学院，症状仍然如上，因病不重，亦未多治疗。一个月前，又因着凉，前额疼痛较剧，常睡中痛醒，身发冷烧，而后烧退，唯觉背部发凉更甚，全身亦有怯寒之感，更有奇者，患者额前、耳后和鼠蹊处均有小疙瘩，额上疙瘩如黄豆大，鼠蹊处疙瘩如小指头大。曾在本院治疗室治疗一个月，无效，亦曾服细辛、石膏、桃仁、红花、当归、川芎之类药，非但无效，而且身上发肿。胃纳不好，给西药健胃剂，亦无效，于1976年12月8日就诊于予。舌苔薄白，脉有浮紧象。此乃素体阳虚有寒，又感风湿之证，遂投以麻杏薏甘汤合麻黄附子细辛汤加味之剂。

处方：麻黄9g，杏仁9g，生薏仁30g，炙甘草9g，制附子9g，细辛6g，羌活9g，白芷9g，陈皮9g。2剂，水煎服。

二诊（12月13日）：上药服后，仍有漐漐汗出，头痛大轻，疙瘩大消，身上轻快。照上方，附子加至12g，2剂，水煎服。

三诊（12月18日）：上方服后仍有漐漐汗出，哪里痛哪里汗出，不痛之处则不出，头已不痛，疙瘩基本消失。此风湿已去，阳气得复，乃以调和营卫，补益阳气兼散寒湿之剂，以期巩固。

处方：桂枝9g，白芍9g，制附子12g，细辛4.5g，黄芪21g，当归9g，炙甘草6g，生姜9g，大枣4枚。3剂，水煎服。

四诊（12月25日）：患者云：上方服后，浑身发痒，在此以前已数月身未发痒，诸症消失，此乃营卫和调之象，病痊愈。

按：本患者既有虚寒之见症，又有受寒之远因。阳虚寒盛，气血凝阻，故起疙瘩。风湿在表，宜从汗解，故用麻杏薏甘汤以解表祛湿。湿易伤阳，况患者素体阳虚，易从寒化，故用麻黄附子细辛汤以温经扶阳散寒。加羌活、白芷以增强其温散风寒之力。服药7剂，顽疾竟愈，可见经方之神效也。

案8　唐某，男38岁，患右侧头痛3月余。初病先是由牙痛而后发展到右侧头痛，每天发作8~10次，疼痛较剧，痛处有烘热感，郑州市某人民医院诊为三叉神经痛，更有奇者，每次疼痛发作时，自觉小腹两侧硬起如臂，上冲两胁，痛时舌发硬，口苦，经多方治疗无效，于1976年11月22日来诊。脉弦数，舌苔略黄，舌质较红。此为少阳郁热之候。

处方：元参15g，黄芩9g，生白芍15g，生甘草9g，麦冬15g，夏枯草30g，怀牛膝12g，代赭石24g，钩藤9g，生龙牡24g，荷叶30g。水煎服。

复诊（12月20日）：上方共服14剂，上述症状全部消失，尚觉患侧头部发空、发胀，脉虽有弦象，但已不数，此为郁热将尽，阴血有亏之象。

处方：元参15g，生地黄15g，熟地黄15g，当归12g，生白芍15g，麦冬10g，黄芩9g，夏枯草15g，钩藤9g，荷叶30g，甘草9g。水煎服，嘱服6剂，停药。

按：少阳经脉循身侧。患者头痛及伴有症状，均为少阳不解，经气不畅所致。方用黄芩、夏枯草以清泻郁热，用钩藤、荷叶，不仅能升发清阳之气，还能清散郁热之邪，复用生白芍、甘草以缓急，龙牡以潜镇，牛膝、代赭石以降下，元参、麦冬以滋阴制火。后方则侧重于滋养阴血兼清除热，以善其后。综观此方，清中有宣、有降、有滋，使郁热解，经气畅，而病愈矣。

案9　（风寒头痛验案）刘某，男，头痛数日，服止痛片无效，于1978年11月就诊于予，证属风寒头痛。

处方：川芎9g，荆芥9g，防风9g，细辛6g，白芷9g，薄荷9g，甘草3g，茶叶3g。水煎服，1剂而愈。

按：此乃川芎茶调散方。风性轻扬，上先受之，巅顶之上，唯风药可到，故用此方以疏风散寒，病获速愈。此病此方，虽不为奇，但可说明中医方药之妙，亦可说明外感之病宜早治，以防久羁难愈。

案10　刘某，女，52岁，患头痛10余年，近6年逐渐加剧，每当发作时，痛不欲生，头抵墙，若在夜间发作，全家人为之哭泣，痛时颈项强硬，不能转动，同时胳膊亦硬。在未断经前（已断经三年），月经来时遇阴雨天气则加重，曾住院治疗无效，西医检查为脑血管阻力大，余无异常，只得吃止痛片维持，每天需服 2 次。平时血压较高，经常脑鸣。1969 年做阑尾炎手术引起肠粘连，不断疼痛，头痛时粘连处疼痛加重。乃于 1978 年 3 月回河南治疗，3 月 27 日即就诊于予。脉象沉滞，舌质暗，口臭口黏。脉证合参，为痛久入络，瘀血头痛之证，遂以血府逐瘀汤加味治之。

处方：当归 9g，生地黄 15g，桃仁 12g，红花 9g，赤芍 9g，柴胡 9g，川芎 9g，桔梗 9g，枳壳 9g，蔓荆子 12g，草决明 15g，怀牛膝 12g，葛根 30g，甘草 6g。水煎服。

复诊（4 月 25 日）：上方服 11 剂，头已基本不痛，颈项亦不强了，唯仍脑鸣，上方去草决明加磁石 30g，水煎服。

三诊（5 月 7 日）：上方服 6 剂，仅前额有些微痛，脑鸣亦轻，口臭亦轻，自服中药后，未服止痛片，宗上方加减。

处方：当归 9g，生地黄 15g，桃仁 12g，红花 9g，赤芍 9g，柴胡 9g，川芎 9g，桔梗 9g，炒枳壳 9g，蔓荆子 12g，怀牛膝 12g，磁石 30g，葛根 30g，荷叶 30g，甘草 6g。水煎服。

患者因工作需要，返回兰州。

按：此证时间可谓久矣，疼痛程度可谓甚矣，瘀不除则永无宁日，故直以血府逐瘀汤治之。因病在头，又有口臭、口黏，故加蔓荆子、草决明以清热止痛。瘀血阻滞，津液不能输布，经脉失养，以致颈项强硬，故加葛根以疏其经气。患者年逾五十，经常脑鸣，应为肾虚阳亢之候，故加磁石以养肾气，摄纳潜阳，加荷叶以清头目，有"清震"之义。

案 11　高某，女，36 岁，偏头痛时轻时重 10 余年。曾经用许多中西药无效。1996 年 12 月，我去其家给其婆母治病，也让我给她诊治。脉沉滞，苔薄白，质略暗。

处方：川芎 30g，白芍 15g，柴胡 3g，郁李仁 3g，炒白芥子 10g，制香附 3g，白芷 3g，甘草 3g。3 剂，水煎服。

1997 年 2 月 26 日我又去其家给其婆母看病，高又让我给她看看，她说上药服 3 剂后头即不痛，至今尚好，仅有时尚有不适感，并说血压有些高。

处方：熟地黄 30g，当归 10g，白芍 15g，川芎 10g，炒白术 10g，党参 12g，茯苓 10g，炒白芥子 10g，怀牛膝 15g，生石决明 30g，炙甘草 6g。6 剂，水煎服。

按：前方系散偏汤原方，出自《辨证奇闻》，吾多次用之，效果较好。陈士铎告诫"1剂即止痛，不必多服"。又曰"惟是1、2剂之后……必须改用补血之剂，如八珍汤者治之，以善后之策也"。因为此方川芎量大，过用必有弊端，吾用此方，嘱其3剂无效者，不可再服。若有效，则服八珍汤续之。辨证不可不慎，用方亦不可不慎。若阴虚阳亢、火盛者，切不可用此方。

案12　徐某，女，40岁，头痛3年，遇劳累和风寒均加重，曾服很多除风之类药物是，无效。于1974年8月来郑州就医。予以补中益气汤加蔓荆子9剂而愈，患者非常喜悦。此是患者亲戚于1974年12月5日来郑告诉我的，随做追记。

按：气虚头痛，临床较为多见，不可不察。

重听

裴某，女，72岁，以"双侧听力减退半年余，逐渐加重"为主诉于2013年6月7日初诊。症见：听力减退，眠差，易醒，醒后难再入睡。白天瞌睡多，饭后明显。纳可，口渴，饮水多。小便可，大便易干结。舌质暗，苔薄白，脉沉有力。患者无明显诱因出现听力减退，至诊为"神经性耳聋"（40分贝），未治疗。既往高血压病5年余，血压不稳定，未服降压药。血糖、血脂正常。

处方：生石膏30g，知母15g，黄芩10g，夏枯草15g，怀牛膝10g，连翘10g，生甘草6g。15剂，水煎服，日1剂。

二诊（2013年8月23日）：服上方60剂，效可。眠差好转，精神好转，听力比之前稍有改善。纳眠可，二便调。舌质暗红，苔白略厚腻，脉沉滞有力。

处方：生地黄30g，玄参15g，怀牛膝15g，知母10g，生石膏30g，麦冬15g，夏枯草15g，珍珠母30g，生甘草6g。15剂，水煎服，日1剂。

按：患者近年来听力下降，但是西医检查无异常，思足少阳胆经其中一支"从耳后入耳中，出走耳前"，则可循经辨证，结合血压高、不寐等全身症状，可知病位在少阳，病性为热，耳聋乃少阳经热循经上蒸所致。患者又有大便干结、口渴多饮等症状，可知还兼有阳明经热。治疗当清泻少阳阳明经热，故以白虎汤加减清阳明之热，以黄芩、夏枯草清少阳经热，佐以牛膝引气血下行，兼顾耳聋与血压，以清轻宣散的连翘上清耳窍，甘草调和诸药。二诊患者服用60剂，听力即改善，失眠等症状也大为减轻。即在首次治法的基础上加大滋阴力度，标本兼顾，巩固疗效。此案可见，在西医对病因诊断不清时，正能体现中医辨证的优势，此时保持中医思维，回归经典，常能获得启发。

耳鸣

案1 任某，女，50岁，以"耳鸣（听力下降）3周"为主诉于2012年4月23日初诊。症见：耳鸣（听力下降）3周，头不晕，耳不闷不胀，月经持续3个月淋漓不断，色黑，量大，时有血块，纳可，眠可，大便干结，小便正常。舌红，苔薄，脉沉细。

处方：熟地炭30g，荆芥炭10g，制首乌30g，茜草炭10g，煅乌贼骨30g，川断10g，党参10g，女贞子15g，旱莲草30g，乌梅炭10g。10剂，水煎服，日1剂。

二诊（2012年5月11日）：服药后2天，血即止，现月经第三天，量少，淋漓，耳鸣，纳可，眠可，小便正常，舌红，苔薄黄，脉细。

处方：生地黄15g，山萸肉10g，生山药15g，泽泻10g，牡丹皮10g，茯苓10g，黄芩10g，菊花10g，制首乌30g。10剂，水煎服，日1剂。

三诊（2012年8月1日）：服上药10剂，耳鸣消失，现月经仍淋漓，每月只有6~7天干净，脱发多，纳眠可，二便调，舌红、苔黄、脉细。

处方：熟地炭30g，荆芥炭10g，制首乌20g，山萸肉10g，菟丝子10g，煅龙牡各30g（先煎），煅乌贼骨30g，茜草炭10g，山楂炭15g，党参10g。6剂，水煎服，日1剂。

四诊（2012年8月8日）：血止已5天。近1月来，2~3天出现一次水样泻，8月7日于郑大二附院阴式彩超：①子宫肌瘤；②宫颈囊肿；③子宫腺肌症。

处方：上方去制首乌加炒山药30g，生黄芪30g。6剂，水煎服，日1剂。

按：此为耳鸣。临床耳聋，耳鸣原因复杂，但不外虚实两端。本病患者耳鸣，听力下降伴月经淋漓不尽，色黑，脉沉弱，是肝肾亏虚夹瘀的辨证依据。《灵枢·决气》："精脱者，耳聋。"故投以补益肝肾，止血消瘀之剂，服20余剂，耳鸣消失。

案2 冯某，女，69岁，以"耳鸣半年"为主诉于2014年12月22日初诊。症见：耳鸣如蝉声，心烦，伴胃肠不适，冬季腿部（胫部）易起湿疹，视物模糊，纳可，眠差、易醒，二便正常。舌质暗，苔薄黄，脉弦。曾服尼莫地平片乏效，昼夜皆响。无高血压、高血糖病史。

处方：熟地黄6g，生地黄10g，山萸肉10g，生山药15g，泽泻10g，牡丹皮10g，茯苓10g，盐知母10g，盐黄柏6g，蝉蜕6g，石斛10g。10剂，水煎服，日1剂。

按：《素问·阴阳应象大论》中述："年四十，而阴气自半也，起居衰矣。"患者年事已高，精亏血虚之象已现，肾精日亏，阴亏水竭，易相火妄动，由于肾开窍于耳，故表现为耳鸣如蝉等症状，故以滋阴降火为治法，方选知柏地黄汤加味治疗。生地黄、熟地黄并用，既可以防止药物过于温燥，又起到补中有通之功。用蝉蜕合其名及其性以止耳中蝉鸣声，佐石斛以滋肾阴。如王冰所云："壮水之主，以制阳光。"

头懵

案1 宋某，男，60岁，以"头懵1月余"为主诉于2013年1月21日初诊。症见：时觉头部似罩物，不痛不晕，视物模糊，纳可，眠差，多梦，梦大都为噩梦惊醒（1月余），梦中从高处坠下，每晚眠6h左右，口臭，大便每日4~5次（胆囊切除术后出现），便急，解不尽感，不成形，小便多，每日8~9次（术后出现），1个月前因头部不适，测血压：170/120mmHg，住院治疗2周出院。住院期间曾服降压药，现已停。现测血压：140/90mmHg，舌质暗红，苔黄厚稍腻，脉沉滞有力。既往史：胆囊切除术7年，患者父母无高血压病史。既往饮酒每日3两至半斤，吸烟每日2盒（现已戒）。

处方：炒白术10g，炒苍术10g，炒白扁豆15g，白蔻仁6g（后下），茯苓10g，车前子15g（包煎），炒山楂15g，黄连6g，黄芩10g，葛根15g，党参10g，炒薏苡仁30g，生甘草3g。15剂，水煎服，日1剂。

二诊（2013年4月10日）：服上药50余剂，未服降压药，血压130/90mmHg。现：头懵，眼昏，牙痛，牙龈出血，大便不干，日2~3次，现口服硝苯地平缓释片，日1次，血压正常，今测血压130/90mmHg。舌暗红，苔花剥，白厚，脉沉滞。

处方：荷叶30g，川芎10g，冬瓜子30g，生薏苡仁30g，黄芩10g，黄连6g，槐花30g，赤芍15g，泽泻10g，炒白术6g，生甘草3g。25剂，水煎服，日1剂。

按：高血压病的中医治疗，多从肝肾着手，然从脾论治者亦不在少数，适用于脾失运化，精不得散，留而为浊，选用涤浊之法。就本案而言，患者便不成形，解不尽，苔黄厚稍腻，此为湿邪困脾之证。脉沉滞有力，邪实内阻之候实，故先以二术、薏苡仁，佐葛根芩连汤以荡其积热，以挫病势，前后50余剂，血压控制可；二诊时，苔已无黄腻之象，脉虽沉滞却已有力，此为浊邪内蓄，清阳不升之象，故立方以涤浊升阳为法，以川芎、荷叶以升清阳，冬瓜子、薏苡仁以去浊邪，用泽泻、白术，一以燥湿，一以健脾，该组方既能清又能降，既能和又能通，只要方证相投，多获良效。

案2 吴某，女，66岁，以"头懵1月余"为主诉于2013年7月24日初诊。症见：头懵，耳鸣如灌水，口干苦，饮水多，不解渴，尿多，腿软不能站立，眼干涩，飞蚊症病史，查眼底无异常。易上火（咽痛，牙痛，口鼻起疱），大便偏干。失眠30年，入睡难，易醒，醒后不能入睡。舌红，苔黄厚、干，舌下络脉瘀阻，脉细。糖尿病史11年，服药控制可，血压正常。以往亦出现头懵，耳鸣现象，但今年持续时间长，曾治疗效可。

处方：生地黄15g，山萸肉10g，生山药30g，泽泻10g，丹皮10g，茯苓10g，知母10g，黄柏10g，生石膏30g，佩兰10g，生黄芪30g，党参10g，赤芍15g，栀子10g。15剂，水煎服，日1剂。

按：患者老年，肾阴亏虚，阴虚热淫。患者腿软、易上火、咽干等阴虚火旺之象明显，患者头懵不同于年轻患者的上焦风热所致头懵，该患者为阴虚火旺所致。应加以辨证。所以用知柏地黄丸加味治之。

眼睑无力

王某，男，64岁，以"眼睛睁不开十余年"为主诉于2014年4月9日初诊。症见：眼睛睁不开，中午以后加重，眼昏，干涩，头昏，纳眠可，二便可，舌淡、苔黄厚腻，脉沉滞。患者自诉无明显原因眼睛睁不开伴全身无力，2005年曾来诊服方效佳。

处方：柴胡10g，黄芩10g，党参10g，清半夏10g，制马钱子0.3g（另包冲服），炙甘草6g，生姜3片，大枣3枚为引。10剂，水煎服，日1剂。

二诊（2014年4月18日）：服上方10剂，效佳。昨日觉眼皮发紧，头昏，身困，双下肢大腿外侧发木发凉，肩背部紧困，腰部酸痛严重，阴部湿热感，不欲食油腻食物，抽烟多，眠可，二便调，舌质红，苔黄腻，脉沉滞。

处方：上方加生黄芪30g，赤芍15g，防风10g。10剂，水煎服，日1剂。

三诊（2014年4月30日）：服上药10剂，效可，双腿已有力，眼睛不开较以前减轻。现：双眼皮时有发紧，双下肢麻木，双大腿外侧时有发木、发凉，内侧易起疙瘩，纳一般，厌油腻，近2日大便不成形，日2次，腰酸困，阴部潮湿，发热，性功能差。舌淡胖，苔黄厚腻，脉细滞。

处方：首次方加藿香（后下）10g，白蔻（后下）6g，茯苓10g，竹叶6g。10剂，水煎服，日1剂。

按：此属少阳枢机开合不利所致。患者眼睛不开十余年，中午时加重。《伤寒论》中记载："少阳之为病，口苦，咽干，目眩也。"目外眦以为足少阳胆经循行之处，宗少阳司开合之宗旨，投以小柴胡汤和解少阳。另加马钱子0.3g，马钱子活血通络，善治重症肌无力、面神经麻痹，现代研究表明马钱子主要成分含番木鳖碱（士的宁）及马钱子碱等，现已经知其有效成分为番木鳖碱，对脊髓神经有强烈的兴奋作用，患者服上方 10 剂，觉症状大减。

惊恐病

案1 李某，女，48 岁，1966 年 4 月一天傍晚进屋时（山区），突被一条长蛇紧缠足胫，大惊几乎昏倒，此后便发生心惊，闻大声则惊甚，夜间一人不敢独寝，失眠，手足心热，口干少饮，小便黄，舌红，无苔，脉细数，时气上逆。1965 年我受河南中医学院派遣去该县帮助半工半读学校讲课，故于 1966 年 7 月 15 日带学生实习至其村巡诊，得遇此疾。因地处山区，就医不便，以前未有治疗。

处方：北沙参 9g，麦冬 12g，生地黄 12g，元参 12g，炒枣仁 15g，五味子 6g，生龙骨 15g，生牡蛎 15g，知母 9g，地骨皮 9g，银柴胡 9g，黑栀子 4.5g，朱砂 1.2g（分 2 次随药冲服）。

7 月 19 日，又巡诊至其处，述上药服 3 剂，心惊基本消失，夜间不需人作伴，闻高声亦不惊，唯逆气尚存，照上方加代赭石 24g，旋覆花 9g，3 剂，水煎服。后实习结束，转为课堂上课，未再至其处。从复诊情况看，疗效还是比较显著的，因此证比较典型，故录之。

按：此系大惊所致，惊则气乱，心神被伤，"神伤则恐惧自失"（《灵枢·本神》）。惊后又未及时治疗，心阴亦随之伤耗，此时治疗必须养阴安神，清热潜镇并施，方能神安惊止。

案2 司某，女，37 岁，自述于 1974 年 10 月，其父亲逝世受惊（火葬），生气，而后不久，精神失常，情绪非常焦躁，11 个日夜未眠，先后曾去新乡精神病院、七里岩精神病院及河南某学院一附院门诊治疗，病情虽有好转，但每夜难以入睡，即入睡梦亦多，上午精神呆滞，头昏闷不清，善太息，常欲哭，1975 年 12 月 4 日就诊于予。诊时神志清晰，舌苔微黄，脉数乏力。患者云：主要因惊怕得病。此乃阴阳失调之证，遂疏桂枝加龙骨牡蛎汤合甘麦大枣汤、百合地黄汤化裁之方与服。

处方：桂枝 9g，白芍 9g，生龙骨、生牡蛎各 24g，百合 15g，生地黄 15g，合欢皮 12g，夜交藤 30g，琥珀 1.5g（冲服），甘草 9g，大枣 7 攻，小麦 30g。水煎服。

随病情变化，后又以桂枝加龙骨牡蛎汤合酸枣仁汤加减治之。

处方：桂枝 9g，白芍 9g，生龙牡各 24g，麦冬 12g，炒枣仁 12g，茯神 12g，知母 6g，川芎 3g。水煎服。

经治疗月余，春节后逐渐痊愈。

按：《素问·举痛论篇》曰："恐则气下，惊则气乱。"《灵枢·本神》

曰："心，怵惕思虑则伤神，神伤则恐惧自失。"本患者既受惊恐，又情志不舒，以致脏伤气乱，阴阳严重失衡，形成恶性循环，极似"脏躁"证，故重用甘缓之味以缓其急，并兼调和阴阳与潜镇安神。细思，此非经方，难以克其顽疾，果然年余棘手之疾，月余竟安。

案 3 张某，女，71 岁，以"心悸怔忡 10 年"为主诉于 2004 年 12 月 6 日初诊。

10 年前不明原因出现心悸怔忡，时常发作，多方治疗乏效，现伴胸闷纳呆，大便急，通而不爽，小便正常，兼嗜睡，口苦、口臭，平时易上火，舌质红而胖，苔黄白腻，脉沉弦，心电图正常。

处方：川芎 6g，炒苍术 10g，炒神曲 10g，制香附 10g，栀子 10g，黄连 6g，炒麦芽 20g。10 剂，水煎服，日 1 剂。

二诊（12 月 17 日）：药后大便急迫消失，仍心悸怔忡，食后加重，自觉口中水满，纳差气短，尿量正常，舌质淡红而胖，苔黄白而腻，脉沉滞。

处方：茯苓 30g，炒白术 10g，清半夏 10g，黄芩 10g，炒枳实 10g，陈皮 10g，杏仁 15g，生姜 3 片为引。6 剂，水煎服，日 1 剂。

三诊：心悸明显减轻。

按：《成方便读》："肝藏魂，夜卧则魂归于肝，胆有邪，岂有不波及于肝哉？且胆为甲木，其象应春，仅胆虚即不能遂其生长发陈之令，于是土得木而达者，因木郁而不达矣。土不达则痰涎易生，痰为百病之母，所虚之处，即受邪之处，故有惊悸之状。"本案为痰涎扰心，故先以越菊丸加味，以达其郁，后以温胆汤合茯苓杏仁甘草汤加减，以蠲其痰，十年之心悸怔忡，短时内能明显减轻，此中医辨证治疗之妙也。

案 4 韩某，男，40 岁，平时常感其力不足，近来出现心慌心悸，心如悬空，有摇晃感，气短，善太息，右胁疼痛，于 1976 年 12 月 5 日就诊，舌质正常，苔根部厚，前半部少苔，脉沉细，当为心脾两虚，肝气不舒之证，遂以归脾汤加减治之。

处方：炒白术 9g，炙黄芪 18g，茯苓 12g，党参 15g，炙远志 9g，柏子仁 12g，当归 9，五味子 9g，木瓜 9g，红花 9g，炒白芥子 9g，炙甘草 9g，生姜 9g，大枣 4 枚为引。3 剂，水煎服。

二诊（12 月 8 日）：上方 3 剂，心已安宁，胁亦不痛，为巩固疗效，按上方去红花、白芥子，继服 3 剂，嘱勿过劳。

按：此为心脾两虚的重证，兼有肝气不舒，故于归脾汤中加入木瓜、白芥子、红花，以开达肝经之郁，心脾肝并治，重在心脾，是心脾之虚得补得敛，肝经之郁得解得疏，药中其的，收效较速。与平淡中，见其寓意。

干眼病

冯某，女，37 岁，以"双目干涩 4 年"为主诉于 2011 年 3 月初诊。症见：双目干涩、酸，纳可，眠安，大便干结如羊屎，日 1 行，排便困难，须服通便药，小便可，经带正常，舌淡红，苔白厚，脉细。既往：乙肝病史 10 年，睑板腺堵塞 4 年。中医诊断为干眼病，病机为肝肾阴虚，目失其润，肠失其濡，治以滋补肝肾，润肠通便，方以归芍地黄汤加减。

处方：生地黄 30g，山萸肉 10g，生山药 15g，泽泻 10g，丹皮 10g，茯苓 10g，生白芍 30g，当归 10g，槐角 30g，大黄 10g（后下），炒卜子 10g，麦冬 30g。15 剂，水煎服，日 1 剂。

二诊：服药 13 剂后效显，双目干、大便干均较前明显好转，余皆可，舌红苔白厚，脉细。上方去大黄，加决明子 30g，石斛 15g，25 剂，水煎服，日 1 剂。

三诊：服药后诸症皆好转，现觉在空调房间见光时眼干涩，余时正常，纳眠可，二便调。舌红，苔黄腻，脉细。

处方：生地黄 30g，山萸肉 10g，生山药 15g，泽泻 10g，牡丹皮 10g，茯苓 10g，生白芍 20g，当归 10g，北沙参 30g，石斛 15g，菊花 10g（后下），枸杞子 10g，槐角 30g，决明子 30g，炒卜子 10g，麦冬 30g。25 剂，水煎服，日 1 剂。

按：五脏六腑之精气皆注于目，且肾阳肾阴为脏腑阴阳之根本。肝肾不足则目失濡养，而出现干涩酸楚，肠失濡润，腑气拥塞不通，则出现大便干结如羊屎，排便困难，所谓"肾司二便"。以六味地黄丸补肾之阴为主，且补中有泻，补而不滞，加生白芍、当归补肝血，养肝阴，达到肝肾并补，精血同养；又加大黄、炒萝卜子、槐角、决明子，以通其肠腑，加大治标力量，收效更快。

中风

孟某，男，67 岁，以"左侧肢体活动不利 1 月余"为主诉于 2013 年 8 月初诊。症见：左侧肢体活动不利，吞咽困难，痰多，咳白黏痰，乏力，纳眠可，二便可，舌紫暗，苔薄白，脉沉滞，舌下脉络瘀暗。1 个月前头晕，恶心，呕吐，血压高（180/100mmHg），确诊为多发性脑梗。中医诊断为中风，属痰瘀阻滞证，治以化痰祛瘀，活血通络为主，处以温胆汤加减。

处方：清半夏 10g，陈皮 10g，茯苓 30g，泽泻 12g，丹参 30g，桃仁 10g，红花 10g，川牛膝 15g，制南星 6g，橘络 6g，生薏苡仁 30g，桑叶 15g，竹茹

15g，丝瓜络 15g，生甘草 6g。15 剂，水煎服，日 1 剂。

复诊：服上药 15 剂，自感痰液明显减少（比服药前减少三分之二），仍感吞咽困难，眩晕，左侧上下肢稍感麻木，乏力，活动灵便，下肢运动不够协调，血压 120/80mmHg，饮食、睡眠可，二便正常。舌红，苔滑，脉沉滞。

处方：清半夏 10g，橘络 6g，茯苓 30g，泽泻 15g，丹参 30g，通草 6g，桑叶 15g，竹茹 10g，丝瓜络 10g，党参 10g，川牛膝 10g，干地龙 10g，生甘草 6g。15 剂，水煎服，日 1 剂。

三诊：上方去党参加川贝 6g，咳嗽减轻但仍有，略吞咽困难，眩晕，动作不协调，全身疼痛部位不确定，乏力，血压正常，纳可，饮水时常呛，眠可，二便调。舌淡红，苔薄白，脉沉滞。

处方：制天南星 10g，橘络 6g，茯苓 30g，赤芍 15g，牡丹皮 10g，通草 6g，桑叶 10g，竹茹 10g，丝瓜络 10g，怀牛膝 10g，干地龙 10g，泽泻 10g，生甘草 3g。15 剂，水煎服，日 1 剂。

四诊：服上方后，咳嗽，全身疼痛消除，眩晕，吞咽困难，饮水呛症状减轻较多，但仍乏力，痰多，易于咯出，色白，眠可，纳可，二便调。舌淡红，苔薄白，脉沉滞，属阴虚火旺、痰瘀阻络。

处方：川牛膝 15g，怀牛膝 15g，桑寄生 30g，酒桑枝 30g，生白芍 10g，赤芍 10g，清半夏 10g，生龙骨、生牡蛎各 30g（先煎），干地龙 10g，丹参 30g，陈皮 10g，茯苓 10g，生甘草 3g，蜈蚣 1g。15 剂，水煎服，日 1 剂。

五诊：服上方 20 剂，效果明显，仍有吞咽困难，饮水呛咳，左侧肢体无力，夜间左臂抬举无力，左下肢受意识支配能力较差，心烦明显，眠佳，大便 1~2 天 1 次，初硬后溏，痰多，质清，项强，怕冷，偶腰酸，爱发火，性子急。舌淡红，苔薄白，舌体偏斜。

处方：川牛膝 10g，怀牛膝 10g，桑寄生 30g，酒桑枝 30g，通草 6g，川木通 3g，赤芍 10g，生白芍 10g，竹叶 10g，竹茹 10g，生牡蛎 30g（先煎），珍珠母 30g（先煎），干地龙 10g，清半夏 10g，茯苓 10g，陈皮 10g，生甘草 3g。15 剂，水煎服，日 1 剂。

六诊：服上方 20 剂，症状续减，咳嗽，痰多，色白，质黏，晚上发作；左侧肢木，乏力；吞咽困难，吃什么都需要喝水，心烦，眠佳，时有盗汗，大便 1 天 1 次，性子急，口水多，喜太息。舌淡红，苔黄厚腻，体歪斜，脉细滞。

处方：川牛膝 10g，怀牛膝 10g，桑寄生 30g，酒桑枝 30g，赤芍、白芍各 15g，炒杜仲 10g，川断 10g，竹叶 10g，灯芯草 3g，珍珠母 30g（先煎），干地龙 10g，天麻 6g，生甘草 6g。15 剂，水煎服，日 1 剂。配服活血通脉胶囊。

七诊：服上方 20 余剂，效可，乏力，休息后稍好，盗汗，怕冷，咳嗽，痰多，色白，质黏，吞咽困难，纳可，厌油腻，易发火，大便稍干，1~2 天 1 次，小便黄，喜长太息。舌淡嫩，苔黄腻，舌下络瘀，脉同上，餐前血糖 9.0 以上。今从痰瘀热为主调之。

处方：清半夏 10g，陈皮 10g，茯苓 10g，桃仁 10g，赤芍 20g，桑叶 15g，竹茹 15g，丝瓜络 15g，丹参 30g，党参 15g，枸杞子 15g，生石决明 30g（先煎），天花粉 10g，生甘草 3g。15 剂，水煎服，日 1 剂。

八诊：服上方 15 剂，左侧肢体外侧觉麻，左下肢觉无力，吞咽不利（左侧），配合针灸治疗。口不渴，口干，血糖、血压控制正常。舌淡，舌向左侧歪斜，苔薄白，脉细。

处方：生地黄 15g，生白芍 20g，赤芍 15g，干地龙 10g，怀牛膝 10g，桑叶 10g，竹茹 10g，丝瓜络 10g，北沙参 15g，丹皮 10g，枸杞子 15g，生石决明 30g（先煎），生甘草 6g。15 剂，水煎服，日 1 剂。

九诊：服 25 剂，效可，左下肢仍觉麻，无力，口干，口苦，咳嗽，有黄痰，欲再调方长期服用。舌质暗，苔黄腻略厚，脉沉滞。

上方生地黄改为 30g，加通草 6g，天麻 6g，15 剂，水煎服，日 1 剂。

十诊：服上方 20 剂，效佳，下肢麻减轻，偶咳嗽，痰白、黏，欲再调方。舌质暗，苔薄黄，脉细。

处方：炒火麻仁 30g，生白芍 30g，炒枳实 10g，杏仁 10g，桑白皮 10g，大黄 10g（后下），怀牛膝 30g，生地黄 30g，干地龙 10g，通草 6g，丹参 30g。15 剂，水煎服，日 1 剂。

按："中风"一证，治疗时相当棘手，临证之中亦如抽丝剥茧般，缓图为上，切不可急功近利，大剂猛攻，本案中患者病见头晕、恶心、呕吐、痰多，此为痰涎内盛；左下肢走路不利，且见舌紫暗、舌下脉络瘀暗，此为瘀血内阻，故辨证为痰瘀内阻，乃立涤痰活血化瘀之法，以温胆汤为基本方，辅以活血化瘀之品，其中桑叶、竹茹、丝瓜络三味药配合使用，既可清肝，又可疏肝活络，清代著名医家王孟英论述："若血虚有火者，余以竹茹、桑叶、丝瓜络为君，随证辅以他药，极有效。盖三物皆养血清热而熄内风。"患者服药后痰明显减少，故二诊及三诊仍守涤痰活血化瘀大法不变，并根据患者情况酌情加减，后又根据病情，辅以补肝益肾、活血祛瘀之品，病情逐渐好转，期间嘱患者配服活血通脉胶囊，本由一味水蛭组成，只因水蛭乃活血之要药，在治疗干血、久瘀方面效极佳。

瘿证

案1 郭某，女，56岁，以"双手颤1年"为主诉于2012年1月初诊。症见：时有双手颤抖，双眼外凸，水肿，眼珠胀，晨起明显，颈部不肿大，出汗较多，心不慌，纳食一般。眠差，入睡难，一般4~5h，甚时彻夜难眠；醒后出汗，身热。二便可，时口苦，腰腿痛，停经4年余，白带正常。舌质淡，苔薄白，脉沉弦。既往有糖尿病史4年。中医诊断为瘿证，属心肝火旺证，治以清心泻肝为主。

处方：夏枯草30g，黄芩10g，茺蔚子15g，赤芍15g，丹皮10g，桑白皮10g，地骨皮10g，竹叶10g，灯心草3g，地肤子15g，泽泻10g，菊花10g（后下），谷精草30g，生甘草3g。10剂，水煎服，日1剂。

二诊：服上方20余剂，眼胀减轻，汗出减少，心慌手颤消失。现症：眼胀，流泪，眠差，入睡困难，易醒，醒后出汗，左手指尖发麻，口干、口苦，食欲差，双膝关节疼痛，怕凉，手脚发热，乏力，眼突，二便调，大便时干，舌质淡红，苔薄白，脉沉滞。

守上方茺蔚子改为30g，加生石决明30g（先煎），制香附6g，青葙子15g，决明子10g。20剂，水煎服，日1剂。

三诊：服上方30余剂，眼睛外凸减轻，视力较前好转，双膝关节疼痛好转，夜间醒后仍汗出，面部出汗，但较前减轻，睡眠好转。口苦、不渴、食欲差、口淡无味；大便质可，日2~3次，小便可。眼角痒，流黏泪，咽痒，咳嗽，右胁下饭后撑胀感。舌质淡红，苔薄黄，脉沉弦。

处方：夏枯草30g，酒黄芩10g，茺蔚子30g，丹皮10g，菊花10g（后下），生石决明30g（先煎），制香附6g，生薏苡仁30g，地肤子15g，青皮10g，谷精草30g，生甘草6g，白蒺藜10g。20剂，水煎服，日1剂。

四诊：服上方25剂，眼睛已不憋胀，流泪减轻，出汗减少，眠好。现：口苦，不渴，纳可，口淡无味，大便稍干，咽痒时咳嗽。舌质淡红，苔薄黄，脉沉弦。

守上方去地肤子、白蒺藜，加槐花30g，桑叶10g，决明子30g，泽泻10g，20剂，水煎服，日1剂。

五诊：服上方20剂，眼稍突，左内、外眦痒，口苦，饮食无味，双眼见风流泪，腰痛，夜眠时手麻，眠浅，常打喷嚏，鼻痒；时有白带，量少，色白；阵发性耳鸣如蝉。二便可。舌质暗红，苔后部厚略黄，脉沉弦。

处方：生地黄15g，牡丹皮10g，赤芍15g，夏枯草30g，珍珠母30g（先煎），防风10g，地肤子15g，木贼草10g，生薏苡仁30g，生石决明30g（先煎）。15 剂，水煎服，日 1 剂。

六诊：服上方 15 剂，眼突已较前明显好转，眼胀减轻，觉口中有异味，鼻内有臭味，视物仍觉模糊，腰痛，纳一般，口苦，眠差，入睡困难，每晚睡 2~3h；大便干，日 1 次，小便可。舌质红，苔薄黄，脉沉滞。

处方：茺蔚子 30g，夏枯草 30g，黄芩 10g，栀子 10g，赤芍 30g，珍珠母 30g（先煎），生石决明 30g（先煎），生薏苡仁 30g，生甘草 6g。20 剂，水煎服，日 1 剂。

按：《素问》云："诸风掉眩，皆属于肝。"患者双手颤抖，目珠胀痛，夜间燥热汗出，脉沉弦，为肝阳上亢，化火生风所致。肝火扰心，心神不宁，故见夜寐难安，治疗当以清肝降火为主，自拟方，以药对为主，夏枯草配茺蔚子清肝明目，散结消肿；黄芩配栀子走胆经，清泄少阳，凉心去热；竹叶配灯心草，为竹叶灯心草汤，清心降火，除烦安眠；赤芍配丹皮，凉血化瘀；桑皮配地骨皮，取泻白散之义，清金平木；菊花配谷精草，清热明目；珍珠母配生石决明，平肝潜阳。服药加减共服 70 余剂，目胀已不明显，眠佳，目突基本痊愈。

案 2 李某，男，34 岁，以"甲状腺肿大伴疼痛 3 个月"为主诉于 2010 年 10 月初诊。症见：甲状腺肿大、疼痛，全身乏力，汗出不多，无发热，食欲差；眠差，入睡难，易醒，醒后难再入睡，二便调，舌淡，苔白厚腻，脉沉滞。既往有甲状腺炎病史。中医诊断为瘿证，属痰火结聚证，治以清热化痰散结为主，处以消瘰丸加味。

处方：玄参 30g，大贝 10g，生牡蛎 30g（先煎），陈皮 10g，连翘 10g，夏枯草 30g。15 剂，水煎服，日 1 剂。

复诊：服药后，效佳，乏力，纳差，眠差较前好转，夜尿 5~6 次，大便可。舌淡，苔黄厚腻，边有齿痕，脉沉滞。

处方：上方夏枯草增至 60g，加川芎 10g，皂刺 10g，制半夏 10g，蜈蚣 2g，先煎夏枯草冷后代水煎药，15 剂，水煎服，日 1 剂。

三诊：服药后，效可，现配合西药治疗，眠差，服镇定安神药方能入睡；入睡困难，眠浅。舌淡，边有齿痕，苔白厚腻，脉沉滞。

处方：制半夏 10g，陈皮 10g，茯苓 10g，炒枳实 12g，竹茹 30g，黄连 6g，生百合 30g，小麦 30g，生龙牡各 30g（先煎），生甘草 6g。6 剂，水煎服。

四诊：服上方 18 剂，入睡已不困难，眠浅多梦，甲状腺刺痛明显减轻，口干苦，多饮，饮水解渴，纳可，舌下脉络迂曲，脉沉有力。

处方：玄参 30g，大贝 10g，生龙牡各 30g（先煎），夏枯草 15g，连翘 10g，黄芩 10g，陈皮 10g，生甘草 3g。15 剂，水煎服，日 1 剂。

按：患者有甲状腺炎病史，病情复发，颈部肿大疼痛，舌质淡，苔白腻，脉沉，为痰火结聚颈项所致。痰火扰心，心神失守而见眠差，此时当辨证与辨病相结合，方选消瘰丸消散瘿瘤，加夏枯草、连翘清热解毒散结，陈皮燥湿化痰。药服 15 剂，诸症明显缓解，继增夏枯草用量，加软坚散结，化痰解毒之品，诸症消退大半，主次症状发生变化，以睡眠障碍为主，辨为痰火扰心，黄连温胆汤合甘麦大枣汤加减，清热化痰，安神养心。药服 18 剂，睡眠改善，颈部又见刺痛，肝火炎上之证显著，继以治疗瘿病为主，选消瘰丸以巩固。

第三章　脾胃系病证

胃痛

案1　顾某，男，46岁，以"胃痛3年，加重1年"为主诉于2013年1月2日初诊。症见：腹胀，晨起腹部疼痛，按揉后或大便后，症状缓解。纳少；眠可，二便可。舌质红，苔薄白，脉沉细。3年前出现早晨5~6点胃、腹部不适，空痛，程度不重，如厕后症状缓解，曾服西药，效可，近1年来，症状反复出现，胃镜示：糜烂性胃窦炎。HP（+）。

处方：清半夏10g，槟榔10g，制鳖甲10g，炒枳实10g，桔梗6g，前胡6g，党参10g，吴茱萸3g，生黄芪15g，延胡索10g，煅乌贼骨15g，煅瓦楞子15g，蒲公英15g。10剂，水煎服，日1剂。

按：延年半夏汤，《古今录验》方，载于《外台秘要》。其临床应用指征：①凡见胃部时有剧烈之疼痛者，且疼痛往往波及左侧胸部及肩胛部；②凡见患者喜屈其上体抵压疼痛之部位，以冀图减轻疼痛者；③疼痛时发时止者；④多噫气欠伸，呕吐后疼痛可缓解者，均可投用本方。就本病辨证要点而言，以胃脘部空痛，弯腰揉按后觉舒，最是关键，就其病机而言可概括为寒痰中阻，脾虚气滞。延年半夏汤化痰消痞，益气养阴，消补兼施，不管是咳嗽、哮喘、胃痛、胃炎等，只要抓住病机，都能取得满意效果。方用吴茱萸、干姜、人参，即仲景之吴茱萸汤，去大枣，以其助湿生满之故。前胡在《名医别录》中载其有疗痰满，胸腹痞结之效，槟榔在《名医别录》言其有"除痰癖，消水谷之能"，以上诸药合用，其暖土豁痰之义，已然呼之欲出，然痰阻气滞之证，暖土豁痰是其一端，行气，消痞散结，亦要考虑周全，故再佐以辛燥之半夏，破滞气之枳实，散结之鳖甲，行气之桔梗，合而用之，方称理法完备。

案2　吴某，女，22岁，以"胃痛3年"为主诉于2013年1月9日初诊。症见：胃痛，常于夜间眠中出现，饭前、饭后亦痛，腹不胀，大便偏干。舌质暗，脉沉滞。2010年5月于南阳市某中心医院查胃镜示：胆汁反流性胃炎伴糜烂。2011年复查胃镜示：慢性浅表性胃炎伴窦部隆起糜烂伴胆汁反流，食管炎（符合念珠菌性食管炎镜下指征），于2011年8月在浙江桐乡市某中医院行胃窦息肉隆起行电切术，术后胃出血，大便带血，输液治疗一周。2012年复查胃镜示：食管、胃、十二指肠未见异常。

处方：丹参30g，檀香3g（后下），砂仁3g（后下），五灵脂10g，蒲黄10g（先煎），生百合30g，乌药10g。6剂，水煎服，日1剂。

按：丹百汤是自拟的经验方，药由丹参、檀香、砂仁、瓜蒌、郁金、生百合、乌药组成，治疗由气滞血瘀所致的胸痛、腹痛、胁痛等病症；由丹参饮与百合汤加瓜蒌、郁金而成，结合此案而言，胃痛已有3年，以痛为主。久痛入络，要考虑瘀血情况，故在此病案中，丹百汤之用去瓜蒌、郁金，合失笑散以活血化瘀，行气止痛。

案3 张某，男，67岁，以"间断性胃痛十余年，便秘3年"为主诉于2013年1月18日初诊。症见：胃痛，纳呆，便秘，身乏力；眠差多梦，夜眠1~5h；尿等待、尿频，夜尿4~5次；口中乏味。舌有火辣感，舌质红，苔黄厚偏干，脉沉滞。平素食欲差，间断性胃痛，稍食不慎则胃内隐痛不适，近3年出现便秘，3~5天1次，开始解出大便如栗状，后条状，但仍干。既往史：椎间盘突出3年，前列腺炎10余年、脑血管硬化（未见单）。

处方：当归15g，生地黄30g，桃仁10g，红花6g，赤芍10g，柴胡6g，川芎6g，桔梗6g，炒枳壳6g，怀牛膝15g，决明子30g，制首乌30g，生甘草6g，肉苁蓉30g。15剂，水煎服，日1剂。

二诊：服上药一月余，效可，大便2~3天1次，不太干；仍眠差多梦，醒后难以入睡，耳鸣如蝉，头目不清醒；纳食可；小便夜间2~3次，口内涩，右胁部不适。舌质淡，苔黄厚，舌灼烧感，脉细。冬季手脚冰凉。

处方：生地黄30g，山萸肉10g，泽泻10g，生山药15g，丹皮10g，茯苓10g，黄芩10g，菊花10g（后下），槐角30g，决明子30g，炒莱菔子10g，砂仁3g（后下）。25剂，水煎服，日1剂。

按：血府逐瘀汤是我临床中应用颇为得心应手之方，所治病症之繁多，不胜枚举。一般而言，久病之人，又经他医屡治乏效者，可先用血府逐瘀汤，疏其气血，前人有云"百药不效，逐瘀一法"，虽示人治病之门径，但若以此指导血府逐瘀汤之运用，确有牵强之处，仍以辨证为前提。观血府逐瘀汤之组成，调气者有柴胡、枳壳、赤芍、甘草；理血者，有红花、桃仁、当归、生地黄、赤芍、川芎、怀牛膝等，此方乃由四逆散与桃红四物汤化合方而成，前者以行气开气郁，后者补血行血滞，气血畅达。此案胃疼10余年，几经他医诊治乏效，古人云，不通则痛，久痛致瘀。故用血府逐瘀汤疏达气血之雍滞，此即我疏利法之拓展应用，二诊时，服前方大便已改善，但仍2~3天1次，胃痛已不发作，结合患者年龄已高、头蒙耳鸣、右胁不适等及小便多，可知病机为肝肾之阴不足，故用六味丸加减，补肝肾之阴，不可因大便难，妄用峻利之药。

案4 杨某，男，23岁，以"胃痛3年余"为主诉于2013年6月26日初诊。症见：胃不适，胃痛，白天痛多；纳差，食后头晕，嗳气、矢气多，口有异味，食凉物易腹泻，乏力；小便黄。舌质紫暗，苔白，脉沉滞。曾做胃镜：慢性浅表性胃炎。3年前因听力下降，治疗过程中服药过多，引起胃脘不适。

处方：柴胡10g，陈皮10g，川芎10g，生白芍10g，炒枳实10g，制香附10g，良姜6g，延胡索10g，蒲公英15g，生薏苡仁30g，生甘草6g。10剂，水煎服，日1剂。

按：患者平素有胃痛、嗳气、矢气多、易腹泻、尿赤等症状，辨为肝胃失和、挟湿热之邪。且胃痛不胀，病变已及血分，故处以柴胡疏肝散加减，加良姜止心气痛之攻冲，延胡索行气活血止痛入肝经，蒲公英、生薏苡仁清热祛湿入脾胃，二诊2013年7月29日，患者服药10剂，胃痛已消失。

案5 刑某，男，32岁，以"饭后胃脘疼痛四天余"为主诉于2014年4月4日初诊。症见：胃脘痛，饭后甚，不烧心，腹胀。腰痛5年余，下肢困，怕冷，心慌，多梦，尿频，早泄，眼干涩，发困，纳可，二便调。发病前饮酒较多，舌尖红，苔白厚，脉沉滞。

处方：炒神曲10g，炒山楂10g，炒麦芽15g，陈皮10g，石斛10g，玉竹10g，干姜6g，熟地黄10g，生甘草3g。10剂，水煎服，日1剂。

二诊（2014年4月14日）：服上方9剂，效显，胃痛消失，饭后仍有腹胀，余症如前，纳可易饥，小便频数，大便可，怕冷明显，出汗少。舌淡红，舌尖红，苔白厚腻，脉沉滞。

处方：川芎6g，炒苍术10g，炒神曲10g，制香附10g，栀子10g，白蔻6g（后下），砂仁3g，党参10g，茯苓10g。15剂，水煎服，日1剂。

按：此为脾胃虚寒、失运夹有食积所致。投以消食理气之品，加以干姜温运，熟地黄补肾，使火能暖土。

案6 曹某，女，50岁，以"胃痛偶发20余年，加重半年"为主诉于2013年4月22日初诊。症见：胃痛，无规律，不胀，痛时以手按之则能减，几乎每天早晨3~4点胃痛，而后饮热牛奶则缓。患者半年前因生气出现胃痛加重，发作不规律，饱食则减，饥则痛甚。曾服中西药缓解。纳眠可，大便干，1~3日一行，小便可。月经已乱。舌暗，苔薄黄，舌下络脉瘀阻，脉沉滞。

处方：蚤休10g，白及10g，炒枳实10g，大贝6g，生黄芪15g，蒲公英10g，五灵脂10g，蒲黄10g（包煎），丹参30g，檀香3g（后下），砂仁3g（后下），大黄3g（后下）。15剂，水煎服，日1剂。

三诊（2013年7月5日）：服上方2个月，胃痛发作次数减少，程度减轻，持续时间减少。纳眠可，服药后大便不干，但不顺畅，日1次。常晨起疲乏，困倦。舌暗淡，苔薄白，舌下络脉瘀紫，脉细。

处方：上方去大贝加煅乌贼骨10g，茯苓10g，10剂，水煎服，日1剂。

按：胃痛饥饿时加重，进食则缓解，综合其胃镜结果，知其为气滞血瘀，腐肉伤血之胃痛，治宜行气活血化瘀，敛疮平溃止痛。可用经验方溃疡汤合失笑散、丹参饮以治之。黄芪有生肌敛疮作用。此证也是病证结合的典型。

案7　孙某，男，65岁，以"胃脘不适1年余"为主诉于2013年11月18日初诊。症见：胃脘不适，进食时明显，时有胃痛，进食后则舒，下午较重。后半夜口干，饮水一般。二便可。舌质暗红，有裂纹，苔薄白，脉沉滞。患者平素易烧心、吐酸水，于去年8月食月饼后出现胃痛，查胃镜示：食管炎、慢性胃炎。幽门螺旋杆菌阳性（++）。服西药后症状好转。

处方：丹参30g，檀香3g（后下），砂仁3g（后下），生百合30g，乌药10g，煅瓦楞子30g，川楝子10g，延胡索10g，蒲公英15g。10剂，水煎服，日1剂。

二诊（2014年4月28日）：服上方22剂，胃脘不适有所缓解。现：胃脘部疼痛，饥饿时加重，时有灼热感，左前胸发闷，但胃不适时胸闷缓解，自觉左前胸不适处部位表浅，厌食生冷。脾气急，易汗出。口干，纳眠可，二便调。舌质淡红，苔黄厚，有裂纹，脉沉滞。

处方：川芎10g，炒苍术10g，炒神曲10g，制香附10g，栀子10g，柴胡10g，清半夏10g，黄芩10g，蒲公英15g。15剂，水煎服，日1剂。

三诊（2014年7月10日）：服上方1月余，觉纳食可，胸闷。现：胃痛，下午加重，按之稍减。现做埋线治疗胃痛并服中药，但反应大，呕吐清水。2014年5月19日于新乡市中心医院查胃镜示：反流性食管炎、浅表性胃炎伴糜烂，HP（+）。舌质红，苔薄黄，脉沉滞。

处方：蚤休10g，白及10g，延胡索15g，杏仁10g，大贝10g，蒲公英15g，炒神曲10g，炒麦芽10g，炒谷芽10g，丹参30g，檀香3g（后下），砂仁3g（后下）。15剂，水煎服，日1剂。

按：一诊时，患者胃脘不舒进食时明显，时有胃痛，结合其病情有一年余，胃腑以通为顺，当以通法来治疗，故从气滞血瘀入手，方用丹参饮（丹参、檀香、砂仁）、百合汤（百合、乌药）、金铃子散（川楝子、延胡索）三方以理气活血、行瘀止痛，煅瓦楞子以抑酸，蒲公英清热解毒。陈修园在《时方歌括》中提到"此三方，皆治心胃腹痛，服热药不效，宜之"。三方合用以"通血以和气，调气以和血"来治疗痛证，效果明显。结合现代检查，患者有幽门螺杆菌阳性表现，我常用蒲公英，因其杀菌效可。

二诊时，患者胃脘不适减轻，以痛为主，伴有左胸发闷的症状，此次，从木土壅郁来考虑，运用和法来治疗胃痛，方用越鞠丸合小柴胡汤以行气解郁，和畅三焦。经曰："诸气膹郁，皆属于肺"，季楚重又云"然肺气之布，必由胃气之输；胃气之运，必由三焦之化。甚至为痛、为呕、为胀、为利，莫非胃气不宣，三焦失职所致。"

三诊时，患者胸闷减，仍有胃痛，伴有呕吐清水现象，结合现代检查，患者有糜烂性胃炎，仍从胃论治，用自拟方平溃汤（白及、蚤休、延胡索、蒲公英、煅瓦楞、枳实）合丹参饮加减治疗，以和络化瘀、敛疮平溃；炒神曲、炒麦芽、炒谷芽以健运脾胃；杏仁化痰降气，大贝化痰开郁散结。久病多虚、多瘀，"腑以通为用，胃以通为补"，故此病案始终以通为治疗大法。

案 8　吴某，男，60 岁，郑州市，已婚。以"胃痛 10 年"为主诉于 2014 年 12 月 1 日初诊。症见：胃痛、胃胀午后加重，夜间痛甚不得眠。失眠多梦，夜间口苦，精神困乏，气短，手脚发凉，纳食减少。二便调。舌质红，苔白略厚，脉沉滞。2014 年 11 月 22 日于河南省人民医院检查：慢性浅表性胃炎、胃窦炎，轻度胃下垂。近 2 个月加重。

处方：丹参 30g，檀香 3g（后下），砂仁 3g（后下），制鳖甲 10g，炒槟榔 10g，大枣炒黑 4 枚为引。10 剂，水煎服，日 1 剂。

二诊（2014 年 12 月 15 日）：服上方 10 剂，胃痛未发作，过去平均 1 个月发作 1~3 次。现自觉腹部下坠感，左侧较明显，晨起大便后下坠明显，须休息半小时方能缓解。舌暗红，苔白微腻，脉细。上方加生百合 30g，乌药 10g，继服 10 剂。

按：该患者胃痛，现代医学已明确诊断为慢性浅表性胃炎、胃窦炎，轻度胃下垂，对症治疗，其发病时间久，下午至夜间痛多、夜间口苦，手脚凉等症判断病在里、在阴。辨证要点："阴维为病苦心痛。"点出病的部位、性质。《难经·二十九难》："阳维为病苦寒热，阴维为病苦心痛。"三阳俱属于表，与阳维脉交会于头，故其证以寒热为主；三阴俱属于里，与阴维脉交会于腹，故其证以心腹痛为主。阴维脉病候是对足三阴病候共同点的高度概括。《时方歌括》曰：丹参饮中用檀香，砂仁合用成妙方，血瘀气滞两相结，心胃诸痛用之良。鳖甲能滋肝肾之阴而潜纳浮阳，能软坚散结，且可破瘀通经治疗胸胁痛。枣槟汤是民间治疗胃痛的验方。诸方合用，收效甚著。复诊效不更方。

案 9　董某，男，38 岁，1975 年 6 月 10 日初诊。患者胃痛间断发作已 10 年，发无定时，一月一次，或数月一次，每次发作剧烈疼痛。本次发作，中西药治疗无效，注射哌替啶亦毫不止痛，予初投木香、吴茱萸、丁香、良姜、半夏、大黄等味亦无效，即是痛止几日，又复发作。继予丹参饮原方（丹参

30g，檀香 3g，砂仁 3g），服后 1 小时痛止，又断服数付，未再疼痛。

按：丹参饮本调气化瘀之方，本胃痛发无定时，且又剧烈疼痛，投散寒理气之剂不效，改用丹参饮，其痛立止，可见此痛乃血瘀气滞所致。证之临床，凡属血瘀气滞之心腹疼痛，用之多有良效。陈修园赞其方说："心腹诸瘀有妙方，丹参十份作提纲，檀砂一份聊为佐，入咽咸知效验彰。"

案 10　陈某，女，50 岁，胃脘痛间断性发作已 3 年，发作时，剧烈疼痛，打针吃药，难止疼痛。近 8 年来，每到夏季，自觉背部如蝥子样热，疼痛仍然发作。生气及月经来潮，易于诱发，痛时满闷，恶心呕吐，窜至胸胁部亦痛，曾服温热药较多。近 10 天来，一直疼痛。1977 年 5 月就诊于予，舌质光红，口干，脉细数，以丹参饮合百合汤治之。

处方：丹参 30g，檀香 3g（后下），砂仁 3g（后下），生百合 30g，乌药 9g。水煎服，3 剂痛止，又继服 6 剂以巩固之。

按：此为气滞血瘀疼痛，气滞日久，易于化火，即"气有余便是火"之理，温热药味，又助其火，更伤其阴，故舌质光红，口干背热，脉象细数。重用百合轻清之品，以养胃腑，气滞日久，必及其血，即"痛久入络"之义，故生用丹参以活血通经，况丹参又是微寒之品，用之更为适宜。正如清代陈修园赞美二方曰："心腹诸疼有妙方，丹参十分作提纲，檀砂一分聊为佐，入咽咸知效验彰。""久痛原来郁气凝，若投辛热痛频增，重需百合轻清品，乌药同煎亦准绳。"我遇此证皆用此方，每获良效。

案 11　乔某，男，54 岁，胃脘痛已数年，发无定时，一般一个月左右发作一次，多在受凉后发作，发作时剧烈疼痛，寸步难行。患者云：若在外出时发作，地上就是石头窝，也得躺下，痛时呕吐腹胀，屡经治疗无效。我当时带领河南中医学院学生在其处巡诊，至其家时，正值患者疼痛之际，诊为气寒结滞之证。

处方：干姜 15g，良姜 15g，吴茱萸 12g，肉桂 9g，广木香 9g，槟榔 12g，半夏 12g，丁香 6g，酒大黄 9g。2 剂，水煎服。

复诊：1974 年 6 月 18 日患者述，上方服 1 剂痛即大减，服完第 2 剂痛止，照上方减大黄量，继服 3 剂。

按：此胃伏寒邪，感寒即发，寒主收引，经脉绌急，故疼痛暴作而且剧烈。本方除温中散寒、理气止痛之力较强外，还妙在大黄一味，因为气寒结滞，腑气不通，非大黄通导，不能斩将夺关。依予之验，此种痛证，于温中散寒药物中加入大黄，视为必不可少。

案 12　韩某，女，57 岁，2005 年 9 月 19 日以"胃部疼痛 30 余年，脓血便近 1 年"为主诉就诊。患者 30 年前开始胃痛，饭后加重，饮食不当时凌晨

2点左右出现胃痛。1年前因精神刺激，出现脓血便，日1次，口干，盗汗，头晕，左耳时鸣，有时膝、肘、踝关节痛，食欲尚可，睡眠稍差，易疲劳，舌质暗，苔薄黄，脉细。既往史：子宫肌瘤子宫全切术。诊断为胃痛、便血（脏毒之病），为胃肠积热、腐肉伤血、传导失常所致，当以清热燥湿、化瘀止血为法。方拟济生乌梅丸加减。

处方：白僵蚕10g，乌梅10g，醋槐花30g，黄芩10g（炒黑），生白芍15g，防风10g，地榆15g，金银花10g（炒黑）。10剂，水煎服，日1剂。

二诊（2006年2月10日）：服上药后大便下血愈，胃痛亦愈。现尿血10天，尿痛，劳累后已发作，尿常规：RLD（+3），口干耳鸣，小腹痛、腰痛，大便正常，舌质暗红，苔黄厚而干，脉细。

处方：生地黄15g，竹叶10g，通草6g，车前草30g，海金砂15g，瞿麦30g，知母10g，黄柏10g，萹蓄30g，蒲黄10g（包煎），小蓟30g，生甘草6g。10剂，水煎服，日1剂。

按：患者胃痛日久，气机不畅，肝失疏泄。郁久生热，肝乘脾土，运化无力，湿邪内生，湿热交结，下注大肠，腐肉伤血，传导失常，便血下坠。辨证中注意其因，肝郁化热乃便血之因，故在用黄芩、地榆、金银花、槐花清热燥湿、凉血止血的同时，用乌梅、白僵蚕、白芍、防风缓肝疏肝，使肝气条达；肝苦急，急食甘以缓之，酸收之。气机调畅，纳运传导正常而病愈。方中领衔药味是济生乌梅丸，陈修园谓其治大便下血如神，并赞之曰："下血淋漓治颇难，济生遗下乌梅丸，僵蚕炒研乌梅捣，醋下几回病即安。"唐容川谓该方"以乌梅敛肝风，以僵蚕息肝风，风平火息，而血自宁矣"。证之临床，用之得当，疗效较好。

案13　苏某，男，24岁，以"反复胃痛5年"为主诉于2011年3月初诊。症见：每食生冷、硬饭，饭后行走会出现胃痛、隐痛，凌晨3~6点烧心，疼痛，胃痛时，按之加重；食油腻辛辣之品，会出现烧心泛酸，无口干苦，平时喜热饮较多，食欲可，眠可，大便不成形，次数不规律，小便可。服中药20余剂（大柴胡汤加减）胃痛有减轻，但大便状况未改善，舌质淡红，舌苔黄厚边有齿痕，舌底脉络迂曲，脉细滞。钡餐检查：胃轻度下垂。中医诊断为胃脘痛，寒凝气滞证，治以温里散寒、理气止痛为主，良附丸合失笑散加减。

处方：高良姜10g，制香附10g，五灵脂10g，蒲黄10g（包煎），煅瓦楞子30g。10剂，水煎服，日1剂。

复诊：服上方20剂，效佳，胃痛明显减轻，现偶有饮食不慎出现胃痛、烧心，食欲可，眠可，二便调，胃痛时按之加重。舌质淡红，舌尖红，苔小黄，舌底脉络迂曲，脉细弱。

上方去瓦楞子，高良姜改为 6g，制香附改为 6g，加入炮干姜 6g，炒神曲 10g，丹参 30g，檀香 3g（后下），砂仁 3g（后下），15 剂，水煎服，日 1 剂。

按：患者近 5 年每食生冷、硬饭，饭后行走出现胃痛，平时多喜热饮，大便次数多，便稀，胃寒凝滞，用良附丸以温胃中之阳气，阳气生则阴霾散，合失笑散祛瘀止痛显奇功，瓦楞子也有制酸止痛的作用。二诊诸症减轻，良姜、香附改为 6g，合丹参饮，化瘀理气止痛。治疗体现选方准确（良附丸、失笑散、丹参饮），用药精当（不足十味），收效良好。

胃胀

案 1 患者孟某，男，57 岁，以"胃胀，反酸，烧心 2 年余"为主诉于 2013 年 1 月 2 日初诊。症见：胃胀，不知饥，反酸，饭后反酸较重，烧心，睡眠一般，二便可。苔质暗淡，苔中有裂纹，脉细。因应酬多，出现上症，曾检查：糜烂性胃炎，反流性食管炎，服奥美拉唑等药有效。

处方：蚤休 10g，白及 10g，炒枳实 10g，煅乌贼骨 15g，生黄芪 15g，蒲公英 15g，炒神曲 10g，炒山楂 15g，炒麦芽 15g。10 剂，水煎服，日 1 剂。

按：该方是自拟的治疗胃痛、胃胀、反酸、烧心、纳呆等症的经验方，但临床应用时，可结合西医临床诊断，如其有消化性溃疡（胃溃疡、十二指肠溃疡）时，方中的主药为蚤休、白及、炒枳实、乌贼骨、黄芪，用蚤休是多年临床经验，对于各种慢性胃炎其用之有良效，现代药理研究表明，其有镇静、止痛、抗炎作用；乌贼骨用意有二，一则制酸以止灼热或痛，二则治疗患者大便稀溏或解之不尽感；炒枳实一则行气，二则收缩平滑肌；黄芪之用取其敛疮生肌之效。我认为消化性溃疡属中医疮疡类，故用黄芪补其不足，同时敛疮生肌。全方药简力宏，颇具衷中参西之意。

案 2 梁某，男，82 岁，以"胃脘胀痛两月余，加重 20 余天"为主诉于 2014 年 3 月 3 日初诊。症见：胃脘胀，白天轻，晚饭后加重，嗳气烧心，纳少眠可，口干饮水多，每天一暖瓶水；抽烟多，日 2 包；年轻时饮酒多，1 斤左右（现已戒）；大便干，日 1 次。舌淡紫，苔黄厚干，脉弦。

处方：藿香 10g（后下），佩兰 10g（后下），白蔻 10g（后下），玫瑰花 6g，鸡内金 10g，党参 10g，生石膏 30g，知母 15g，天花粉 10g，生甘草 3g。10 剂，水煎服，日 1 剂。

二诊（2014 年 4 月 18 日）：服上药 30 剂，腹胀、腹痛减轻，时有发作。现：胃胀时作，矢气少，大便干结难解，1 天 1 次，量少，小便黄，饮水多，眠可。听力下降，活动后喘闷（有冠心病、糖尿病、高血压）。

处方：全瓜蒌 30g，丹参 30g，鬼箭羽 30g，党参 15g，茯苓 10g，决明子

30g，天花粉 10g，冬瓜子 30g，生薏苡仁 30g，山萸肉 10g，瞿麦 30g，佩兰 10g（后下）。10 剂，水煎服，日 1 剂。

按：此为胃胀。因患者有长期饮酒抽烟史，酿湿生热。《灵枢·论勇》："少俞曰：酒者，水谷之精，熟谷之液也，其气慓悍，其入于胃中，则胃胀。"基于患者脾湿胃热之病机，故化太阴之湿，清阳明之热为则，患者服上方 30 余剂胃胀痛大减。临证时要多问，要问其应酬、烟酒、职业、居所等等，求病治本。"谨守病机，各司其属，有者求之，无者求之"。

案 3　张某，女，46 岁，以"胃胀两年余"为主诉于 2013 年 5 月 18 日初诊。症见：胃胀，不痛，无明显规律，饭后重，觉有气顶，胃中不适，咽喉异物感。纳可，不敢多食，眠一般。晨起口苦，平素易心烦急躁，时有烘热汗出。大便溏结不调，小便可。今年断经。舌淡红，胖大，有齿痕，苔薄黄，脉沉滞。

处方：炙甘草 15g，小麦 30g，黄连 6g，蒲公英 15g，柴胡 10g，炒枳壳 10g，生白芍 10g，清半夏 10g，厚朴 10g，苏梗 6g，大枣 6 枚（切开）为引。10 剂，水煎服，日 1 剂。

二诊（2013 年 6 月 28 日）：胃仍胀，大便正常。

处方：清半夏 12g，干姜 10g，党参 10g，黄芩 10g，黄连 6g，香橼 10g，蒲公英 30g，生甘草 6g。10 剂，水煎服，日 1 剂。

三诊（2013 年 9 月 2 日）：服上方 30 剂，效显。现：胃胀明显好转，能吃饭，胃脘偶尔痛，生气时明显。咽部有异物感，气顶已不明显。纳少，大便调。晨起偶尔口苦，左眼角有脓腔，流脓，不想手术。仍烘热汗出，易急躁心烦，自觉舌尖有麻辣感，怕冷，手脚发凉。舌质红，苔腻，脉沉滞。

处方：川芎 6g，炒苍术 10g，炒神曲 10g，制香附 10g，栀子 6g，灯心草 3g，连翘 10g，蒲公英 15g，小麦 30g。10 剂，水煎服，日 1 剂。

另：黄连 6g，黄柏 6g，1 剂，煎水外涂左眼角患处。

按：患者因生气而出现胃胀，伴随咽喉异物感，易心烦急躁，烘热汗出，大便溏结不调，考虑为气滞痰凝、郁火伤阴之脏躁证，拟疏肝解郁、柔肝缓急之法治之，故以四逆散合甘麦大枣汤、半夏厚朴汤为底方加减，结合现代药理研究，加蒲公英抑制幽门螺杆菌。二诊时胃仍胀，大便正常。转换思路，从痞证论治，拟辛开苦降之半夏泻心汤加疏肝解郁、理气和中之香橼以治之，患者服之 30 剂，胃胀明显减轻，仍心烦急躁，烘热汗出。三诊仍从郁证论治，拟行气解郁之越鞠丸合补益心脾之甘麦大枣汤善后。

案 4　房某，男，54 岁，以"胃胀 20 天"为主诉于 2013 年 4 月 26 日初诊。症见：偶有胃胀，乏力，走路没劲伴胸闷，视物模糊。饭后觉胃中堵塞，矢气多，异味重。口干渴，每天饮水3~4L，大便头干后稀，日1次。小便频。吃饭菜多，主食少。平时口服金水宝6年，六味地黄丸2年。舌质红，胖大，苔黄厚，脉沉滞。既往发现血糖高，最高11mmol/L，未服降糖药；体胖，血压、血脂不高，每天中午喝三两酒；2007年行肾结石手术。

处方：白茅根30g，滑石30g（包煎），鬼箭羽30g，冬瓜子30g，生薏苡仁30g，泽泻15g，白豆蔻10g（后下），生山药30g，鸡内金10g，生甘草3g，清半夏10g，茯苓10g，佩兰10g（后下）。20剂，水煎服，日1剂。

二诊（2013年6月）：服上方40剂，效可，胃胀减轻，服药后胸闷消失，眼模糊减轻，胃中堵塞感消失。停药十几天又反复。矢气减少，基本正常。现口黏，口渴喜饮凉开水，喝水多。心烦易怒，停药后大便干，日1次。小便频好转，基本正常。眠差，纳可，近10天喜吃咸饭。舌质红，胖大，苔薄黄，脉沉滞。

处方：炒神曲10g，炒麦芽15g，炒山楂15g，鸡内金10g，冬瓜子30g，生薏苡仁30g，决明子15g，佩兰10g（后下），栀子10g，竹叶10g，连翘10g，荷叶10g，生甘草3g，鬼箭羽30g。20剂，水煎服，日1剂。

按：湿热内郁证，湿气阻滞，胃失和降则矢气频，湿邪困阻脾阳则脾失健运而乏力，口渴，小便频数。故以清热利湿、健脾行气之法治之。白茅根、滑石、鬼箭羽、冬瓜子、泽泻清热利湿，薏苡仁、茯苓健脾利湿，生山药补益脾气，白蔻、佩兰芳香化湿。

胃脘灼热

案1　朱某，女，60岁，以"胃脘灼热1月余"为主诉于2013年1月16日初诊。症见：持续性反酸，不烧心，晨起饭后有胃胀不适，偶有吃饭时易反胃，有时心慌，头懵（眼前黑），休息后症状缓解；眠可；二便调。舌质暗红，苔黄厚，脉细。自述2005年查胃镜示：糜烂性胃炎，HP（++）。自述曾做心电图无明显异常。

处方：藿香6g（后下），陈皮10g，苏叶6g（后下），茯苓10g，炒神曲10g，煅瓦楞子30g，黄连6g，吴茱萸1g。6剂，水煎服，日1剂。

二诊：服上方6剂，效可，胃酸减轻。现：偶有胃反酸，不烧心，近1月余出现左侧乳房胀痛，有乳腺增生病变，发硬；眠可；二便调。舌质红，苔白厚腻，舌底脉络略迂曲，脉沉滞有力。上次诊后查出胃幽门螺旋杆菌呈阳性。

处方：柴胡10g，陈皮10g，川芎6g，生白芍10g，制香附10g，炒枳实10g，炒王不留行30g，青皮10g，蒲公英20g，蚤休6g，炒神曲10g，生甘草3g。10剂，水煎服，日1剂。

三诊：服上方10剂，左乳胀痛减轻。现：胃酸，不烧心，口内泛酸，饭前、饭后均有；纳眠可，大便不干；舌质暗红，苔白腻，脉沉滞。

处方：川芎10g，炒苍术10g，炒神曲10g，制香附10g，栀子10g，蒲公英15g，煅瓦楞子20g，大贝6g，青皮10g。10剂，水煎服，日1剂。

按：湿阻气机，胃气失降，出现胃胀；湿蒙清窍，故时有头晕。吞酸，舌苔黄厚腻，是湿中蕴热之象，故用藿香正气散芳香以醒脾化湿，再合左金丸，辛开苦燥，两药相反相承，用于此病，尤为确切！现代仪器检查是四诊的延伸，不能排斥。本病检查出幽门螺杆菌阳性，加蒲公英可以抑制之，这是用药经验。

案2 樊某，男，75岁，以"胃脘灼热1周"为主诉于2013年7月17日初诊。患者腹泻4天后，口服诺氟沙星泻止。大便成形后胃脘灼热不适，隐痛，不吐，口腔异味，口苦，晚上口干。曾服舒乐安定20余年，近1个月眠差，多梦，时噩梦。纳可。舌暗淡，苔薄黄，脉细。既往冠心病史20余年，高血压病20余年，脑梗死史。

处方：炒神曲10g，炒麦芽15g，炒山楂15g，砂仁3g，炒白扁豆10g，黄连3g。6剂，水煎服，日1剂。

二诊（2013年7月22日）：胃灼热不适感已愈。现高血压服药控制：120/50mmHg，心率：43次/分，偶发房颤，1年发作1次。活动后心率加快，胸闷不适，走路乏力，语声低，汗多，口唇干，饮水多。眠差，服2片安定亦不能入睡，噩梦多。饭后心率加快，觉胃不舒适。舌暗红，苔黄有裂纹，脉缓、弦。

处方：党参10g，麦冬15g，五味子10g，丹参30g，小麦30g，节菖蒲6g，远志10g，竹叶10g，灯心草3g，胆南星6g，生甘草3g。10剂，水煎服，日1剂。

三诊（2013年8月14日）：上方未服，期间因血压高住院治疗。现：心慌，出汗多，胸不闷，眠差，口干渴。纳可，大便正常。房颤发作。吐黄痰，不咳。舌暗红，舌体胖，苔黄，脉细弱。

处方：生地黄15g，竹叶10g，麦冬20g，炒枣仁30g，茯苓10g，茯神10g，柏子仁6g，生龙骨30g，生牡蛎30g，小麦30g，生甘草6g，山萸肉10g，大枣4枚为引。10剂，水煎服，日1剂。

按：患者先为腹泻，腹泻止后有胃脘灼热，口臭、口干、口苦等一系列胃脘的热象，然患者年老，且除此以外全身并无大实之象，故不能苦寒清热，此热当是脾胃升降失常，大体恢复后仍有遗留的饮食积滞，郁而化热，故当以焦三仙、砂仁、白扁豆消食化积，醒脾行气，大气一转，郁热自除。佐以少量黄连清在标之胃热。以缓剂轻消积滞郁热，6剂即收效。

膻中灼热

赵某，女，57岁，以"膻中部位灼烧感1月余"为主诉于2013年6月24日初诊。症见：膻中部位灼烧，口苦，口不干，两肋胀痛，饭量大，消瘦，浑身酸软无力，眠一般。大便觉解不净，不干。月经已断5年。舌质暗，苔薄黄，脉沉滞。10天前于本地查胃镜示轻微炎症（未见单），服奥美拉唑20余天，灼热感减轻。近查有甲状腺功能亢进，未服药。以丹栀逍遥散为主方治之。

处方：柴胡10g，生白芍10g，当归10g，炒白术10g，茯苓10g，薄荷3g，制香附10g，丹皮10g，栀子10g，蒲公英15g，生甘草6g。10剂，水煎服，日1剂。

二诊（2013年9月25日）：服上方40余剂，效可，灼热感消失。现眼干涩，昏，怕见光，眠差，多梦。白天困不能睡，夜间睡不着，不心烦，易出汗，动则汗出。口苦，不渴，大便3日1行，不干，有解不净感。舌淡，苔薄黄干，脉沉滞。

处方：当归10g，生地黄10g，天冬10g，麦冬10g，炒枣仁30g，桃仁6g，玄参15g，北沙参10g，丹参15g，茯苓10g，桑叶10g，竹茹10g，丝瓜络10g，生甘草6g，黄连3g。10剂，水煎服，日1剂。

按：患者膻中部灼热，膻中为八会穴之气会，心包络之募穴，穴内气血为吸热后的热燥之气。膻中名义指任脉之气在此吸热胀散。本穴物质为中庭穴传来的天部水湿之气，至本穴后进一步吸热胀散而变化热燥之气。结合患者口苦、胁痛、多食、消瘦、舌暗、苔薄黄等全身症状，当为肝气郁滞，郁而化热，气会于膻中之地，复吸热胀散，则灼热益甚。治疗当以疏肝理气凉血清热，故处以丹栀逍遥散，并加蒲公英清热解毒以疗胃火。二诊时患者述服药40剂，灼热感即消失。因失眠对症治之。

呕吐

案1　陈某，女，43岁，以"胃中不适1年，加重伴恶心呕吐2个月"为主诉于2013年1月18日初诊。症见：饭后食滞胃中，至下次吃饭时，仍觉胃中有食物停留，伴有恶心、呕吐，吐出未消化食物，无胃胀痛感，平时以面食为主，吃肉少，眠差，易醒，大便不成形，1日1次，有解不净感，量少，小便亦有解不尽，无黄热。舌质红，舌后部及两侧舌苔偏黄厚腻，脉沉滞。患者平时胃肠功能不好，常觉食物难消化。

处方：柴胡 10g，黄芩 10g，清半夏 12g，炒枳实 12g，生白芍 10g，大黄 10g（后下），黄连 6g，生姜 3 片，大枣 3 枚为引。15 剂，水煎服，日 1 剂。

二诊：服上药 1 月余，胃中不适及恶心、呕吐等症已消。现：食欲好，腹部按之痛，觉腹内食物停留，大便日 1 次，解出量极少，有解不尽感，不干，小便可，经前乳房胀甚有乳腺囊肿（未见单），月经可，经量较少，白带微黄，舌质红，苔后根部黄厚，舌前无苔，脉沉滞，面部红血丝反复出现并渐加重。

处方：当归 10g，生地黄 15g，桃仁 10g，红花 10g，赤芍 15g，柴胡 6g，川芎 6g，桔梗 6g，炒枳壳 10g，怀牛膝 10g，大黄 10g（后下），生甘草 3g，制香附 10g。15 剂，水煎服，日 1 剂。

按：《伤寒论》第 101 条明言"伤寒中风，有柴胡证，但见一症便是，不必悉具，……"此患者之恶心、呕吐，即《伤寒论》之喜呕是也，故可从柴胡剂中立法，又因其尚有大便不成形，排解不尽，舌质偏红，可知其阳明胃腑和降失常，且性质偏热，故用大柴胡汤，以和少阳，清阳明为法。关于大柴胡汤，陈修园之《长沙方歌括》将其概括为"八柴四枳五生姜，芩芍三分二大黄，半升半夏十二枣，少阳实证下之良"。二诊时诉恶心、呕吐证愈，以治疗妇科病为立法。

案 2　剂某，女，29 岁，以"食后胃胀呕吐 2 年余"为主诉于 2014 年 4 月 11 日初诊。症见：食后胃胀、呕吐，午餐、晚餐明显，晚餐后吐酸水，胃脘隐痛，眠差，二便可，舌质暗苔白腻脉沉滞。证属胃口伏热。

处方：炒麦芽 15g，炒神曲 10g，炒山楂 15g，黄连 6g，清半夏 10g，炒卜子 10g。10 剂，水煎服，日 1 剂。

按：此病机为胃口伏热。歌云：食后未久吐相随，两热冲来自不支。用黄连清泻胃口伏热，麦芽、神曲、山楂、卜子为和胃之佳品，此半夏取大半夏汤之义。《外台秘要》云：治呕心下痞硬者。《千金》云：治胃反不受食，食入即吐。

案 3　张某，女，68 岁，患食后呕吐证，经 X 线检查为贲门狭窄，我带学生毕业实习，正在此处，遂邀予诊。诊见患者体质瘦弱，舌质淡，光而无苔，脉细弱，大便干，白带多。遂疏以参赭培气汤、旋覆代赭汤、丁香柿蒂汤加减与服。患者因呕吐，艰于服药，其子朱某乃简其方，重用柿蒂加白果，服数日，呕吐止，白带少。又邀予诊，除呕止、带少外，余同前。遂为疏方。

处方：潞党参 15g，代赭石 24g，肉苁蓉 30g，生山药 30g，柿蒂 9g，白果仁 9g。3 剂，水煎服。

1976 年 4 月 25 日复诊，舌已生薄白苔，消化基本正常，大便不干，白带止。

处方：潞党参15g，代赭石15g，生山药24g，黄精15g，肉苁蓉15g，柿蒂9g，白果仁9g，陈皮6g。嘱服2剂，若无异常，不必服药，以食养尽之。经观察，未再发作。

按：贲门狭窄，乃西医病名，属中医食入即吐证。从患者病情看，实为胃之气阴两虚，胃气上逆之候。柿蒂降逆之力甚强，为治呃之专药，本证虽非呃证，但亦属胃气上逆，胃气降则呕吐自止，白果性善收涩，能止带浊，二药合用，既治其呕，又治其带，药少而功专，故服后呕止而带少。然而此非治本之举，故予又增用益气养阴之味，以善其后。遵《素问·五常政大论》"无毒治病，十去其九，谷肉果菜，食养尽之"之训，故令其调理饮食，以扶其弱。

案4　郑某，女，61岁，因饮食不慎，又加受凉，以致呕吐频频，腹胀满，大便3日未行，曾经输液、服药无效，于1976年10月5日邀予往诊。患者体质壮实，素无他病，脉沉实，苔较黄厚，此乃阳明府实证，遂以小承气汤加半夏、卜子治之。

处方：厚朴9g，炒枳实9g，大黄12g，半夏9g，炒卜子9g。水煎服，1剂便通而愈。

按：腑以通为顺，今腑气不通，浊气上逆，故下则腹满，上则呕吐，不泻其实，病焉能除，故急投小承气汤下之，加半夏以降逆止呕，加卜子以消食去胀，药后大便行，腑气通，逆气降，不止呕而呕自止。

案5　白某，男，27岁，饭后呕吐已1年多，每次饭后都要吐出一些饭食，并有较多清水，口常苦，中西药治疗无效，乃来郑州就医，经省人民医院检查：①幽门水肿，②胃窦浅表性炎症，③十二指肠霜斑样溃疡。于1976年3月5日就诊于予，舌苔略厚，舌质正红，脉象沉缓。

处方：干姜9g，党参15g，半夏15g，黄芩3g，黄连3g，陈皮9g，竹茹9g，丁香9g。水煎服，连服8剂病愈。

按：根据本证主要症状表现和较长的病程，系寒热虚实夹杂以虚寒为主的证候。方中姜、参、夏为干姜人参半夏丸，是本方的核心药物，伍用黄芩、黄连有半夏泻心汤之义，伍用陈皮、竹茹有橘皮竹茹汤之义，姜、芩、连、参同用，有干姜黄芩黄连人参汤之义，但芩、连、茹用量均小，意不在清（此证热较微）而在升降，丁香温中降逆之力较强，更助其功，于此又可见经方之奥妙。

案6　高某，女，33岁，患饭后呕吐时轻时重2年，近来加重，每饭后即呕吐，大便干，曾用许多中西药均无效，西医诊为返流性胃炎，肝功能无异常，于1997年2月14日就诊于予，舌苔薄黄，质正红，脉弦。

处方：柴胡 10g，黄芩 10g，白芍 10g，炒枳实 10g，竹茹 15g，陈皮 10g，半夏 10g，生姜 9g，大枣 4 枚（切开）为引。4 剂，水煎服。

复诊（2 月 28 日）：服 4 剂后呕吐止，胃纳复常，患者意欲服药以巩固之。舌苔薄黄，舌质正红，脉仍有弦象。仍照上方，加甘草 3g，竹茹改为 20g 服之。患者要求给开 10 剂，予嘱其若不犯病，不必服完。

按："诸呕吐酸，暴注下迫，皆属于热"，饭后即吐，乃胆胃积热所致，治以大柴胡汤合橘皮竹茹汤加减，4 剂而愈，药证相符使然也。

案 7　朱某，男，48 岁，以"饭后即吐 20 余年"为主诉于 2011 年 1 月初诊。症见：饭后即吐，吐出胃中食物、饭渣等，恶心，偶胃中灼热，曾多次经中西药治疗无效，半年体重下降 30 斤，精神差，纳可，食欲可，眠较差，大便 1～2 天 1 次，质可，小便可，色黄，肠内灼热，矢气多。舌红，苔黄腻，舌下脉络迂紫，脉沉滞。既往有抑郁症 15 年，轻度脂肪肝，吸烟一天一包。中医诊断为呕吐，属胃气上逆证，治以降逆止呕为主，处以大黄甘草汤。

处方：大黄 15g（后下），生甘草 6g。5 剂，水煎服，日 1 剂。

二诊：服上药 5 剂，服第 1 剂时未吐，后 4 剂期间如前，饭后即吐，不吃饭时也恶心，胃内隐隐作痛，偶有灼心，矢气多，纳可，眠可，二便调。舌质红，苔黄，脉沉滞。

处方：当归 10g，生地黄 15g，桃仁 12g，红花 10g，赤芍 15g，柴胡 3g，川芎 3g，桔梗 3g，炒枳壳 3g，炒牛膝 10g，制半夏 10g，生甘草 6g。15 剂，水煎服，日 1 剂。

三诊：服上方 29 剂，呕吐次数及量均较减少，胃部不适，隐痛已基本消失，近 4 个月体重下降 30 斤，食欲可，眠安，大便可，近 2 天大便稀，日 2 次，偶小便偏黄热，唇暗，舌质红，苔黄厚燥，舌底脉络迂曲，脉沉滞。胃镜示：①反流性糜烂性食管炎。②慢性浅表性胃窦炎 HP（-），病理：（距门齿 30cm）黏膜慢性炎症，伴乳头瘤样增生，未见癌，仍为胃气上逆证（胃口尤热）。

处方：制半夏 15g，茯苓 10g，炒枳实 10g，黄连 6g，石莲子 10g。10 剂，水煎服。

四诊：服上方 10 剂，效可，饭后即吐，次数较前稍减，精神气色较前好，食欲较前稍差，眠可，二便调，时小便偏黄，有热感，唇暗，舌质红，苔黄厚燥，舌底脉络迂曲脉沉滞。

处方：柴胡 10g，党参 10g，制半夏 12g，炒枳实 12g，生白芍 15g，大黄 3g，竹茹 30g，陈皮 10g，生姜 3 片，大枣 3 枚为引。10 剂，水煎服，日 1 剂。

按：《金匮要略》云："食已即吐者，大黄甘草汤主之。"今患者食后即吐,亦无明显阴证表现,故首诊处方为大黄甘草汤。二诊视其药后效果不显,且胃内隐痛,因思其舌下脉络迂紫,恐体内有瘀血为患,古人亦云久病多瘀,遂处方为血府逐瘀汤加半夏,活血化瘀,降其胃气。三诊腹内隐痛基本消失,患者呕吐但次数减少,此时血分问题已去十之七八,气分问题凸显。于是改弦易辙,处方以小陷胸汤清其痰浊,因病位偏下,故减去宽胸散结之瓜蒌,加入枳实、茯苓增强荡涤浊邪之力,佐以石莲子清利小便,给邪热以出路。四诊胃病既久,土壅木郁,治当肝胃同调,疏木泄土。处以大柴胡汤合橘皮竹茹汤加减以善其后。

胃痞

案 1 王某,男,35 岁,以"胃脘部痞塞感 6 年余"为主诉于 2013 年 7 月 24 日初诊。症见:胃脘部胀,满,痛,胃中灼热,腹胀,反复发作。大便成形,偏干,排不净感。舌胖大,苔白滑,脉沉滞。去年 11 月于中医一附院肠镜示:慢性结肠炎、直肠炎、直肠息肉。今年 3 月在某肛肠医院胃镜示:胆汁反流性胃炎伴糜烂、十二指肠球部多发溃疡。曾服中药健脾理气消食类 7 天,乏效。平时抽烟日半包,在外就餐。

处方:清半夏 12g,干姜 6g,党参 10g,黄芩 10g,黄连 6g,厚朴 6g,炒枳实 6g,蒲公英 15g,炙甘草 6g。6 剂,水煎服,日 1 剂。

二诊(2013 年 8 月 14 日):服上方 12 剂,胃中灼热减轻。现胃脘胀气,饥时胃中难忍,稍食可好转,近段时间浑身无力,大便成形,排不净感,胃中满,有气上冲。舌胖大,淡红,苔薄白,脉沉滞。

处方:白及 10g,蚤休 10g,蒲公英 15g,炒枳实 10g,香橼 10g,生黄芪 15g,煅乌贼骨 10g,煅瓦楞子 10g,生甘草 3g。10 剂,水煎服,日 1 剂。

按:患者胃脘痞塞,胀满甚于疼痛,为脾胃气机升降失常,痞塞于中焦所致,胃中灼热感也有气机壅滞化热的原因。急则治其标,当先用半夏泻心汤辛开苦降,消痞散结,条畅中焦气机,为下一步治疗扫除障碍,待痞胀减轻再酌方。又因胀满症状明显,加厚朴、枳实增强行气的力量。临床上用蒲公英治疗幽门螺杆菌阳性的症状。二诊时患者服药 12 剂,症状减轻,再以自己经验方治疗其消化道糜烂溃疡等。

案 2 郭某,女,53 岁,素有高血压、心脏病。近 1 个多月来腹胀较甚,但不伴疼痛,经中西药治疗,效果不佳,于 1989 年 4 月 15 日就诊于予。诊见面色少华,呈慢性病容,脉沉乏力,舌质较暗,舌苔薄黄,胃纳欠佳,二便正常。

处方:半夏 12g,党参 15g,黄芩 9g,黄连 6g,炙甘草 6g,生姜 9g,大枣

5枚（切开）为引。3剂，水煎服。

二诊：上药服后，腹胀减去三分之二，上方加佛手10g，6剂，水煎服。

三诊：腹胀已除，改治旧病。

按：此属升降失常的痞证，故用半夏泻心汤以生姜易干姜，意在宣散，取生姜泻心汤之义。若只用理气药物，是失其治也。

案3　樊某，男，75岁，以"胃脘灼热1周"为主诉于2013年7月初诊。患者1周前腹泻，口服诺氟沙星泻止，但之后出现胃脘灼热不适，隐痛，不吐，口腔异味，口苦，晚上口干，眠差20余年，一直服舒乐安定，近1个月眠差加重，多梦，时噩梦，纳可，大小便可，舌淡暗，苔薄黄，脉细。既往有冠心病史20余年，高血压病20余年，脑梗死史。中医诊断为胃痞证，治以和胃清热为主。

处方：炒神曲10g，炒麦芽15，炒山楂15g，砂仁3g（后下），炒白扁豆10g，黄连3g。6剂，水煎服，日1剂。

复诊：服上药6剂，胃不适（灼热）已愈，现因他病就诊。

按：患者腹泻服西药止住，出现胃脘灼热隐痛不适，口腔异味，口苦，结合患者口腔溃疡13年，说明脾胃素有积滞，此腹泻当为积滞郁热，影响胃肠传导所致，积滞不去，腹泻难止，服西药强行止泻，则积滞未消，郁热无从宣泄，故增胃脘灼热隐痛之症，治当消食化滞，兼清郁热，从本论治，选用焦三仙消化积滞，砂仁、扁豆和降胃气，黄连清胃热。二诊时，因积滞得消，郁热得清，胃脘灼热不适得愈。

嗳气

案1　刘某，女，23岁，以"嗳气1年余"为主诉于2013年7月12日初诊。症见：嗳气，声音响亮，饭前、饭后都如此，时有烧心反酸，时胸闷气短，嗳气声响，频作，手脚出汗，口渴喜饮，大便干，小便黄。月经延后1~2周，经期腹痛，乳房胀痛，时有血块。腹不怕凉，腰痛。舌红，苔白腻，脉细。曾有糜烂性胃炎史，易复发。有便秘、肛裂史，现偶有便秘，干结如初。近半年口腔溃疡，面部起痘，激动时易面红，血压80/50mmHg，患者在俄罗斯求学，现刚回国。

处方：黄芩10g，黄连6g，大黄6g（后下），生石膏30g，知母15g，玄参30g，生甘草6g。10剂，水煎服，日1剂。

二诊（2013年8月16日）：服上方10剂，效可。服药期间嗳气、烧心、反酸明显减轻，现时有嗳气、反酸、烧心，舌尖起疱，面部起痘，乳房胀痛，手脚心出汗多，时乏力，易头晕，眼花。服上药期间大便次数多，停药后又干结，3日1行。

处方：栀子10g，连翘10g，黄芩10g，薄荷6g，竹叶10g，大黄10g（后下），芒硝10g（冲化），生地10g，生薏苡仁30g，赤芍10g，生甘草3g。10剂，水煎服，日1剂。

按：患者嗳气，声音响亮，结合时常大便干结如栗，手心汗出，口渴引饮等症状，可知其阳明热盛，火性炎上，故胃气不降反上逆为嗳气。病机十九条："诸逆冲上，皆属于火。"故治疗当以清泻胃家之热，用大黄黄连泻心汤合白虎汤，辅以玄参泻火解毒，治疗便秘、口疮、面部红疖。二诊，患者服药10剂后腑气得通，胃热得清，不专治嗳气而嗳气自平。然仍有余热未尽，又因饮食不慎病情略有反复，遂处凉膈散清上泻下，以泻代清，巩固疗效。

案2　宋某，男，40岁，以"嗳气、反酸1年余"为主诉于2013年6月10日初诊。症见：嗳气、反酸，经常饭后出现。平时晚饭后胃中痞满，不痛，嗳气觉舒。大便溏，日1次。常觉胃中热、酸。舌暗淡，苔白稍腻，脉细。上月7日北京军区医院查：慢性萎缩性胃炎伴糜烂活动期。病理诊断：胃窦表浅黏膜轻度慢炎，中度肠化，胃角中度肠化，部分呈轻度慢性萎缩性炎改变。曾于北京开方：太子参10g，白及10g，炒白芍8g，鹿衔草8g，茯苓10g，牛膝15g，杜仲炭10g，14剂，无明显改善。上方加炒枣仁30g，服后胃酸加重。

处方：清半夏10g，干姜6g，党参10g，黄芩10g，黄连6g，栀子6g，厚朴10g，煅瓦楞子20g，炙甘草3g，小麦30g。10剂，水煎服，日1剂。

二诊（2013年8月5日）：服上方40剂，效可。现：嗳气反酸，纳眠可，二便可，舌淡，苔薄白，脉细滞。

处方：川芎10g，炒苍术10g，炒神曲10g，制香附10g，栀子10g，炒枳实10g，竹茹15g，煅瓦楞子30g。10剂，水煎服，日1剂。

三诊（2013年9月2日）：服上方20剂，效可，胃酸、胃热已无，但时有嗳气，胃中痞塞感。大便散，偶尔腹隐痛。舌红，苔白腻，脉沉细滞。

处方：党参10g，炒白术10g，茯苓12g，生山药30g，清半夏10g，陈皮10g，砂仁3g，煅瓦楞子30g，蒲公英15g，炙甘草3g，炒枳实6g，竹茹10g。10剂，水煎服，日1剂。

四诊（2013年10月7日）：服上方25剂，现偶尔嗳气反酸，痞塞感。痰多易吐。大便正常，偶尔溏。舌红，苔薄白，脉细。

处方：党参10g，炒白术10g，茯苓10g，生山药30g，栀子10g，蒲公英15g，佛手3g，制香附10g，清半夏10g，煅瓦楞子15g，生甘草3g。10剂，水煎服，日1剂。

五诊（2014年1月3日）：服上方20余剂，效可。现不烧心，反酸，无痞塞感。有痰。大便正常，小便稍浑浊。舌红，苔薄白，脉沉细。

处方：生黄芪 20g，炒白术 10g，炒山药 30g，煅乌贼骨 30g，黄连 6g，吴茱萸 10g，炒神曲 10g，白及 10g，蚤休 10g。10 剂，水煎服，日 1 剂。

六诊（2014 年 2 月 10 日）：服上方 20 剂，较平稳。现仍有轻度或有时胃酸，不痛，大便溏，日 1 次。舌偏红，苔厚黄，脉沉滞。

处方：清半夏 10g，陈皮 10g，茯苓 10g，炒枳实 10g，竹茹 10g，黄连 6g，吴茱萸 10g，煅乌贼骨 15g，煅瓦楞子 15g，玫瑰花 6g，炒白扁豆 10g，藿香 6g。15 剂，水煎服，日 1 剂。

七诊（2014 年 5 月 14 日）：仍有反酸，胃气上逆，夜间耳鸣，纳可，大便黏腻，舌质红，苔黄厚，脉弦。

处方：黄芩 10g，黄连 6g，大黄 6g，代赭石 15g，玫瑰花 6g，清半夏 10g，延胡索 10g，赤芍 10g，蒲公英 15g。15 剂，水煎服，日 1 剂。

八诊（2014 年 6 月 18 日）：服上方 26 剂，嗳气反酸大减。诸症减轻，现：吹空调后，上腹不适，不痛不胀，胃蠕动慢，得温则缓。手心发热，汗多。纳眠可，大便偶有黏滞，小便黄。舌红，苔黄厚腻，脉呈弦象。

处方：清半夏 10g，陈皮 10g，茯苓 10g，炒枳实 10g，竹茹 15g，黄连 3g，荷叶 10g，藿香 6g（后下），白豆蔻 6g（后下），蒲公英 15g，煅瓦楞子 15g，生甘草 3g。15 剂，水煎服，日 1 剂。

按：患者饭后有痞塞感，不痛，嗳气反酸严重，嗳气后觉舒，并觉胃中有热、酸之感。可见患者胃疾在气分，为气机郁滞，升降失常，故塞于中焦而成痞证，郁而化热而有反酸、发热之感。《金匮要略》有言"大气一转，其气乃散"，故处以辛开苦降的半夏泻心汤加减，恢复脾胃升降气机，抟开中焦痞塞之气，并以栀子清宣上焦郁热，厚朴增加行气之功，煅瓦楞子制胃中酸热之感，小麦消食健脾，疏肝理气。二诊患者服药 40 剂，自觉效佳，仍有反酸嗳气，可见气机仍有郁滞化热之象，处以行气解郁的越鞠丸加减，续服 20 剂，胃酸、胃热感已无，遂以理气消痞，清热制酸的基础上，增加补益脾胃之气的力量。在临床上常以四君子加一味山药作为补气的组合。患者坚持服药，每次复诊时能详述病情变化，故详细记录之。

案 3 张某，男，43 岁，以"胃痛，嗳气 10 余年"为主诉于 2013 年 9 月 23 日初诊。症见：胃部胀痛，饭后烧心明显，欲吐，两胸胁部隐痛，口不苦、不干、不黏，食欲差，大便干，有散状，一天 2 次，眠差（因胃部疼痛）嗳气，嗳气后胃胀稍微减轻，乏力怕冷，冬季双下肢冰凉，心烦易怒，小便可，舌质红，舌尖红，舌苔薄白，舌质红，脉沉滞。10 年前无明显诱因出现胃痛、嗳气，曾服中药效不明显，加重 2 月余。2013 年 8 月 2 日检查幽门螺杆菌阳性，服用抗生素近 25 天，服抗生素病情加重。2013 年 9 月 16 日胃镜检查：①霉菌性食管炎。②慢性红斑性胃炎。

处方：清半夏 12g，旋覆花 10g（包煎），党参 10g，代赭石 15g（包煎），丹参 30g，檀香 3g（后下），砂仁 3g（后下），炒枳实 10g，生姜 10g，大枣 5 枚为引。15 剂，水煎服，日 1 剂。

复诊（2013 年 11 月 15 日）：服上药 50 剂效佳，嗳气、胃痛明显减轻，近乎消失，近段时间可能由于进凉食、辣椒后，嗳气、胃隐痛再发。停药 1 周，纳可，眠可，大便不成形，日 2～3 次，小便可，舌红苔白稍厚（近日受风着凉感冒）。

处方：清半夏 10g，麦冬 30g，旋覆花 10g（包煎），北沙参 15g，枇杷叶 10g，刀豆子 30g，生甘草 6g，粳米一撮（包煎）。15 剂，水煎服，日 1 剂。

按：此为胃失和降之嗳气。《伤寒论》中记载："伤寒发汗，若吐若下，解后心下痞硬，噫气不除者，旋覆代赭汤主之。"吾宗其义，以旋覆代赭汤降逆化痰，益气和胃除其嗳气，再以丹参饮活血理气止其胃痛。患者服上药 50 剂，自诉嗳气、胃痛消失。

案 4 　詹某，女，40 岁，以"嗳气脘胀 1 年余"为主诉于 2013 年 10 月 14 日初诊。症见：胃胀，嗳气，食后胃胀加重，不喜凉食，口淡，眠差，早醒，多梦，二便可，月经前乳房胀痛，白带量多，舌淡红苔薄白，脉沉滞有力，本病未用中药治疗，素有胃病，时常烧心，经他院诊为胆汁反流性胃炎，进行四联疗法治疗，效一般。

处方：清半夏 12g，干姜 10g，党参 10g，黄芩 10g，黄连 6g，蒲公英 15g，厚朴 12g，炙甘草 6g，煅瓦楞子 20g。7 剂，水煎服，日 1 剂。

二诊（2014.3.19）：服上方 14 剂后，嗳气减轻，但晨起深呼吸后嗳气加重。胃部灼热感，睡眠转好，大便可，经量少，经期 6 天，无血块。甲减服优甲乐。舌质红苔薄白，脉细。治宜健脾清肝理气。

处方：党参 10g，木香 10g，砂仁 3g（后下），炒枳实 10g，炒白术 10g，桑叶 10g，竹茹 10g，丝瓜络 10g，蒲公英 15g，炒神曲 10g。10 剂，水煎服，日 1 剂。

按：此为辛开苦降法，方用半夏泻心汤合朴姜夏草参汤。《伤寒论》：但满而不痛者，此为痞，柴胡不中与也，宜半夏泻心汤。《金匮要略》：呕而肠鸣，心下痞者，半夏泻心汤主之。《伤寒论》：发汗后，腹胀满者朴姜夏草参汤主之。对于此类病症，非虚非瘀，与肝胆无关，多投二方获效。

案 5 　周某，女，65 岁，于去年发现子宫癌，经放疗，效果较好，为了巩固疗效，近又用化疗，继而发生胃脘痛，噫气频频，艰于饮食，在该厂医院胃肠钡餐透视，发现胃窦大弯局部黏膜中断，充盈不良，胃移位至髂骨嵴下10cm。诊为：①胃溃疡；②胃癌。曾服西药无效，如此1月余，身体逐渐瘦弱，于1976年11月3日就诊于予。诊见形体瘦弱，嗳气频频，胃痛隐隐，气力不足。舌苔薄白，脉呈弦象，遂以丁香柿蒂汤和吴茱萸汤加减治之。

处方：半夏9g，丁香6g，柿蒂15g，党参15g，降香9g，炒枳壳9g，吴茱萸9g，良姜9g。2剂，水煎服，日1剂。

二诊（1976年11月6日）：上药服完2剂，胃痛、嗳气均止，照上方继服2剂。

三诊（1976年11月8日）：上病未再发作，唯觉胃部不适，纳食尚少，但无大碍。

处方：熟地黄18g，当归9g，制附子9g，干姜6g，炙甘草9g，水煎服。患者携药欣然返家。

按：此为中焦虚寒，胃气上逆之候，故用丁香柿蒂汤以益气温胃降逆，吴茱萸汤以温中补虚降逆。干姜温胃散寒止痛作用较好，故以干姜易方中生姜，加降香、枳壳以助其降逆之力，且降香又能行瘀定痛，以解血气因寒而凝涩作痛之苦。二方虽略加减，但仍不悖二方之用。

案6　单某，女，41岁，1991年3月22日初诊。嗳气难出，腹胀满三年多，甚则呕吐清水，受凉即腹痛，夜间两腿常伸出被外，否则，心里发急，大便常干，月经正常，苔薄白，脉数乏力。

此乃胃气虚弱，气逆不降，心下痞满，嗳气不除之证，遂投以旋覆代赭汤合吴茱萸汤加减。

处方：党参15g，代赭石10g（包煎），旋覆花12g（包煎），半夏15g，吴茱萸3g，炒火麻仁30g，炒枳壳9g，砂仁6g（后下），炙甘草6g。4剂，水煎服。

二诊（3月28日）：上方服2剂，病情大轻，服完4剂腹胀嗳气均除，但大便仍干（亦较前轻），为巩固疗效，乃将上方吴茱萸改为6g，火麻仁增至40g，继服4剂，并嘱（因其返里）在上方服完后，再服六君子丸以巩固之，若诸症不起，唯大便秘结，可常服润通之剂。

处方：当归15g，炒火麻仁30g，郁李仁20g，大芸15g，草决明15g，炒枳实10g。

按：脾胃为气机升降之枢纽，若胃气虚弱，气机逆乱，脾不升清，谷气下流则足热，胃不降浊则腹胀，胃气上逆则嗳气，旋覆代赭汤合吴茱萸汤温胃降逆，斡旋气机，4剂收功。莫把足热、便干当实热，此辨证之关键也。

案7　张某，女，35岁，以"嗳气1月余"为主诉于2010年1月初诊。

症见：嗳气、打嗝，胃脘区有堵感，早起重，遇凉加重，心急易怒，纳食可，大便3天1次，大便不畅，不爽，舌质淡红，苔黄稍厚腻，脉沉滞，月经正常，舌质红，苔薄黄，脉弦细，中医诊断为嗳气，属肝胃失和证，治以疏肝理气为主，柴胡疏肝散加减。

处方：柴胡10g，陈皮10g，川芎10g，生白芍10g，炒枳实12g，制香附10g，决明子30g，炒卜子15g。10剂，水煎服，日1剂。

复诊：服上药10剂后，打嗝症状消失，大便通畅，纳食不好，晚上吃稍多时，早上有堵感，左侧关节冷痛，余无特殊不适，舌质淡红，苔黄腻，脉沉滞。上方加通草6g，细辛3g，炒神曲10g，炒麦芽15g，10剂，水煎服，日1剂。

按：患者素情志不遂，木失调达，则肝气郁结，木郁克土，胃气不降则善打嗝、嗳气，治疗理气机，用柴胡疏肝散加味，加入决明子润肠通便，炒卜子（莱菔子）消食除胀，降气化痰。二诊左侧关节疼痛，加入炒神曲、炒麦芽健脾护胃，增强脾胃功能，加入细辛、通草以温经通络以止痛。

纳差

案1 李某，女，76岁，以"纳差1月余"为主诉于2013年7月24日初诊。症见：纳少，胃中隐痛，反酸，口酸，口苦、涩，口干，舌痛，口腔两侧异物感。饭前、饭后恶心。大便正常。舌淡胖，苔黄厚腻，脉沉滞。患者自6月开始不欲食，口干、苦、涩，晚饭后舌红如染色，曾先后去口腔科、脑科诊治，并于中医一附院住院20天，并查出HP（+），用三联疗法治疗，加之治疗糖尿病、高血压、冠心病等各种口服药物。胆囊切除术后2年。

处方：炒神曲10g，炒麦芽15g，炒山楂15g，炒卜子10g，清半夏10g，茯苓10g，陈皮10g，连翘10g，蒲公英15g，生甘草3g，草果6g。10剂，水煎服，日1剂。

二诊（2013年8月9日）：服上方15剂，效可。有食欲，纳增，诸症减轻。现口涩、苦、酸，舌涩刺痛，口腔两侧异物感，自觉头一直嗡嗡响，耳背。眠可，大便可，便前腹痛，便后痛减，小便多，色黄。舌淡，苔黄腻。

处方：炒神曲10g，炒麦芽15g，炒山楂15g，茯苓10g，鸡内金10g，蒲公英15g，黄芩10g，草果6g，知母10g，生甘草3g。10剂，水煎服，日1剂。

三诊（2013年9月9日）：服上方20剂，觉效不如首方好。现舌辣痛，面颊两侧异物感，纳可，大便偏干。舌红，苔白厚腻，脉细。

处方：黄芩10g，黄连6g，大黄6g（后下），丹皮10g，赤芍15g，苏梗6g。10剂，水煎服，日1剂。

　　按：患者纳差，并有反酸、口酸、舌苔黄厚腻等症，其病位在胃，胃中有积滞，为腑气不通，脾气失运之证。"腑以通为顺""脾以运为健"，故立运通之法，以焦三仙消运化滞，炒卜子消食除胀，降气化痰。合二陈汤以化体内痰湿浊邪，照顾患者糖尿病、高血压、冠心病等故疾。以连翘、蒲公英针对其幽门螺旋杆菌阳性的指征。二诊患者来述，服上方15剂即收良效，纳食增加，诸症减轻。以上方稍作加减以巩固疗效。

　　案2　黄某，男，6岁半，以"纳差半年"为主诉于2013年7月29日初诊。症见：食欲差，挑食，喜吃肉食，夜间睡眠时常突然趴到地上，晚上有2~3次，尿床，白天亦喜欢趴地上玩，自幼尿床至今，尿量少，尿频，夜间尿1~2次，大便可。舌质红，苔薄白，脉细。患者既往纳时好时差，近半年较明显。

　　处方：鸡内金6g，益智仁6g，桑螵蛸3g，炒山楂10g，肉桂2g，五味子6g，节菖蒲3g，远志3g，当归3g，生甘草3g。10剂，水煎服，日1剂。

　　二诊（2013年9月13日）：服上方10剂，效果不明显，服后食欲好，遗尿好转。现：鼻塞，嗓子痛，打喷嚏，流清涕，咽喉不红肿。夜间磨牙3月余，不挑食，尿频，尿量少，色不黄，手心热，大便可，易感冒，指甲有白点。舌尖红，根部苔黄厚腻，脉细。

　　处方：桑螵蛸3g，益智仁6g，菟丝子10g，白果6g，炙麻黄3g，黄芩6g，节菖蒲3g，炒麦芽10g，生甘草3g，山萸肉3g。10剂，水煎服，日1剂。

　　按：遗尿，多责之于小儿心肾不充，固涩失司。用鸡内金固精止遗，且鸡内金亦有消食之用，益智仁、桑螵蛸补肾缩尿，炒山楂除瘀消食，用肉桂取五苓散桂枝之用，加以节菖蒲、远志，促进心肾相交，当归补益气血，在固涩中佐以行散之品，精妙非常。

　　案3　刘某，女，37岁，以"纳少，易恶心45天余"为主诉于2015年1月7日来诊。症见：纳少，见饭易恶心，似饥非饥，胃部怕凉，饭后胃脘部堵塞感，运动后减轻，易腹胀。大便日1行，不成形，平素易上火，牙龈易出血，口干，脚出冷汗。近1个月来月经来潮2次，行经3天，量多，色黑，经前乳胀。舌质淡，苔腻黄，脉细。患者述平素胃部怕凉，恶食生冷，易腹泻。2014年11月因宫外孕做宫腹联合微创手术，术后半个月，胃部症状加重，纳少，易恶心、干呕、胁痛。曾服汤药效不显。经常服用止泻药。小便正常。

　　处方：柴胡10g，黄芩10g，党参10g，清半夏10g，桑叶10g，竹茹10g，丝瓜络10g，甘草6g，藿香3g（后下）。6剂，水煎服，日1剂。

　　二诊（2015年1月21日）：服上方6剂，已无恶心，无堵塞感。现症：易上火，晨起口干，牙龈易出血，食生冷易拉肚子，大便日1行，不成形，小便正常，纳眠一般。舌质暗红，苔薄黄腻，脉细。

处方：炒麦芽 15g，炒神曲 10g，炒山楂 15g，茯苓 10g，黄芩 10g，佛手 4g，黄连 3g，炒薏苡仁 30g，生甘草 3g，清半夏 10g。10 剂，水煎服，日 1 剂。

按：患者纳少，易恶心，干呕，胁痛，乃肝胃不和之象，又有胃部怕凉、食生冷易拉肚子、易上火、牙龈易出血、月经提前的症状，用药既不能过热亦不能过寒，故以小柴胡汤以和解之，佐以桑叶、竹茹、丝瓜络以清肝火，藿香以畅中，则诸症可解。

二诊时恶心，堵塞感消失，此次以调中为主治之，以焦三仙、佛手健运脾胃，合半夏泻心汤辛开苦降，茯苓、薏苡仁健脾化湿。

嘈杂

案 1 黄某，男，46 岁，以"胃脘不适 3 年"为主诉于 2013 年 7 月 26 日初诊。症见：胃脘不适，胃不胀，隐痛，胃喜暖喜按，饭前、饭后均有，饮酒后加重。口不干、不苦，饮水一般，口中有异味。舌质淡红，苔薄白有裂纹，脉细。2013 年 3 月胃镜示：糜烂性胃炎（未见单），服中西药治疗好转，后因饮酒又出现疼痛加重。纳可，眠时好时坏，二便可。

处方：清半夏 10g，槟榔 10g，制鳖甲 10g，炒枳实 10g，桔梗 10g，前胡 10g，党参 10g，吴茱萸 3g，丹参 30g，檀香 3g，砂仁 3g，生姜 3 片为引。10 剂，水煎服，日 1 剂。

二诊（2013 年 10 月 11 日）：服上方 15 剂，胃觉舒适，未继服药。上月 12 日郑大一附院胃镜示：食管平滑肌瘤、慢性浅表性胃炎。现偶尔饮食不注意时胃脘不适。大便易干。晨起口干，眠差，易醒，醒后不易入睡。舌淡，苔薄黄有裂纹，脉沉滞。

处方：炒神曲 10g，炒麦芽 15g，炒山楂 15g，清半夏 10g，连翘 10g，大黄 3g，陈皮 10g，石斛 10g，知母 10g。10 剂，水煎服，日 1 剂。

按：患者胃脘不适，饮酒加重，酒为助湿、助热之品，可见患者体内本有湿热痰浊之邪，又喜暖喜按，可见患者寒热虚实比较错杂，急则治其标，以延年半夏汤（《古今录验》）调和肝胃，益气缓急，消补兼施，治疗其胃脘疼痛。合丹参饮，以活血祛瘀，行气止痛，以疗气滞血瘀，心胃诸痛。二诊患者服用 15 剂，症状减轻，以运通清热养阴之法巩固疗效。

案 2 潘某，男，75 岁，1976 年 3 月来诊。患者身体素壮，近 20 天来，自感胃中嘈杂热辣辣的，好像喝烧酒一样，微有胀痛，口干不欲饮，舌红有裂纹，前半无苔，后半有少量薄黄苔，此为胃阴不足之象，与酸甘化阴法治之。

处方：北沙参 30g，麦冬 12g，细生地黄 12g，玉竹 9g，石斛 9g，炒扁豆 12g，天花粉 9g，谷麦芽各 9g，佛手 6g，木瓜 9g，山楂肉 12g，粳米一撮。水煎服，9 剂而愈。

按：此为沙参麦冬汤加减之方，为酸甘复阴之剂，既能养其胃，又能缓其肝，土木无忤，其病自安。

口苦

韩某，男，67 岁，以"口苦 4 年余"为主诉于 2013 年 6 月 14 日初诊。症见：口苦，晨起吐黄色黏液，胃脘不适，按之痛，不胀，知饥能食。口渴，饮水少，不喜饮。大便不顺畅，不干。舌红，苔白厚，脉沉滞。曾服藿香正气症减。无饮酒抽烟史。以达原饮为主方加减。

处方：厚朴 10g，槟榔 10g，黄芩 10g，草果 6g，知母 10g，生白芍 10g，栀子 10g，柴胡 10g。7 剂，水煎服，日 1 剂。

二诊（2013 年 6 月 21 日）：服上方 5 剂，口干，大便稀，日 3 次。服前 2 剂口苦减，继服效不显著。现口干苦，胃脘不适，喜长出气，打哈欠频，饮水少。小便可。舌质红，边尖红，苔黄厚，脉沉滞。

处方：柴胡 10g，黄芩 10g，清半夏 10g，党参 10g，炒白扁豆 12g，生薏苡仁 15g，黄连 3g。7 剂，水煎服，日 1 剂。

三诊（2013 年 6 月 26 日）：服药期间口苦减轻，现胃中不适，食后觉烦躁，喜长出气，打哈欠，觉身疲乏，困倦，腰困。胃脘至肚脐以上觉不适。纳一般，眠可，大便稍不顺，小便可。舌质红，苔薄黄，脉沉滞。有胆囊炎病史 30 年。

处方：柴胡 10g，黄芩 10g，清半夏 10g，二花 10g，连翘 10g，金钱草 30g，炒枳实 10g，生甘草 6g。10 剂，水煎服，日 1 剂。

四诊（2013 年 8 月 19 日）：服上方 20 剂，现口不苦，口酸。二便调，舌红，苔白腻，脉细。近段口渴甚，不喜饮白开水，常喝冰饮。述服 6 月 21 日方口苦明显减轻。

处方：清半夏 10g，陈皮 10g，茯苓 10g，炒枳实 10g，竹茹 15g，黄连 3g，天花粉 10g，生甘草 6g。10 剂，水煎服，日 1 剂。

按：患者为土壅木郁，湿热蕴于中焦，气机失调，胆气上泛故致口苦。虽然患者有口渴但不喜饮，且大便不顺畅、不干等症状，可见虽有湿、有热，但湿重热轻，故处以达原饮祛除胆胃湿热，以栀子凉肝泻热，加柴胡入少阳经，疏肝郁，清相火。二诊时，患者服药 5 剂，口苦有所减轻，大便稀，次数多，为祛邪外出之征。此时再审视患者口苦，口干，胃脘不适，喜太息，为少阳病典型症状，故处以小柴胡汤加减，和解少阳枢机，健脾祛湿清热。三诊患者服药 6 剂，口苦大减，效不更方，四诊时患者服药 20 剂，4 年来的口苦痊愈，复以黄连温胆汤加减以善后。

呃逆

案 1　柴某，男，30 岁，以"晨起呃逆 5 年余"为主诉于 2013 年 9 月 6 日初诊。症见：晨起呃逆，时断时续。大便排不尽感，成形，不黏，伴脐周胀，每日 2~3 次，检查一切正常，纳眠可，梦多，饮水多，小便多。舌淡红，苔薄黄，脉沉滞。乙肝小三阳 13 年，现肝功能正常，DNA 正常。

处方：党参 10g，炒白术 10g，茯苓 10g，生山药 30g，桑叶 15g，竹茹 10g，丝瓜络 10g，生薏苡仁 30g，丹皮 10g，赤芍 10g，炙甘草 6g。15 剂，水煎服，日 1 剂。

抄方：上方服 2 剂，大便难，加大黄 6g（后下）。

二诊（2013 年 11 月 1 日）：服上方 40 余剂，效可。现：大便排不尽，成形稍黏，一日 3~4 次，服药期间有便意排不出时，腹胀明显易干呕，纳眠可。舌边尖红，苔薄白腻。脉细。

处方：北沙参 15g，生地黄 10g，麦冬 10g，当归身 6g，枸杞子 10g，川楝子 3g，桑叶 10g，竹茹 10g，丝瓜络 10g，丹皮 10g，赤芍 10g，炒麦芽 10g，炒谷芽 10g，决明子 15g，生甘草 3g。25 剂，水煎服，日 1 剂。

按：此为脾胃气虚加热，胃气上逆动膈之呃逆。《灵枢·口问》中就有"胃为气逆、为哕"的记载，认为"谷入于胃，胃气上注于肺……气并相逆，复出于胃，故为哕"。以四君子汤益气健脾，兼以清热之品（诸逆冲上，皆属于火）。患者服上药 40 余剂，呃逆除。

案 2　张某，男，62 岁，呃逆半个月。曾用 654—2 和柿蒂均无效，异常痛苦，家人欲让其住院，住院手续已办，但患者不愿住院，要求服中药，因与我是同院邻居，故于 1998 年 8 月 24 日晚来我诊室就医，诊见呃逆频作，呈痛苦病容，口干舌红，脉细数。

处方：旋覆花 10g（布包煎），半夏 15g，代赭石 10g（包煎），党参 10g，柿蒂 30g，丁香 6g，炒枳实 10g，麦冬 20g，甘草 6g，生姜 9g、大枣 10 枚为引。3 剂，水煎服，日 1 剂。

二诊（8 月 28 日）：服上药 3 剂，有效，每服一次药可停止 2 小时不发作，而且服后即可停止呃逆，这是以前服药所未有的现象，根据患者脉证，改为下方。

处方：北沙参 30g，麦冬 30g，杷叶 10g，桑白皮 10g，陈皮 10g，柿蒂

30g，半夏 10g，竹叶 10g，生石膏 20g，知母 10g，刀豆子 30g，白芍 30g，甘草 10g。2 剂，水煎服。

三诊（8 月 31 日）：药后呃逆次数大为减少，程度亦轻，照上方继服 3 剂。

9 月 3 日晚患者夫妇来我家告知，病已愈。

按：本案呃逆频作，口干舌红，脉细数，乃肺胃气阴两虚，其气上逆，客气动膈所致。先用旋覆代赭汤和丁香柿蒂散加味取效，后以竹叶石膏汤合麦门冬汤加减，益气阴，清虚热收功，其中加入枇杷叶、桑白皮清肺降肺，平冲降逆；重用白芍、甘草，取芍药甘草汤缓急解痉之功，既治，又治肺治肝，是从五行的生克制化来考虑的。

胃脘不适

李某，男，26 岁，以"胃不适感近 1 年"为主诉于 2013 年 5 月 29 日初诊。症见：患者最初因常生气导致无食欲，嗳气，凌晨五六点左下腹不适，欲大便，晨起干呕，渐致食热则烦躁，口干、口苦，左下腹不适，食凉则脐周左下部位疼痛，早晨、中午食欲差，晚上食欲好。眠浅，晨起困乏。曾服李发枝老师药，因当时常生气，不觉有效。再服他医药后胃脘部痛。大便偏稀，日 1 次，小便可。舌质暗红，苔薄黄，脉沉乏力。易发呆，受惊吓。

处方：党参 10g，炒白术 10g，茯苓 10g，清半夏 10g，陈皮 10g，砂仁 3g（后下），炒山药 15g，炒神曲 10g，草豆蔻 6g，鸡内金 6g，炙甘草 6g，生姜 3 片、大枣 3 枚为引。10 剂，水煎服，日 1 剂。

二诊（2013 年 7 月 10 日）：服上方 15 剂，效可。现：纳差好转，口苦，饮水多，凌晨四五点腹部不适欲大便，便后全身乏力。双眼看书、报等时间长则觉转动不灵。晨起易打嗝，觉胃中有气。大便溏，日 1 次，小便黄。舌尖红，苔黄腻，脉沉滞。

处方：党参 10g，生山药 15g，炒白扁豆 10g，茯苓 10g，黄连 6g，泽泻 10g，防风 3g，羌活 3g，独活 3g，清半夏 10g，炙甘草 3g，生姜 3 片、大枣 3 枚为引。20 剂，水煎服，日 1 剂。

按：本案证属脾胃气虚，痰湿凝滞。脾气虚运化无力，故食不知饥，胃气虚，故纳少，生化乏源，致精神不振；痰湿阻滞气机，胃气上逆而打嗝、干呕，痰湿蕴而化热致口干苦、烦躁。治宜健脾益气，燥湿化痰，方用香砂六君子汤，加炒山药以加强补益脾气之力，再加草豆蔻助陈皮半夏行气化湿。后来复诊诉上证已愈。

腹胀

案 1 张某，女，46 岁，以"腹胀半年"为主诉于 2013 年 8 月 14 日初诊。症见：腹胀，空腹时嗳气，矢气多。能食但不消化，头晕，右肩酸沉，左腿酸，无力。月经不规律，色红，量多。大便量多，日 2 次，偶尔干结。舌暗淡，苔薄白，脉沉滞。

处方：柴胡 10g，陈皮 10g，川芎 g，生白芍 10g，炒枳实 10g，制香附 10g，炒麦芽 15g，炒山楂 15g，炒神曲 10g，决明子 10g，生甘草 3g。10 剂，水煎服，日 1 剂。

二诊（2013 年 10 月 21 日）：服上药 10 剂，效果明显，打嗝消失，腹胀、矢气多、不消化明显好转，现：脱发，便秘，每天 1 次，免疫力差，易外感，皮肤干燥，四肢膝盖发凉、酸沉，月经 9 月 12 日，至今未至。口干，每晚 3~4 次，纳可，饭后腹胀，有过敏性鼻炎，流清涕。舌质淡红，苔薄白，脉沉滞。

处方：炒神曲 10g，炒麦芽 15g，炒山楂 15g，炒卜子 10g，柏子仁 10g，急性子 10g，川牛膝 10g，麦冬 10g，红花 6g。10 剂，水煎服，日 1 剂。

按：此属肝胃不和之腹胀。患者能食但不消化，嗳气，矢气多，为肝气犯胃，食滞胃脘所致。以和法为宗旨，投以柴胡疏肝散合焦三仙，以疏肝理气，消食和胃。患者服 10 剂而愈。

案 2 宋某，女，35 岁，以"腹胀 4 年余"为主诉于 2013 年 8 月 23 日初诊。症见：腹胀满，从心下至少腹，按之舒，矢气、嗳气稍舒，食则胀，颈肩腰背痛，上肢关节痛，右腿酸（诊为强直性脊柱炎 8 年），纳差，二便可，眠差，晨起不解乏，舌鲜红，苔薄白，舌体瘦小，脉沉滞细。自诉夏季饮冷（饮料、酸奶）较多开始腹胀，后渐渐加重，逐渐消瘦。检查：肠系膜上动脉压迫后遗症。

处方：清半夏 10g，干姜 6g，党参 10g，黄芩 10g，黄连 3g，大黄 3g（后下），炒枳实 6g，炙甘草 6g，大枣 3 枚为引。7 剂，水煎服，日 1 剂。

二诊（2013 年 9 月 6 日）：服上方腹胀好转。现：双上下肢、项部过电感，自觉腹部有气向下排，纳差，食多则恶心呕吐，大便解不净感，打嗝后腹胀好转，怕冷，舌质淡红，苔薄白，脉细弱。

处方：党参 10g，炒白术 6g，干姜 6g，砂仁 3g（后下），清半夏 6g，青皮 3g，酒大黄 3g（后下），炙甘草 3g。10 剂，水煎服，日 1 剂。

按：本病属寒热错杂，脾胃升降失常之腹胀。患者平素饮食不节，冷热不禁，损伤脾胃，使脾胃升降功能失常。《素问·五脏别论》："六腑以通为用，以降为顺。"《素问·六微旨大论》又云："升已而降，降者为天；降已而升，升者为地。"故投以半夏泻心汤，平调寒热，消痞除胀。外加大黄、枳实以通腑气，使浊气得降。如是则脾升胃降，气机升降正常，腹胀亦除。

案3　高某，女，30岁，自述腹胀时作1年多，胀时自觉腹部欲裂，难以坐卧，但按之柔软，不疼痛，当时我正为该班讲课，让予诊治。

处方：党参30g，干姜12g，炒白术12g，炙甘草9g，制附子9g，青皮9g，陈皮9g。水煎服，连服3剂，胀消，患者乃留方备用。

按：此为中虚失运之候，当"塞因塞用"，本方既是附子理中汤又是治中汤，脾得温补而复健，气得运转而无滞，否去泰来，中宫自宁。

案4　李某，男，40岁，郑州市德化街照相馆。自述小腹发胀2年多，不疼痛，食后常嗳气，二便正常，西医多次检查为十二指肠淤滞，让其手术，患者终不肯做，服西药无效。于1977年11月17日就诊于予。

处方：桂枝9g，白芍9g，炒小茴9g，乌药9g，木香6g，川楝子9g，荔枝核9g，制香附12g，红花9g，五灵脂12g，大腹皮9g，炙甘草6g。水煎服。

1977年11月29日复诊。上方服12剂，腹胀基本消失，尚有嗳气，上方去灵脂加丁香6g，柿蒂9g，水煎服。嘱其痊愈，不必再来。

按：小腹胀首先要责之于肝，故方中重用疏肝理气之品，气滞日久，血行亦必不畅，故又加活血之味，便气行血畅，其胀自除。

案5　王某，男，62岁，患者以脑出血，左侧肢体不遂入住省某医院高干病房，经治疗病情稳定，但腹胀，大便不通已20天，1996年5月9日医院同意请中医会诊，症见：腹胀大，鼓之如鼓，大便20天未行，小便亦不通，插入导尿管，脉数有力，舌苔黄中带黑，厚布于舌，较干，舌质暗红，面呈瘀胀象，异常痛苦面容。

处方：大黄30g（分两次后下），厚朴15g，炒枳实15g，炒卜子30g。2剂，水煎服。

上方服1剂，大便未行，第2剂去大黄，大便仍未行。

二诊（5月11日）：患者云，自觉腹胀稍轻，余同上。

处方：半夏15g，党参10g，黄芩10g，黄连6g，干姜10g，香橼10g，炙甘草6g。1剂，水煎服。

三诊（5月12日）：上方服1剂，虽觉腹中气行，大便仍不下，上方加茯苓30g，泽泻15g。1剂，水煎服。

四诊（5月13日）：上方服后，大便泻下甚多，据患者说，约有两盆，先是干粪块，后是污秽物，一天泻了9次，至今23天未通的大便，得以尽出，患者顿觉轻松，如释重负，腹已基本不胀，舌苔有减退，脉较平静，面已无瘀浮之象。

处方：半夏 12g，党参 10g，黄芩 10g，黄连 3g，干姜 6g，香橼 10g，茯苓 15g，炙甘草 6g，大枣 3 枚为引。2 剂，水煎服。

五诊：大便一日 1~2 次，腹中觉舒，顿觉饥饿，饮食大增。腹胀大便不通之患已完全解除，转治其半身不遂和慢性肾衰之患，其方药不再赘述。

按：此案比较典型。该院西医治疗比较棘手，故同意请我会诊。予第一次用小承气汤加炒卜子，第二次用半夏泻心汤加香橼，第三次用半夏泻心汤加香橼、茯苓、泽泻。从治疗经过来看，病为气水糟粕互结之候，第一方虽能行其气，攻其结，但不能行其水；第二方虽能辛开苦降，转其大气，但仍不能去其结聚；第三方乃中其的，当然也不能否定第一、二方的作用，可能是连续性的作用。从此，可见中医药的特殊功效，是能多治疗急重症的。

腹部痞满

薛某，男，78 岁，以"腹部硬满 2 个月"为主诉于 2014 年 2 月 27 日初诊。主症见：腹部硬满连及两胁，碍于呼吸，纳少，稍食则饱，眠可，大便偏干，1~2 天 1 次，不喜饮水，近 2 年消瘦明显，双眼周围潮红，平时血压偏低，易疲乏，动则加重。贫血 6 年。B 超示：少量腹水，脾大，外院诊为骨髓纤维化。舌淡苔白，舌体胖大，脉大数。

处方：炒枳实 12g，炒白术 10g，木香 10g，砂仁 6g（后下），炒牵牛子 10g，酒大黄 10g（后下），生姜为引。6 剂，水煎服，日 1 剂。

二诊（2014 年 3 月 5 日）：服上方 6 剂，腹部硬满明显减轻，大便不干，每日 1 次。现：呼吸仍有不畅，纳少，眠可，二便调。舌淡，苔黄厚腻，脉沉滞。

处方：清半夏 10g，茯苓 30g，陈皮 10g，醋延胡索 15g，炒牵牛子 6g，酒大黄 6g，益母草 30g，香橼 10g，炒神曲 10g，党参 10g，生姜 3 片为引。15 剂，水煎服，日 1 剂。

按：此为气滞之证。以理气通脐之药治之。正如《素问·至真要大论》所说："塞因塞用，通因通用，必伏其所主，而先其所因。"患者服上药 6 剂，即觉腹部硬满明显减轻。

腹痛

案 1 顾某，女，46 岁，以"胃脘处痛为主，满腹窜痛 7 年余，咳嗽 2 月余"为主诉于 2013 年 5 月 27 日初诊。症见：胃脘处、满腹窜痛，痛时连背，乏力不能忍，出冷汗，持续 1~2min 自行缓解。咳嗽，吐少量白痰，胸闷，晚上较重，曾住院治疗，怀疑间质性肺炎。平时心慌，血压不稳，（90～135）／（40～98）mmHg。心脏检查：偶发房早室早，平时心电图正常。现正服西药治疗，乏效。大便不顺畅、不规律，干稀不定。月经提前 1 周，量可。舌红、胖，苔黄厚褐色，脉沉滞。患者 2005 年行胆囊摘除术后即觉胃脘痛。

处方：丹参 30g，檀香 3g（后下），砂仁 3g（后下），生百合 30g，乌药 10g，延胡索 10g，大黄 6g，木香 10g。10 剂，水煎服，日 1 剂。

二诊（2013 年 6 月 10 日）：服药前 2 剂症减明显。现：咳减，但咽中有痰，咳不出，咽不下。后脑至后背及前胸部凉。满腹压痛（B 超示无异常），闷气，满腹窜痛。大便不成形，腹痛即排便，便后觉舒。纳眠可，小便可。舌质红，苔黄，脉沉滞。

处方：上方去大黄加全瓜蒌 30g，薤白 10g，郁金 10g。10 剂，水煎服，日 1 剂。

按：本病脘腹痛特点是窜痛、不固定，其时间长达 7 年之久，又因手术后而致上证，典型的气滞血瘀证。气机不调，血行不畅，不通则痛，拟行气化瘀之法治之，用自拟方丹百汤，效如桴鼓。

案 2　李某，女，36 岁，以"腹痛 1 年余"为主诉于 2013 年 5 月 17 日初诊。症见：肚脐部疼痛甚，每天都痛，无缓解时，甚则出汗，受凉、吃凉食加重。月经周期可，量可，色黑，有血块，无乳房胀痛。初潮至今都有痛经，用 654-2 效不佳，白带可。大便干，3～4 天 1 行，小便黄。舌质红，苔黄厚，脉沉滞。多处服中西药，前 3 天有效可缓解，继服无效。腹部彩超无异常，妇科查子宫肌瘤（未见单）。顺产 1 子，现 13 个月，体健。

处方：桃仁 12g，大黄 10g，䗪虫 6g，五灵脂 10g，蒲黄 10g（包煎），红花 15g，白酒一盅为引。10 剂，水煎服，日 1 剂。

二诊（2013 年 5 月 29 日）：服上方第 1 剂，腹即不疼痛，至第 8 剂时晚上又出现腹痛，每次持续时间较前短。现：每隔 2～5h 出现一次腹痛，持续半小时。服药期间腹泻，每天 2～3 次，现停药 3 天，一直未大便，小便黄。舌质红，苔白微黄，脉沉滞。

处方：桃仁 10g，酒大黄 6g，土鳖虫 10g，生白芍 30g，醋延胡索 15g，制川乌 6g，桂枝 10g。10 剂，水煎服，日 1 剂。

另：生白芍 30g，醋延胡索 15g，山楂炭 15g，制香附 10g，当归 10g，炙甘草 15g。5 剂，水煎服，日 1 剂。

按《金匮要略》有云："产妇腹痛，法当以枳实芍药散，假令不愈者，此为腹中有干血着脐下，宜下瘀血汤主之；亦主经水不利。""妇人六十二种风，及腹中血气刺痛，红蓝花酒主之。"该患者腹痛难解，部位固定在脐腹部，痛经，经血色黑有块，说明血瘀甚，故宜活血化瘀，用下瘀血汤合失笑散、红蓝花酒方。

案3 张某，女，33岁，以"腹部隐痛2月余"为主诉于2013年5月6日初诊。症见：患者满腹隐痛，胃脘部按之痛甚，用热水袋暖后稍好。晨腹痛甚，腹痛欲便，大便溏，便后痛缓解，解不净感。曾服中药治疗，有效。月经7天净，有块，乳房不胀，腹稍痛。舌暗红，点刺，苔薄黄，脉细。

处方：炒小茴香10g，肉桂6g，枸杞子10g，当归10g，茯苓10g，乌药10g，木香10g，吴茱萸3g，干姜10g，制附子6g。10剂，水煎服，日1剂。

二诊（2013年6月17日）：服上方10剂，效可，腹痛基本消失。眼困暗明显。纳一般，眠差多梦，早醒，每晚睡7h左右，二便可。食生冷易胃痛腹不适。舌质红，苔黄厚腻，脉细滞。

处方：上方干姜改为6g，加山楂炭15g，木贼草10g，红花6g。10剂，水煎服，日1剂。

按：腹痛拒按，属实；得热痛减，属寒；经血有血块、舌质暗红点刺为有瘀血，便前腹痛，便后痛减，属肝郁脾虚，本病综合分析为肝郁气滞，寒凝肝脉证，用暖肝煎合四逆汤，共奏温阳散寒，行气止痛之功。

案4 李某，女，43岁，以"腹痛10余年"为主诉于2013年4月8日初诊。症见：每食生冷、辛辣、生气后会出现腹痛，胀甚，胀痛均重，甚则呕吐黑水。时左胁部疼痛，时有易腹泻，便前无腹痛。纳一般，眠可，大便有排不尽感，小便可。患者腹痛10余年，初按阑尾炎、结石等治疗效不显，后检查排除。每痛时用治疗痉挛药物可缓解。月经提前10余天，量少，色暗，经前乳房胀不重。舌质暗红，苔薄白，脉沉滞。2012年11月9日查彩超：子宫后壁低回声结节（11mm×7mm）。

处方：川芎10g，当归10g，生白芍30g，泽泻15g，炒白术12g，茯苓12g，丹参30g，檀香3g（后下），砂仁3g（后下），清半夏10g，五灵脂10g，蒲黄10g（包煎）。10剂，水煎服，日1剂。

二诊（2013年5月20日）：服上方20剂，腹痛好转。现月经不规律，量少，色黑，经前乳房胀痛。2013年4月8日彩超：双侧乳腺增生样变伴右侧乳腺结节；子宫肌瘤；左侧卵巢小囊。易腹泻，时有便秘。舌暗红，苔薄黄，脉沉滞。夏季易低热，午后热，37.5℃左右。

处方：桂枝10g，茯苓10g，丹皮10g，赤芍10g，桃仁10g，柴胡10g，制香附10g，大贝10g，桔梗10g，陈皮10g，黄芩10g，全瓜蒌10g，连翘10g。20剂，水煎服，日1剂。

三诊（2013年9月2日）：服4月8日方20剂，腹已不痛。现腹胀，易腹泻，大便解不净感，胃胀，反酸，刷牙时干呕，面色萎黄。纳少，右手食指偶尔会不自觉跳动，怕冷，口干、口苦、口渴。舌质淡红，苔薄白，脉沉滞。

处方：清半夏10g，干姜10g，党参10g，黄芩10g，黄连3g，厚朴10g，香橼10g，炙甘草10g，大枣3枚为引。10剂，水煎服，日1剂。

四诊（2014年4月28日）：现腹痛基本已愈，今欲调理其他疾病。2014年3月20日鹿邑真源医院查子宫内低回声结节（考虑肌瘤），右附件区囊性包块。现：偶有腰部酸痛，经后1周时小腹胀，微痛，不凉，月经时提前7天，4天净，量不多。经前乳房微疼，微胀，白带多，质稠，色黄，异味重。性子急。舌淡红，苔薄白，脉沉滞。

处方：柴胡10g，陈皮10g，川芎6g，生白芍10g，炒枳实10g，制香附10g，黄柏10g，车前子20g（包煎），白蔹10g，生甘草6g。10剂，水煎服，日1剂。

按：满腹疼痛，以下腹部为重，腹痛、腹胀，胀痛并重，每食生冷、生气后加重，为气滞血瘀之征，平时易腹泻，大便解不尽感，为脾虚有湿之象，治当行气活血，健脾利湿。处方当归芍药散、丹参饮、失笑散。二诊时服上方20剂，腹痛愈，以月经不调求治。

案5 左某，女，45岁，以"脐下小腹痛4月余"为主诉于2013年11月6日初诊。症见：患者小腹按之痛，不按不痛，不胀。胃脘经常痞塞感，按之痛。曾于他医处服中药，效可。易上火，咽中有痰，吐不出，咽不下。大便不成形，黏腻，月经提前5天，色黑有块，经前乳房不胀。易感冒，感冒时后脑勺痛。舌淡，有齿痕，苔黄厚，脉细。

处方：炒神曲10g，炒麦芽15g，山楂炭15g，五灵脂10g，蒲黄10g（包煎），红花10g，连翘10g，黄芩10g，生白芍10g。10剂，水煎服，日1剂。

二诊（2013年11月22日）：服上方10剂，效可，小腹痛较前减轻。现：仍觉胃脘痞塞不适，头痛，主要为枕部痛，腹部发胀，前胸后背凉，纳食可，但食后1h左右即烧心，眠可，大便稀，日2~3次，小便。口唇干，不能饮。舌质淡红，有齿痕，苔薄白，脉沉滞。

处方：川芎10g，当归10g，生白芍15g，泽泻10g，炒白术10g，茯苓10g，丹参30g，檀香3g（后下），砂仁3g（后下），荔枝核10g，制香附10g，炒山药30g。10剂，水煎服，日1剂。

三诊（2013年12月9日）：服上方10剂，小腹痛明显减轻，现：胃脘仍痞塞不适，脐上腹两侧发胀，烧心，泛酸，头已不痛，前后心仍发凉，觉心里怕冷，腰部疼痛（已诊断为腰肌劳损）。喉部感觉有异物，吞之不下，吐之不出，平时吃饭吞咽正常，纳可，食后烧心减轻，眠可，大便稀，日1~2次，尿急，但每次尿量不多，平时性情急躁，易发怒，口仍干，饮水不多，月经提前 4~5 天，量不多，色黑，白带偏多。舌质淡，有齿痕，苔白厚腻，脉沉滞。

处方：党参 10，炒白术 10g，茯苓 10g，生山药 30g，桑叶 10g，竹茹 10g，丝瓜络 10g，炮干姜 10g，黄芩 10g，车前子 15g（包煎），炙甘草 3g。10 剂，水煎服，日 1 剂。

按：患者小腹痛位置固定，痛则不通，用失笑散活血化瘀止痛，瘀久化热，连翘以散热结，服后腹痛减轻。二诊时辨证为肝脾失调，瘀血阻滞，选当归芍药散合丹参饮调肝脾，荔枝核、香附散结祛寒，行气，服后腹痛明显减轻。肝居下焦，其脉布胁肋，抵少腹。少腹痛多考虑肝脉瘀滞，上方疏肝气，柔肝体，活肝瘀，体现中医辨证的整体性。三诊健脾清肝巩固治疗之。以上分析说明中药效果显著，但只有辨证明确，用药对症，才可能收效迅速。

案 6　高某，男，12 岁，腹胀痛数日，阵阵发作，躁扰而叫，腹部叩之，胀气明显，按之痛甚，大便不畅，不发寒热，舌苔白而略厚，微带黄色。先投以厚朴三物汤，胀痛俱减，次日晚又复如前，再投此方，效果不著，又以乌梅丸加减治之，症状虽轻，但不能愈，后以半夏泻心汤加焦麦芽、焦山楂、炒神曲，2 剂而病去。

按：半夏泻心汤，应用范围较广泛，不仅治伤寒误下成痞，即不由误下而寒热中阻致痞，以及湿热留恋，脾胃虚弱，升降失调致痞者，皆可以此方加减，效果甚好。本患者系寒热夹杂，饮食停滞之证，厚朴三物汤，意在行气，为治实热内积，气滞不行而致腹胀痛大便不能之方，非此症本症所全宜，故效果不著。乌梅丸虽能治寒热错杂，腹痛时作之证，但亦非本症所全宜，故痛胀虽轻而不能愈。终用半夏泻心汤加炒神曲、焦麦芽、焦山楂，2 剂而痛去。由此可见，审证不易，而用药亦较难也。治疗过程也是医者认识疾病的深化过程。

案 7　张某，女，21 岁，右侧少腹疼痛 1 年余，按之痛重，西医诊为慢性阑尾炎，于 1976 年 4 月 23 日就诊，以桂枝茯苓丸加味治之。

处方：桂枝 9g，白芍 9g，茯苓 12g，桃仁 9g，丹皮 9g，五灵脂 12g，橘核 9g，荔枝核 9g，川楝子 9g。连服 8 剂而痛止。

按：桂枝茯苓丸是《金匮要略》治妇人宿有癥病之方，是祛瘀癥的小剂，对少腹瘀滞作痛，久而不愈，证候又较轻者，用之确有良效。此证以腹痛为主，是血瘀气滞所致，故以桂枝茯苓丸治之。荔枝核散结祛寒，行血中之气，橘核温化散结，楝子行气止痛（优于止痛），况此三味又有治疝之功，此证以腹痛为主，有疝气之疑，此三味亦可兼而治之。此外，更有一层深义，即本方又具有治肝病之功效，肝居下焦，其脉布胁肋，抵少腹，分少腹疼痛，亦应考虑肝脉之瘀滞，方中桃仁、丹皮、灵脂能活肝之瘀，桂枝、荔核、橘核、川楝子能疏肝之气，白芍能柔肝之体；或谓这种分析，是否有些过多，殊不知，这正是中医辨证的整体性，也正是中医治病的微妙处，更不能一见西医诊为炎证，就盲用清热解毒药。

案8 杨某，女，25岁，右下腹阵痛1天多，痛而兼胀，大便2日未行，痛处拒按。患者云：有慢性阑尾炎病史，昨日午餐，饭菜有些凉，下午即觉胃和右下腹疼痛，而且疼痛逐渐重，疑为慢性阑尾炎发作，遂就诊于予。患者年轻体壮，伤于饮食，舌苔根部较厚，脉沉有力，大便未行，为腑气不通之候。因痛在右下腹，患者又有慢性阑尾炎病史，即以大黄牡丹皮汤和薏苡附子败酱散加减治之。

处方：大黄15g（后下），芒硝9g（冲化），桃仁12g，丹皮9g，生薏苡仁30g，冬瓜仁30g，败酱草30g，金银花30g，蒲公英30g，木香9g，乌药9g，川楝子9g。1剂，水煎服。

次日，患者告予曰：药后大便泻七八次，疼痛完全消失，按之亦不痛，胃亦舒适。

按：患者饮食失当，以致腑气结聚，引起慢性阑尾炎发作，故以肠痈为主治之。药后便通、积去、热清、痛止，果获速效。

案9 朱某，男，70岁，以"腹痛20年加重20天"为主诉于2007年3月14日来诊。20年前因感冒咳嗽，咳痰纳差，治愈后，出现腹痛，服用抗溃疡西药有效，但未消除。现症：以脐左侧隐隐作痛，压之痛重，食凉食物加重，耳鸣，腰酸，会阴部潮湿，食欲可，睡眠正常，大小便正常，舌质暗红，苔薄白，脉沉弱。2006年8月胃镜示：①浅表性胃炎。②胃溃疡。诊断为腹痛，病机为肝脾功能失调，挟瘀，治以当归芍药散合失笑散。

处方：川芎10g，当归10g，生白芍30g，泽泻15g，炒白术12g，茯苓12g，五灵脂10g，蒲黄10g（包煎）。10剂，水煎服，日1剂。

二诊（4月4日）：上方共服15剂，腹痛告愈，改治耳鸣。

处方：柴胡10g，黄芩10g，制半夏10g，党参10g，磁石20g（先煎），夏枯草15g，连翘10g，麦冬10g，炙甘草6g，生姜3片，大枣4枚为引。15剂，水煎服。

按：20年之腹痛，用当归芍药散合失笑散10剂而愈，一则说明中药效果之显著；二则说明辨证之重要，只有辨证准确，用药对证，才可能收效较速，"肝脾失调，瘀血阻滞"，是本病辨证的关键。

案10 李某，女，43岁，以"腹痛10余年"为主诉于2013年4月初诊。症见：每食生冷、辛辣或生气后，出现腹痛、胀甚，腹痛以下腹为重，胀痛均重，甚时呕吐黑水，时有左肋部痛，时有易腹泻，便前无腹痛，纳一般，眠可，大便有排不尽感，小便可，月经提前10余天，量少，色暗，经前乳房胀不重，舌质暗红，苔薄白，脉沉滞。患者腹痛10余年，初按阑尾炎、结石等治疗，效不显，后检查排除。B超示：子宫后壁低回声结节（11mm×7mm）。诊断为腹痛，气滞血瘀证，治以疏肝理气止痛为主，处以当归芍药散、失笑散、丹参饮汤加减。

处方：川芎10g，当归10g，生白芍30g，泽泻15g，炒白术12g，茯苓12g，丹参30g，檀香3g（后下），砂仁3g（后下），清半夏10g，五灵脂10g，蒲黄10g（包煎）。10剂，水煎服，日1剂。

二诊：服上方20剂，腹痛好转，仍月经不规律，量少色黑，经前乳胀痛，易腹泻，时有便秘，舌暗红，苔薄黄，脉沉滞。夏季易低热，午后热，体温37.5℃左右。彩超示：双侧乳腺增生样变伴右侧乳腺结节，子宫肌瘤10mm×7mm，左侧卵巢小囊。

处方：桂枝10g，茯苓10g，丹皮10g，赤芍10g，桃仁10g，柴胡10g，制香附10g，大贝10g，桔梗10g，陈皮10g，黄芩10g，全瓜蒌10g，连翘10g。20剂，水煎服，日1剂。

三诊：服首方20剂，腹已不痛，现：腹胀，易腹泻，大便排不净感，胃胀，反酸，刷牙时干呕感，面色萎黄，有面斑，纳少，右手食指偶尔会不自主跳动，怕冷，口干，口苦，口渴，舌质淡红，苔薄白，脉沉滞。

处方：清半夏10g，干姜10g，党参10g，黄芩10g，黄连3g，厚朴10g，香橼10g，炙甘草10g，大枣3枚（切开）为引。10剂，水煎服。

四诊：现腹痛基本已愈，今欲调理其他疾病。

按：患者腹痛，食生冷、辛辣，或生气后，腹痛、胀甚，可辨为寒凝气滞之腹痛。患病10年，陈寒已久，寒凝则血瘀，不通则痛，故见月经量少，色暗，肝主少腹，则腹痛以下腹为重。故处以当归芍药散合失笑散、丹参饮，共奏补血活血，化瘀行气止痛之功。复诊服上方腹痛好转，考虑其乳腺增生，子宫肌瘤以及卵巢囊肿，给予桂枝茯苓丸加减。三诊时患者因觉腹痛为要，故仍服用首方以巩固而腹痛愈，以收全功，可见此方功效甚卓。

案11　吕某，男，40岁，以"发作性上腹痛，伴发热半年余"为主诉于2013年8月初诊。症见：发作性腹痛，伴发热，体温39℃以上，发热时转氨酶升高，胃脘烧灼感，反酸，胃胀不适，嗳气，颈部憋胀感，纳较差，眠一般，大便偏干，不畅，舌胖大，苔黄厚腻，口苦，脉沉滞。2007年行胆管吻合术、胆囊摘除术，2011年行肝内胆管结石取石术（泥沙型结石）。诊断为腹痛，属少阳阳明腑实证，治以荡涤腑实为主，大柴胡汤加减。

处方：柴胡 10g，黄芩 10g，清半夏 10g，炒枳实 12g，生白芍 10g，大黄 6g（后下），金钱草 30g，乌药 10g，郁金 12g。10 剂，水煎服，日 1 剂。

二诊：服上方 20 剂，效佳，腹痛未发作，腹胀、便秘明显改善，现：胃脘烧灼感，有返流，口腔不适，胃胀不甚，纳可，眠安，大便可，小便黄，舌质暗红，胖大，苔黄白略厚，脉沉滞。上方加炒王不留行 20g，炒神曲 10g，鸡内金 10g，生黄芪 30g，生姜 3 片，大枣 4 枚（切开）为引。25 剂，水煎服，日 1 剂。

三诊：服上药效佳，偶尔腹胀，胃脘烧灼感不明显，小便黄，大便不干，舌胖大，暗淡，苔薄黄，脉沉滞。

处方：柴胡 10g，黄芩 10g，清半夏 10g，炒枳实 12g，生白芍 30g，大黄 6g（后下），金钱草 30g，乌药 10g，鸡内金 10g，通草 6g，郁金 10g，连翘 10g。20 剂，水煎服，日 1 剂。

按：患者有胆结石及肝内胆管结石摘除术史，肝胆属木，木伤则木不疏土，中焦土壅，胃失和降，中焦气机不运，不通则痛。土壅日久，郁而化热，出现发热、胃脘烧灼感，大便干，应用六经辨证来分析，既有"口苦咽干"的少阳证，又有"胃家实"的阳明证，因此，判定为少阳阳明合并病，以大柴胡汤加味，用金钱草、乌药、郁金等理气排石辅助治疗，后据病机加入神曲、鸡内金、生黄芪，加强脾胃运化之力，培补中气，加王不留行，增进排石之力，渐收全功。

案 12 张某，女，33 岁，以"脘腹痛 2 月余"为主诉于 2013 年 5 月初诊。症见：整个腹部隐痛，胃脘部按之痛甚，得暖后稍好，早晨腹痛甚，腹痛欲便，大便溏，便后痛缓解，大便有解不净感，舌暗红，点刺，苔薄黄，脉细，诊断为腹痛，肝经寒凝证，治以暖肝温经为主，处以暖肝煎加减。

处方：炒小茴香 10g，肉桂 6g，枸杞子 10g，当归 10g，茯苓 10g，乌药 10g，木香 10g，吴茱萸 3g，干姜 10g，制附子 6g。10 剂，水煎服，日 1 剂。

复诊：服上方 10 剂，腹痛已基本消失，眼周暗明显，纳一般，眠差，多梦，早醒，二便可，食生冷易胃痛、腹不适，舌质红，苔黄厚腻，脉细滞。上方干姜改为 6g，加山楂炭 15g，木贼草 10g，红花 6g，10 剂，水煎服，日 1 剂。

按：病者腹痛，按之痛甚，得温则解，为实寒之证。早上为少阳升发之时，肝寒凝滞，阴阳搏击，肝木克伐脾土，中土壅滞，则痛时欲便，便后痛减，故处以暖肝煎，暖肝温肾，行气止痛，痛甚故加吴茱萸、干姜、制附子加强温阳散寒之功。上药服十剂，腹痛基本消失，但眼周暗，肝开窍目，为肝寒血凝所致，故方中加红花活血化瘀，并加木贼草、山楂炭为使药，共奏活血化瘀之功，以收全效。

泄泻

案1 李某，男，34岁，以"腹泻8年余，乏力2年"为主诉于2013年3月8日初诊。症见：时常出现腹泻，大便稀或不成形，日1~2次，饮酒后日4~5次，晚上睡眠可，白天易犯困，乏力，运动时四肢无力，易烦躁，口不干，小便正常，舌暗红，苔黄厚，脉沉滞。

处方：葛根15g，黄芩10g，黄连6g，党参10g，生山药30g，炒白扁豆10g，车前子15g（包煎），炮干姜6g。10剂，水煎服，日1剂。

二诊（2014年1月6日）：服上方腹泻愈。现：今年9月发热愈后，易反复感冒，身虚弱，怕冷，后背发凉，腰腿痛沉，纳可，眠可，二便可，舌质暗，苔白厚腻，脉沉细滞，近几天出现阳痿。

处方：党参10g，炒白术10g，茯苓10g，生山药30g，藿香10g（后下），白扁豆15g，通草6g，滑石30g（包煎），生甘草6g。20剂，水煎服，日1剂。

三诊：服上方20剂，阳痿已愈，仍腰酸背凉，易醒，醒后不易睡，不烦躁，舌暗，苔薄腻，脉沉弱。

处方：炒杜仲10g，川续断10g，桑寄生15g，枸杞子12g，狗脊30g，炒白术10g，茯苓10g，炒神曲10g，生黄芪30g，灯心草3g，白蔻仁6g（后下），生甘草3g。10剂，水煎服，日1剂。

按：久泄之治，一般应以补虚，甚则固涩为法，以泻久"阳明不阖"之故，然而，即便如此，运用补益之法之时，仍要审证求因，不可偏执一端，本案患者长期饮酒，其湿热内蕴之重，由此可见一斑。叶天士云："又有酒客，里湿素盛……在阳旺之躯，胃湿恒多，在阴盛之体脾湿亦不少，然其化热则一。"故用葛根芩连汤以去肠胃积热，所以加党参者，据《温热论》中对于中焦湿热重证之治亦提出，"湿热一去，阳亦衰微矣"，以补中气；用炮姜、扁豆、山药之属，健运坤阳，湿邪得化。

案2 李某，男，56岁，以"腹泻3年，加重1月余"为主诉于2014年12月15日初诊。症见：腹泻，日1次，先干后稀，泻前腹不痛。近来消瘦，体重下降13斤，舌质鲜红，无苔，舌体灼痛、刺痛，脉细。一个月前因食羊肉汤，第二天开始出现腹泻，日7次，于河南中医一附院住院治疗后，大便转为日1~2次。西医诊断为消化性功能紊乱，查肠镜、胃镜无异常。

处方：党参10g，北沙参15g，生山药40g，石斛15g，灯心草3g，乌梅10g，麦冬10g，竹叶10g，生地黄10g，川木通3g，生甘草3g。6剂，水煎服，日1剂。

二诊（2014 年 12 月 22 日）：服上方 6 剂，效可。舌质鲜红及舌体灼痛均明显减轻，现舌质暗红，已有薄白苔。大便偏稀，日 1 次。纳少，无食欲，食之无味。脉细。

处方：党参 15g，炒白术 10g，茯苓 10g，生山药 40g，乌梅 10g，五倍子 6g，麦冬 10g，生地黄 10g，川木通 3g，黄连 6g，生甘草 6g。8 剂，水煎服，日 1 剂。

按：患者长期腹泻，易使津液外脱，久而久之致体内津液不足，阴虚则火旺于上，舌鲜红无苔便是阴液亏虚、心火亢盛之候。舌为心之苗，心火亢盛则舌体鲜红溃烂，脾主运化，脾失运化则泄泻不止。故初诊时以养阴清热为主，兼以健脾止泻，方选人参乌梅汤合导赤散治之。其中重用山药为一大特色，此法源于张锡纯"一味薯蓣饮"，原方治疗"劳瘵发热，或喘或嗽，或自汗，或心中怔忡，或因小便不利，致大便滑泄……"，我常以此为法，治疗久泻伤阴者。二诊时舌体溃烂、无苔等症状已明显减轻，患者觉食不知味，知病变已以中焦为主，随证治之，以健脾涩肠为主，清泄心火为辅。可见把握疾病的动态变化尤为重要。

案 3 向某，女，34 岁，以"腹泻 3 年余"为主诉于 2014 年 9 月 15 日初诊。症见：腹泄，日 3 次，溏泻，泻前腹不痛，睡醒后或饭后易泻，吃鸡蛋、饮牛奶后更易泻。大便急迫。平时怕热不怕冷。口苦，不喜饮水。月经量少，经前、经期太阳穴处痛，巅顶至后颈闷痛，经后头痛好转。舌淡暗，苔薄白，舌下脉瘀。有药物肝炎病史。曾服中药治疗无效，饭量不减。

处方：炒山楂 15g，生山楂 15g，炒车前子 15g（包煎），生车前子 15g（包煎）。4 剂，水煎服，日 1 剂。

二诊（2014 年 12 月 15 日）：诉服 4 剂后大便次数减少。现大便成形，月经量少，1 周前吃花生后胃痛不适。上方加炒山药 15g，生山药 15g，炮干姜 6g 继服。

按：该患者腹泻特点是腹泻时间长，泻前腹不痛，饭后易泻，吃鸡蛋、饮牛奶后更易泻。《内经》曰："清气在下，则生飧泄。"腹泻日久，脾胃虚弱，功能失调，运化无力，清浊不分，混杂而下，遂成泄泻。治以经验方山车汤，此方深得一阴一阳之理。

爕理法是一种治疗方法，也是一种指导思想，只要心存这种方法，该法就用活了。还可随证加减，如腹痛欲便，便后腹痛者，加入痛泻药方；内有积热者，加入葛根芩连汤；偏脾虚者，加入生山药、炒山药等。患者复诊时述上方剂 4 剂后，大便次数减少。上方加入生山药 15g、炒山药 15g 继服调理。

案 4 吕某，女，60 岁，患腹泻 2 年，每天泻 3~5 次，每晨泻 2~3 次，屡治无效，于1976年5月9日初诊。症见：形体较弱，苔薄白，质较淡，脉沉弱，遂以半夏泻心汤、桃花汤（去粳米）、芍药汤甘草汤治之。

处方：半夏9g，党参12g，干姜9g，赤石脂30g，黄连9g，黄芩9g，白芍9g，炙甘草6g。水煎服。

此方连服8剂而愈。

按：久泻多有脾胃失调状态，并有阴阳偏颇之候，本患者年已六十，泄泻2年，又无实证之象，知其本虚，故用半夏泻心汤以调和阴阳，顺其升降，用桃花汤温涩固脱，以复其久伤之阳，用芍药甘草汤滋养缓急，以复其久伤之阴。综观本方，乃肝脾肾异治之方，使脾肾合德，土木无忤，不止泻而泻自止矣，由此可见，经方用之得当，自收桴鼓之效。

案5　刘某，男，61岁，1976年10月17日初诊。自述3个月前，因食不熟之猪肉，发生腹泻，一日数次，小腹时有疼痛，下午腹胀较重，四肢欠温，大便化验无异常，曾服中西药治疗无效，西药皆为健胃消炎之品，中药多属泻下消积之剂。诊见脉象沉弱，舌苔白厚而松浮，舌质较淡，此乃脾肾阳虚而致寒从中生之候。

处方：党参15g，炒白术9g，干姜9g，炙甘草9g，赤石脂30g，补骨脂9g，吴茱萸9g，五味子9g，制附子9g，半夏9g，乌梅9g。3剂，水煎服。

1976年10月20日复诊。症状有减轻，宗上方加减。

处方：党参18g，炒白术9g，干姜9g，炙甘草9g，赤石脂30g，补骨脂9g，吴茱萸9g，五味子9g，制附子9g，半夏9g，丁香3g。3剂，水煎服。

1976年10月24日复诊。上方服2剂后，大便下胶冻样物一大块，腹泻有所加重，此乃药中病也，寒积得化而去。

处方：党参15g，炒白术9g，云苓12g，炒扁豆12g，炒山药12g，炒玉米30g，炒莲肉12g，陈皮9g，草果4.5g，乌梅9g，黑黄芩9g，炙甘草6g。2剂，水煎服。

1976年10月27日复诊。腹泻已止，唯觉食纳尚少，此乃脾虚未复，运化无力之象，以健脾散加减服之。

处方：党参12g，炒白术9g，云苓12g，炒扁豆12g，陈皮9g，草果3g，炒神曲6g，半夏4.5g，黑黄芩6g，炙甘草6g。3剂，水煎服。

1976年11月8日，其子来告：大便一直正常，胃纳不多，多以健脾散加减服之。

按：患者年逾花甲，生理功能已经衰退，加之饮食不慎，脾胃乃伤。今腹泻3个月，下气损伤较甚，已呈现虚寒之象，不能固守伤食之始因，再用消导之剂。故以附子理中汤、四神丸、桃花汤、附子粳米汤加减化裁治之，务使其阳复寒散积去。后重点扶脾，使运化有权，故改用参苓白术散加减治之，而泻遂止。

案6 吕某，男，23岁，以"腹泻3年加重3月余"为主诉于1999年4月9日初诊。3年前大便偏干未治疗，渐转为大便溏泄日2~3次，肛门下坠近3个月，大便夹有鲜血及黏液，便前无腹痛，腹部怕冷，胃脘时痛，食后胃胀、嗳气，无泛酸烧心，口干、口苦，有腥味，小便黄。舌质红，苔白腻兼黄，脉沉有力。诊断为泄泻（湿热下注）。此为肝胃湿热，下注大肠，损伤肠络所为。治以清热燥湿，和胃止痛，方拟济生乌梅丸加减。

处方：炒白术10g，阿胶6g（另炖），黄芩10g，醋槐花30g，椿皮炭30g，乌梅10g，白僵蚕10g，甘草6g，灶心土30g。6剂，水煎服，日1剂。

二诊：服药后大便带血、肛门下坠较前减轻，腹泻转为1日2次，睡眠欠佳，口干微苦。舌质红，苔黄厚腻，脉沉细。热邪减消，湿邪仍盛，加重燥湿之品。仍为济生乌梅丸加减。

处方：炒白术10g，阿胶6g（另炖），黄芩10g，醋槐花30g，椿皮炭30g，乌梅10g，白僵蚕10g，甘草6g，炒苍术10g，黄连6g。6剂，水煎服，日1剂。

三诊：服药后便血及肛门下坠消失，大便夹有少量黏液，肛门时有跳痛，胃脘时痛，胸闷，夜寐欠佳，舌质红，黄厚腻，脉略数，大肠湿热未尽，痰热郁阻胃脘，改用白头翁汤加味。

处方：白头翁30g，黄连10g，黄柏10g，秦皮10g，全瓜蒌20g，郁金10g，乌梅6g，白僵蚕10g。6剂，水煎服，日1剂。临床治愈。

按：本案大便夹有鲜血及黏液，腹部怕冷，胃脘时痛，食后胃胀、嗳气，口干、口苦，有腥味，小便黄，舌质红，苔白腻兼黄，脉沉有力，乃胃肠湿热，大肠络伤，肠风下血，治以清热燥湿，凉血止血，勿忘凉肝息风。

案7 （燮理法）高某，女，66岁，以"腹泻1年余"为主诉于2006年2月15日初诊。平素脾胃不好，1年前做"胆囊摘除术"（结石），后出现腹泻间作，多于受凉、食生冷后出现，泻前腹痛，里急后重，便溏，有时带泡沫，上午腹泻4~5次，下午较少，小便夜频，眠差，舌质红，苔白，脉细滞。有高血压、糖尿病、心肌缺血病史。诊断为泄泻，属脾胃虚弱，湿积内生之证，治以燮理法，用山前汤合痛泻要方加减。

处方：炒山楂15g，生山楂15g，炒车前子15g（包煎），生车前子15g（包煎），陈皮10g，生白芍10g，防风3g，炒白术10g，炒山药15g，生山药15g，黄芩10g。6剂，水煎服，日1剂。

二诊（2006年2月22日）：服药后效佳，腹泻减轻，1日3次，但仍有解不尽感，腹痛止，但腹部不适，肛周湿疹，瘙痒，眠差，小便夜频，经常牙痛，舌质暗红，苔白厚，脉弦细。照上方加炒苍术 10g，葛根 15g，黄连 6g，7剂，水煎服，日 1 剂。临床治愈。

按：患者长期脾胃虚弱，纳受水谷、运化精微无力，聚水成湿，积谷为滞，湿滞内生，清浊不分，混杂而下，遂成泄泻。《黄帝内经》曰："清气在下，则生飧泄。"土虚日久，肝木乘之，肝脾不和，脾受肝制，进一步运化失常，气机不畅，故腹痛即泻，里急后重，治用燮理法，调和胃肠，柔肝补脾，用山前汤合痛泻要方，生、熟药同用，补泻药同施，阴阳同调，达到积滞消除，脾胃健运，清浊有序，腹泻自愈。山前汤系我的经验方，即生、熟山楂，生、熟车前子，生、熟山药，用之得当，效果良好。

案 8　张某，女，42 岁，以"泄泻 10 年"为主诉于 2006 年 10 月 20 日初诊。患者平时消化功能差，饮食不慎则腹痛、腹泻，每日 2~3 次，泻后痛止，腹胀，食欲尚可，苔薄白，脉沉弱。诊断为泄泻，证属脾肾两虚，挟有肝郁，治以四神丸加味。

处方：补骨脂 10g，吴茱萸 6g，煨肉豆蔻 10g，五味子 10g，炮干姜 6g，炒山药 30g，羌活 3g，防风 3g，生白芍 10g。10 剂，水煎服，日 1 剂。

二诊（2006 年 11 月 17 日）：服上药病情无明显改善，腹痛肠鸣，泻后痛止，心烦眠差，醒后不易入睡，小便频，经前头痛，舌质暗红，苔白腻，脉沉弱，调整方案，用燮理法，逆流挽舟。

处方：党参 10g，茯苓 10g，川芎 3g，羌活 3g，独活 3g，防风 3g，生白芍 10g，黄连 3g，炙甘草 6g，炒山药 30g。10 剂，水煎服，日 1 剂。

三诊（2006 年 12 月 5 日）：服上方后，腹痛、腹泻症状消失，体重增加 2~3kg，舌质红，苔薄白，脉偏弱，为巩固疗效，照上方加鸡内金 6g，炒麦芽 15g，10 剂，水煎服，巩固治疗。

按：10 年泄泻，久治不愈，脾肾两虚，挟有肝郁，是其病机，以四神丸加味治之乏效，改用燮理法，鼓荡肝气，健运脾气，调肝和脾，升中有降，敛中有散，调气又调血，轻灵用药，逆流挽舟，大便转常。

案 9　李某，男，38 岁，以"大便溏 8 年余"为主诉于 2013 年 4 月初诊。症见：大便溏，日 1 次，便前无腹痛，食冷或油腻即溏泄，平时怕冷，心情抑郁，胆小声低，早泄，纳可，眠差多梦，易发火，小便可，舌暗红胖大，苔薄黄，脉细。既往有鼻窦炎病史 5 年，三酰甘油偏高。中医诊断为泄泻，为脾肾阳虚证，治以温补脾肾为主，处以参苓白术散合四逆汤加减。

处方：党参 10g，茯苓 10g，炒山药 30g，炒白扁豆 10g，炒山楂 15g，车前子 15g（包煎），炮干姜 6g，炙甘草 6g，芒硝 3g（冲服），制附子 6g。15

剂，水煎服，日1剂。

二诊：服上方30剂，大便溏好转，成形，日1次，后停药。现：大便不成形，日1次，腰痛，晨起时明显，腰不凉，偶有胃脘部跳痛，急躁易怒，纳可，眠差，入睡可，多梦，易疲劳，小便频，舌质红，苔薄白，脉细略数。

处方：党参10g，生黄芪30g，炒白术10g，当归6g，陈皮10g，升麻6g，柴胡6g，制附子6g，黄连3g，灯心草3g，炙甘草6g，生山药15g，生姜3片，大枣3枚为引。15剂，水煎服，日1剂。

按：本案病机为脾肾阳虚，湿郁化热。治以温补脾肾阳气兼清利湿热。方选参苓白术散合四逆汤加减。该患者三酰甘油偏高，表明其痰浊较重，加山楂化瘀祛浊。舌暗红，内有瘀热，故以少量芒硝清其瘀热。方药对证，故首诊即效。复诊视其中气较虚，故而以补中益气汤加入附子之温阳，黄连、灯心草之清心火，生山药之健脾养阴，以善后。

案10 刘某，女，74岁，以"腹泻2年"为主诉于2013年10月初诊。症见：腹泻，伴有肠鸣音亢进，偶有隐痛，喜温喜按。不能久行、久站，否则肛门下坠，大便不禁，畏寒怕冷，手足，肚脐常冷，口干，偶尔口苦，饮水适量，纳可，入睡困难，易惊醒，夜间小便1~2次，舌淡红，苔薄白，稍腻，脉沉弦。既往有高血压病、高脂血症。中医诊断为泄泻，为脾虚兼瘀浊内阻证，治以补气健脾、祛瘀化浊为主，处以四君子汤合山前汤加减。

处方：党参10g，炒白术10g，茯苓10g，生山药15g，炒山楂15g，生山楂15g，炒山药15g，黄连3g，干姜6g，炒车前子15g（包煎），生车前子15g（包煎），炙甘草3g。10剂，水煎服，日1剂。

二诊：服上方15剂，肠鸣音减，腹痛减轻，大便一日1次。现：肛周下坠，大便失禁，饭后肛周下坠明显，走路、活动后下坠明显。怕冷，手脚凉。舌淡红，苔薄白，脉沉弦。

处方：党参10g，炒白术10g，茯苓10g，生山药30g，干姜10g，砂仁3g（后下），清半夏10g，炙甘草6g。10剂，水煎服，日1剂。

另：生山药1 000g，鸡内金30g。一剂共为细面，每次30g，为粥食之，每早一次与饭同进。

三诊：服上方20剂，症状已较前明显减轻，腹痛已消失，肠鸣亢进消失。现：大便不成形，日1次，肛门下坠，纳眠可，小便可。舌质暗红，胖大，苔薄黄腻，脉沉弦。

处方：党参10g，炒白术10g，茯苓10g，生山药30g，炮干姜10g，砂仁3g（后下），清半夏10g，煨诃子10g，炒麦芽15g，炙甘草6g，炒山楂15g，生姜3片，大枣3枚（切开）为引。10剂，水煎服，日1剂。

按:《黄帝内经》云:"清气在下,则生飧泄。"本案症状神态属阴证无疑,但初诊似觉虚寒不甚,故治以燮理阴阳。处以山车汤化裁,冀阴阳升降有序而泻自止,加入干姜、黄连,仍为燮理之义,合四君子汤,平补脾胃,效果明显;然虚寒之象渐显,故而调整治法,以健脾温阳为主,治之以砂半理中汤;又久泻伤阴,另处之以生山药、鸡内金打粉冲服,健脾养阴而兼消食,效力平和而不伤正,缓图之。三诊疗效明显,遂在上方基础上加入诃子增强止泻之力,佐入消导之山楂、麦芽,健脾消食助脾胃之运化。临证辨治要用动观点、和的方法达到平的状态。

案11 韦某,女,61岁,以"晨起腹泻3年,加重2个月"为主诉于2013年12月初诊。症见:晨起4~5点肠鸣腹泻,大便不成形,无腹痛,平素怕冷,纳差,眠差入睡困难,眠浅,多梦小便可,平时易急躁,焦虑,舌淡红,苔白,脉沉滞。既往有高血压病史。中医诊断为泄泻,为脾肾阳虚证,治以健脾除湿,温补肾阳为主,处以附子理中汤合四神丸加减。

处方:党参10g、炒白术10g、茯苓10g、生山药30g、破故纸10g、吴茱萸3g、煨肉豆蔻10g、五味子10g、炮干姜6g、制附子6g、炒薏苡仁30g、羌活3g、防风3g、炙甘草6g、大枣3枚(切开)为引。10剂,水煎服,日1剂。

二诊:服上药15剂,效可,腹泻好转,大便稍不成形,时间后错(5:30),食欲好转,睡眠改善,急躁焦虑减轻,平时易上火,舌红,苔黄厚腻,舌下脉瘀阻,脉沉弦细。

处方:党参10g、炒白术10g、茯苓10g、生山药30g、炒薏仁30g、炒白扁豆10g、炒连肉15g、羌活3g、独活3g、黄连2g、炙甘草3g、小麦30g、大枣3枚(切开)为引。10剂,水煎服,日1剂。

三诊:服上方13剂,腹泻已基本愈。现:每睡醒后(早晨4点左右)胃脘不适,腹内肠鸣,但已不腹泻,纳可,眠欠佳,小便可,大便可,日1次。舌质红,苔黄略厚腻,脉细,觉舌上发黏,时有发麻感。

处方:清半夏10g、茯苓10g、佛手3g、玫瑰花6g、灯心草3g、小麦30g、炙甘草6g、大枣3枚、小米一撮(包煎)为引。10剂,水煎服,日1剂。

按:《黄帝内经》云:善诊者察色按脉,先别阴阳。纵观本案患者平素怕冷,五更泻,且下午6点头懵,口不渴,脉沉细,为阴证无疑。阳虚气化无力,清阳不升,浊阴不化,故而泻作,结合脏腑特性,脾气主升,恶湿。脾阳虚而无力升举,清气不升,逆而下陷,故泄泻,久病及肾,脾肾同病,治应兼顾肾阳,正所谓:诸厥固泄,皆属于下。法当益火补土,脾肾同补。方选附子理中汤以温补脾肾,四神丸以温补固涩下焦,稍佐羌活、防风之品,既有风能胜湿之用，又有祛风息风之功，消除"肠鸣"，遵东垣"升阳益胃"之法也。

案 12　郑某，女，58 岁，以"腹泻、心悸怔忡 9 个月"为主诉于 2010 年 1 月初诊。症见：大便稀溏，甚者日七八次，除喝面汤不腹泻外，吃干果、水果、蔬菜等其他食物均腹泻，无腹痛，时有心悸，怔忡，面色稍虚浮，双目昏花干涩，下肢常抽筋，纳可，睡眠差，小便可，舌质略暗，苔薄白，脉沉弱。中医诊断为腹泻、心悸，为脾肾阳虚证，治以温脾除湿，补肾收涩为主，处以附子理中汤合四神丸加减。

处方：党参 12g，炒白术 10g，茯苓 10g，补骨脂 10g，煨肉豆蔻 10g，煨诃子 10g，五味子 10g，制附子 6g，炮干姜 6g，炙甘草 6g，大枣 4 枚（切开）为引。12 剂，水煎服，日 1 剂。

二诊：服上药 12 剂，效佳，腹泻明显好转，仍大便不成形，排便不顺畅，日 1 次，因饮食不甚，今早恶心，腹泻，眠差，入睡困难，食欲一般，双目昏花干涩，脚遇凉易抽筋，舌质暗红，苔薄白，脉沉偏弱，记忆力减退，注意力不集中，平时怕冷，手足冰凉。

处方：党参 10g，炒白术 10g，茯苓 10g，炒山药 30g，煨诃子 10g，煨肉豆蔻 10g，石榴皮 30g（炒黄），升麻 6g，炙甘草 6g，生姜 3 片，大枣 4 枚（切开）为引。12 剂，水煎服，日 1 剂。

按：本案患者由于脾肾阳虚，水湿泛滥，土不制水故而泄泻，阳虚不能制水，水气上冲而有心悸、怔忡。阳虚气化不利，水湿内停而有面色虚浮。湿性趋下，阳虚水湿内停下流，阻碍津液荣养筋膜，故有下肢抽筋等症。治宜益火补土，培土制水，温补脾肾之阳佐以收涩，方选附子理中汤合四神丸，方药对证，故效佳。二诊阳气渐复，以四君子汤平补脾胃，加肉蔻、诃子、石榴皮收涩之品，佐升麻以升提阳气，巩固疗效。

便秘

案 1　闫某，女，43 岁，以"便秘 10 余日"为主诉于 2014 年 3 月 31 日初诊。症见：大便干结如栗，2~4 日 1 行。口干，饮水多，纳可，眠差，入睡难，小便正常，近来时有烘热汗出，易急躁，患者近 10 余年（生孩子后出现）常服三黄片等泻药，效可，停药复发。2012 年因功能性子宫出血行子宫全切术。舌红，苔薄黄，脉细。

处方：制首乌 30g，当归 20g，生地黄 30g，槐角 10g，大黄 10g（后下），炒莱菔子 10g，炒苏子 10g。15 剂，水煎服，日 1 剂。

按：便秘日久，浊秽难以外出，留于体内，影响人体气机之正常升降，故对于日久大便秘结如栗之情形，不论其病机为何，均可少用些大黄以通其气机，下其瘀浊，然硝黄皆迅利之辈，凭其通利气机，逐下瘀毒尚可，但仍须找出便秘之因，方能从根解决问题。就此案言，患者是由于生孩子之后出现此症，孕期精血养胎，产后精血上化乳汁养婴，故而，此便秘缘于精血亏损，因此，治宜复其精血。故用"首乌、当归、生地"之属，以填其精，再以苏子、莱菔子等行气之药以推动之，使之行而不滞，此处取法于吴瑭之增液汤，但又更切近病情，即"师其法而不泥其方"是也。

案2　陈某，女，48岁，以"无汗，便秘40余年"为主诉于2014年1月8日初诊。症见：无汗、烦躁、睡眠差、大便干少或溏、纳可、月经量少、提前、色暗红、有血块、腰痛、烘热、舌质红、苔薄白、脉细、舌下脉络瘀粗。证属阴虚血瘀。

处方：当归10g，生地黄30g，桃仁10g，红花10g，赤芍15g，柴胡3g，川芎3g，桔梗3g，炒枳壳3g，怀牛膝15g，竹叶10g，生甘草6g。10剂，水煎服，日1剂。

二诊（2014年1月20日）：服上药20剂，烘热烦躁明显减轻，刻：眠可，梦多，腰酸，晚上明显，纳可，大便不成形，日1次，自2013年8月至今月经未行，晨起易口苦，舌下络瘀减，眼昏，迎风流泪。舌淡红，边尖红，苔薄白，根部腻，脉细。上方加麦冬30g、牛蒡子10g，10剂，水煎服，日1剂。

三诊（2014年2月26日）：服上药烘热烦躁，腰酸口苦明显减轻，于2月18日月经来潮，3日净，量偏少，色鲜艳，无血块，经前乳房胀痛（乳腺增生），经期左侧头痛，白天严重，面部色斑，纳可，眠稍差，易醒，多梦，大便日1次，偏稀，舌淡红，边尖红，苔薄黄，脉细。

处方：当归10g，生地黄15g，桃仁10g，红花10g，赤芍15g，柴胡10g，川芎10g，桔梗6g，炒枳壳6g，怀牛膝10g，大贝10g，炒王不留行20g，制香附10g，夏枯草15g，生牡蛎30g（先煎），元参15g，生甘草6g。10剂，水煎服，日1剂。

后于2014年8月8日他病就诊时述服上药10剂，前症悉除。

按：本证并不复杂，然之所以便秘40余年，猜他医应用方法不当，辨证不确。大便燥结之证，多因恣食酒浆，或过食辛辣厚味，胃肠燥热，津液亏少，是以粪坚结而大便燥涩。该患者舌红，舌下脉络瘀暗，脉细，自小汗少，月经少，此为典型的阴虚血瘀之便秘。故投以活血理气祛瘀之血府逐瘀汤，使瘀去热减，诸症悉除。

案3　李某，女，53岁，以"大便干结，伴有咽干、喑哑1年"为主诉于2011年3月初诊。症见：近1年来由于情绪不佳，先后出现口干不苦，饮不解渴，久言则咽干、喑哑；大便干结，常服黄连、生地黄、大黄水，可暂时缓解，近来晚上腹胀，时有头胀、耳鸣、目昏，急躁，时有烘热汗出、时怕冷，纳眠可，小便黄不热，月经周期正常，量减少已1年，经前乳胀，无小腹不适，白带可，舌淡红苔薄白，舌下脉络迂曲，脉细，诊断为便秘，为脾约证，处以麻子仁丸加减。

处方：炒火麻仁30g，生白芍30g，炒枳实12g，厚朴12g，木蝴蝶6g，麦冬15g，玄参30g，大黄10g（后下），杏仁15g。15剂，水煎服，日1剂。

复诊：服药后，口干、耳鸣减轻，现仍有咽干，大便干结，牙龈肿痛，晨起眼眵多，自觉颈后发凉，有烘热汗出、心烦，小便色黄，舌淡红，苔白，脉细。

处方：栀子10g，连翘15g，黄芩10g，薄荷6g（后下），竹叶10g，大黄15g（后下），芒硝15g（另包），生甘草6g，玄参30g。10剂，水煎服，日1剂。

三诊：服药后，效佳，大便不干结，日1次，偶见耳鸣，停药2日，大便未解，仍有急躁，月经周期可，量少，1天干净，色黑，行经期伴有四肢面部瘀胀，易上火，纳眠可，小便色黄，舌尖红，苔黄厚腻，舌下脉络迂曲，脉细。上方加生地黄30g、桃仁10g，15剂，水煎服，日1剂。

按：患者大便干结，咽干喑哑，用黄连、生地黄、大黄水可暂时缓解，可见有阴虚之证，腹胀，时急躁，时有烘热汗出，加之便难，胃肠燥热之象立现，虽有头涨、耳鸣、目昏症状，但紧抓主症，处以麻子仁丸15剂，亦可理解为投石问路之法。服药后，口干、耳鸣减轻，仍咽干，大便干结，牙龈肿痛，晨起眼眵多，自觉颈后发凉，烘热汗出、心烦，以上症状一出，则病邪已"原形毕露矣"。上中二焦邪郁生热，热伤津液则口干、咽干，火热内扰心神故心烦，因此以清上与泻下并行立法，处以凉膈散原方，共奏泻火通便，清上泻下之功。服药10剂效佳，但停药2天又现便难之症状，行经期又伴有四肢面部瘀胀，此为热盛煎熬血液，久而成瘀，遂在原方基础之上加入大量生地清热凉血，用桃仁活血化瘀，又进15剂，诸症全消。综观此案，首诊可为试探性治疗，实有"拨开迷雾见天日之功"。中医治病之灵活，方法之多样则跃然纸上。

矢气频

孟某，男，29岁，以"矢气频繁3月余"为主诉于2014年1月20日初诊。症见：矢气频，晨起尤甚，大便稀溏，腹不胀，肠鸣。纳可，眠一般。自觉两手冰凉，不喜饮水。舌淡红，苔薄白，脉沉滞。曾服六味地黄丸，服后大便变干，停服则便稀溏。

处方：党参 10g，炒白术 10g，茯苓 10g，生山药 30g，羌活 3g，独活 3g，防风 3g，炙甘草 6g。10 剂，水煎服，日 1 剂。

二诊（2014 年 3 月 7 日）：服上方 20 剂，效可，矢气减少，大便成形稍稀。现下午乏力，困，肠鸣减少，纳可，眠一般。舌淡，苔薄白，脉沉滞。

上方加炒薏苡仁 20g，15 剂，水煎服，日 1 剂。

按：患者便溏，矢气频频，此病机为土虚木陷，法宜补脾升阳除湿，顺肝气，故用四君子加生山药益气健脾，用小量羌活、独活、防风，假风药以张其气，意在唤起肝木升发调达之性。

顽固性恶心

王某，女，42 岁，省木材公司干部。1990 年 3 月 14 日初诊。患恶心 10 余年，近数月加重，几乎每天都有数次恶心，不因任何诱因引起，但很少呕吐，不影响吃饭，余无其他异常，患者体质较壮，不现病色，脉沉而有力，苔舌均尚正常，有时大便较干。

处方：柴胡 12g，黄芩 10g，白芍 15g，炒枳实 10g，大黄 10g（后下），竹茹 30g，陈皮 10g，生姜 3 片，大枣 3 枚。6 剂，水煎服。

二诊（1990 年 3 月 18 日）：上方服 10 剂，基本痊愈，仅有时轻微恶心，上方加半夏 10g，继服 3 剂，告愈。

按：患者恶心 10 年，与无明显不舒，乃胆胃郁热所致，以大柴胡汤与橘皮竹茹汤加减治之，使胆清胃和，恶心除。

奔豚气

案 1 （热气上冲验案）郑某，男，57 岁，1989 年 10 月 1 日初诊。患者近 3 个月来，自觉有热气从会阴处向上冲，内冲至心，外从腹、胸、背上冲至头，但也有向下冲至足，主要以上冲为多。更有奇者，上冲有一定时间性，即每日上午 8 点、中午 12 点、下午 6 点上冲。上冲时心情烦闷，异常难受，夜间不易眠，痛苦之极，几不欲生，经西医院检查未发现异常，西医说他无病。几个月来，用了不少西药和中药，均无效果。中医也曾按奔豚气治过。诊舌苔厚腻，舌质稍暗，脉呈滑数之象，体质尚健壮，面色无异常，饮食、二便均可。

处方：杏仁 10g，白蔻仁 9g（后下），生薏苡仁 30g，厚朴 10g，半夏 15g，竹叶 10g，滑石 15g，通草 6g，蚕砂 10g，丹参 30g，甘草 3g。4 剂，水煎服。

二诊（1989 年 10 月 5 日）：患者感到白蔻有些燥，病情未见明显好转。

处方：杏仁 10g，生薏苡仁 30g，黄芩 10g，厚朴 10g，半夏 15g，竹叶 10g，滑石 15g（包煎），代赭石 30g（包煎），怀牛膝 15g，通草 6g，白扁豆 15g，桃仁 10g，红花 6g，丹参 30g，甘草 3g。4 剂，水煎服。

三诊（1989 年 10 月 7 日）：热势稍觉减轻，但觉冲时腰髋处热较甚，舌苔厚腻已减。

处方：杏仁 10g，生薏苡仁 30g，滑石 15g，通草 6g，厚朴 10g，半夏 12g，盐黄柏 10g，盐知母 10g，生龙骨 30g，生牡蛎 30g（先煎），柴胡 10g，甘草 6g。3 剂，水煎服。

四诊（1989 年 10 月 11 日）：上冲之势又有减轻，热气已不冲心了，舌苔厚腻之象又有减退。

处方：杏仁 10g，生薏苡仁 30g，滑石 15g（包煎），通草 6g，厚朴 10g，半夏 12g，盐黄柏 10g，盐知母 10g，生龙骨 30g，生牡蛎 30g，怀牛膝 15g，柴胡 10g，甘草 6g。4 剂，水煎服。

五诊（1989 年 10 月 16 日）：热气上冲之势，大大减弱，上冲次数亦减少，上午 8 点钟已不冲了。

处方：杏仁 10g，生薏苡仁 30g，清半夏 10g，厚朴 10g，竹叶 10g，滑石 15g，通草 6g，盐黄柏 10g，盐知母 10g，丹参 15g，磁石 15g（先煎），生龙骨 30g，甘草 3g。

六诊（1989 年 10 月 17 日）：上方服了 2 剂，昨天一天未感热气上冲，夜间也睡得很好，患者说：很长时间未有睡过这样的安稳觉。

处方：照上方继服 2 剂。

七诊（1989 年 10 月 27 日）：近几天一直未感热气上冲，有时只有点感觉，药后即止，夜睡安稳，舌苔尚有薄腻之象，脉略呈滑象。患者自觉病已基本痊愈，加之天气已凉，住宿也不方便，要求回去服药。

处方：杏仁 10g，生薏苡仁 30g，半夏 9g，厚朴 9g，竹叶 9g，滑石 15g（包煎），通草 6g，盐黄柏 6g，盐知母 6g，丹参 10g，磁石 15g（先煎），生龙骨 20g（先煎），甘草 3g。水煎服。携方而归。

1990 年 10 月 24 日，患者给我写了一封长信，详细叙述了病前和病后症状表现及治疗经过，其中谈到"返里后，遵师化裁三仁汤方，日日照服，贴数多寡，从薏苡仁一味用 4kg 之多可推知，长期服用，并没发现劫津之弊，只见病情日消月退，眼下仅会阴、上髎二穴，时有热感，但无痛苦"。信中未要求再为开方。

按：患者罹病 3 个月，异常痛苦，西医谓其无病，未觉言之失与。予据证，断为湿热内蕴，冲脉循行失常之证。冲脉起于胞中，分为三支：一支沿腹腔后壁，上行于脊柱内；一支沿腹腔前壁挟脐上行，散布于胸中，再向上行，经喉环绕口唇；一支下出会阴，分别沿股内侧下到大趾间。从患者所冲部位看，基本与脉循行相一致。欲调其冲必先去其湿热，故始终以三仁汤化裁治之。因湿热交结，较难分解，只可缓图，不能猛烈，否则适得其反，此亦是守方治疗之一隅耳。

　　案2　李某，男，38岁，自1976年1月开始，右侧小腹疼痛，痛时气上冲于右胁，有时数天发作一次，有时一天发作数次，按之无压痛，肝功能正常，多方治疗乏效，于1976年12月7日来诊。舌苔白厚略黄，脉呈弦象，诊断为肝气郁结，化火上冲，虽不是《金匮要略》中奔豚汤的典型证，但病机属此，遂投以奔豚汤加味。

　　处方：制半夏12g，葛根18g，白芍9g，当归9g，川芎6g，黄芩9g，木瓜12g，荔枝核12g，李根白皮30g（药房无此药，患者家有李树，回家自备），生甘草6g，生姜9g。6剂，水煎服。

　　患者携方回家，后追访，服药月余，告愈。

　　按：奔豚汤证，《金匮要略》论之已详，此不赘述。加入木瓜、荔枝核以疏达肝气郁结，增强疗效，用方要灵活，切忌板滞。

大气下陷证

　　李某，女，77岁，1990年4月16日初诊。胸闷气短，自觉气不接续，甚则手指发凉，苔舌正常，脉沉弱，综观以上为宗气下陷之证，乃以升陷汤加味予服。

　　处方：党参15g，黄芪30g，升麻6g，柴胡6g，桔梗6g，山萸肉12g，知母10g，炙甘草6g，陈皮6g。3剂，水煎服，每日1剂。

　　二诊（1990年4月20日）：服上药症状大轻，唯大便干结，仍以上方加味，嘱病愈可不再来。

　　处方：党参15g，黄芪30g，升麻6g，柴胡6g，桔梗6g，山萸肉12g，知母10g，炙甘草6g，陈皮6g，郁李仁15g，草决明15g。3剂，水煎服。

　　按：胸中大气者，乃宗气也，贯心脉以行呼吸，今大气下陷，则胸闷气短，指节发凉，甚则有顷刻之危，用升陷汤升举下陷之大气，加山萸肉以收敛气分之耗散，加党参以培气之本也。

口糜

　　案1　薛某，男，68岁，舌口糜烂已5年，经常糜烂，无有休止，自觉口中有热气上冲，喉咙发干，舌有辣味，曾服用中西药治疗均无效，于1982年

3月12日就诊于予。脉沉实有力，舌质较红。

处方：黄芩9g，黄连6g，黄柏9g，升麻6g，炒苍术10g，佩兰10g，僵蚕9g，泽泻10g，甘草6g。3剂，水煎服。

复诊：上方服后，糜烂即止，口舌无任何不适，舌红少苔，上方加生地黄20g，当归9g，继服3剂以巩固之。

按：此乃脾胃久蕴湿热，上炎于口舌为患。足太阴脾经上行挟咽，连舌本，散舌下。足阳明胃经环口绕唇。脾胃湿热循经上炎于口舌，故糜烂不止。芩、连、柏同为苦寒之品，均能泻火燥湿，清热解毒，故用之以直折其炎上之势。湿热在脾胃，不健理脾胃功能，是未拔其本也，苍术入脾胃二经，善于健脾燥湿，尤以燥湿为胜，并能化湿浊之郁，可以说是解除脾胃湿困的专药。佩兰属芳香化浊之品，能辟秽去湿，开胃和中，故用以助苍术之功。湿热蕴结之邪，只清热燥湿而不宣散透泄，其效亦缓，故用升麻、僵蚕透发之力，亦正是"火郁发之"之理。泽泻气寒味甘而淡，寒能除热，淡能渗湿，此用之既可分解湿热之邪，又可使湿热之邪，从小便而出。综观此方，乃上、中、下三焦并治，又无凉遏之弊。此证为热重于湿之候，故本方侧重于清热，热为阳邪，易于伤阴，及时加入生地黄、当归，既可复已伤之阴，又可防药后伤阴。

案2　孙某，男，29岁，以"反复口腔溃疡2年"为主诉于2006年10月10日初诊。2年前不明原因反复口腔黏膜糜烂、疼痛，并失眠多梦，腰酸、乏力，头昏，腹部有紧缩感，大便易干，小便正常，舌质淡胖，边有齿痕，有裂纹，苔薄白，脉细。诊断为口糜，病机为脾湿内盛，寒水上泛，治以清胃暖脾，化湿降浊，清胃散加味。

处方：升麻10g，黄连6g，当归10g，生地黄20g，丹皮10g，苏叶6g（后下），决明子30g，干姜6g，炒苍术15g，连翘10g，白蔻6g（后下）。10剂，水煎服，日1剂。

二诊（2006年10月30日）：药后口腔黏膜糜烂减轻，4天前吃凉性食物，舌苔欲黑，而停服中药，并改用他药，黑苔未起，现苔薄白，舌质淡胖，脉沉弱。

更方处方：干姜6g，炒苍术15g，连翘10g，白豆蔻6g（后下），茯苓10g，佩兰10g（后下），炒神曲10g，陈皮10g，生甘草6g。15剂，水煎服。

三诊（2006年11月17日）：服上药后，口腔溃疡加重，舌脉同前，又宗第一方。

处方：升麻10g，黄连6g，当归10g，生地20g，丹皮10g，苏叶6g（后下），干姜3g，生石膏30g，白及10g，生甘草6g。6剂，水煎服，日1剂。

四诊（2006年11月24日）：服上药，病情较前减轻，大便正常，舌质淡，苔黄厚腻，脉沉滞。

处方：苏叶 10g，黄连 6g，炒苍术 10g，黄柏 10g，蚤休 10g，白及 10g，干姜 10g，白僵蚕 10g，制附子 10g（先煎），白豆蔻 6g（后下），栀子 10g。14 剂，水煎服。

2007 年来诊，病情基本告愈。

按：本案口糜，病机为脾湿内盛，湿浊内郁，郁久生热，热伤胃腑，上犯其窍；并有下元亏虚，寒水上泛，水来恶土之势。若一味清泻，胃热暂清，旋即又起，徒伤脾胃，故治以清胃暖脾，化湿泄浊，兼暖下宫，治愈后不易复发。

口唇周围痒疮

张某，男，59 岁，1975 年 10 月 7 日初诊。患者口唇周围间断性起痒疙瘩已 3 年，近来加重。发作时口周围起小疙瘩，有如绿豆，有如米粒，大小不等，瘙痒异常，并有少量脓性物，同时口周围皮肤发红，曾服许多中西药，中药多为清热、燥湿、除风之品，效果不著。从今年春节以来，反复发作，有日渐加重之势，故来郑就医。症见：口周围疙瘩较多，皮色红，面部还有散在性的疖痤，脉沉有力，口苦，舌苔黄欠津，脉证合参，诊为风火郁于阳明经之候。遂以麻杏石甘汤和麻黄连翘赤小豆汤加减化裁。

处方：麻黄 9g，杏仁 9g，生石膏 30g，甘草 6g，连翘 15g，赤小豆 30g，蜀羊泉 30g，蝉蜕 9g，白芷 3g。3 剂，水煎服。

二诊（1975 年 11 月 10 日）：药服后，症状减轻，以上方加大青叶 30g，紫草 24g，赤芍 9g。3 剂，水煎服。

三诊（1975 年 11 月 13 日）：痒已止，疙瘩渐消，皮肤红色基本消退。以上方加花粉 12g。3 剂，水煎服。

四诊（1975 年 11 月 17 日）：基本痊愈，仍小其剂量。

处方：麻黄 6g，杏仁 9g，生石膏 24g，甘草 6g，蜀羊泉 30g，连翘 12g，白芷 3g，赤芍 9g，紫草 12g，天花粉 9g，赤小豆 30g。3 剂，水煎服。

五诊（1975 年 11 月 21 日）：疙瘩完全消失，红色全退，面部疖痤亦消，舌苔尚有微黄欠津之象，遂改为滋阴清热凉血之法以巩固之。因患者急于回去工作，乃持方回去，嘱其再服一段时间。

处方：天花粉 9g，生地黄 12g，麦冬 12g，生石膏 24g，白芷 3g，赤芍 9g，丹皮 9g，蜀羊泉 30g，甘草 6g。

按：足阳明胃经环口绕唇。本证系风火久郁阳明，时而循经上犯于口，缠绵难愈。《素问·至真要大论》曰"风淫于内，治以辛凉"，故用麻杏石甘汤以辛凉宣泄之。《素问·六元正纪大论》曰"火郁发之",《素问·至真要大论》曰"热者寒之",故用麻黄连翘赤小豆汤以外透而内清之,加蝉蜕、白芷以增强其宣透之力,加蜀羊泉、大青叶以增强其清热之力;阳明经为多气多血之经,故又用赤芍、丹皮、紫草以凉血,解毒,化瘀;火热之邪易伤津液,故末用天花粉、生地黄、麦冬以滋阴养液。患者过去虽服用过不少清热、燥湿、除风之剂,未能获效,可能是失之于宣泄之故。麻杏石甘汤和麻黄连翘赤小豆汤均非治愈之剂,但考虑病机与方理相符,故借用之,一方治多病,正此义也。麻黄连翘赤小豆汤虽非全方,但主药已具,仍不失其方义。医之用方,应如珠走盘,不可拘泥。

痰饮

案 1　李某,男,50 岁,自去年冬季患脘腹胀满,逐渐加重并有水声,痛苦不堪,难以入睡,胃纳差,每天只能吃 4 两主食,1980 年 8 月 31 日就诊于予。诊见舌苔滑腻,舌质淡,脉滑,此乃痰饮为患之候。

处方:桂枝 10g,茯苓 20g,炒白术 10g,半夏 15g,干姜 9g,草豆蔻 9g,炙甘草 9g。水煎服。

上方连服 15 剂,病去十分之九,胃纳大增,每天可吃主食 0.5kg,夜间能入睡,已能坚持上班。上方加厚朴 9g,陈皮 9g,茯苓改为 30g,水煎服数剂以善其后。

按:此证所见诸症,为痰饮之患无疑,遵从仲师"病痰饮者,当以温药和之"之则,遂用苓桂术甘汤以温阳蠲饮,健脾利水,为使胃气虚寒速去,故又加入半夏干姜散以温中,加草豆蔻以复脾胃健运之能,末加厚朴、陈皮,又有平胃散之用,以助健脾燥湿之力。从其主要功效来说,还是苓桂术甘汤和半夏干姜散,余味无非是相助而已。

案 2　吴某,女,54 岁,当时为支援农村办卫校,河南中医学院派教师(我是其中一员)去任教。1966 年 4 月 14 日我带领学生巡回医疗至其家(山区窑洞),当时有 6 级左右大风,气温较低。见患者独坐室内纺花,汗流满面,口水外流,地上吐湿了一大片,予甚讶,遂详其病情。去年丈夫病故,当时因护理患者,操劳过度,曾突然晕倒一次。此后便口吐清水,逐渐增多,难以咽下,每日能流 1~2 碗,去冬一件棉袄大襟,被口水沤成浆板样,自觉口水发凉,咀嚼不利,有些发硬,四肢无力,手足冷并发麻,心慌,脘腹时有疼痛,胃纳减少,每餐只能吃一碗稀粥,形体瘦弱,精神萎靡,自汗盗汗,舌质淡,脉虚大,此是脾肾阳虚,脾不摄津,廉泉过开之证。

处方:炒白术 12g,党参 12g,黄芪 30g,干姜 9g,肉桂 9g,制附子 12g,

益智仁 9g，陈皮 4.5g，藿香 3g（后下），半夏 12g。伏龙肝澄水煎药。

4 日后，又巡诊至其家。上药服 2 剂，口水大减，自汗、盗汗基本停止，口硬、腹痛、手足凉均轻，照上方继服。后因课堂教学较忙，未再至其家。

按：此为劳倦所伤，又未及时治疗，以致阳气大虚。《灵枢·根结篇》曰："少阴根于涌泉，结于廉泉。"《血证论》曰："是唾者脾不摄津之故也。"是知此证主要为脾肾阳虚所致。故以桂附理中去甘草，温补脾肾之阳，因气虚亦较重，非黄芪不能速见其效，故重用以补气助阳，固气摄脱；益智仁固肾暖胃，善摄涎唾也是本方必用之品；藿香、陈皮、半夏，和胃畅中，降逆燥湿，虽属治标药味，亦视为不可有无；伏龙肝和胃止吐，疗效显著，澄其水以煎药，以尽本方之善。

案 3　张某，男，30 岁，河南嵩县卫校。频吐清水 1 年多，并时有恶心，舌体较胖，有齿痕。

处方：半夏 12g，麦冬 15g，青皮 3g，橘络 3g，茯苓 12g，益智仁 12g，生姜 3 片。3 剂，水煎服。

二诊：吐水减少。

处方：半夏 15g，党参 15g，干姜 15g，益智仁 12g，茯苓 24g，藿香 9g，丁香 9g。3 剂，水煎服。

三诊：痊愈勿需用药。

按：此系中寒，脾不摄津之候，前方虽然有效，但麦冬不尽合理，故改用干人参半夏丸进行加味，果收捷效。

口疮

案 1　李某，女，41 岁，以"口腔溃疡，大便带血半月余"为主诉于 2013 年 12 月初诊。症见：口腔溃疡反复发作，近半个月加重，隔 2~3 天发作一次，来月经时口腔溃疡加重，乳房胀痛，月经色暗，有块，疼痛，周期正常，易疲劳，下午明显，怕冷，四肢冰凉，夜睡易惊醒，醒后不易入睡，心烦易怒，血压低（80/50mmHg），平时头痛，头懵，无烘热汗出，纳可，大便时干，日 1 次，大便带血，色鲜红，疼痛，胀，偶有痒，小便可。舌淡红，苔白腻，脉沉弱。有痔疮 2 月余。中医诊断为口糜，属寒热错杂证，治以辛开苦降为主，处以甘草泻心汤合封髓丹加减。

处方：炙甘草 15g，党参 15g，清半夏 10g，干姜 10g，黄芩（炒黑）10g，黄连 6g，黄柏 10g，砂仁 3g（后下），槐花 30g，赤小豆 30g，五倍子 6g。10 剂，水煎服，日 1 剂。

复诊：服上药 10 剂，口腔溃疡已愈，大便带血明显缓解，现：心慌，心烦，头懵，乏力，精神状态不太好，面色萎黄，痛经，有血块，颜色暗，经前乳胀明显，痛，小腹部凉，量少，纳可，眠可（梦多），二便可，舌体瘦小，苔薄白。

处方：柴胡 10g，生白芍 30g，当归 10g，茯苓 10g，薄荷 3g（后下），制香附 10g，丹皮 10g，栀子 10g，槐花 30g，生甘草 6g。10 剂，水煎服，日 1 剂。

按：本例患者症状颇多，在上有口糜、心烦、头昏懵；在下有痔疮便血。此种症状与《金匮要略·百合狐惑阴阳毒病脉证并治》的描述："状如伤寒，默默欲眠，目不得闭，卧起不安，蚀于喉为惑，蚀于阴为狐，不欲饮食，恶闻食臭，其面目乍赤、乍黑、乍白，蚀于上部则声嘎，甘草泻心汤主之；蚀于下部则咽干，苦参汤洗之。蚀于肛者，雄黄熏之。"颇为类似，结合条文和临床所见，此证可表现出寒热错杂、虚实兼夹之象，如在上可表现为颜面痤疮、牙痛或如《医宗金鉴》所述"脱牙穿腮破唇"，口腔糜烂，等等；在中可表现为胃脘胀闷痞硬不适等表现；在下可表现为肠鸣腹胀，下利或大便不畅，痔疮便血等症状。故选用甘草泻心汤，寒热并用，辛开苦降，补泻兼施，且黄芩炒黑，增其焦苦之性，合用封髓丹增理气潜阳疏导之力，加入槐花、赤小豆、五倍子凉血疏风，清利下焦兼收涩，疗痔疮下血，故用之效佳。

案 2　赵某，女，34 岁，以"反复口腔溃疡 13 年"为主诉于 2013 年 7 月初诊。症见：经常口腔溃疡，时好时愈，经常服药治疗，效差，纳较差，胃脘胀，嗳气，眠差多梦，晨起昏沉，大便不成形，不规律，月经期可，量较少，舌淡红，苔白腻，脉细。中医诊断为口糜，属寒热错杂证，治以清上温下为主，处以三黄二姜（僵蚕）一附汤加减。

处方：黄芩 10g，黄连 6g，黄柏 10g，干姜 10g，白僵蚕 10g（炒），制附子 10g（先煎），五倍子 6g。10 剂，水煎服，日 1 剂。

二诊：服上方 5 剂，面部、手、脚、腿部起红疹，瘙痒，停药即消退。现：口腔溃疡，大便干，月经量偏少，7～8 天才净，白带量多，稠黄，无异味，胃胀，嗳气，服药后更不适，舌鲜红，苔黄厚，脉细。

处方：升麻 10g，黄连 6g，当归 10g，生地黄 20g，丹皮 10g，生石膏 30g，黄柏 10g，砂仁 3g（后下），生甘草 6g。15 剂，水煎服，日 1 剂。

三诊：服上方 15 剂，第 12 剂时，口腔溃疡愈合，愈合 5 天后，又开始溃疡，但程度较前轻。现：口腔溃疡，大便不干，坠胀感，1 日 3～4 次，排出少，白带量多，稠黄，月经量少，舌红，齿痕，苔黄厚，脉细。

处方：熟地黄 10g，山萸肉 10g，生山药 30g，泽泻 10g，丹皮 10g，茯苓 10g，盐知母 10g，盐黄柏 10g，党参 12g，麦冬 15g，五味子 10g，生薏苡仁

30g，忍冬藤 20g，白芷 10g，蒲公英 30g，生甘草 6g。15 剂，水煎服，日1 剂。

四诊：服上方口腔溃疡已明显好转，但仍时有发作，发作时疼痛明显，白带量多，色时黄时白，小腹痛，阴痒，纳可，眠多梦，二便调，舌质正红，苔薄白，边有齿痕，脉沉滞。

处方：熟地黄 10g，生地黄 10g，山萸肉 10g，生山药 30g，泽泻 10g，丹皮 10g，茯苓 10g，盐知母 10g，盐黄柏 6g，砂仁 3g（后下），白蔹 10g，连翘 10g，车前子 15g（包煎），竹叶 10g。15 剂，水煎服，日 1 剂。

五诊：服上方 25 剂，口腔溃疡基本痊愈，偶有发作已不疼痛。现希望治疗宫颈糜烂。刻：白带时黄时白，量多，纳眠佳，二便调，经期血块多，舌淡红，苔薄白，脉细。

处方：熟地黄 10g，生地黄 10g，麦冬 10g，天冬 10g，杷叶 10g，黄芩 10g，炒枳实 10g，石斛 10g，茵陈蒿 10g，二花 10g，地骨皮 10g，丹皮 10g，北沙参 15g，甘草 6g，车前子 15g（包煎）。15 剂，水煎服，日 1 剂。

另：苦参 30g，地肤子 30g，蛇床子 30g，黄柏 15g。6 剂，日 1 剂，煎外洗患处。

按：口腔溃疡一病，虽为小疾，但多反复发作，缠绵难愈，甚为痛苦。本例患者反复发作 13 年余，苦不堪言，苦寒药物用过不少，寒之不寒，是无水也，故首诊用三黄二姜（僵蚕）一附汤，孰料服后身起红疹而便干，且有带下等表现，故改为养阴清热潜阳，方用清胃散合封髓丹，服 10 余剂果收佳效。此后又有新起，而病势已减，乃取治本之法，方用知柏地黄丸加味，以固本善后。

第四章　气血津液病证

郁胀病

案1　郭某，女，49岁，以"身胀，眠差2年"为主诉于2013年3月8日初诊。症见：失眠，每晚只能睡3个小时，眠浅，易醒，醒后难以入睡，烦躁，失眠后或劳累后全身胀，手脚冰凉，面部色红，发热，眼干，视物模糊。月经周期前后不定，量少，有血块，乳房不胀，月经期左下腹胀痛，伴左下肢胀，大便头干，日1行，量少，排不净感，小便可，舌红，苔薄黄，脉细。2011年检查发现子宫腺肌症。中医辨证为肝脾不调。诊断为郁胀证、不寐证。

处方：茯苓10g，猪苓10g，陈皮10g，青皮10g，炒枳壳10g，炒枳实10g，生薏苡仁30g，木瓜30g，决明子15g，姜黄6g，通草6g。3剂，水煎服，日1剂。

二诊：服上方3剂后，身胀明显减轻，但眠差未改善。现症：入睡难，易醒，醒后难以入睡，不烦躁，月经不规律，量少，色暗无块。眼干，视物昏花，大便难、干，日1次，舌红，苔薄黄口渴，能饮水，脉细。上方加大黄10g（后下），小麦30g，夜交藤30g，砂仁3g（后下），20剂，水煎服，日1剂。

三诊：服上方20剂，身胀大减，但仍不能入睡，背烘热，脸热，烦躁，月经量少，腹不痛，眼干、花，大便不干，日1次，舌淡红，苔薄黄，脉细。

处方：炒枣仁30g，茯苓10g，茯神10g，竹叶10g，灯心草3g，小麦30g，炒火麻仁30g，大黄3g（后下），炒莱菔子10g，生甘草3g。10剂，水煎服，日1剂。

四诊：服上方40余剂，身胀明显减轻，眠差好转，饭后胃脘胀满，口苦，晨起觉手、脸郁胀，腰痛乏力，口干喜饮，舌质淡红，边有齿痕，苔薄白，脉细。

处方：柴胡10g，生白芍15g，当归10g，炒白术10g，茯苓30g，薄荷3g（后下），制香附10g，生薏苡仁30g，通草6g，生甘草3g，丹皮10g，栀子10g。10剂，水煎服，日1剂。巩固治疗。

按：本案为郁胀病、不寐两个疾病，先用疏利法，疏补相兼，疏肝健脾，利湿通络，病情大减。辨证之时，既要注重全身郁胀（既可是主观感觉，亦可是客观体征）是必见之证，且患者体质偏胖，已到更年期，除此之外，便是一派气化失常的表现，既可表现在睡眠障碍、纳差、二便不利等方面，亦可表现在一系列生化指标的异常，湿凝气阻，故用淡渗之二苓以去湿滞，青皮、陈皮既能行气又能祛湿，枳实、枳壳专行已滞之气，木瓜、薏苡仁以祛湿通经络，气行则血行，气滞则血涩，故以姜黄行血中之气。四诊时采用疏肝健脾，利湿通络方，逍遥散重用茯苓，肝气得畅，脾气得运，水湿得行，郁肿自消。《素问·至真要大论》："逸者行之。"如此则疏利法成，气行则血亦和矣。

　　案2　郭某，女，74岁，以"间断性周身郁胀40余年"为主诉于2013年9月6日初诊。症见：周身胀，程度不重，双手肿硬，纳可，眠差，易醒，醒后再入睡困难，大便2天1行，初干后溏，有时醒后手木，活动后好转，腿易抽筋（夜间），左耳鸣，后背痛。舌质暗红，苔白厚腻，脉沉滞。患糖尿病8年，服药控制较好。患者初因生气后连睡3天，起床后出现周身胀肿，按之不凹陷，之后此症时作，每劳累生气后易作，持续20余天，多则半年可自行消失，发病时小便少，全身乏力，纳差，肿退后乏力消失，纳可，不怕冷，怕热。

　　处方：茯苓15g，猪苓10g，陈皮10g，青皮10g，炒枳实10g，炒枳壳10g，生薏苡仁30g，木瓜30g，生黄芪30g，决明子15g，赤小豆30g，泽泻10g，鬼箭羽30g，丝瓜络30g，滑石30g（包煎）。10剂，水煎服，日1剂。

　　按：此痰湿热瘀阻之证。患者平素多嗜烟酒，痰湿浊邪内生，郁滞不化乃生积聚，曾先后因肺部、头部占位行切除术。当"先去其邪"，立疏利法，化痰通络，清热散结，投以二陈汤兼加清热通络散结之品。《景岳全书》："夫所谓调者，调其不调之谓也。凡气有不正，皆赖调和。"患者服上方15剂觉效佳，后稍作加减继服20剂，复查身体已无异常。

　　案3　王某，女，52岁，以"浑身憋胀感2年，双脚及踝上肿1年"为主诉于2014年8月25日初诊。症见：浑身憋胀感，肿甚时按之凹陷不起，每天按揉后觉轻松。眠差，不易入睡，心慌。大便可。舌质暗红，苔薄黄，舌下络脉瘀紫，脉沉滞。双脚及踝上肿1年余，曾住院治疗，服迈之灵片肿减，现仍轻微肿。左臂部易起水疱，红、硬、痒，溃破后结痂自愈，经常在原病位上起，反复不断。有高血压10余年，一直服药控制可，诉血压在120/80mmHg时即头痛。有低血压家族史。

　　处方：茯苓10g，猪苓10g，陈皮10g，青皮10g，炒枳壳10g，炒枳实10g，生薏苡仁30g，赤小豆30g，滑石30g（包煎），木瓜30g，丝瓜络30g。10剂，水煎服，日1剂。

　　按：本病辨证着眼于患者双脚及踝上肿1年余，按之凹陷不起，此为全身水液代谢失常的表现，脾虚失运，水湿失于运化，全身郁胀，以此辨为郁胀，经络湮瘀证，治疗用经验方"疏补相兼方"加减，以疏利水湿，行气通络，以达疏补相兼之效。本方最大的特色是多组对药的运用，相须为用，以达渗湿行气之功，临床用之得当，每获奇效。

案4 王某，女，44岁，以"双手、双脚发胀3年余"为主诉于2013年4月初诊。症见：双手、双脚发胀，有"木"感，持续存在，按揉活动后稍减，小腹胀感同手脚，偶有胃脘部隐痛，耳鸣如蝉叫，右重于左，纳眠可，舌发木，由舌尖发展至舌中前部，大便干，1~2天1次，小便可，月经周期不规律，时前时后，经期5天，量大，色可，少量血块，经前乳房胀，白带可，舌淡暗，斑点舌，苔黄腻，舌下络脉显，脉沉滞细。既往：胃下垂（3cm）2年，子宫内膜异位症10余年，右乳腺增生。平常工作压力大，易急躁，发脾气。理化检查：HP（++）、HPV阳性。中医诊断为郁胀病，肝郁脾虚证，治以疏肝健脾，理气散结为主，治以逍遥丸合消瘰丸加减。

处方：柴胡10g，生白芍10g，当归身6g，茯苓10g，薄荷3g（后下），玄参15g，大贝10g，生牡蛎30g（先煎），炒王不留行20g，生甘草6g，青皮10g，制香附10g。15剂，水煎服，日1剂。

二诊：服上方15剂，效可，诸症明显减轻，双手、双脚胀和纳差均减轻，耳鸣，右耳鸣如蝉，后背强痛，手脚心发热，舌、唇仍有麻（较前已好转）感，食欲可，纳后胃胀，精神差，乏力，舌质红，苔白略厚，脉沉滞。

处方：上方加丹皮10g，栀子10g，地骨皮10g，炒枳实10g。15剂，水煎服，日1剂。

按：随着现代生活节奏加快，工作压力增剧，人们的情绪也日益"高涨"，本案患者亦是如此，患者突发双手、双脚发胀，小腹胀，经前乳房胀痛等诸症，均为肝气郁滞所致。女性以肝为先天，肝为藏血之脏，体阴用阳，喜条达而恶抑郁，七情郁结，肝失疏泄，克于脾土，诸症丛生。根据《素问》"木郁达之，土郁夺之，火郁发之"之原则而处以逍遥散加减，柴胡疏肝解郁，使肝气得以条达；当归、白芍养血柔肝缓急，补肝体助肝用；茯苓健脾祛湿，使运化有权，气血有源；薄荷少许疏散郁遏之气，透达肝经郁热；合用消瘰丸又可软坚散结，主要针对乳腺增生之疾，本方肝脾同治，气血兼顾。二诊时症减，但有热证突出，易为丹栀逍遥散，肝脾郁热得解，邪去正安，手足发胀自除。

案5 秦某，女，38岁，以"大便次数多3个月"为主诉于2010年8月初诊。症见：每晨起必腹痛欲便，无固定时间，白天饭后亦如此，甚至可见日8次，体重未减，自觉虚胖，偶有心慌、胸闷，纳可，眠差多梦，小便可，经带正常，舌淡红，苔薄白，脉沉滞。既往有风湿病、高血压病病史，心率常在 90~100 次/分，三个月前生气后出现上症，曾在当地按脾虚治疗（服藿香正气丸、健脾补肠丸）不效，现体重 90kg。中医诊断为郁胀病，病机为脾虚失运，水湿失于疏化，治以疏利法为主。

处方：炒苍术 10g，炒白术 10g，炒白扁豆 12g，生薏苡仁 30g，茯苓 10g，猪苓 10g，青皮 10g，陈皮 10g，炒枳壳 10g，炒枳实 10g，泽泻 10g，赤小豆 30g，生甘草 3g。15 剂，水煎服，日 1 剂。

二诊：服上方 3 剂后，腹泻止，大便 1 日 2 次，成形，服 10 剂时，因生气又见腹泻 1 天，次日即止；手胀硬明显减轻。现晨起面部发胀，纳差，呃逆多，多梦，小便正常，舌质红，苔薄白，舌下脉络迂曲，脉沉滞。上方加白蔻仁 10g，姜黄 6g，10 剂，水煎服，日 1 剂。

三诊：服 9 剂后，手胀硬明显减轻。现见生气后小腹疼痛、腹泻，嗳气多，胃中有烧心，偶反酸，晨起眼胀，纳可，眠差多梦，小便正常，舌淡红，苔薄白，脉沉滞。

处方：炒苍术 6g，炒白术 6g，炒白扁豆 10g，生薏苡仁 30g，茯苓 10g，猪苓 10g，青皮 6g，陈皮 6g，炒枳壳 6g，炒枳实 6g，泽泻 10g，赤小豆 30g，制香附 6g，柴胡 6g，生白芍 6g。10 剂，水煎服，日 1 剂。

四诊：服上方效佳，手胀硬基本消失，大便正常，现有晨起眼睑郁胀，时有心悸，安静状态下明显，眠差多梦，小便可，月经周期正常，量较少，舌淡红，苔薄白，脉沉滞。

处方：上方加桂枝 6g，制附子 6g，三棱 10g，莪术 10g。10 剂，水煎服，日 1 剂。

五诊：服上方 18 剂，已无明显不适，偶见心慌。

处方：炒苍术 6g，炒白术 6g，炒白扁豆 10g，生薏仁 30g，茯苓 10g，猪苓 10g，青皮 6g，陈皮 6g，炒枳壳 6g，炒枳实 6g，泽泻 10g，赤小豆 30g，三棱 10g，莪术 10g，竹叶 10g。10 剂，水煎服，日 1 剂。

按：《黄帝内经》云：湿盛则濡泻。观本案患者 3 个月来大便次数增多，体肥，知其体内痰湿较重，受凉后手胀僵硬，为气滞不通之表现，久病多虚，故本病治疗采取半补半疏、攻补兼施之法，以炒苍术、炒白术、炒白扁豆、生薏苡仁、茯苓、泽泻、赤小豆之健脾除湿、半补半疏，配以青皮、陈皮、炒枳壳、炒枳实升降气机，气化则湿化，浊邪得除而郁胀消。

郁证

案 1　杨某，女，48 岁，以"全身乏力 10 年"为主诉于 2014 年 4 月 23

日初诊。现病史：患者全身乏力 10 年，不欲活动，精神困乏，记忆力差，情绪低落（因家事长期生气），纳差，无食欲，食后不消化，晨起牙龈出血，口臭，吐白痰，皮肤干燥，口渴喜饮，两脚趾关节痛，眠可。梦多，不解乏，大便干，3 日 1 次，需用开塞露，月经紊乱，今年行 2 次，量少，平时常服逍遥丸，服中药不效，舌红，苔薄黄，脉沉滞。

处方：柴胡 10g，生白芍 10g，当归 10g，茯苓 10g，薄荷 3g（后下），制香附 10g，郁金 10g，丹皮 10g，栀子 10g，桑叶 10g，竹茹 10g，丝瓜络 10g，槐角 30g，生甘草 6g。10 剂，水煎服，日 1 剂。

二诊：服上方 10 剂，情绪低落好转，乏力略减，余症同前。刻：乏力，身困，大便干结，3 日 1 次，需用开塞露，大便带血，肛裂，情绪低落，晨起牙龈出血，血色黑暗红，口黏，口气秽浊，纳眠可，睡不解乏，舌淡红，有裂纹，苔根部黄腻，脉细。

处方：炒火麻仁 30g，生白芍 30g，杏仁 10g，桃仁 10g，厚朴 10g，炒枳实 10g，大黄 10g（后下），槐角 30g，制首乌 30g，当归 20g。10 剂，水煎服，日 1 剂。

三诊：服上方 10 剂，效可，大便已经不干，2 日 1 次，质稀。刻：身困乏力，懒得动，情绪低落，口黏，口气重，牙龈出血，血色暗红，量少，眠差，眠不解乏，经前乳房胀痛，周期不规律，手足心热，出汗，无烘热汗出，纳少，舌质暗红，苔薄白，脉细。上方加党参 15g，7 剂，水煎服，日 1 剂。

按：此案中，患者除乏力之外，尚有易怒，纳差，便干，一派肝木疏泄失职之象，故立法以达肝之郁为主，又因长期生气，情志抑郁已久，郁久化热化火，方选丹栀逍遥散以疏肝、缓肝，俾肝木升发正常则自能罢极。

案 2　杨某，女，60 岁，以"头部发紧 3 个月，胃脘不适 3 月余"为主诉于 2013 年 7 月 3 日初诊。症见：头发紧如戴帽，胃脘不适，不知饥或饥不欲食。不想说话，心烦，烘热汗出，喜长出气，眠差，有时自己睡不醒，需要别人叫醒。吞咽不利，咽部如贴物，口干不欲饮，大便不干。舌辣，舌淡，苔厚腻稍黄，脉细滞。患者上月 15 日查 CT：脑萎缩，考虑双侧基底节区、双侧脑室旁腔隙性脑梗死。多年前曾有幻想症，幻听，头不自觉抖动，说胡话。在省医初步诊断，有轻度抑郁症状。以越鞠丸合小柴胡汤加减主之。

处方：川芎 10g，炒苍术 10g，炒神曲 10g，制香附 10g，栀子 10g，柴胡 10g，黄芩 10g，清半夏 10g，小麦 30g，桑叶 10g，生甘草 3g。10 剂，水煎服，日 1 剂。

二诊（2013 年 7 月 29 日）：服上方 20 余剂，效佳，头不自主摇动现象已消失，头如戴帽感消失，但仍觉头两侧不舒，气短。胃不适好转，纳差好转，心烦躁则出汗多，身如针扎样痛，睡醒后颈部发硬，总觉睡不醒，二便可，咽部不适好转。舌质红，苔黄白厚腻，脉沉滞。

处方：清半夏 10g，茯苓 12g，陈皮 10g，炒枳实 12g，竹茹 30g，黄连 6g，生龙骨、生牡蛎各 30g（先煎），郁金 10g，生甘草 6g。15 剂，水煎服，日 1 剂。

三诊（2013 年 8 月 26 日）：服上方 15 剂，后又继服首方 6 剂，效可。现：觉头两侧发木，不舒适，颈背强硬不适，睡醒后手发麻，觉牙眶发麻不适。时有胃脘满闷不适，时有气短、心烦，时有喉咙发紧不适，时有烘热汗出，时有口干苦。饮水不多，纳可，眠可，大便可，小便频。舌质红，苔白略黄厚腻，脉沉滞。

处方：谷精草 30g，青葙子 15g，决明子 6g，蝉蜕 6g，薄荷 10g，菊花 10g，蔓荆子 10g，酒黄芩 10g，川芎 12g，竹叶 10g，炒神曲 10g，炒麦芽 15g，生甘草 6g。15 剂，水煎服，日 1 剂。

四诊（2013 年 10 月 21 日）：服上方 20 剂，效可。头双侧麻木减轻，如有物感消失。现：头双侧麻木，偶有目珠疼痛，视物不清，每烦躁时觉全身如针扎样疼痛，胃中嘈杂不适，纳可，眠可，梦多，眠浅易醒，时有右胁不适，口干苦。二便可。舌红，苔黄腻，脉沉滞。

处方：柴胡 10g，生白芍 15g，当归 10g，炒白术 6g，薄荷 3g（后下），茯苓 10g，丹皮 10g，栀子 6g，小麦 30g，黄芩 6g，制香附 6g，生甘草 6g，夏枯草 15g。10 剂，水煎服，日 1 剂。

五诊（2013 年 11 月 11 日）：服上方 20 剂，效可。现右侧头时有跳痛，左眼珠痛，干涩。心烦躁时有全身针扎样痛，不出汗，胃部时有闷胀。幻想症发作时浑身僵硬，双手颤抖，头脑清醒，言语不利，久站时僵硬无力。梦多，时有口干苦，不欲饮。大便时有不成形，日 1 次。舌淡红，苔黄腻，脉沉滞。

处方：川芎 10g，炒苍术 10g，炒神曲 10g，制香附 10g，栀子 10g，柴胡 10g，黄芩 10g，清半夏 10g，党参 10g，桑叶 10g，竹茹 10g，丝瓜络 10g。20 剂，水煎服，日 1 剂。

六诊（2013 年 12 月 11 日）：服上方 20 剂，仍觉头中跳动，如虫行感，口齿发紧，不想张嘴。时心烦，无力，发热，烦躁时身上有针扎样痛，时有右胁下痛。久站时下肢困痛，时胸闷，喜太息，弯腰加重。周身时憋胀痛。时口干苦，不欲饮。目睛昏，疼痛，易流泪。纳可，眠一般，梦多，大便时成形时不成形，小便频。幻想时发，近 1 个月发作 2 次，言语不利，头摇，四肢僵，每次 2min 左右。舌红，苔黄腻，脉沉滞。

处方：连翘 10g，莲子心 3g，麦冬 20g，竹叶 10g，玄参 15g，黄连 6g，生龙牡各 30g，郁金 10g，栀子 10g，胆南星 6g，天竺黄 6g，夏枯草 15g。20 剂，水煎服，日 1 剂。

按：李时珍云"脑为元神之府"，患者有脑萎缩、腔梗，从中医学角度看是元神失养，气血瘀滞，遂有幻想、幻听、胡言乱语和抑郁等神智方面的症状，这又反过来进一步加重全身的气血瘀滞，产生头皮紧、胃脘不适、咽喉异物感等症状，症状虽然涉及全身上下多个系统，但是背后的病机都在于郁，气郁导致血行不畅，气郁日久化火，形成土木壅郁的局面，处以越鞠丸以行气解郁。患者服上方 20 余剂，以上症状都得以减轻或缓解。唯有睡眠深沉难以唤醒，思之患者仍有痰热蒙蔽心神，处黄连温胆汤加味以理气开郁，清心化痰。以下复诊时根据症状选用不同方剂治之。抓住病机，殊途同归。

案 3　陈某，男，46 岁，以"左侧身体怕冷 4 年余，加重 2 年"为主诉于 2013 年 4 月初诊。症见：左半侧身体从头至脚怕冷明显，稍受凉即觉鼻塞、脸木，左侧肢体凉至脚跟，走路后觉脚掌痛，后枕部出汗多，口苦，纳少，眠差，入睡难，易醒，多梦，烦躁，每晚睡 3~4h，小便频，夜间明显，大便可，舌质暗胖大，苔白厚，苔中黄厚，脉沉滞。既往：左腿骨管瘤术后 4 年，有抑郁症病史、高血压病。中医诊断为郁证，病机为阴阳失调，经脉失利证，治以调整阴阳，舒筋通络为主，治以桂枝加龙骨牡蛎汤加减。

处方：桂枝 10g，生白芍 10g，当归 10g，生龙骨、生牡蛎各 30g（先煎），通草 6g，鸡血藤 30g，夜交藤 30g，酒桑枝 30g，竹叶 10g，生甘草 6g，生姜 3 片，大枣 3 枚（切开）为引。15 剂，水煎服，日 1 剂。

二诊：服上方 30 剂，效显，左侧身体怕冷较前明显减轻。现症：多汗，主要为头枕部明显，晨起口苦，纳可，眠差，入睡难，心烦躁，晚上服阿普唑仑片后可睡 2~4h，二便可，舌质暗红，苔白厚腻，脉沉滞。

处方：生山药 15g，生白芍 10g，怀牛膝 10g，桃仁 10g，生地黄 10g，代赭石 15g，生龙骨、生牡蛎各 30g（先煎），夏枯草 10g，黄芩 10g，茯苓 10g，生薏苡仁 30g，竹叶 10g。15 剂，水煎服，日 1 剂。

按：《素问·阴阳应象大论》有云："天地者，万物之上下也；阴阳者，血气之男女也；左右者，阴阳之道路也；水火者，阴阳之征兆也；阴阳者，万物之能使也。"患者术后出现左侧身体从头至脚怕冷明显，稍受凉即鼻塞脸木，乃是阴阳失调、左右阴阳之气不相顺接，经脉不利，阳气卫外与温煦之力不足的表象。阴阳不和，营卫运行失度则睡卧不宁、烦躁不安、梦多纷纭。遂用桂枝加龙骨牡蛎汤调和阴阳，龙牡又可重镇安神。方中加当归、鸡血藤补血活血，酒桑枝有祛风湿通经络，利关节行水气之功。二诊时诸证好转，但汗出明显，中医有血汗同源之论，汗多必伤阴血，肝体阴而用阳，阴血亏虚，肝失濡养则易肝阳上亢，肝火上炎，故患者有烦躁失眠、口苦诸症。今用建瓴汤加减，生地黄、山药、白芍补养肝肾，涵养肝木，龙骨、牡蛎平肝潜阳，牛膝引血下行，茯苓、薏苡仁健脾利水渗湿，诸药合用有滋补津血阴液，育阴利水，潜镇肝阳之效，正如张锡纯所言："服后能使脑中之血如建瓴之水下行，脑充血之证自愈。"

案4 张某，男，42岁，以"全身燥热20余年"为主诉于2013年12月初诊。症见：全身燥热，似披一层衣服，全身沉重，自觉体内有热气向上冲，头痒、头油腻、脱发，脸上起斑、发黑，经常眼红、眼昏，有时自觉热气向腹部、肛门、下肢流窜，纳呆，饭后腹胀，口干、口苦、口臭，痰随气涌，吐白痰稍重，饮水多，喜饮凉水，入睡难，夜间自觉全身发热，但量体温正常，大便黏，4~5天1次，肛门灼热，小便次数多，色黄，有热感。舌红，苔白腻，脉沉滞。诊断为郁证，属阳经郁火证，治以宣发阳经郁热为主，处以升阳散火汤加减。

处方：葛根15g，升麻6g，柴胡6g，羌活6g，独活6g，防风6g，党参6g，生白芍10g，青蒿15g，炙麻黄3g，连翘10g，赤小豆30g，生甘草3g，炙甘草3g，萹蓄15g，瞿麦15g，滑石20g（包煎）。10剂，水煎服，日1剂。

二诊：服上药15剂，症如前，未轻未重，大便数日1行，灼热。舌苔厚黄糙，舌有裂纹，脉细滞，辨为湿热稽留三焦。

处方：柴胡10g，黄芩10g，清半夏10g，炒枳实10g，生白芍10g，大黄10g（后下），滑石30g（包煎），杏仁10g，白蔻10g（后下），生薏苡仁30g，竹叶10g，通草6g，厚朴10g，生甘草6g，知母10g。10剂，水煎服，日1剂。

三诊：自觉服上方11剂，自述服第一剂第一煎即有效，服药后解出大便发热，觉身上轻松，但服至5剂后即觉不明显，整体感觉情况较服药前好转。现：全身燥热，出汗，头晕，视物模糊，乏力，身发沉、紧、黏，觉有气从腹内可走至脚，觉全身肌肉发热，刺痛，灼热感，纳较前有好转，仍打嗝多，眠差，大便黏滞不爽，排不尽感，小便黄热痛。舌质红，苔黄厚腻，脉细。

处方：桂枝10g，生白芍10g，生龙骨、生牡蛎各30g（先煎），黄芩10g，麻黄3g，连翘12g，赤小豆30g，生甘草6g。10剂，水煎服，日1剂。

四诊：仍觉身热痛，脉舌同上。

处方：当归10g，生地黄15g，桃仁10g，红花10g，赤芍15g，柴胡3g，川芎3g，桔梗3g，炒枳壳6g，怀牛膝10g，车前草30g，生甘草6g，连翘10g。6剂，水煎服，日1剂。

本例患者临床表现复杂，治疗经过一波三折，中医辨证之难由此可见一斑。患者不明原因身燥热20年，期间当经历过各种治疗，病情有增无减。据症分析，患者燥热多年，体温不高，服寒凉泻火药不减，可知非单纯火热实证。因其体表有披衣服感，体内又有热气上冲下行感，故首诊时考虑为寒邪束表，火热内郁之证，方选升阳散火汤加味，冀其外寒得解，火热从内向外得以宣泄，又加清热利湿之品，为湿热之邪寻求出路，谁知毫无寸功。二诊时调整思路，口苦、口干为病在少阳；身热而体温不高，大便黏滞不爽，小便色黄灼热，为湿热内蕴，治选大柴胡汤合三仁汤，以和解少阳，疏畅三焦，清利湿热。此诊初期果获佳效，惜后期病情出现反复。整体虽有所好转，然仍燥热汗出，头晕，视昏，肌肉热痛，大便黏滞，舌红苔黄腻，身热未退，湿热未尽，此时处以桂枝加龙骨牡蛎汤合麻黄连翘赤小豆汤加减，以调理阴阳，宣肺调气，清热利湿。四诊时，症未减，因思怪病多瘀，且血府逐瘀汤有治"身外凉，心里热，故名灯笼病，内有瘀血"记载，故投血府逐瘀汤加味治之，惜未再来复诊，疗效不明，诊疗思路，供大家参考。

案5 闫某，女，40岁，以"腰部以上酸沉2月"为主诉于2011年3月初诊。症见：腰以上连及项、背、头酸沉，发凉，全身乏力，烦躁心慌，月经紊乱2月，量少，色暗，无血块，经前乳房稍胀，纳可，眠差多梦，大便2~3天1次，不干，大便色绿，小便可，舌尖红，苔薄白，舌下脉络迂曲，脉沉滞，诊断为郁证，属心肝血虚证，治以补血养阴清热为主，处以四物汤加减。

处方：熟地黄10g，当归10g，生白芍15g，川芎3g，炒枣仁30g，黄芩10g，知母10g，麦冬15g，生地黄10g，桑叶10g，苇根30g，竹叶10g。6剂，水煎服，日1剂。

复诊：服上方腰部以上酸沉不适消失，心烦、心慌好转，服第2剂时，口腔出现一处溃疡，口干，口唇起皮，纳可，多梦二便可，经前乳房胀，舌尖红，苔薄白，舌下脉络迂曲，脉细。

处方：生地黄15g，玄参30g，竹叶10g，栀子10g，黄连6g，赤芍10g，丹皮10g，麦冬15g，灯心草3g，车前草15g，生甘草6g，制香附10g。10剂，水煎服，日1剂。

按：患者无明显原因出现腰部以上酸沉，全身乏力，烦躁，月经一月2行或一月不至，当属肝血不足，肝火偏旺所致。《临证指南医案》有云："女子以肝为先天"，肝血不足，不能涵养肝体，故导致诸症丛生，以四物汤加味治疗，方中熟地黄、白芍阴柔补血之品与辛香的当归、川芎相配，动静结合，补血而不滞血，活血而不伤血，是临床常用的补血活血调经之良方，被称为"妇科圣方"；烦躁心慌，眠差多梦，加炒枣仁、知母，有酸枣仁汤之意，以养肝宁心；肝火偏旺加黄芩、竹叶、苇根、桑叶清热泻火；加麦冬、生地黄以助补血养肝。二诊时腰部以上酸沉消失，出现口腔溃疡，口干，舌尖红，乃心火亢盛所致，方选导赤散合增液汤加减，以助清热养阴之功。

脏躁

案1　张某，女，49岁，以"烦躁2年，加重2月，伴左上腹胀痛半月"为主诉于2014年4月23日初诊。症见：心情烦躁，欲哭，左上腹疼痛加重伴喜太息，胸闷，乳房痛，停经前每次月经前乳房胀痛，纳可，眠差，夜晚偶有汗出，大便先干硬后质稀，日1次，大便急迫，便前腹痛，小便频数，白天重，有尿路刺激感。患者2年前停经后明显感觉心情烦躁，经自己调节缓解，近2月烦躁加重，不能缓解，曾自服坤泰胶囊等中成药，效果不明显。既往有乳腺增生史、慢性盆腔炎病史。舌质暗红，苔薄白，脉细。

处方：生地黄15g，生百合30g，清半夏10g，小麦40g，炙甘草10g，大枣5枚为引。10剂，水煎服，日1剂。

按：《金匮要略》云："妇人脏躁，喜悲伤欲哭，象如神灵所作，数欠伸，甘麦大枣汤主之。"观此案患者之主诉与此相同，方证对应，故以甘麦大枣汤为主，合百合地黄汤以养心肺之阴，如此心阴得补，而脏躁得润。

案2　毛某，女，48岁，以"心烦3年余"为主诉于2015年4月10日来诊。症见：心烦，思虑多，心烦时眠差，梦多，近半年来月经周期不正常，行经5天，量少，无血块，经前无乳胀。白带时多时少，阴痒，大便1~2日1行，不干，小便色黄。纳可，口淡无味，易吐酸，舌质红，苔薄黄，脉细。既往有乳腺增生病史10多年，近半年查HP（+）。

处方：栀子6g，竹叶10g，灯心草3g，蒲公英15g，大贝10g，煅瓦楞子20g，桑叶10g，丝瓜络10g，小麦30g，茯苓10g，黄连6g，黄芩10g，生甘草3g。10剂，水煎服，日1剂。

按：患者以心烦来诊，结合病程来讲，患者素有心火旺，可以用导赤散使心火下移，从小便而出，但虑其有口淡无味、易吐酸、HP（+）等脾胃不好的表现，又有乳腺增生病史，从整体考虑，治疗上法宜清心理胃，散结安神。

案3　秦某，女，46岁，农民，河南杞县人。患失眠、急躁、心慌、头晕已2年。曾在当地医院服用中西药均无效，乃于1976年3月来郑州就医。经河南某医学院诊断为神经官能症，后就诊于予。诊见患者有形神不安之象，脉失宁静。

处方：炙甘草15g，百合30g，苏叶3g，清半夏9g，茯苓12g，磁石12g（先煎），麦冬12g，夜交藤12g，炒枣仁12g，柏子仁9g，生龙骨、生牡蛎各24g，小麦30g，大枣7枚。水煎服。

为了便于观察疗效，患者住郑服药，服药9剂，症状大减，随持方回杞治疗。1976 年 6 月 26 日，其爱人出差来郑州，特来告予，病已痊愈。同年 9 月 9 日，其爱人又来郑告予曰：至今未犯病。

按：本病所见症状，是脏躁之象，虽不是《金匮要略》脏躁的典型证候，但就其性质来说，仍是脏躁之病，故用甘麦大枣汤加味治之。陈修园《医学实在易》不寐汤中道："不寐内经论最详，肝魂招纳枣仁汤，紫苏百合归阴分，龙牡茯神佐使良。"本方所用诸药，除甘麦大枣外，大都源于此处。该书在解释紫苏百合治失眠之理曰："百合其花，朝开暮合，紫苏之叶，朝挺暮垂，俱能引阳气而归阴分。"本病虽属脏躁病，亦近似百合病，此用百合，亦有百合汤之义。方用半夏是取《灵枢·邪客篇》半夏汤之义。半夏味辛，直驱少阴厥逆之气，使其上能于阳明。本方所加药味虽多，但仍不失甘麦大枣汤之义，相反，更能增强甘麦大枣汤的功效，遵效不更方之则，直至病愈。

案 4 杨某，女，51 岁，以"身烘热汗出 3 月"为主诉于 2006 年 2 月 6 日初诊。3 月前无明显诱因出现身烘热汗出，多于紧张、着急、夜晚醒时出现，每天出现 10 余次，汗出后身冷，眼痒，视物模糊，双手关节疼痛，与天气变化无关，口苦，耳鸣，二便调，纳眠可，舌质红，苔黄略厚，脉细。2004 年 8 月因子宫肌瘤行子宫切除术，诊为脏躁，治以养阴固表清热。

处方：熟地黄 10g，生地黄 10g，当归 10g，黄芩 10g，黄连 6g，黄柏 10g，生黄芪 30g，浮小麦 30g，煅牡蛎 30g（先煎），桑叶 20g。6 剂，水煎服，日 1 剂。

复诊（2006 年 2 月 13 日）：服药后出汗量少，次数仍 10 余次，仍于紧张、夜晚醒后出汗，汗出身冷，耳鸣，双手关节疼痛减轻，纳眠可，二便调，舌质红，舌苔薄，脉细，里合表未解，营卫失调，郁热不净，宜调和营卫，清热止汗，方拟桂枝加龙骨牡蛎汤加减。

处方：桂枝 10g，生白芍 10g，生龙骨、生牡蛎各 30g（先煎），黄芩 10g，桑叶 10g，竹叶 10g，麦冬 15g，炙甘草 6g，浮小麦 30g。6 剂，水煎服，日 1 剂。病安。

按：患者肾阴不足，不能上济于心，则心火偏亢而急躁，阴虚则火旺，蒸迫津液外出则自汗盗汗，故以当归六黄汤加味治之，方中当归、生地黄、熟地黄，滋阴养血，以"三黄"泻心火除烦，汗出则气泄，表气不固，以黄芪、浮小麦、煅牡蛎益气固表止汗，阴虚渐复，里热渐消，汗出亦少，尚有汗出身冷、精神紧张、口苦心烦，乃营卫不和、郁热不净之象，以桂枝加龙骨牡蛎汤加减收功。

案 5 陈某，女，48 岁，以"乏力半年"为主诉于 2013 年 5 月初诊。症见：乏力，出汗，眼睛昏花，烘热汗出，易发脾气，牙龈易出血，眠可，纳差，二便调，已断经 7 个月，舌质暗紫，舌下脉紫，苔薄白，脉细。中医诊断为脏躁，为阴虚火旺证，治以滋阴清热、养阴安神为主，处以眠安汤（经验方）加减。

处方：生地黄 10g，生百合 30g，小麦 30g，麦冬 20g，炒枣仁 20g，茯神 10g，栀子 10g，竹叶 10g，灯心草 3g，桑叶 10g，生甘草 10g，大枣 6 枚（切开）为引。10 剂，水煎服，日 1 剂。

复诊：服上药 15 剂，烘热汗出已愈，睡眠好，牙龈出血减轻。现：乏力，口淡乏味，二便调，舌淡胖，苔薄黄，脉细。上方去栀子，加黄连 6g，生山药 15g，菊花 10g（后下），10 剂，水煎服，日 1 剂。

按：《素问·阴阳应象大论》曰："年四十，而阴气自半也，起居衰矣。"本案患者年过四十，出现乏力、阵发性烘热汗出，此为阴气衰减而导致阴精不足，阴阳失调，故以养阴安神为治疗大法，眠安汤乃余经验用方，主要由百合地黄汤、甘麦大枣汤、酸枣仁汤化裁而成，用于治疗阴虚阳浮、心神不宁并火旺的失眠、脏躁等病疗效甚佳，二诊之时诸症明显缓解，烘热汗出已愈，睡眠好，牙龈出血减轻，因去独清心火之栀子，加清心脾之火之黄连，以止其牙龈出血，菊花清肝经之热以治其眼睛昏花，另加生山药以固本培元，标本兼治，故有桴鼓之效。

便血

鲁某，女，32 岁，以"痔疮易出血 3 年余"为主诉于 2013 年 10 月 11 日初诊。症见：面色萎黄，痔疮发作时先血后便，血色鲜红，直出四射，脱肛，纳可眠可，月经量多，白带量多色黄。舌淡暗边尖红，苔薄黄，脉细。3 年前怀孕后痔疮加重易出血，与饮食无关，服用槐角丸效不显。

处方：二花炭 10g，槐花 30g，白僵蚕 10g，乌梅 6g，黄芩 10g（炒黑），地榆 20g，丹皮 10g，生甘草 6g。10 剂，水煎服，日 1 剂。

另用木鳖子磨水外涂患处。

按：患者先血后便，血色鲜红，直出四射，病机为热伤血络。陈修园：济生乌梅丸治大便下血如神，有歌曰：下血淋漓治颇难，济生遗下乌梅丸，僵蚕炒研乌梅捣，醋下几回病可安。唐容川：乌梅敛肝风，僵蚕息肝风，风平火息，而火自宁，金银花、黄芩炒黑均可用于热毒血痢，地榆、槐花凉血止血，尤适用于下焦血热所致的便血、痔疮。腹痛加白芍，也可加椿根白皮、鸦胆子、白头翁助凉血止痢，若便血日久，则清阳下陷，可加葛根、升麻升举清阳。

脚踝肿

丁某，女，60 岁，以"双踝肿痛 2 年"为主诉于 2013 年 3 月 13 日初诊。症见：脚踝肿，走路易发胀，不热不凉，无明显诱因出现。近段时间脚踝疼痛。血压高，偶有头懵，无其他明显不适，小便偶带沫，时左手发麻，纳可，眠可，便可，舌质红暗，苔白稍厚，脉沉滞。

处方：杏仁 10g，生薏苡仁 30g，白蔻仁 10g（后下），厚朴 10g，清半夏 10g，竹叶 10g，滑石 30g（包煎），通草 6g，赤小豆 30g，黄芩 10g，生甘草 3g。10 剂，水煎服，日 1 剂。

二诊：服上药 10 剂，脚踝肿消，头不晕，测血压：160/90mmHg；乳腺增生，轻微疼痛，舌质暗，舌薄白腻，脉沉滞。上方加赤芍 10g，丹皮 10g，大贝 10g，牡蛎 30g（先煎），10 剂，水煎服，日 1 剂。

按：湿性趋下，患者双脚踝肿，脉见沉滞，舌苔白腻，是湿邪流注下焦，而三仁汤多用于湿阻三焦证，具有宣上、畅中、渗下之功，吴瑭谓之"轻开上焦肺气，盖肺主一身之气，气化则湿亦化也"，用以治疗下焦湿凝者，以肺主气，气化则湿化矣！本病主要病邪为"湿"，治疗目的为祛"湿"。治疗手段为"气化"，通过"气化"以达"湿化"。而反过来，诸症表现为"气不化"，"气不化"的原因为"湿不化"。此即吴氏方中独重上焦之具体运用，加利湿消肿之赤小豆，一者随症配伍，以解决肿胀；二者湿在下焦，就近引邪外出。

下肢肿痛

康某，女，45 岁，以"双下肢肿痛 3 年余"为主诉于 2013 年 9 月 23 日初诊。症见：双下肢困痛，不肿、不胀，时有周身困、痛、乏力、不怕冷，头痛、涨，眠差，醒后难以入睡，大便有排不尽感，日 3 ~ 4 次，纳可，胸闷，口不干、不苦，经前腿困加重，月经时好时差，周期不正常，有血块，痛经，经末乳房胀痛，甲状腺结节，现已经切除。舌红，苔黄厚腻，脉沉滞，白细胞偏低。

处方：柴胡 10g，生白芍 10g，当归 10g，炒白术 10g，茯苓 30g，制香附 10g，木瓜 30g，通草 6g，薄荷 3g（后下），淮小麦 30g，生甘草 6g，夜交藤 30g。15 剂，水煎服，日 1 剂。

二诊（2013 年 10 月 21 日）：服上方 15 剂，效佳，头痛、腿痛消失，本次月经，乳房未胀，现大便黏腻不爽，有排不尽感，眠差，梦多，易醒，醒后胸闷不适，周身乏力，活动后减轻，纳可，小便频，月经持续 8 ~ 9 天，淋漓不尽，舌暗红，苔薄黄腻，脉偏弦。

处方：党参10g，炒白术10g，茯苓10g，生山药30g，女贞子15g，旱莲草30g，桑叶10g，竹茹10g，丝瓜络炭10g，生黄芪30g，小麦30g，炙甘草6g。15剂，水煎服，日1剂。

按：此系肝气郁滞，经水不利所致肿胀。《金匮要略·水气病脉症并治第十四》曰："寸口脉沉而迟，沉则为水，迟则为寒，寒水相搏。趺阳脉伏，水谷不化，脾气衰则鹜清，胃气衰则身肿。少阳脉卑，少阴脉细，男子则小便不利，妇人则经水不通；经为血，血不利则为水，名曰血分。"患者平素经水不调，经前乳房胀痛，为肝气郁滞之象。女子以肝为先天，肝藏血，主疏泄，肝失疏泄，则气滞血瘀，三焦气化失常，水湿内停，发为水肿。故以逍遥散加减，疏肝解郁，养血健脾，患者服15剂双下肢困痛消失。

消渴

案1 潘某，女，52岁，以"发现糖尿病3年"为主诉于2013年1月18日初诊。症见：左侧膝关节疼痛，不肿，痛处无冷热感，与天气季节无明显关系，头晕，头痛，夜眠时觉浑身不适，用力捶痛感较常人差，纳眠可，二便可，舌质淡红，苔薄黄，脉沉滞。发现糖尿病3年，现口服二甲双胍片，早、晚饭前1粒，格列美脲片早1片，平时空腹血糖6.8mmol/L，餐后2小时13mmol/L。体重170多斤，血压140/90mmHg（未服降压药）。既往史：发现高血压1年，最高150/90mmHg，服药控制在120/75mmHg，血脂偏高，2005年因卵巢囊肿行子宫全切术。

处方：炒白术10g，炒苍术10g，茯苓10g，猪苓10g，陈皮10g，青皮10g，丝瓜络30g，忍冬藤30g，木瓜30g，生薏苡仁30g，鬼箭羽30g，知母15g，生甘草3g。

按此患者主诉消渴病，但只限生化检查发现血糖高，自身无明显口渴、多饮、多尿等"三多一少"症状，且患者体胖，血压高，头晕、头痛，肢体不适。细究病因，血糖高、血压高非一日之病变，患者年衰体胖，痰湿体质，病机属阴虚热淫，脾虚失运，宜疏补兼治，处方用猪苓、茯苓、青皮、陈皮、苍术、白术对药，看似平淡，疗效很好。

案2 焦某，女，19岁，以"面部起斑1年"为主诉于2013年7月15日初诊。症见：面部起斑，起疖痘，手脚心发热，月经正常，大便正常。舌红，苔白厚腻，脉略数。患者8年前出现口渴、多饮、多尿、消瘦（2个月内体重下降10kg）。2012年7月5日入住郑州大学第一附属医院，当时测空腹血糖24mmol/L，尿酮体（+++），诊断为Ⅰ型糖尿病，住院治疗8天出院，血糖平稳，无糖尿病并发症。现刚出院 3 天，正口服降糖药。以平痤汤为主方加减。

处方：黄芩 10g，黄连 6g，牛蒡子 10g，玄参 30g，桔梗 10g，板蓝根 30g，马勃 10g，连翘 10g，陈皮 10g，薄荷 10g，生薏苡仁 30g，赤芍 15g，生甘草 3g。10 剂，水煎服，日 1 剂。

2013 年 8 月 19 日复诊：服上方 20 余剂，觉手脚已不太热，血糖控制可，月经正常，大便正常。现无不适。舌红，苔黄厚，脉细。处方：桑叶 15g，竹茹 15g，丝瓜络 15g，连翘 12g，金银花 10g，赤芍 15g，牡丹皮 10g，生甘草 3g。7 剂，水煎服，日 1 剂。

按：患者有糖尿病史 8 年，糖尿病为典型"三多一少"症状，从中医角度辨证属于胃热炽盛，兼有气阴两虚。患者现血糖控制得好，有手足心发热，面部起斑、起痘等症，《黄帝内经》认为"四肢皆禀气于胃"，且阳明经布于面部，可见患者现虽无糖尿病典型症状，但仍属于胃热炽盛。处以治疗大头瘟毒的普济消毒饮加减。我命名为平痤汤。患者面部起斑起痘，与大头瘟毒病机相似，阳明经热壅于上焦，发于头面。二诊时患者已服药 20 余剂，手足心热症状明显缓解，原病也未有反复。续投少量清热凉血祛瘀之剂善后。

案 3 杜某，男，58 岁，以"发现血糖升高 18 年，并发症 4 年余"为主诉于 2014 年 1 月 13 日初诊。症见：双下肢乏力，活动剧烈则酸困，眠差，入睡难，醒后难以入睡，纳可，二便调。舌淡，苔薄白，脉细。肌酐 270↑，蛋白尿（＋＋＋），慢性肾衰早期。患者于 1996 年发现血糖升高，服药控制不佳，4 年前视物模糊不清，检查发现糖尿病肾病。患高血压 6 年余，控制不佳。

处方：党参 15g，炒白术 10g，茯苓 12g，生山药 30g，大黄 10g（后下），芡实 30g，莲须 10g，冬瓜子 30g，生薏苡仁 30g，牡丹皮 10g，益母草 15g。30 剂，水煎服，日 1 剂。

二诊（2014 年 2 月 17 日）：服上方 30 剂，效可。现：血糖、血压控制可，腿觉发胀，余无不适，纳可，眠差，醒后难以入睡，二便可，手脚凉。舌质暗，苔薄白，脉沉弱。

处方：上方益母草改为 30g，大黄改为 3g，加生黄芪 30g，知母 15g，怀牛膝 10g，40 剂，水煎服，日 1 剂。

三诊（2014 年 4 月 14 日）：服上方 30 余剂，觉效可。现：出现双手发胀，腿仍胀，抽筋。余无不适，纳眠可，二便调。有尿等待，现血糖控制可（胰岛素治疗），舌质淡红，苔薄绿（染），脉细滞，血压 150/90mmHg。

处方：党参 15g，炒白术 10g，茯苓 10g，生山药 30g，大黄 6g（后下），桑叶 10g，竹茹 10g，丝瓜络 10g，益母草 30g，制附子 6g，玉米须 30g，木瓜

30g，生甘草 3g。30 剂，水煎服，日 1 剂。

按：此系脾虚失运，水湿内停之证。《黄帝内经》云：诸湿肿满，皆属于脾。故投以四君子汤益气健脾，以滋化源。再加入利水通腑泄浊之药，扶正祛邪，疾病自除。

案 4 丁某，男，44 岁，以"发现血糖高 1 年余"为主诉于 2013 年 4 月 5 日初诊。患者去年 5 月体检发现血糖高，为 7.53mmol/L，后又测均在 8.05mmol/L，常服格华止，血糖控制可，现停药 10 天，未测血糖，无明显不适感。纳眠可，二便可。舌质稍暗淡，苔薄白，脉沉弱。

处方：党参 12g，炒白术 10g，茯苓 10g，生山药 30g，鸡内金 10g，荷叶 15g，丹皮 10g，丹参 15g，生甘草 3g。15 剂，水煎服，日 1 剂。

二诊（2013 年 5 月 3 日）：服上方 15 剂，效可。现：上周测血糖已正常，降糖药已停 2 个月，自觉无明显异常。纳眠可，二便可。舌淡红，苔薄黄，脉沉弱。

处方：上方加枸杞子 10g，生黄芪 15g，知母 6g，葛根 15g。15 剂，水煎服，日 1 剂。

三诊（2013 年 9 月 30 日）：血糖指标正常。现：面部皮肤发红、痒，起白皮，已 5 年。外用药涂后不能彻底痊愈，饮酒、眠差时易发作，一年四季均如此。大便正常。舌红，苔薄黄，脉细。

处方：桑叶 10g，竹茹 10g，丝瓜络 10g，忍冬藤 15g，槐花 30g，丹皮 10g，赤芍 10g，生地黄 10g，紫草 6g，生甘草 6g。15 剂，水煎服，日 1 剂。

按：患者发现血糖高 1 年余，余无明显不适，治以益气健脾，方用四君子汤，加山药补脾阴，鸡内金消积化滞，荷叶芳香化湿，丹皮丹参凉血活血，祛浊邪。患者服之效果好，治疗大法不变，继续补脾益气，养阴生津，加黄芪、葛根，患者服之血糖恢复正常水平。

案 5 程某，女，60 岁，以"双下肢乏力半个月"为主诉于 2013 年 9 月 30 日初诊。症见：双下肢乏力，头懵沉。急躁时易出汗，心慌、闷。经常口干渴，饮水近两暖瓶，小便多，饮食可。眠可。大便经常干，日 1 次。患者有糖尿病史 4 年余，一直服药控制。因劳累引发低血糖半月。舌淡，苔薄白，脉细。

处方：党参 15g，生石膏 30g，知母 15g，竹叶 10g，生黄芪 30g，丹皮 10g，赤芍 10g，玄参 30g，生甘草 10g，粳米一撮为引。10 剂，水煎服，日 1 剂。

二诊（2013 年 10 月 21 日）：服上方 10 剂，效显，双下肢乏力、头晕明显好转，但走路较长时仍会有下肢乏力，头晕沉，眼睛发红，干涩，疼痛。

现：仍有心慌，胸闷，口干渴明显好转，小便也明显好转，纳少，大便干，日1次。燥热出汗好转，晨起有口臭，口苦，怕冷，冬天易感冒，肩背酸困，腰酸困。舌质淡红，苔白，脉沉滞。最近2天咽干咽痛。急躁时额头痛。

处方：上方加决明子30g，麦冬15g，桑叶15g，乌梅6g。15剂，水煎服，日1剂。

按：此属消渴（糖尿病）。本病为阳明气分热盛，耗伤气阴，瘀阻脉络所致。故投以竹叶石膏汤益气养阴清热，再加入丹皮、赤芍等化瘀之品，患者服上药10剂，自诉双下肢乏力明显好转。正如《伤寒论·辨阴阳易差后劳复病脉证并治》："伤寒解后，虚羸少气，气逆欲吐，竹叶石膏汤主之。"

案6　连某，男，35岁，喝水多已3个月，逐渐加重，口渴不止，心烦热，每天能喝6暖瓶水，还觉口渴，多次化验检查正常，西医谓其无病。患者身体壮实，脉数，遂以玉液汤和白虎汤化裁治之。

处方：生山药30g，天花粉30g，知母30g，葛根18g，生黄芪30g，鸡内金9g，五味子9g，麦冬15g，生石膏30g，生甘草9g。水煎服。

复诊（1977年1月9日）：上药服6剂，消渴基本停止，仅有点口干，不喝水也可以，尚觉心烦热，宗上方加竹叶。

处方：生山药30g，天花粉18g，知母15g，葛根12g，生黄芪30g，鸡内金9g，五味子9g，麦冬15g，生石膏30g，竹叶12g，生甘草9g。水煎服。

嘱服6剂，若不干渴，无需再服药。

按：此虽渴饮不止，但排除糖尿病，属心胃火盛，移热于肺，肺阴耗伤，津不能布的上消病，故用白虎汤以清阳明之热，使肺不受其灼，热清而津生，阴伤日久，必及其气，易造成元气不升，故用玉液汤升元气以止渴，正如张锡纯说："消渴之证，多由于元气不升，此方乃升元气以止渴者也。"白虎汤未用粳米，由玉液汤中生山药代之，以山药代粳米，张锡纯在"白虎加人参以山药代粳米汤"中已有论述，他说："盖粳米不过调和胃气，而山药兼能固摄下焦元气，使元气素虚者，不至因服石膏、知母而作滑泻。且山药多含有蛋白之汁，最善滋阴。白虎汤得此，既祛实火，又清虚热。"吾将此二方揉合在一起，又加麦冬，起到消热滋阴，生津益气之用。首方未用竹叶，是吾之疏忽也。

案7　范某，女，65岁，以"口渴，喝水较多2月余，左下腹疼痛已半月余"为主诉于1966年4月3日初诊。1966年2月开始发渴，喝水较多，每天能喝三四大碗水，并喜冷饮，饮水量逐渐增多，至今未愈。左下腹疼痛，有时"翻痛"，痛甚时拒按，痛处无硬块，扣之有鼓音，痛重于胀，不断肠鸣，知饥不能多食，胃脘部胀闷微痛，微有咳嗽，大便溏泄，一昼夜八九次，下午次数较多，大便清稀，带有不消化的食物，小便量少，不利，色不黄，身发冷，手足发凉，泻下以后，心里发慌。7天前，经某卫生院医生诊治，曾服中药2剂，泄泻更甚，腹痛加重，但发渴减轻，今日发渴又同前。患者认为本次发病可能与去年伺候患者（丈夫），饮食寒热失宜有关，有慢性胃痛病史。形体瘦弱，面部微有水肿，舌光无苔，不缺津，有轻度糜烂，脉象迟弱，治以健脾温阳，佐以滋阴化气。

处方：白术9g，干姜6g，附子9g，煨诃子9g，生山药30g，麦冬12g，五味子6g，桂枝4.5g，乌药9g，陈皮9g，生甘草4.5g。2剂，水煎服，日1剂。

二诊（1966年4月8日）：服上药后，腹痛口渴已止，饮食较前增加，腹部微有胀，唯有腹泻未止（但泻量减少），咳嗽较前加重，无痰，膝以下至足发凉，舌光无苔。糜烂减轻，不缺津。脉象迟弱，左尺尤甚，治以温阳化气止咳。

处方：炒白术9g，干姜9g，附子9g，煨诃子15g，肉豆蔻15g，橘皮9g，生山药30g，五味子6g，桂枝9g，乌药9g，炙冬花12g，炙甘草4.5g。2剂，水煎服，日1剂。

三诊（1966年4月14日）：据患者之子范某告知，上方服2剂便泻次数减少，一日3~4次，腹痛、腹胀全部消失，因病症趋向痊愈，故不服药，以食养尽之。

按：本案消渴属于脾肾阳虚，气化无力，水不化津，津不上承则口渴引饮，水谷杂下则泻下频频，阳虚失温则腹痛隐隐。治应补肾健脾，温阳化气，则水气蒸腾，口渴自止。

血小板减少

刘某，男，15岁，以"血小板减少半年余"为主诉于2013年12月23日初诊。症见：纳眠可，二便调，余无明显自觉症状。患者今年4月双足背部出现小红点，5月检查发现血小板减少，从5月20日开始使用激素，血小板上升，但在减激素过程中，血小板又减少，在北京某医院服中药5个月，稍有效果，未再出现小点，停用中药已20天，服中药易上火，舌质红，苔黄，脉细。

处方：生地炭15g，丹皮10g，生白芍10g，桑叶10g，竹茹10g，丝瓜络10g，栀子6g，白茅根30g，槐花30g，炒麦芽10g，炒谷芽10g，忍冬藤15g，生甘草6g。15剂，水煎服，日1剂。

二诊（2014年2月12日）：服上方25剂，效可，血小板数量上升，服药前为Plt：41×10⁹/L，现在Plt：49×10⁹/L，纳眠可，二便调，无其他不适，舌质红，苔根部黄厚腻，脉细。上方加水牛角15g，赤小豆20g，20剂，水煎服，日1剂。

三诊（4月2日）：服上方30剂，自觉效不如前，Plt：42×10⁹/L。双足偶有出血点，近2日咽痛，不干，纳眠可，二便可，舌淡红，苔薄黄，脉细。

处方：生地黄炭15g，丹皮10g，生白芍10g，二花10g，玄参15g，当归10g，桑叶10g，竹茹10g，丝瓜络10g，焦栀子10g，陈皮10g，生甘草6g。20剂，水煎服，日1剂。

四诊（5月16日）：服上方30剂，自觉效不显。最近血小板变化为44×10⁹/L、44×10⁹/L、32×10⁹/L。现：双足偶有出血点，纳眠可，二便调，前天左侧鼻孔流鲜血，舌红，苔白厚腻，脉细。

处方：阿胶10g，白及10g，女贞子15g，旱莲草30g，丹皮10g，陈皮10g，生甘草6g。20剂，水煎服，日1剂。

五诊（2014年6月27日）：服上方20剂，无不适。现：身上未出现紫点，2014年6月17日化验血小板50×10⁹/L，2014年6月24日血小板为30×10⁹/L。二便调，舌暗淡，苔薄白，脉细。

处方：北沙参15g，竹叶10g，荷叶10g，麦冬15g，知母10g，黄连3g，白茅根30g，生甘草6g，粳米一撮，西瓜青皮一撮为引。15剂，水煎服，日1剂。

六诊（2014年8月6日）：服上方30剂，现：无特殊不适，纳眠可，二便调，未出现出血点。2014年8月5日查血小板54×10⁹/L，舌质红，有点刺，苔薄白，脉细。上方加生地黄炭30g，丹皮炭10g，20剂，水煎服，日1剂。

按：患者经多方治疗，血小板数量上升不明显，且此次就诊时患者无明显异常不适，当此"无症可辨"之时，更要细问病史，了解患者体质，以辨"证中之证"，如此方是治病求本。就此患者而言，素易上火，是阳盛之体，又属少年，生机正旺，审其舌象而见舌红、苔白，此即《内经》之"阴络伤则血内溢"之谓。故治宜清阴络之热，用生地黄、丹皮、赤芍之类以凉血散血，用桑叶、竹茹、丝瓜络等凉散通络之品以佐之，同时此三味药凉肝而无败胃之弊，于此凉血方中用之更为恰当。

虚劳

吴某，女，77岁，以"乏力、懒动4年余"为主诉于2014年12月17日初诊。症见：乏力、无精神，面色萎黄、虚胖，纳少，腹不胀。稍受风凉即感冒，感冒时不发热，但流清涕，咽痒易咳嗽，咳白黏痰，痰黏难咯，出虚汗，偶尔后脑部疼痛，嗜睡，大便偏干。口干不欲饮，口淡无味，舌胖大，苔黄厚，脉沉弦。素体阳盛，怕热不怕冷，曾服补药后热燥难忍。4年前偶然检查出骨髓增生异常，红细胞、白细胞、血小板都偏低，血红蛋白低，诊断为中度贫血，曾于当地住院治疗并输血 2 次以纠正贫血，出院后经常服西药（升白细胞药），未服过中药。因经常感冒，常输胸腺肽提高免疫力。高血压病 30 余年，服药控制可，冠心病史 30 年，服硝酸甘油片，麝香保心丸。血糖正常。

处方：白茅根 30g，滑石 30g（包煎），连翘 10g，赤小豆 30g，茯苓 10g，竹叶 10g，荷叶 30g，通草 6g，决明子 30g，生甘草 3g。10 剂，水煎服，日 1 剂。

按：该患者骨髓增生异常，全血细胞偏低，中度贫血，面色萎黄，少气乏力，易感冒，西医依靠输血、提高免疫力等方法改善症状。现在主要是经常感冒，稍受风凉即感冒，患者体质偏胖，素体阳盛，属虚实夹杂之证，只知补其虚，不除其实，疗效并不满意。祛邪忘记其虚更会加重病情，这就是"轻可去实"原则，轻清邪热，轻化湿热，轻泻水浊。待邪去后再酌情调补。

低热

案 1　张某，女，25 岁，以"间断低热 3 年，发作半个月"为主诉于 2013 年 5 月 10 日初诊。症见：易低热，常无诱因出现感冒低热，体温 37.2～37.3℃，身冷，头痛，出冷汗，纳差，咽部不适，口苦，周身酸困乏力，下午至晚上较重。眼昏，视物不清。大便偏干，日 1 次，小便可。患者 3 年前产后 3 个月因生气，心情不畅觉身不适，咽部不适，继而出现低热，住院治疗亦未明确病因，后又将扁桃体摘除，仍发热如前。月经后错 7～10 天，色暗，有血块，量少，3 天净，经期小腹、腰痛，经前乳房胀。已服柴胡类中药一年余，初服效可，后效不显。舌质红，苔厚黑褐，乏津，脉细。

处方：柴胡 10g，生白芍 30g，当归 10g，茯苓 10g，薄荷 3g（后下），制香附 10g，丹皮 10g，栀子 10g，玄参 15g，浮小麦 30g，桑叶 10g，生甘草 10g，大枣 4 枚（切开）为引。10 剂，水煎服，日 1 剂。

二诊（2013 年 7 月 8 日）：服上方 30 余剂，已不发热，但仍觉身冷，恶寒，夜间盗汗，自觉身体皮肤灼热，眼昏，口干，饮水一般，口苦，咽痛，头懵。纳眠可，小便色黄，大便可。身上发酸，时有小腹痛，时有手麻。舌质红，苔白厚腻，脉细。

处方：柴胡 10g，黄芩 10g，二花 10g，连翘 10g，白茅根 30g，车前草 30g，生龙骨、生牡蛎各 30g（先煎），生甘草 6g。15 剂，水煎服，日 1 剂。

三诊（2013 年 8 月 28 日）：服上方 15 剂，效可。服药不发热，停药后又低热，乏力，嗜睡，胸闷，咽痛，平常易感冒。纳差，无食欲，二便可。眠可，梦多。觉全身有蚁行感，口干，口黏，不欲饮。月经周期可，4～5 天净，量可，色深，有血块，痛经，经前乳房不胀，带下色黄，量多。舌红，苔黄腻，脉细。

处方：党参15g，炒白术10g，茯苓10g，生山药30g，柴胡10g，生白芍20g，生黄芪30g，知母15g，炙甘草6g。15剂，水煎服，日1剂。

五诊（2013年9月30日）：服上方低热已除。现：全身恶寒，畏风，咽部干痛，吐黄痰。纳差，眠差，无睡意。大便成形，2~3日1行，小便可。月经延后五六天，量可，有血块，紫黑色，带下色黄，量多。两颞部及前额疼痛，口干、口黏，晨起口苦。舌稍红，苔白腻，脉细。

处方：桑叶30g，竹茹15g，丝瓜络15g，滑石30g（包煎），黄芩10g，知母10g，生甘草6g。20剂，水煎服，日1剂。

按：产后多血虚，又加情志不畅，肝气郁滞，气滞血瘀，故月经后期，色暗，有血块，经前乳房胀痛；肝气郁久化火伤阴，失于濡润，故咽干、口干、视物昏花，舌苔少津。治宜疏肝理气，滋阴清热。此案属于阴虚发热。方用丹栀逍遥散合甘麦大枣汤并加玄参滋阴清热，桑叶清肝火。

案2 雷某，女，40岁，以"低热2年"为主诉于2013年1月9日初诊。症见：体温每天都在37.2~37.4℃，身酸痛，怕冷，身疲乏力，劳后烧重，前额易出汗，余处无汗，不知饥，腹胀，觉食停，胃中不下，二便可，舌质淡、暗红，苔薄白，脉沉弱。近2年平时体温37.2℃，活动后37.4℃。西医血常规、心电图、肝功能、肿瘤物等检查未见异常，长期西医治疗效不显，服中药有时可降到36.6℃，但易反复。

处方：党参12g，黄芪30g，炒白术10g，当归10g，陈皮10g，升麻6g，柴胡6g，生白芍15g，炒麦芽15g，炒神曲30g，炒山楂15g，炙甘草6g，白薇10g。10剂，水煎服，日1剂。

按："甘温除热"是李东垣的经典论述，临床上运用此法时，患者除发热之外，尚还有身倦乏力、劳后发热更重等中气不足之象，结合本案，除发热之外，尚有身疲乏力，劳后发热更著，中气不足之证。所加白芍者，以汗出之故，用白芍敛之；用白薇者，《本草正义》云，凡阴虚有热，自汗盗汗者……（白薇）皆为必不可少之药……，诸药合用而呈甘温除热之效。

案3 谷某，女，33岁，以"午后低热伴出汗3月余"为主诉于2013年7月22日初诊。症见：午后低热，体温37.2~37.4℃，出汗多，其余时间体温正常。发热时口不渴，阵汗多，不怕冷。大便不干，月经正常。舌淡红，胖大，苔黄厚腻，脉数有力。曾服中药治疗，期间体温降，停药后又出现低热。2013年4月6日于郑州第一人民医院查：结核分枝杆菌抗体IgG（-），肺炎支原体Mac株抗体（-），EB病毒抗体（-），巨细胞病毒IgM抗体（-）。中医诊断为邪伏募原，以达原饮为主方加减。

处方：厚朴 10g，槟榔 10g，黄芩 10g，草果 6g，知母 10g，白芍 10g，柴胡 10g，清半夏 10g，白茅根 30g，滑石 30g（包煎），党参 10g，生甘草 3g。20 剂，水煎服，日 1 剂。

二诊（2013 年 8 月 17 日）：服上方 15 剂，效可。服药后体温 36.8～36.9℃，后肠胃炎发作，治疗后近 5 天低热复发，现午后低热 37.2～37.3℃，其他时间正常。纳眠可，二便可。舌淡红，苔薄黄腻，边有齿痕，脉细略数。

处方：党参 10g，生黄芪 30g，炒白术 10g，当归 6g，陈皮 10g，升麻 6g，柴胡 6g，生白芍 10g，炙甘草 6g，生姜 3 片，大枣 3 枚为引。7 剂，水煎服，日 1 剂。

按：患者低热 3 个月，表现为午后发热汗出，余无明显不适，排除肺结核疟疾等病，并且大便不干，非阳明病午后潮热之象。再结合患者整体精神状态较佳，舌胖大，苔黄厚腻，脉数有力等症，可辨为湿热阻遏膜原，《重订通俗伤寒论》论述膜原为"三焦之关键，为内外交界之地，实一身之半表半里也"。邪伏于膜原，邪正相争于此，故可见午后发热，其他时间体温正常，即为寒热往来。处以开达膜原，清热燥湿的达原饮合和解半表半里的小柴胡汤。加白茅根、滑石清热利尿，使湿热之邪从下出。二诊患者服药 15 剂，体温即恢复正常。

案 4　马某，男，26 岁，1978 年 11 月就诊于予。患者自 1978 年 6 月发生头痛、头晕，低烧，四肢无力，失眠，胃纳差，形体消瘦。在洛阳医治无效。低烧查不出原因，曾用很多西药无效，中医按阴虚治疗亦无效。后经河南医学院和省人民医院检查，亦未查出低烧原因。予观其脉证，为阴阳失调之候。

处方：桂枝 9g，白芍 9g，白薇 12g，制附子 9g，麦冬 12g，生龙骨 30g（先煎），生牡蛎 30g（先煎），炙甘草 6g，生姜 9g，大枣 4 枚。6 剂，水煎服。

1978 年 11 月 6 日开始服用，服完 6 剂后，精神较前旺盛，低烧由 37.3℃ 降为 36.9℃，头晕、头痛减轻，睡眠转好。患者特由洛来郑复诊，乃以补阴配阳之剂以善其后。

按：此方为桂枝龙骨牡蛎汤加白薇、制附子、麦冬而成，亦含有二加龙骨汤之义。患者所见诸症，为虚劳之候。用桂枝汤以调和营卫，营卫和则三焦各司其职，而火自归根，加龙牡潜镇摄纳，则阳能固，阴亦能守，加附子、白薇，意在固阳而助其收涩，况白薇又能治阴虚之热，加麦冬意在滋阴清热除烦，使其眠安。由于患者虽有浮热而无汗出，故不去桂枝，所以说此方含有二加骨汤方义，而不能说是二加龙骨汤。清·陈修园赞二加龙骨汤"探造化阴阳之妙，用之得法，效如桴鼓"。

案5　（瘀血发热验案）宋某，女，49 岁，以早期肝硬化入省中医研究院住院治疗已 3 个月。在入院 1 个月后发烧，每日下午体温 38℃ 左右，面部烘热，呼吸不畅，右胁闷胀不适，经会诊及中西药治疗烧仍不退，如此缠绵 1 月余，于 1988 年 11 月 8 日就诊于予（我当时在该院门诊应诊）。诊见面色暗红，舌质紫暗，舌苔薄黄，脉象沉涩。予思其患肝病又发烧 1 个多月，诸药无效，当施活瘀一法，况患者又有瘀血见证，应为瘀血发热之候。以血府逐瘀汤加鳖甲治之。

处方：当归 10g，生地黄 30g，桃仁 10g，红花 10g，赤芍 15g，柴胡 6g，川芎 6g，桔梗 6g，牛膝 15g，炒枳壳 6g，鳖甲 30g，炙甘草 6g。3 剂，水煎服。

二诊：患者多次来诊，让予治其肝病，体温一直正常。

按：血府逐瘀汤是王清任诸方中应用最广泛的一个方子，从药物组成来看，乃由四逆散和桃红四物汤化裁而成，方中桃仁、红花、川芎、赤芍活血祛瘀，配合当归、生地黄活血养血，使瘀去而不伤血，柴胡、枳壳疏肝理气，使气行则血行，牛膝破瘀通经，引瘀血下行，桔梗入肺经，载药上行，奏活血祛瘀，行气止痛而又调整升降之功。此患者，本为肝病，肝主藏血，肝气郁滞，疏泄无力，以致血行瘀阻，郁而发热，热在下午，病在血分之征也。药后血行气畅，瘀热得解，故收速效。加鳖甲意在益阴除热，散结软坚，以助血府逐瘀汤之力。

案6　（气虚发热验案）黄某，女，36 岁，发烧近 1 年，体温常在 38℃ 左右，有时 39℃，当地医院诊为贫血，曾在周口地区某医院治疗，用青霉素、链霉素、氨基比林烧不退，又用强的松，烧仍不退，后来郑州就医，经河南中医学院教师李某介绍，就诊于予。

处方：党参 15g，黄芪 30g，炒白术 9g，当归 9g，陈皮 6g，升麻 6g，柴胡 6g，白芍 15g，黄连 6g，生石膏 20g，知母 9g，炙甘草 6g，生姜 9g，大枣 5枚。水煎服。

半年后，患者因他疾，再次就诊于予，告予曰：前病服此方 14 剂，烧渐退痊愈，未再发烧。

按：此证久烧不退，其耗气伤津可知，故用补中益气汤调补脾胃，升阳益气，以治气虚身热内伤之火，即东垣所说："温能除大热也。"加石膏、知母配合补中益气汤中之人参，亦即是白虎加人参汤，清热益气、生津并用，使已伤之津气，得以迅速恢复，加白芍、黄连者，是遵东垣补中益气汤加减法而用也。从予临床体验来看，气虚发热晚间较甚者加白芍，其效更好。

案7　刘某，男，15 岁，以"低热 1 年余"为主诉于 2007 年 5 月 28 日来诊。2006年暑假期间，天热冷浴后，出现低热，体温37.5℃，曾到多家医院检查，血常规、尿常规、肝功能、肾功能、结核菌素试验、T₃、T₄、TSH、头颅MRI、胸片等均无异常发现，症见低热，体温37.5℃，中午最高，头痛、头懵，汗出，身不痛，不欲饮食，乏力，周身皮肤发烫，无皮疹，鼻息热灼，晨起眼睑郁肿，口中和，大小便正常，舌尖红，苔白厚，脉细，诊断为低热，病机为热郁少阳经，治以谷青汤加减。

处方：谷精草30g，青葙子15g，决明子10g，蝉蜕6g，薄荷10g（后下），菊花10g（后下），黄芩10g，蔓荆子10g，夏枯草20g，柴胡10g，生甘草6g。15剂，水煎服，日1剂。

2007年6月11日电话询问，药后病愈。

按：患者低热1年，因于天热冷浴而得，热郁少阳经，不得泄越是其基本病机；低热，头痛、头懵，周身皮肤发烫是其主症；用谷青汤合小柴胡汤加减治疗，收效迅速是其要点。

自觉发热

谭某，男，78岁，以"自觉发热6月余"为主诉于2014年3月31日初诊。症见：近6个月无明显诱因发热，自觉发热，体温35.4℃，口渴，饮水不多，与天气无关，未感冒。夜里发热较明显，出汗，口不苦，舌质暗，苔黄厚腻，脉弦。纳眠差，大便不成形，黏臭，小便黄。曾服他医药效可，后因心脏病发作停药。有心脏病史、高血压、白癜风、耳聋。中医诊断：邪伏募原，稽留三焦。

处方：柴胡10g，黄芩10g，清半夏10g，党参10g，滑石30g（包煎），桑叶10g，生龙骨、生牡蛎各30g（先煎），生甘草6g，草果6g，知母10g，厚朴10g，槟榔10g，生姜3片，大枣3枚（切开）为引。6剂，水煎服，日1剂。

二诊：述上方效可。现在只是凌晨3~5点发热1次，余无不适，上方加生白芍30g，再服6剂。

三诊（2014年4月23日）：述上方服后仍间断发热。现发热背肩膀以上头部发热，额头出汗，两肺间质性肺炎、支气管炎，纳少眠差。发热时便溏，小便可，小便黄减轻。舌暗红苔黄腻，脉细。

处方：党参15g，炒白术10g，茯苓10g，生山药30g，柴胡10g，黄芩10g，炙甘草6g。6剂，水煎服，日1剂。

四诊（2014年5月16日）：服上方后效佳，夜间不热，上方加白芍15g，竹叶10g。后仍觉身热又用三仁汤加味。

按：此病的辨证要点为苔黄厚腻，属于邪伏募原之候，达原饮合小柴胡加味。我每见发热，苔厚腻者多用达原饮加柴胡，效佳。今合小柴胡者，因昼热而夜不热，似寒热往来之候。

自汗

案1　王某，女，59岁，以"时有烘热汗出8年"为主诉于2013年11月18日初诊。症见：时有烘热汗出，口干不欲饮，头晕，乏力。纳可，眠差，入睡困难，醒后难入睡，不心烦，二便可。头重脚轻。舌质暗红，苔薄白，脉沉细滞。曾西药治疗后好转，1个月后再发，服药乏效。后服抗抑郁药后症状减轻，已服抗抑郁药10月余。

处方：生地黄15g，竹叶10g，通草6g，桑叶15g，黄芩10g，灯心草3g，地骨皮10g，小麦30g，生牡蛎30g（先煎），生甘草6g。15剂，水煎服，日1剂。

二诊（2013年12月20日）：服上方20剂，烘热汗出减。症见：时有身懒，懒时口舌木麻，眼昏，几天后身懒又好转，口舌木麻消失，服抗抑郁药1年。入睡不好，易醒，不心烦。服上方后大便不干。舌胖大，质红，苔薄黄，脉细数。

处方：二花10g，玄参15g，当归10g，生龙骨、生牡蛎各30g（先煎），桑叶10g，竹茹10g，丝瓜络10g，小麦30g，柴胡10g，黄芩10g，生甘草6g，大枣4枚（切开）为引。15剂，水煎服，日1剂。

按：结合患者年龄，停经已有数年，烘热汗出数年并伴有眠差，人过四十而阴气自半，患者有阴不足的一面，结合其平素情志抑郁，又有肝郁化火、心火偏旺的一面，用导赤散加减治疗。导赤散引火下行，桑叶、竹茹、丝瓜络以清肝火，地骨皮、黄芩清泻上焦之火，小麦安心神，生龙牡敛阳固汗，心神得安则阴不外泄。

案2　张某，女，27岁，1986年5月2日就诊于予。自述产后得自汗病已4年，动则汗出并恶寒。诊见舌苔薄白，舌质略淡，脉浮弱，此属营卫不和，卫虚表不固之候，遂以桂枝加附子汤，又加生龙骨、生牡蛎治之。

处方：桂枝9g，白芍9g，制附子9g，生龙骨30g，生牡蛎30g（先煎），炙甘草6g，生姜9g，大枣3枚。3剂，水煎服。

复诊：自汗恶寒大轻，照上方3剂。至5月12日，患者用架子车拉其母来看病，告予曰：自汗已愈。

按：《伤寒论》第53条："病常自汗出者，此为荣气和，荣气和者，外不谐，以卫气不共荣所谐和故尔……宜桂枝汤。"第54条："病人藏无他病，时发热自汗出而不愈者，此卫气不和也……宜桂枝汤。"第20条："太阳病发汗，遂漏不止……桂枝加附子汤主之。"根据这些经文，对照患者所患之证，属于营卫不和，卫阳不固之候，故用桂枝加附子汤调和营卫，扶阳固表，果收迅捷之效。吾遇此类病证，每以此方治之，效果满意。

案 3　宿某，男，51 岁，在郑州某医院住院治疗冠心病。1991 年 3 月 17 日我去病房诊视另一患者，当时其爱人要求为其诊治出汗病，经询问患者自 1990 年 12 月做胃切除手术，术后自汗较多（术前早有此疾），动则汗出更多，每当吃饭时更是大汗淋漓，湿透内衣，同时伴有气短心慌之症。患者体质较瘦弱，面色淡，脉沉弱，经服许多西药，汗仍不止，脉症合参，此乃气虚阴弱，腠理失固之候，遂投以处方：生黄芪 30g，山萸肉 30g，生牡蛎 30g（先煎），生黄地 30g，麦冬 15g，麻黄根 6g，浮小麦 30g。水煎服。

二诊（1991 年 3 月 24 日）：上方服 6 剂，出汗大为减少，尚感气短，兹据效不更方之则，嘱上方继服 3 剂观之。

按：气虚失于固摄，心液外泄则自汗，日久阴气也虚，治用生黄芪益气，生地黄、麦冬养阴，山萸肉、生牡蛎、麻黄根、浮小麦固表止汗，尤其重用山萸肉，大能收敛元气以止汗。药味不多，力专效宏，自汗速收。

多汗

陈某，男，53 岁，以"多汗 2 年，肩痛 3 个月"为主诉于 2013 年 7 月 8 日初诊。症见：多汗，主要为盗汗，睡着后汗多湿透衣服，右肩痛，活动受限，查肩关节有积液。平时饮水少。双手掌发红，查肝功能未见异常，手心出汗多。眠可，纳较差，二便可。平素抽烟、饮酒多，应酬多。舌质红，苔白腻，脉细。上月体检示：①肝脏点状钙化灶。②颈椎退行性改变。③空泡蝶鞍。④双侧筛窦、蝶窦炎。⑤右侧眼眶内直肌内侧异常。⑥右肩关节周围积液，右侧肱二头肌长头腱周围滑液囊肿，右侧小圆肌水肿。⑦右侧额叶轻度脑白质脱髓鞘。⑧左肺下叶小结节。⑨肝弥漫性回声改变（轻度脂肪肝）。⑩尿蛋白弱阳性。⑪糖化血红蛋白偏高。⑫总胆固醇、低密度脂蛋白、蛋白 C、载脂蛋白 B 偏高。中医诊断为汗证，以当归六黄汤加味治之。

处方：熟地黄 10g，生地黄 10g，当归 10g，黄芩 10g，黄连 6g，黄柏 10g，生黄芪 30g，浮小麦 30g，煅牡蛎 30g（先煎），桑叶 30g，冬瓜子 30g，生薏苡仁 30g，连翘 12g。10 剂，水煎服，日 1 剂。

二诊（2013 年 8 月 2 日）：服上方 16 剂，觉汗出减少。现仍汗出，肩关节活动受限。舌胖大，苔黄厚腻，脉细数。

处方：杏仁 10g，白豆蔻 10g（后下），生薏苡仁 30g，厚朴 10g，清半夏 10g，竹叶 10g，滑石 30g，通草 6g，冬瓜子 30g，连翘 10g，赤小豆 30g，丹皮

10g，生甘草6g。10剂，水煎服，日1剂。

按：患者汗多，以盗汗为主，《医宗金鉴》认为，阴虚有火之人，寐则卫气行阴，阴虚不能济阳，阴火因盛而争于阴，故阴液失守外走而汗出。故处当归六黄汤加味，以泻南补北，固表止汗。患者汗出量大，合上牡蛎散收敛固涩以治标。患者又有鼻窦炎、关节腔积液、脂肪肝、肺叶小结节、血脂偏高等多部位多系统理化检测异常，结合中医辨证为浊邪内蕴，遂加生薏米、冬瓜子，取苇茎汤之意，又加清肝肺之络的桑叶，解痰热郁结的连翘，共奏涤除体内浊邪之功。二诊患者服药16剂，汗出减少。续以三仁汤加味以清利体内湿热善后。

现代仪器检查疾病的结果对中医辨证有一定的指导意义，我们应诊时既不能忽视其作用意义，也不能完全按照检查结果处方开药。

自汗盗汗

案1 孙某，女，35岁，以"自汗盗汗3年余"为主诉于2013年10月11日初诊。症见：自汗盗汗，怕冷、怕热。每晚因汗出燥热而醒，小便黄，心烦口干饮水多舌尖红苔剥脱，脉沉细滞。3年前剖宫产后身汗多至今。

处方：熟地黄10g，生地黄10g，当归10g，黄芩10g，黄连6g，黄柏10g，生黄芪30g，浮小麦30g，煅牡蛎30g（包煎），桑叶10g。7剂，水煎服，日1剂。

二诊（2013年10月30日）：服上方15剂，症状改善不显。现自汗、盗汗，恶热，微恶寒，口渴，眠差，心烦。月经量少，血块多，白带可，时乳胀，又述过去曾服过发汗药。舌红，苔中部剥脱，舌下脉瘀，脉细。

处方：桂枝10g，生白芍10g，制附子10g（先煎），生黄芪30g，炙甘草6g。7剂，水煎服，日1剂。

三诊（2013年11月6日）：服上药5剂，效不显。仍自汗、盗汗，恶热，微恶寒，全身筋痛，怕风甚，纳可，眠差，易早醒。身燥热下午夜间加重，二便可。本次月经期间身憋胀、痛，量少。舌边尖红，苔白厚乏津舌下脉瘀，脉细弱。

处方：当归10g，生地黄15g，桃仁10g，红花10g，赤芍15g，柴胡3g，川芎3g，桔梗3g，炒枳壳3g，怀牛膝15g，生甘草6g。7剂，水煎服，日1剂。

四诊（2013年11月22日）：服后效可。汗燥减轻，仍怕风怕冷上方加桑叶30g，牛膝改为10g。10剂，水煎服，日1剂。

按：首方用当归六黄汤加味效不显著，阴虚火旺不效，从阳虚论治，用桂枝加附子汤合桂枝加黄芪汤，其辨证要点是：患者多汗，因其过去曾服发汗药所致。《伤寒论》："太阳病，发汗后遂漏不止……桂枝加附子汤主之。"然亦不效。经曰"阳加之于阴为之汗"，而之从阴、从阳皆不效，诸药不效，活血一法，故投血府逐瘀汤取效。王清任在《医林改错》中明言：有用补气固表、滋阴降火，服之不效，不知瘀血亦令人自汗、盗汗，用于血府逐瘀汤而汗止。

案2 张某，女，63岁，以"易外感近半年"为主诉于2014年3月26日初诊。症见：见冷即发外感症状，怕冷，鼻塞，自汗、盗汗，易恶心，烦躁，心悸，乏力。纳差，眠可，二便可。易腹泻。舌紫暗，苔白厚腻，脉沉弱。患者去年10月外感后，服中药、打免疫球蛋白均乏效。长期服药，查ALT68.0（0~60），AST59.0（0~45）。既往有浅表性胃炎15年，慢性气管炎20年，慢性结肠炎30年，子宫下垂，白癜风（自涂白芝麻花已愈）。

处方：炒白术10g，制附子15g（先煎），生黄芪30g，党参15g。5剂，水煎服，日1剂。

二诊（2014年3月31日）：服上方5剂，出汗、怕冷、腹泻明显减轻。现：欲继续治疗，口干苦，口臭，纳差，嗳气，反酸。眠可，二便可。舌质暗，苔黄厚腻，脉沉滞。

处方：上方加生龙骨、生牡蛎各30g，黄芩10g，知母15g。10剂，水煎服，日1剂。

三诊（2014年4月18日）：服上方18剂，出汗较前大减，仍腹泻，日3次，有解不净感。口臭，口干涩，不欲饮。打嗝多，饮食稍有不慎即反酸。发现双下肢轻度水肿1周。睡前泡脚后出汗加重，烘热，烦躁。眠可，小便可。舌质红，苔黄厚腻，脉沉乏力。

处方：党参10g，炒白术10g，茯苓10g，生山药30g，炒薏苡仁30g，黄连6g，桑叶10g，炙甘草6g，浮小麦30g，煅牡蛎30g（先煎）。10剂，水煎服，日1剂。

四诊（2014年4月28日）：服上方10剂，已不腹泻。腿肿减轻。现：出汗略有增加，一天3~5次。烘热烦躁。饮食不慎反酸减轻但仍有。今日外感，乏力，精神差，纳一般，口涩乏味不知饥。眠可，大便头干，小便可。舌暗红，苔黄厚腻，脉沉弱。

处方：生黄芪30g，炒白术10g，防风6g，淫羊藿10g，菟丝子10g，破故纸10g，山萸肉10g，煅瓦楞子15g，煅乌贼骨15g，炙甘草6g。15剂，水煎服，日1剂。

五诊（2014年5月16日）：服上方15剂，效可。现时觉全身烘热，心烦，随即汗出较多，活动后汗出亦多，畏寒，口渴但不著，夜间盗汗。纳差，腹胀，易吞酸。眠可，服药期间感冒 3 次，大便成形，日 2~3 次，鼻塞，得热缓解，口淡无味。舌暗红，苔黄厚腻，脉细。

处方：黄柏 10g，党参 10g，桂皮 10g，制附子 10g，黄连 6g，当归 10g，乌梅 10g，干姜 10g，生山药 10g。15 剂，水煎服，日 1 剂。

按：患者平素汗出多，遇冷易外感，怕冷，易腹泻，整体辨证当为脾肾阳虚，而卫出下焦，脾肾阳虚后卫气亦不能发挥司开阖、温分肉之功，故自汗盗汗、恶寒等卫表不固之证。处以玉屏风散加附子，以温脾肾之阳，益卫固表。与桂枝加附子汤有异曲同工之妙。二诊时患者服用 5 剂，出汗已大为缓解。又有口干、口臭、嗳气反酸等热证表现，在上方基础上加强清热养阴之力以善后。

盗汗

案 1 韦某，男，33 岁，以"反复盗汗 10 年余"为主诉于 2015 年 1 月 30 日来诊。症见：盗汗，睡着时即有，浸湿衣被，夜间梦多（梦多急迫）。平素性子急，工作压力大（熬夜较多，有时需做好几台手术），眠时觉五心烦热，平时痰多，易咳，晨起口干苦，头昏沉，偶有耳鸣，乏力，气短，身体偏瘦，纳可，大便稀，日 3~4 次，小便可，夜尿多。舌红，苔黄厚，脉细数。患者自述高中时即有盗汗，曾服汤药效可，近段感冒后加重。

处方：党参 15g，炒白术 10g，茯苓 10g，生山药 40g，黄芪 30g，浮小麦 30g，山萸肉 10g，炙甘草 6g。10 剂，水煎服，日 1 剂。

二诊（2015 年 2 月 6 日）：服上方 7 剂，余 3 剂，服药期间大便日 2~3 次，成形，盗汗无明显改善。现眠时大汗淋漓，睡前觉躁热感，咳嗽，干咳较多，头昏沉，气短，纳可，小便。舌质红，根部苔黄厚腻，脉细。

处方：熟地 10g，当归 10g，生地黄 10g，黄芩 10g，黄柏 10g，黄连 6g，生黄芪 30g，浮小麦 30g，煅牡蛎 30g（先煎），桑叶 10g。5 剂，水煎服，日 1 剂。

三诊（2015 年 2 月 11 日）：服上方 5 剂，效可，盗汗明显减轻。现：夜间近 2 日无大汗淋漓、汗醒现象，仍有少量汗出，燥热感不明显，口渴明显，夜间尤甚，工作劳累，饮水不多。咳嗽，平素吸烟较多。舌质暗红，苔黄腻，脉细弱。

上方加白扁豆 10g，炒谷芽 15g，10 剂，水煎服，日 1 剂。

按：患者夜间盗汗严重，有阴虚的一面，但从整体来考虑，患者有乏力、气短、头昏涨、大便不成形等脾虚的表现，脾胃为后天之本，气血生化之源，故一诊时先调其脾胃，以四君子汤合黄芪以补气，山药、山萸肉补敛元气，佐以浮小麦以敛汗。二诊时，以当归六黄汤以养阴清火，加煅牡蛎、浮小麦以敛汗，且牡蛎能潜阳，黄芪、浮小麦能固表，取其阴阳互根之理，陈修园曾赞当归六黄汤曰："尤妙在大苦大寒队中倍用黄芪，俾黄芪领苦寒之性，尽达于表，以坚汗孔，不使留中而为害。"

案2　唐某，女，40岁，1979年1月7日就诊于予。患盗汗已8天，每夜汗出如雨，衣服透湿，舌苔薄黄，舌质红、心烦、脉数，疏当归六黄汤1剂而愈，又继服2剂以巩固之。

处方：当归9g，熟地黄15g，生地黄15g，黄芩9g，黄连6g，黄柏9g，黄芪30g。

按：此属阴虚火扰之汗，当归六黄汤为滋阴清热，固表止汗之剂，药证相合，故收速效。

案3　（心汗验案）翟某，男，23岁，我当时正为其班授课。数月来每夜醒后，心窝处汗较多，保健科曾以阴虚盗汗治疗无效。予以导赤散合生脉散治之，3剂而愈。

按：此为心汗，乃火灼心阴外泄之候，故用导赤散以导心炎下行，生脉散以复心气阴，脏腑表里同治，收效更捷。

手脚多汗

赵某，男，24岁，以"手脚心汗多、发胀10余年"为主诉于2014年10月20日初诊。症见：白天手脚心出汗多，运动后手汗自手指尖流出，激动、紧张时汗出如洗手，汗无色、无味。睡着后手脚不出汗，眠差，易醒，烦躁，易紧张激动。二便正常。舌质淡，舌尖红，苔薄白，脉细。曾断续治疗，效果不明显。平时比常人汗多。

处方：党参12g，麦冬30g，五味子10g，生地黄30g，川木通3g，竹叶10g，桑叶10g，生甘草6g。15剂，水煎服，日1剂。

二诊（2014年11月24日）：服上方15剂，无效。现双手、脚仍汗出较多，手脚心发烫，腋下汗多，运动后上半身多汗，出汗时手胀、热，不出汗时手干。又述曾于协和医院检查内分泌无异常，建议其转心理科治疗。舌胖大，苔薄腻，舌下脉瘀暗，脉略数。

处方：桂枝10g，生白芍10g，茯苓10g，煅龙牡各30g（先煎），制附子10g（先煎），炙甘草6g，生姜3片，大枣3枚为引。

三诊（2014年12月17日）：来诊时述服上方15剂，效仍不显。现双手、脚仍汗出较多，手脚心发烫，不出汗时双手干燥欲裂，激动、紧张时汗出多。烦躁，易怒，眠差，入睡困难，近20余天夜间汗多，纳可大便日1次，不干，舌质淡，苔薄黄，舌下脉瘀暗，脉细数。

处方：当归 10g、生地黄 30g、桃仁 10g、红花 10g、赤芍 15g、柴胡 6g、川芎 6g、桔梗 6g、炒枳壳 6g、怀牛膝 10g、生甘草 6g。10 剂，水煎服，日 1 剂。

按：本案汗出一证，仅仅是手脚汗多，西医称局限性出汗。早在《内经》中明确指出汗液为人体津液的一种，并与血液有密切关系，所谓血汗同源。汗由血液，本乎阴也，初诊时考虑其心阴耗伤，心火偏旺，因而用生脉饮合导赤散。二诊时述服之不效，从调和营卫考虑方药用桂枝汤。方中以桂枝温经解肌、白芍和营敛阴，两药合用，一散一收，调和营卫，配以生姜、大枣、甘草，助其调和营卫之功。酌加龙骨、牡蛎固涩敛汗，汗多伤阳，加附子温阳敛汗。三诊时述又不效，双手不出汗时干燥欲裂，属于肌肤甲错样。夜间身盗汗，舌下脉瘀暗。改用血府逐瘀汤理气活血，疏通经络营卫。《医林改错·血府逐瘀汤所治之症目》说："竟有用补气、固表、滋阴、降火，服之不效，而反加重者，不知血瘀亦令人自汗、盗汗，用血府逐瘀汤。"证虽简单，但要多方位思考。

汗证

案 1　吴某，女，64 岁，以"胸前汗多 5 年余"为主诉于 2014 年 1 月 10 日初诊。患者近 5 年不分时间胸以上汗多，尤其胸部、头部、背汗多，经常大汗时吹电扇，有时脚凉，胸部以下未出过汗，胸汗多时心慌、心悸，小便黄热，大便不成形，痔疮，出血，舌红，苔薄黄，脉细。查心脏扩张功能差，心脏供血不足，有支气管肺炎史。

处方：党参 15g、麦冬 30g、五味子 10g、山萸肉 10g、生地黄 30g、川木通 3g、竹叶 10g、槐花 30g、生甘草 6g。10 剂，水煎服，日 1 剂。

复诊（2014 年 3 月 14 日）：服上方 20 剂，出汗减少。现：休息时出汗少，运动时出汗多，时有身上发凉，双脚冰凉，后背痛，小便色黄，心慌、心悸，双膝乏力，纳可，大便不成形，舌暗红，苔白腻，脉细。

处方：熟地黄 10g、生地黄 10g、当归 10g、黄芩 10g、黄连 6g、黄柏 10g、生黄芪 30g、浮小麦 30g、煅牡蛎 30g（先煎）、桑叶 10g。7 剂，水煎服，日 1 剂。

三诊（2014 年 4 月 2 日）：服上方 14 剂，汗出减轻。刻：劳累紧张时汗出多，夜间盗汗，胸口头上汗，口不渴，不喜饮水，纳眠可，背沉、背痛，双下肢无力，小便黄，有热感，大便可，但易干，易出血（痔疮史），大便后胃脘连及小腹有热感，头昏沉，喜长太息，易情绪低落，舌淡红，苔薄白，舌下络脉瘀阻，脉细。上方加槐角 30g、栀子 10g、夏枯草 30g，10 剂，水煎服，日 1 剂。

按:《阴阳应象大论》:"人过四十而阴气自半也……"此年高之人而见汗多、心悸、心慌、小便赤热等症,是阴虚火旺之证无疑,首方不用当归六黄汤,而用"生脉散合导赤散",盖"汗为心之液",汗多伤心君之阴,故以生脉加生地黄、山萸肉以复心之阴液,稍佐导赤以清心火。二诊时,心阴已复,仍以肾阴不足之阴虚火旺,汗出之症,故以当归六黄汤单刀直入,此治有先后之异,宜细参之。

案 2 关某,男,21 岁,以"动则多汗 10 余年"为主诉于 2011 年 3 月初诊。症见:稍活动则大汗淋漓,伴有头晕、眼冒金星、眼前发黑,平时怕热;纳可,眠不安,易醒,二便调,舌暗红,苔薄厚,脉细。既往有丙肝 2 年,肝功能异常。中医诊断为汗证,属心肝火旺、表虚不固证,治以清心凉肝、固表止汗为主,以导赤散合牡蛎散加减。

处方:生地黄 30g,竹叶 10g,黄芩 10g,生黄芪 30g,煅牡蛎 30g(先煎),浮小麦 30g。7 剂,水煎服,日 1 剂。

复诊:服上方 14 剂,效佳,多汗已基本消失,现无特殊不适,纳眠可,二便调,舌红,苔白厚,脉细滞,改治肝病。

按:汗为心之液,心阴亏虚,心火亢盛,阳加于阴,迫津外泄,汗出不止,气随汗泄,气阴两伤,故治疗既养阴清热,有益气固表,双管齐下,收效桴鼓。

劳后不适

郑某,女,46 岁,以"劳累后浑身不适半年余"为主诉于 2014 年 3 月 10 日初诊。症见:头前额疼痛,胀痛,后背疼痛,腰痛,站起时双膝关节痛,全身游走性,胃脘胀痛,不烧心,脐周上疼痛,后缓解,纳可,食多易便溏,小便可,月经正常,舌淡,苔白厚腻,脉偏数,2013 年 8 月胆全切(胆结石)术后出现上述情况,轻微脂肪肝 2 年余。

处方:木瓜 15g,威灵仙 10g,酒白芍 10g,酒姜黄 6g,鸡血藤 15g,忍冬藤 30g,丝瓜络 30g,通草 6g,路路通 15g,制香附 10g,陈皮 10g,生甘草 3g。15 剂,水煎服,日 1 剂。

二诊(2014 年 3 月 31 日):服上药 10 剂,身上自觉轻松。现:头晕,巅顶外受风,凉,痛,颈僵肩痛,无汗,左胁下偶有走窜痛,腰痛,膝关节痛,纳眠可,夜间咽干痛,怕冷,上述疼痛夏天轻、冬天重,最近月经提前 7 天,量可,经前心烦,小腹下坠,腿酸,唇干,药后口唇起疱,心烦。舌边尖红,苔白厚腻,舌下络瘀,脉沉滞略数。

处方：党参 12g，炒白术 10g，茯苓 10g，生山药 30g，黄连 6g，炙甘草 6g。20 剂，水煎服，日 1 剂。

二诊（2014 年 4 月 18 日）：服上方 20 剂，身体较前大为轻松。现：头痛，遇凉、劳累后发作，发胀，沉，不欲睁眼。膝关节久蹲站立时疼痛，走路不痛，腰疼，肚脐发凉喜暖，肚中时有气窜感，月经提前 7 天，经色、质、量正常，咽干痛，异物感，纳眠可，大便成形有黏条，晨起空腹服药则脐周痛，腹泻。舌淡红苔薄黄脉沉滞。

处方：桑叶 10g，竹茹 10g，丝瓜络 10g，知母 10g，黄柏 6g，陈皮 10g，生白芍 10g，防风 6g，炒白术 10g，黄芩 10g，生甘草 3g。15 剂，水煎服，日 1 剂。

按：患者为经络不通所致。故投以藤络饮治之。《黄帝内经》云："百病源于经络。"藤络饮为吾自拟方，用于经络气滞、运行不畅而致全身郁胀之证。方中多为行气通络之品，如此气行络通，腠理畅达，而郁胀自消。患者服上方 10 剂自觉全身轻松。

乏力

案 1　张某，女，31 岁，以"乏力 5 年"为主诉于 2013 年 5 月 31 日初诊。症见：乏力甚，经常觉乏力，懒动，头晕沉，不清醒，眼睛干涩，胀，晨起腰痛，腿痛，活动后稍减，腰腿沉，偶尔脚心痛。眠可，多梦，纳可。大便不成形，日 1~2 次，月经已至，乳不胀，腹不痛。白带多，色黄，已数年。舌红绛，苔白厚腻，脉沉细。曾拍颈椎片、测血压都正常。孩子已半岁，奶水少已断奶。

处方：炒苍术 10g，黄柏 6g，陈皮 10，生白芍 10g，柴胡 6g，车前子 15g，生山药 30g，党参 10g，黑荆芥 3g，炒白扁豆 10g，生甘草 3g。10 剂，水煎服，日 1 剂。

二诊（2013 年 7 月 3 日）：服上方 20 剂，白带多减少，浑身乏力减。现：腿酸沉，站立或走路时间长觉累。大便成形，2 日 1 次。舌鲜红，苔厚腻，脉沉滞。

处方：上方加生薏苡仁 20g，炒杜仲 10g，桑寄生 15g，生黄芪 15g，桔梗 10g，生山药改为 15g。10 剂，水煎服，日 1 剂。

按：乏力甚，懒动，头昏沉不清醒，产后半年因乳汁少而断乳，兼晨起腰痛、腿痛，活动后诸症减轻，平素白带量多、色黄，本病虚实夹杂，然以湿热为主。湿困脾，脾主四肢，脾阳不振，故乏力懒动，故应先祛其邪。以二妙丸合完带汤加减，服之 20 剂，诸症减轻，此时祛邪兼以扶正，加炒杜仲、桑寄生、黄芪补益其虚以善后。

案 2 李某，女，42 岁，内科医生，以"乏力近 1 年"为主诉于 2013 年 6 月 5 日初诊。症见：乏力，深吸气觉舒。平时工作劳累，晚上 12 点以后才入睡，加之照顾孩子，觉身心疲惫，眠一般。大便不干。月经淋漓不断，15 天左右才净。血压偏低：（80～90）／（40～60）mmHg。舌淡红，苔薄黄，脉细。

处方：党参 15g，生黄芪 30g，知母 10g，桔梗 6g，升麻 6g，柴胡 6g，山萸肉 10g，茜草炭 10g，煅乌贼骨 30g，女贞子 10g，旱莲草 15g，炙甘草 6g，大枣 3 枚（切开）为引。10 剂，水煎服，日 1 剂。

按：患者为内科医生，平时劳累过度，压力较大，神疲乏力，渐致气虚，《素问·举痛论》指出："劳则气耗……劳则喘息汗出，外内皆越，故气耗矣。"张锡纯在《医学衷中参西录》中说道："升陷汤治胸中大气下陷，气短不足以息，或努力呼吸，有似乎喘；或气息将停，危在顷刻……气分虚极下陷者，酌加人参数钱，或再加山萸肉数钱，以收敛气分之耗散，使升者不至复陷更佳。"由此辨为大气下陷证，方用张锡纯升陷汤加党参、山萸肉加味治之，以升提其下陷之阳气。《素问·腹中论》中乌茹丸（茜草炭、煅乌贼骨）来收敛止血，以治患者之月事淋漓不断，患者月经过多易耗伤阴血，故加二至丸以滋阴养血。本病治疗可谓有主有次，选药精当，恰合病机。

低热、腰痛

董某，女，35 岁，以"腰痛半个月"为主诉于 2013 年 5 月 27 日初诊。症见：低热半个月，体温 37.2℃，输液 6 天后体温 36.6℃，小便热、频。腰痛，月经后期 10 余天，经期腹痛，乳房胀痛，量少，有块。纳眠差，大便可。面部起痘疹，易上火，正服中药调治。舌红，苔薄黄，脉沉细。

处方：柴胡 10g，生白芍 15g，当归 10g，茯苓 10g，薄荷 3g（后下），制香附 10g，丹皮 10g，栀子 10g，瞿麦 15g，萹蓄 15g，竹叶 10g，生甘草 6g。8 剂，水煎服，日 1 剂。

二诊（2013 年 7 月 31 日）：服上方 8 剂，效可，腰痛已愈。现：脸上痤疮 8 年余，有口气，乳腺增生，有小结节，月经后错 10 余天，经期腹痛，乳房胀痛，量少有块。舌红，苔白腻，脉细。

处方：柴胡 10g，生白芍 10g，当归 10g，茯苓 10g，制香附 10g，薄荷 3g（后下），丹皮 10g，栀子 10g，生薏苡仁 30g，酒黄芩 10g，白芷 6g，赤芍 12g，生甘草 6g。10 剂，水煎服，日 1 剂。

按：因诊时月经已后错 10 余天，伴随乳房胀痛、小腹痛，综合患者平素月经量少有血块等症，辨为肝郁化火证，处方丹栀逍遥散加减，因其伴有小便热频等下焦湿热证而加瞿麦、萹蓄、竹叶以清热利湿。

郁胀病

（身倦肢肿）吕某，女，40岁，1975年6月13日初诊。患者4年前患甲亢，曾在驻马店人民医院做了"甲切"，术后较好。近1年来出现身体倦怠，走不动路，心慌急躁，四肢常有肿胀。诊见患者身体较胖，面色红，舌质红，舌苔稍厚而微黄，脉数，下肢有轻度指凹。

处方：茯苓30g，猪苓9g，泽泻9g，桂枝2.4g，白术4.5g，地骨皮24g，黄芩12g，滑石18g，元参21g，神曲9g。

上方服5剂，患者步行来就诊，并说基本痊愈，要求再服2剂，遂效不更方之则，遂疏上方2剂与服。

按：脾主肌肉，主四肢，患者素体较胖，胖人多湿，脾运不健，水湿失于输化，以致身体倦怠困重，四肢肿胀。湿郁久则化热，故呈现面色红、舌质红、苔厚黄、脉数象。热扰心神，心神不宁，故又有心慌、躁急之感。方用五苓散以化气行水，加滑石利水渗湿，以佐五苓之用，加神曲健脾和中以助脾土之运，加黄芩、骨皮、元参清热滋阴，以除火热之郁。药后脾土得健，水湿得运，郁热得清，故收效较速。

发热

王某，女，30岁，某军区后勤部服务社工作人员。持续性发热45天，开始体温最高39.8℃，以后体温常在38℃左右，最低37.5℃，下午较重，经多方化验检查白细胞不高，只是中性偏高，其他未发现异常，经常服解热退热药片，汗出即退热，但药力退后仍然发热，抗生素治疗不见效果，于1990年7月17日就诊于予。兹见面色淡白，脉虚数，舌质淡，苔薄白，精神不振。

据下午发热较上午为重，并觉身痛，少有恶心，头痛，口渴，乃以和解少阳为主治之。

处方：柴胡10g，党参15g，黄芩10g，半夏10g，天花粉15g，葛根30g，青蒿10g，炙甘草6g，生姜3片，大枣3枚为引。3剂，水煎服，日1剂。

二诊（1990年7月19日）：服上药自觉发热略有减轻，但效果不著。患者说身痛、腰痛较重，经考虑，患者久烧不退，脉证俱呈虚象，遂投以补中益气汤加知母、白芍以治之。

处方：党参15g，生黄芪30g，炒白术10g，当归10g，陈皮6g，升麻6g，柴胡6g，知母15g，白芍20g，炙甘草6g，生姜3片，大枣3枚为引。2剂，水煎服，日1剂。

三诊（1990年7月24日）：前天又发热，但服药后热即退。现身痛、腰痛仍然较重。经分析，患者发烧月余，加之屡服发汗药片（西药），营血受伤，经脉失其濡养故疼痛。兹以桂枝加芍药生姜人参新加汤，加当归10g、杞果10g，3剂，水煎服。

1990年7月29日，经电话询问，患者说：一直未发热，身痛、腰痛也大为减轻，月经正常。

1990年8月9日又发热，头痛，喉咙痛，咳嗽，出汗，脉数乏力，予银翘散加黄芪3剂，服后烧仍不退，又去某医院输液，输液后体温反增高，服退热药片，退后复热，体温高时38.9℃，低时37.5℃左右，下午较重，怀疑疟疾，未查出疟原虫。如此数日，于13日复就诊于予。诊见，舌淡面色淡，精神疲惫，出汗，六脉数而无力，大便稍溏，身痛，患者说：此次发热是因上班过于劳累所致。结合患者不久前持续发热40余天，身体虚弱未复，加之上班劳累，故而劳复，综观病情，不仅中气虚，元气亦伤，兹以补元气为治。

处方：生黄芪30g，炒白术10g，防风6g，山萸肉12g，杞果10g，菟丝子15g，淫羊藿15g，党参20g，寸冬15g，炙甘草6g。3剂，水煎服。

1990年8月15日，患者电话告知：上方服1剂热即退，身已不痛，尚有1剂未服，并说：服完后，食补之，不准备再服了，我赞同他的意见。

按：我常说，疾病是动态的。本例患者数易其方，终以补元气收功。病变过程，也是邪正相争过程，治疗也要随其变化趋势而变化。用方、用药要如珠走盘，不可刻舟求剑。

长期发热

高某，女，8岁，患者持续发热2年多，最高40.4℃，体温低时常在37.5~39.7℃，高热时间少，低热时间多，发热时间多在中午12点至夜间12点以前，一个月也只有三五天不热。2年多来，经郑州各大医院检查未查出发热原因，也曾去北京儿童医院及其他医院检查，也未查明原因，屡用庆大霉素、青霉素、链霉素、强的松、APC等许多西药，终未治愈。患儿父母为此焦虑万分，束手无策，于1982年2月10日就诊于予。诊见患儿发育正常，发热时面色潮红，舌质淡红，苔少，脉数乏力，饮食可，大便正常，小便黄，测体温38.3℃，经予用药，次日体温降至36.5℃，连续6天体温正常（以前很少有此现象），患儿父母见服药有效，树立治疗信心，从1982年2月10日至1982年12月25日，共服药196剂，基本痊愈。在治疗期间，停用西药，只是在感冒时服用感冒清、APC。患儿父母为了观察疗效，从我治疗起，每日测体温 7 次，即上午 6 点、9 点、12 点，下午 3 点、6 点、9 点、12 点，一直坚持到 1983 年 1 月 4 日，从未间断，所开处方亦保存完整。患儿病愈后，遂将体温记录本及所用处方，全送于我，让我总结。观其体温记录，从 4 月以后，体温很少超过 38℃，多为低热，而且发热的时间短，10 月以后，发热时间更少（10 月发热 12 次，11 月发热 9 次，12 月发热 7 次），1982 年 12 月 25 日以后停药，偶尔感冒发热，必就诊于予，经用药数剂即愈。由于患儿坚持服药，多为低热，而且时间短，故未间断上学，学习成绩优良。病愈后，每至春节，其父母将女孩领来我家，让我看看，至今已 17 岁了，因我迟迟未进行整理，拖至 1991 年 7 月才将此病案从柜中翻出，初步归纳一下。因方药较多，不能一一详列，只能分类，以见其梗概。

使用频率最高的方药：

（1）补中益气汤分别加入鳖甲、白薇、乌梅、知母、地骨皮。

（2）六味地黄丸分别加入鳖甲、柴胡、白芍、薄荷、僵蚕、生龙牡、元参、青蒿，有时用麦味地黄丸加白芍、地骨皮、生龙牡。

（3）乌梅丸分别加入鳖甲、元参，便干加大黄。

（4）增液汤加鳖甲、龟板、知母、黄芪。

偶用方药：

（1）血府逐瘀汤。

（2）熟地黄 4g，细辛 1g，元参 6g，肉桂 1g，白芍 9g，当归 4.5g，丹皮 4.5g，制附子 2g，五味子 4.5g，鳖甲 15g。

（3）桂枝汤合小柴胡汤。

（4）夏季汗多时使用当归六黄汤；秋季偏燥，使用甘露饮。

按：此是一例比较顽固的长期发热，也是治疗时间较长的病患。经治疗观察，此系阴阳严重失调所致，在长达 10 个月的治疗中，始终本着"调"的原则，以期达到"疏其气血，令其条达，而致和平"之目的。"王道"无近功，况又是稚阴稚阳之体，只能缓缓图之，不能急于求成。在治疗中我也绞尽脑汁，欲其速愈，奈一个方药不能持续获效，不得不更其方。正是从不同角度来调整平衡，每次方药未有不效者，亦正是殊途同归之理。

血证

案 1　（全身紫斑）步某，女，25 岁，于 1975 年 8 月 19 日以皮肤紫斑就诊。自述近几天，突然全身起紫斑，越起越多，口苦，心烦热，血小板计数正常，诊其脉数而有力，望其舌绛红并起血疱一个如黄豆大。患者和其爱人，担心病重难治，宽慰之后，遂投以凉血化瘀之剂。

处方：生地炭 30g，地榆炭 30g，丹皮 10g，赤芍 10g，大黄炭 9g，黄芩炭 9g，黑栀子 9g，旱莲草 30g。2 剂，水煎服。

二诊：上药服后，出血和热象均减轻。宗上方加减。

处方：大黄炭 9g，生地黄炭 30g，赤芍 12g，地榆炭 30g，荆芥炭 3g，仙鹤草 30g，黑栀子 9g，旱莲草 30g。2 剂，水煎服。

三诊：身上紫斑逐渐消失，仅少数大片紫斑有点遗痕，舌上血疱也消失了。仍宗上方加减。

处方：大黄炭 9g，生地黄炭 30g，赤芍 12g，地榆炭 30g，荆芥炭 3g，仙鹤草 30g，黑栀子 9g，红花 9g，苏木 9g，旱莲草 30g。2 剂，水煎服。

四诊：全身紫斑完全消失，仅有一些心热之感。乃更方以清散余热，佐以扶正之剂，以善其后。

处方：连翘 12g，金银花 12g，鲜竹叶 30g，麦冬 12g，元参 12g，白扁豆 12g，党参 12g。此方服 4 剂，完全恢复健康，欣然回队参加生产。嘱其近期勿食辛热之品。

按：此例是比较典型的血热妄行之证，始终宗凉血化瘀法治疗，起到热去、血宁、瘀散之效。况药多炒炭，已寓止血于其中，少佐以止血之品助其止血之功。此例曾发表于 1977 年《河南中医学院学报》第一期 "从运用活血祛瘀法的体会" 一文中。

案2　（紫癜验案）陈某，男，4 岁。全身紫癜及出血点已 1 年又 4 个月。1975 年 10 月患儿低热，发现身上有散在性出血点，以四肢最多，开始色鲜红，过三四天变为紫色，从出现到消失，可持续 2 周，间隔 10 天，又复出现如前，反复发作，出时烦躁不安。在当地医院曾用强的松、维生素 C、辅酶 A、ATP、中药等治疗，均无疗效。去年 9 月在当地县医院化验血小板 11.2 万/mm³。今年 9 月又在当地县医院化验血小板 78 000/mm³，余未发现异常，印象为血小板减少性紫癜。1975 年 11 月 9 日又在河南医学院化验，血小板 81 000/mm³，白细胞 18 000/mm³ 单核 14%，淋巴 33%，多核 52%，血色素 78g%，嗜酸球 1%。该院建议看中医，故于 1976 年 11 月 4 日就诊于予。诊见斑疹色鲜红，有散在性出血点，如小米大，紫癜如手肚大，但以面部、四肢、臀部最多，呈片状，舌质较红。乃以凉血、消瘀、止血之法治之。

处方：生地黄炭 6g，金银花炭 6g，地榆炭 6g，阿胶 6g，白及 3g，牡丹皮炭 4.5g，红花炭 3g，地骨皮 9g，荆芥炭 2.4g，甘草 3g。3 剂，水煎服。

二诊（1976 年 11 月 9 日）：服药后未出现新的斑点，宗上方加减。

处方：生地黄炭 6g，金银炭 6g，地榆炭 6g，黄芩炭 3g，牡丹皮炭 4.5g，白芍 6g，红花炭 3g，茜草炭 3g，藕节 6g，甘草 3g。3 剂，水煎服。

三诊（1976 年 11 月 16 日）：斑点开始消退，宗上方加减。

处方：熟地黄 6g，白芍 4.5g，牡丹皮 4.5g，槐花 6g，茜草炭 4.5g，阿胶 4.5g，仙鹤草 9g，红花炭 3g，黄芩炭 3g，党参 9g，炙甘草 6g。3 剂，水煎服。患儿父亲携方回家治疗。

1976 年 12 月 9 日来信：斑点尚未消尽，要求调方。

处方：熟地黄 9g，生地黄炭 9g，赤芍 4.5g，白芍 4.5g，牡丹皮 6g，阿胶 9g，白及 3g，仙鹤草 9g，党参 9g，红花炭 3g，大枣 3 枚。水煎服。

1976 年 12 月 20 日来信，患儿身上斑点完全消失，痊愈。

按：血小板减少性紫癜，是西医的病名，中医则按中医辨证施治。患儿身出斑点持续一年四个月，病程较长，从所见症状来看，为血分郁热不解，以致血妄行于肌肤而为斑点，故采用凉血为主之法治之。凉血是主要，消瘀是其次，而止血更是其次。不凉血则血不能宁静，不消瘀则有碍新血生成，不止血则血难归经，故融凉、消、止于一炉。凉血之品炭用之，消瘀之品炭用之，把止血寓于消瘀之中，可谓一举两得。在郁热减退之后，适当加入养血益气之品，使邪去而正亦及时得到平复。吾以为医者治病用药尽力求其善，求其巧。

案 3　（尿血验案）张某，男，40 岁，于 1976 年 9 月 10 日突然发现肉眼血尿，当即去医院镜检，红细胞（++++），尿道无刺激征，腰腹无疼痛。经武汉某医学院第二附属医院检查，未见癌细胞，同位素扫描，左肾显影稀疏，右肾正常，X 线检查，右肾中组肾盏，有一结核脓腔，小于 2.5cm，但不确定。以后每次镜检，红细胞始终不断，稍劳累即可见肉眼血尿。曾按膀胱炎服用中西药均无效。乃于 1976 年 10 月 9 日来郑，就诊于予。症见：体质一般，脉沉弱，舌质略淡，苔正常，自感疲乏无力，短气。脉证合参，为脾虚不能统血之候，以归脾汤加减治之。

处方：生黄芪 18g，党参 15g，焦白术 9g，熟枣仁 12g，当归 9g，远志 3g，滑石 18g，血余炭 6g，知母 9g，炙甘草 9g。水煎服。

二诊：（1976 年 11 月 26 日）：服药 10 剂，肉眼未见血尿，本月 18 日镜检，红细胞（+），宗上方加减。

处方：生黄芪 18g，党参 15g，焦白术 9g，熟枣仁 12g，当归 9g，远志 3g，滑石 18g，血余炭 9g，仙鹤草 30g，升麻 6g，炙甘草 9g。水煎服。

三诊：（1976 年 12 月 23 日）：上方服 10 剂，四次镜检，红细胞均（－）。

按：尿血，人多注意其实、其热，但其虚寒，易被忽略。本患者经常尿血，又见种种虚弱之象，尤其在劳累后加重，这是辨证的着眼点，直从脾虚血失其统论治。方中滑石、血余炭，是取《金匮要略》滑石白鱼散之义。首方用知母，是防黄芪之温燥，这是张锡纯的临床经验，后方用升麻，是举其陷下之气，有补中益气之用。

案4   （便血验案）郑某，男，37岁，河南济源县下冶乡冯掌村农民。1个多月来，每次大便带鲜血，腹微疼痛，大便有时1天1次，有时1天2次，时干时稀，胃纳正常，舌苔薄白，舌质红润，脉沉滞。就诊时间是1966年8月16日。

处方：乌梅30g，白芍15g，煨葛根9g，炒黄芩9g，甘草6g，醋炒椿根白皮60g。1剂，水煎服。

1966年8月18日复诊，腹痛消失，大便不带血了，为了巩固疗效，照上方继服1剂。

按：本方用乌梅和椿根白皮，因乌梅为清凉收涩之药，适用于久泻、久痢，血痢不止，济生乌梅丸与僵蚕同用，治大便下血，疗效较好。椿根白皮为燥湿清热之品，止血止泻，治久痢便血，疗效显著，用黄芩以佐椿根白皮，用白芍以佐乌梅，况白芍与黄芩相伍，能治痢疾，李士材曰："黄芩得芍药治下痢。"此患者虽是热伤阴络为患，但月余之久，难免有清阳下陷之虞，故用葛根取其升举清阳之力。

案5   何某，男，26岁，1991年3月7日就诊于予。自述大便下血已半年，时轻时重，服药不效。观其形体较壮，脉无虚弱之象，苔舌正常。

处方：炒黄芩10g，醋槐花30g，鸦胆子3g（另包），醋椿根白皮20g，白芍15g，白头翁20g。3剂，水煎服。

二诊（1991年5月24日）：上方服6剂血即止，至今未犯，今日来诊为治它疾。

按：大肠湿热，损伤肠络，发为便血，治以清利湿热，单刀直入，立竿见影。

痹证

案1   （寒湿痹证验案）罗某，男，26岁，许昌县拖拉机手。因长期田间劳动，常受风寒霜露之袭。右髋至小腿冷痛，步履艰难，已半年余，多方治疗无效，脉沉紧，舌苔薄白，舌质较淡。

处方：制川乌60g（先煎），制附子30g（先煎），麻黄9g，细辛9g，桂枝30g，干姜30g，炙甘草30g，先煎乌、附4小时，后加入余药再煎40分钟，分两次服下。

1976年10月21日复诊，连服12剂，冷痛消失，唯右髋眼处尚有微痛，步行数里，亦不觉累，前次就诊，上楼都有困难。复以上方减量服之，后不再来。

按：此方名为乌附麻辛桂姜汤，是戴云波老中医治疗痹证的经验方，刊于《新中医》1973 年第 5 期。本方原量为制川乌 60g，制附子 60g，细辛 12g，桂枝 6g，干姜 60g，麻黄 12~18g，甘草 30~60g，可随症加减，川乌附子先煎 3 个小时。予用此方，略变其重，又延长煎煮时间，予用于风寒湿痹多例，效果较好。只要按法煎煮，服后无不适感。

案 2　（血痹验案）张某，男，35 岁，右臂麻木无力，微有疼痛，并稍有项强已 1 年多。本病初起是劳累后受风所得，逐渐加重，虽有麻木，但主要是无力，不但握手无力，即使拿粉笔写黑板，也感吃力，易感冒，易汗出。曾在郑州、上海经许多医院治疗无效，于 1976 年 9 月 30 日来诊。症如上述，脉有紧象，此乃血痹证也，以黄芪桂枝五物汤加味治之。

处方：生黄芪 30g，白芍 9g，桂枝 9g，制南星 9g，桑枝 30g，姜黄 6g，制附子 9g，当归 9g，威灵仙 9g，秦艽 9g，陈皮 9g，生姜 9g，大枣 4 枚。水煎服。

本方出入加减，共服 60 余剂而病愈。其间减桑枝、陈皮、制附子，或加葛根、防风、鹿角霜、羌活、熟地黄等。服药后，不仅本病得除，而易感冒、易出汗之旧患亦除。

按：《素问·五脏生成篇》曰："卧出而风吹之，血凝于肤者为痹。"《金匮要略》曰："夫尊荣人，骨弱肌肉盛，重因疲劳汗出，卧不时动摇，被微风，遂得之。"从此可见，血痹病是营卫气血不足，邪伤血分为病。在治疗上《金匮要略》除用"针引阳气"外，则用黄芪桂枝五物汤以温阳行痹。此病虽亦名痹，但与"风寒湿三气杂至合而为痹"以痛为主之病不同，血痹只是肌肉麻痹而无疼痛，如感邪较重，亦只有轻微疼痛。本例患者因劳累受风，以致右臂麻木无力，微有疼痛，正合《金匮要略》血痹病机，故用黄芪桂枝五物汤加味，共奏温阳行痹、和营祛风之效。

案 3　（寒痹验案）闫某，男，50 岁，1976 年 5 月，远道拉煤夜行，出汗脱衣着凉，而后右腿凉痛麻木，且疼痛较剧，步履艰难，西医诊为坐骨神经痛，经中西药多方治疗无效，乃于 1976 年 10 月来郑就诊于予。患肢冷痛喜暖恶凉，应为寒痹证，遂投乌附麻辛桂姜草汤。

处方：制川乌 60g，制附子 30g，麻黄 9g，细辛 9g，桂枝 30g，干姜 30g，炙甘草 30g。先煎乌、附 3 小时，然后加入其他药物再煎半小时，1 次服或分 2 次服。

患者共服 16 剂，冷痛已除，行走自如，仅稍有麻木，乃以补养气血之剂以善后。

按：乌附麻辛桂姜草汤，是戴云波老中医治疗痹证的经验，具体内容，我在前面某医案中已有叙述。寒为阴邪，其性凝滞，易伤阳气，《素问·举痛论》说："寒气入经而稽迟，泣而不行，客于脉外则血少，客于脉中则气不通，故卒然而痛。"本例患者既有明显的受寒之因，又有明显的受寒症状，寒不去则阳不能温，痛不能止，譬如阴寒凛冽之气，无离照当空，何以能散，此阴寒重疾，非阳热重剂，何以能除，勿畏乌附之烈，姜桂之峻，只有如此，方能斩将夺关。医贵有识，医贵有胆。只要辨证准确，煎法得当，此方甚为安全。

案4　（热痹、湿热下注）张某，男，62岁，以"脚肿痛7年，加重1个月"为主诉于2005年12月30日初诊。

痛风7年，间断发作，近1周加重，现左脚肿痛，发热，舌质淡白，苔白，脉沉滞。诊断为热痹，属湿热下注，经络瘀阻之证，治以二妙散加味。

处方：金银花30g，赤茯苓30g，炒苍术30g，黄柏10g，生薏苡仁30g，木瓜30g，连翘12g，赤小豆30g，草薢15g，赤芍30g，生甘草10g，苏叶10g（后下）。10剂，水煎服，日1剂。

二诊（2006年1月9日）：服上药左脚肿已消去十之八九，现左趾根部仍有稍肿，稍痛痒，右肩胀，纳可，二便调，右手干脱皮，舌质红，苔薄白，脉沉滞。

处方：金银花20g，赤茯苓20g，炒苍术20g，黄柏10g，生薏苡仁30g，木瓜30g，连翘10g，赤小豆30g，草薢15g，赤芍15g，苏叶6g（后下），酒桑枝30g，通草6g。10剂，水煎服，日1剂。

三诊（2006年2月24日）：服上药后脚肿已消，但仍左趾根部痛，右肩背胀拍打觉舒，双膝腘窝处胀，纳可，二便调，舌质红，苔薄白，脉沉滞。

处方：木瓜30g，忍冬藤30g，络石藤30g，丝瓜络30g（另包），通草6g，生薏苡仁30g，土茯苓20g，连翘12g，赤芍15g，黄柏10g，炒苍术15g，生甘草6g，陈皮10g。10剂，水煎服，日1剂。

按：本案痛风属中医热痹范畴，乃湿热下注左足，痹阻经脉气血，出现肿胀热痛，治宜清热利湿，活血通络，以二妙散加味，取效甚佳。辨证注意湿郁在先，热随之而生，局部肿胀有热感，但皮肤不红，说明热毒不盛，故重用祛湿通络之品。湿为阴邪，佐用苏叶以温宣其壅滞是其巧处。方中赤芍、甘草，名甘赤汤（经验方），能凉血、祛瘀、解毒，用于本治疗中，大能增效。

案5　王某，女，45岁，患者于1991年3月间蹚水后身即发热，当晚右腿即感疼痛，不久，左腿亦疼痛，两膝关节和踝关节痛而且肿，每天发烧，最高体温39.7℃，最低体温37℃，后又发展到右手拇指关节亦痛而肿，痛苦不堪。其子（系河南中医学院学生的亲戚）于5月3日询方于予，随疏桂枝芍药知母汤加木瓜、薏苡仁，服完 6 剂，效果明显，症状大轻，患者遂于 5 月 14 日来诊。症状如上所述，舌质红欠津，苔薄黄，二便正常。询其过去用药情况，患者云：曾用过药物封闭和许多中西药均不见效，为了解除发热之苦，又服用了羚羊角、犀牛角，均不能退热。兹根据前次服用桂芍知母汤有效情况，仍以此方加味治疗（方中防风改为防己）。

处方：桂枝 12g，白芍 10g，知母 12g，防己 12g，炙麻黄 9g，炒白术 12g，制附子 6g，杏仁 10g，薏苡仁 30g，细辛 3g，木瓜 30g，甘草 6g，生姜 6g。3 剂，水煎服，日 1 剂。

二诊（1991 年 5 月 17 日）：身热已退，关节肿消痛止，仅在踝关节处尚有轻微的肿痛，脉沉，舌质红略欠津，苔薄黄而腻。

处方：上方制附子改为 9g，防己改为 10g，加黄柏 10g。6 剂，水煎服。

患者欣然携药返里。

按：此方实为桂芍知母汤、麻杏薏甘汤、麻黄附子细辛汤加味而成。

1991 年 6 月 21 日患者陪其爱人来诊时说，她的腿病早愈，至今未发。患者并云：服用上述中药后，腿有时尚有轻微疼痛，有一邻居给她一个单方，用后痊愈。方如下：全蝎 100 个，蝉蜕 100 个，螃蟹 100 个，共焙焦研细，炖鸡蛋吃或烙饼吃均可。据说服用多人，皆有效。故记之，有待验证。

外感发热

案 1 （太阳、阳明并病）姜某，男，6 岁，患儿高热数日，用西药解热剂后，热仍不退，于 1975 年 4 月 22 日来赊湾公社（当时尚未改乡）卫生院（在此带学生毕业实习）就诊于予。诊见患儿体温 39.5℃，口渴，舌红，腹胀，无汗。患病前天气较暖，突然寒流来临，气温骤降，又复阴雨数天。

发热无汗，为太阳表邪不解之象，口渴、腹满，为邪入阳明之征，此属太阳、阳明并病之候，遂仿《医学衷中参西录》清解汤（薄荷叶、蝉蜕、生石膏、甘草）方义，疏方与服。

处方：生石膏 30g，天花粉 9g，连翘 9g，荆芥 3g，苇根 30g，大黄 3g。1 剂，水煎服。

4 月 23 日复诊。患儿父亲说：服药后体温缓慢下降，到夜间热全退，体温正常。嘱其慎风寒，节饮食，无须再药。

按：此证为感受风寒，未能及时得到辛温解表之剂，以致持续发热，表证未罢，里证又见，化热之象已显，呈现表重于里之候。药后表邪得解，里热得清，故药只 1 剂而热退身凉。

案 2 （产后高热验案）杨某，女，28 岁，产后 3 天发冷热，上午轻下午重，冷时重被不温，热时揭去衣被，体温高达 40℃，口渴汗多，汗后热退至 38℃，伴咳嗽，至今 4 天未解，服西药罔效，邀予往诊，舌苔黄不燥，脉浮少力，此为太少合病之证。

处方：柴胡 12g，黄芩 9g，半夏 12g，党参 12g，桂枝 9g，白芍 9g，杏仁 12g，天花粉 9g，甘草 6g，生姜 3 片，大枣 3 枚。2 剂，水煎服。

1976 年 11 月 18 日其爱人来述，上药服后，冷热退，体温正常，唯咳嗽未愈。

按：新产气血虚弱，易受外邪侵袭，从患病情看，乃属营卫失和，少阳经气不舒之候，故用桂枝汤以解肌，调和营卫，小柴胡汤以和解少阳，加杏仁以止咳，加天花粉以生津。

案 3　（少阳、阳明合病）1975 年 5 月 12 日，我带领河南中医学院毕业实习学生，巡至泌阳县双庙公社贾庄大队，有一青年农民（未记其姓名）寒热如疟，每天下午先冷后热，热后汗出，但热退不完。曾服西药 6 天，热仍不退。诊见脉洪数，口渴，舌苔薄黄，舌质红，体温 39.9℃。据症分析：寒热如疟，为邪在少阳，脉洪数、口渴为邪在阳明之经，遂以小柴胡汤白虎汤加减予之。

处方：柴胡 15g，黄芩 9g，党参 12g，半夏 9g，知母 12g，生石膏 10g，葛根 30g，甘草 6g，大枣 3 枚。1 剂，水煎服。

1975 年 5 月 14 日又巡诊至其处，患者药后汗出热退而愈。

按：此属少阳、阳明两经证候同时出现，而又表里俱重之候，故用小柴胡汤以和解少阳之邪，用白虎汤以清阳明气分之热，二方合用，堪称允当。葛根为阳明胃经之药，用之以解阳明经热，使其退热更速；张锡纯盛赞石膏之功用，谓其"凉而能散，有透表解肌之力，外感有实热者，放胆用之直胜金丹"。证之临床，阳明经证发热，石膏配葛根，消中有透，透中有散，可谓之相得益彰。

案 4　（太阳表实证）冯某，女，44 岁，感冒半个月余，发烧不退，体温 38～38.5℃，恶寒无汗，口渴，项强，舌苔薄黄 2 年，脉浮数。曾用许多治感冒药，也输了 7 天液体，热仍不退，于 1989 年 10 月 30 日来门诊就诊于予。此为病邪留连太阳，表不得解之候，遂疏葛根汤加味与服。

处方：葛根 30g，麻黄 9g，桂枝 10g，白芍 10g，黄芩 10g，天花粉 10g，炙甘草 6g，生姜 3 片，大枣 3 枚。3 剂，水煎服。

1989 年 11 月 6 日复诊。上方服 1 剂，汗出热退，未再发烧，后 2 剂未服。今日来诊，主要是热退后，不欲饮食，即以调理脾胃治之。

按：从患者所见症状，为葛根汤证，故直以葛根汤治之，加天花粉以生津止渴，并有瓜蒌桂枝汤之义，此虽为表证，但内热已见端倪，故加黄芩以清热邪，亦即阳旦汤也，服1剂即汗出热退，足见经方之奥妙，亦足见六经辨证之价值。

案5　（高热验案）职某，男，1岁，患病毒性肺炎。住郑州市某儿童医院治疗数日，高热（体温39~40℃）不退，其父甚为焦急，乃于1976年6月5日，询问于予，并叙述了病况，予应要求，为其疏方。

处方：金银花9g，连翘9g，大青叶9g，板蓝根9g，桑白皮6g，地骨皮6g，苇根15g，桔梗3g，甘草3g。水煎服。

次日患儿父亲来诉：上药服2剂病愈，服第1剂后，半小时即汗出热退，未再发热。予思其发热时间较长，阴液必伤，又恐余热未尽，又以养阴清解为法立方，继服2剂。

按：此方为银翘散加减化裁而成，中医虽无病毒性肺炎的病名，但症状表现为高热，而且只有数日，当是邪在卫分，应以清解为治，当时参考了西医的诊断，故从肺卫治之，方中金银花、连翘、苇根能清宣肺卫，使热邪从表而解，毒热犯肺，非清不除，故以大青叶、板蓝根毒清热，合热从里而消；桑白皮、地骨皮、甘草为泻肺清热之泻白散，善治肺有伏热、皮肤蒸热之疾；桔梗、甘草为《金匮要略》治肺痈之桔梗汤；诸药合用，共奏清解肺卫之效。药虽平淡，但功用较宏。

案6　（阳明经病发热）张某，男，25岁，从山西出差来郑，突发高热，体温39.5℃，白细胞11 000/mm^3，因西药解热药，药后仍热，用青霉素针，热仍不退，于1977年3月31日来诊。恶寒较重，头身疼痛，口渴，恶心，有时汗出，苔微黄，脉数。此因感冒风寒，寒邪束表，故恶寒较甚，由于邪入阳明，故身热甚而又口渴，恶心实乃干呕，是邪犯少阳之象，综观此证，为表邪未解，里热已盛，三阳经俱病之候，以柴葛解肌汤加减治之。

处方：柴胡12g，葛根12g，羌活12g，白芷9g，黄芩9g，藿香12g，生石膏30g，陈皮9g，生甘草6g，生姜9g。水煎服。

1剂汗出热退，第三天逛罢公园，特来问予，是否再药。

按：柴葛解肌汤，是解肌清里退热的一个好方子，予遇寒包火之发热，也多施以此方，加重羌活用量，每获良效。通过本例治疗，可以体会到中医用药，贵在辨证，不能以体温高、血象高，就盲目清热解毒，其疗效不但不好，甚至还有冰伏表邪之弊。

案7　李某，女，45岁，以"间断性低热2年，加重半年"为主诉于2013年5月初诊。症见：中午到晚上发热，体温37~38℃，怕冷，发热时口渴，左脸胀，左脸麻木2年，牙齿怕冷，双手背、脚背肿，触痛，左耳鸣，双肩痛，全身皮肤明显青筋暴露，纳可，眠可，二便可，月经不规律，量少色暗，舌质暗红，苔黄略厚腻，脉沉滞，既往有甲亢病史，诊断为发热，属经络湮郁证，治以疏利法为主，治以行气通络方（经验方）加减。

处方：木瓜30g，威灵仙12g，生白芍15g，忍冬藤30g，丝瓜络30g，连翘10g，赤小豆30g，通草6g，生薏苡仁30g，姜黄10g，陈皮10g，茯苓30g，生甘草3g。6剂，水煎服，日1剂。

复诊：服上药12剂，服前6剂时体温正常，后出现4次升高，上午出现，体温37℃，左侧耳鸣，如蝉鸣，左侧脸木胀，脸、手脚白天痛、胀，夜间发沉，嘴张开不利，四肢末端色青白，时有烘热，手脚心有汗，四肢无力，胃口差，无食欲，睡眠可，二便可，舌淡苔薄黄，脉细。

处方：党参15g，炒白术10g，茯苓10g，生山药30g，炙甘草6g。6剂，水煎服，日1剂。

按：本案患者虽以低热为主诉，然观患者手足肿胀，颜面麻木，肩背疼痛，全身皮肤明显青筋暴露诸症，实由湿邪郁滞经络，气滞运行不畅所致，参以舌脉，属经络湮郁证，故采用疏利法，以行气通络方，行气通络，利湿通络，化瘀通络之药并行，方中加入连翘、赤小豆，有麻黄连翘赤小豆汤之意，以增其祛湿通络之功，使得经络得畅则其热可消，复诊症减，又兼见纳差等症，故以调理脾胃，补养后天为主以善后，方用四君子汤加味。

无定时冷热

刘某，男，40岁，于1975年春节后罹急性黄疸型肝炎，当即来郑州某纺织医院住院治疗，黄疸逐渐消退，但在黄疸消退期间，增发冷热，每隔三五天发作一次，而且均在下午发作，先冷后烧，体温39～40℃，2小时左右汗出热退，该院先认为是输液反应，后又疑为疟疾，但始终未查到疟原虫，治疗无效，如此将近3个月，甚感疲惫，经河南中医学院学生（是其同乡）介绍，就诊于予，脉弦略数，舌苔薄白，遂疏以小柴胡汤合桂枝汤3剂而愈。

处方：桂枝9g，白芍9g，柴胡9g，黄芩9g，半夏9g，党参9g，炙甘草6g，生姜3片，大枣3枚。水煎服。

按：此为邪在太、少二经，经气不和之候，故用小柴胡汤以和解少阳，桂枝汤以调和营卫，三月之疾，起于三日，宣不速乎。

湿温病

（冷热验案）陈某，男，58岁，1976年4月28日初诊。

患冷烧数日，上午冷，下午烧，舌苔黄腻，咳嗽吐稠痰，头身疼痛，脉数，此乃湿温邪伏膜原之候。

处方：厚朴 6g，草果 9g，槟榔 9g，知母 9g，黄芩 9g，白芍 9g，柴胡 12g，杏仁 9g，生薏苡仁 24g，甘草 3g。3 剂而愈。

按：此方乃达原饮加柴胡、杏仁、薏苡仁而成。吴又可曰："温疫初起，先憎寒而后发热，日后但热而无憎寒也。初得之二三日，其脉又浮不沉而数，昼夜发热，日晡益甚，头疼身痛。"结合本例患者情况，正是温热之邪伏于膜原之候，故用达原饮以治之。视其寒热征象，邪已溢于少阳经，故加柴胡以和解之，咳吐稠痰，邪已犯于手太阴经，故加杏仁以泄降之，又因湿热较重，故加薏苡仁以渗利之。薏苡仁与杏仁、甘草伍用，有麻杏薏甘汤之义，当然，此非伤寒表证，不可用麻黄强发其汗。

湿阻

案 1　（湿困肌表）曹某，男，28 岁，农民，1975 年 6 月 14 日初诊。

近来阴雨连绵，气候潮湿，患者感湿为病，周身异常困重而疼，舌苔厚腻略黄，食欲不佳，遂疏麻杏薏甘汤加减与服。

处方：麻黄 9g，杏仁 10g，生薏苡仁 30g，羌活 15g，白芷 9g，苍术 30g，滑石 18g，竹叶 9g，橘红 9g，黄芩 9g。水煎服。

上方服 1 剂，病去大半，腻苔已退，照上方继服 1 剂而愈。

按：麻杏薏甘汤，为治风湿一身尽痛之方。本患者值阴雨之际，感受风湿（湿偏重），且有化热之象，风湿在表，须以汗解，故用麻杏薏甘汤以发汗祛湿。由于风湿较重，故用苍术，外可散风湿之邪，内能化湿浊之郁。橘红配苍术，又能理气、化湿、健脾。以上诸药，可使风湿之邪，从表而去。又由于湿初化热，故又佐滑石、竹叶、黄芩以滑利之，可使入里之湿从小便而去。患者感湿虽重，得此重剂以克之，邪无容身之地，迅速溃散。

案 2　（外湿身困验案）张某，女，20 岁，未婚，农民。经期水中浇地后，渐觉身体沉困无力，尤以两下肢为重，至今已 20 天，服西药无效，予羌活胜湿汤 3 剂亦不效，遂改用除风胜湿散寒、活血通络之法治之。

处方：川芎 9g，桂枝 15g，炒苍术 24g，细辛 6g，防己 12g，鸡血藤 30g，白术 9g，荆芥 12g，威灵仙 12g，白芍 12g。水煎服，3 剂而愈（此案是 1974 年 7 月我带中医学院 72 级学员在许昌县尚集乡卫生院所遇）。

按：经期正是血脉空虚之时，寒湿乘而入肌肤，经脉运行不畅，阳气难以宣发，故感全身沉困无力，此属湿而兼寒，羌活胜湿汤，祛湿之力虽强，而散寒之力则弱，故用之无效；后方既能除风胜湿，又能温散寒邪，而且又能活血通络，故其效著。

案3　（湿阻脾胃）王某，男，26岁，以"经常恶心呕吐月余"为主诉于2005年11月11日初诊。

患者有乙肝小三阳病史10余年，肝功能正常，B超示肝胆脾胰无异常，刷牙或劳累后易恶心呕吐，口不干、不苦，食欲减退，厌油腻，胃不胀、不痛，大小便正常，夜间背部发热，舌质红，苔黄厚腻，脉细滞。中医诊断为湿阻（湿阻脾胃）。此属脾胃虚弱，运化无力，湿邪内生，阻滞气机，升降失常所致。以健脾化湿清肝（灵动法）治之。

处方：炒白扁豆15g，炒山药20g，白蔻仁6g，藿香6g，连翘10g，牡丹皮10g，黄芩10g，炒麦芽5g，白茅根15g，生甘草3g。25剂，水煎服，日1剂。

二诊（2005年12月14日）：服上药恶心呕吐减轻，仍纳少，食欲减退，多食则哕，背部不热，但双手掌褪皮，手掌痒，口发甜，小便黄，舌质红，苔黄腻，脉细滞。以小柴胡汤巩固之，方拟小柴胡汤加味。

处方：柴胡10g，黄芩10g，制半夏12g，党参10g，炒枇杷叶6g，八月札6g，陈皮10g，竹茹20g，车前草30g，炙甘草6g，郁金10g，牡丹皮10g，生姜3片，大枣3枚为引。25剂，水煎服，日1剂。

三诊（2006年1月16日）：服上药平和，纳增，但消化功能差，不能食油腻肥甘，舌质红，苔白厚，脉细。今以清热化痰为治。方拟加味二陈汤。

处方：清半夏10g，茯苓10g，陈皮10g，炒苍术10g，白蔻仁10g，生麦芽15g，焦栀子10g，郁金10g，当归10g，牡丹皮10g，车前草15g，生甘草6g，麦冬10g，生姜3片，大枣3枚为引。25剂，水煎服，日1剂。临床治愈。

按：患者经常恶心呕吐，食欲减退，舌苔厚腻，乃湿邪阻滞脾胃，胃失和降所致，脾虚不著，邪实不甚，化湿健脾和胃，佐以清热利湿，药味不杂，药量不大，质地较轻，灵动巧取。且法随证变，方随法变，加减灵活，守法有度。

案4　（湿阻病、运脾法）张某，男，80岁，以"恶心欲吐逐渐加重1年余"为主诉于2006年2月15日初诊。

近1年来每于进食前即出现恶心欲吐，逐渐加重，检查排除肝炎，肝功能正常，先服药乏效。症见：进食前恶心欲吐，但进食后无呕吐，口中乏味，胃部无明显不适，二便调。舌质红，苔黄腻，脉沉滞。有前列腺肥大、脑血栓（2年）、高血压（数十年）病史。此为胃有积热，胃失和降之候。治法清热和胃，降逆止呕。大黄黄连泻心汤合温胆汤加减。

处方：制半夏12g，黄芩10g，黄连6g，陈皮10g，竹茹30g，炒枳实15g，大黄 10g（后下），生姜 3 片为引。10 剂，水煎服，日 1 剂。

二诊：服上药 20 余剂，恶心欲吐明显减轻，仍语言着重不灵活，全身乏力，不欲食，恶热，生活不能自理，左下肢肿，二便可。舌质淡红，苔黄白中间腻，脉沉滞。治以运脾法。

处方：制半夏 10g，陈皮 10g，茯苓 12g，制南星 10g，炒枳实 10g，白豆蔻 10g（后下），砂仁 6g（后下），炒神曲 10g，炒麦芽 15g，炒山楂 15g，决明子 15g，川牛膝 15g，桑寄生 30g，生甘草 6g。15 剂，水煎服，日 1 剂。

三诊：服上药后，恶心消失，纳增，便可，但纳食乏味，厌食，舌质红，苔白厚，脉沉弦。宗上方加减，以善其后。

处方：制半夏 12g，陈皮 10g，茯苓 10g，炒枳实 10g，竹茹 15g，白豆蔻 6g（后下），佛手 6g，八月札 6g，草豆蔻 6g，决明子 10g，炒神曲 10g，生甘草 6g，生姜 3 片为引。15 剂，水煎服，日 1 剂。

按：患者胃有积热，失于和降，其气上逆则恶心欲吐。《素问·至真要大论》云："诸逆冲上，皆属于火。"方用大黄黄连泻心汤合温胆汤加减，使胃热得清，胃气得下，呕恶自除；后以运脾法，醒脾、健脾，食欲改善。常谓治脾重在运，治胃重在降，胃以降为顺，脾以运为健，正是其理也。

痧证

张某，男，46 岁，农民。1976 年 2 月 2 日晚上，先觉身不适，继之心中异常难受。诊时，患者心中难受，气急促欲断，旋而肢体发麻，冷战，情况非常紧急，神志清，不发烧。急刺曲泽和少商出血，数分钟后病若失。嘱服葱姜汤一碗。

按：痧证属异证怪证，发病甚急，方书不载治法。《陈修园五十四种》中有急救异病奇方，但未说明其发病机制。临床体会，此病多发生在夏季，多因感受时气，气机骤然郁闭，经络气血运行不畅所致。起病虽急，但只要治之得法，可迅速而愈。急救异病奇方，以症状不同分为许多种病名，多采用外治法。本患者即属痧证，经急刺曲泽和少商出血，数分钟病若失。取少商意在通肺经之气，肺主一身之气，肺气畅则诸经之气可畅。取曲泽意在通心包经之气，心包为心主之宫城，心包之气畅，则诸经之血气可畅。关键在于急刺出血，血出则闭可立通。

第五章　肾系病证

淋证

案 1　曹某，男，32 岁。以"尿不尽 3 年余"为主诉于 2013 年 1 月 28 日初诊。症见：尿频急，1 天 4~5 次，淋漓不尽，不黄不热，阴囊潮湿，口不干，饮水一般，纳眠可，大便可，舌质红，苔黄厚，脉细。平素饮酒、吸烟。

处方：怀牛膝 10g，琥珀 3g（包煎），干地龙 10g，大贝 10g，冬葵子 3g，乌药 6g。10 剂，水煎服，日 1 剂。

二诊（2013 年 7 月 8 日）：服上方 20 剂，效佳，初诊时症状已不明显，尿急消失，但仍有尿不尽感，较前已明显减轻，现"以鼻涕内流"为主诉来诊。

按：淋证有虚实之分，患者年轻，素多酒烟，尿频尿急，淋漓不尽，阴囊潮湿，舌质红，苔黄厚，为下焦湿热瘀积，膀胱气化失常所致。怀牛膝、琥珀、地龙三药配伍，常用来治疗老年茎中痛，今谨守病机，借用治疗因前列腺肥大而引起的小便不利，加大贝、冬葵子、乌药，皆有治"淋漓"之效，为随证而设。琥珀与地龙是药对，小便淋漓之证常用之。

案 2　武某，女，86 岁。以"反复尿路感染 1 年"为主诉于 2013 年 1 月 14 日初诊。现症见：尿频，尿急，小便黄热，白天咽痒，干咳，无食欲，不知饥，腹胀。舌红，苔黄腻厚，脉沉细。

处方：生地黄 15g，山萸肉 10g，生山药 15g，泽泻 10g，牡丹皮 10g，茯苓 10g，肉桂 3g，制附子 3g，萹蓄 30g，瞿麦 30g，竹叶 10g，炒麦芽 10g，炒谷芽 10g。10 剂，水煎服，日 1 剂。

二诊（2013 年 3 月 29 日）：服上药效可，尿急、尿热均有好转，期间因骨折住院未再服。现症见：小便热、频、急、色黄，有异味，大便每日 1 次，稀泄，食欲差，不知饥，眠差，多梦，眠浅易醒，心烦急躁，恶心干呕，饮水多，咽痒（吃薄荷糖止痒），咳嗽、咯清痰，下肢疲乏无力，喜长出气。舌质暗红，苔黄白厚，脉沉滞。

处方：生山药 30g，炒白扁豆 10g，炒神曲 10g，茯苓 10g，瞿麦 15g，萹蓄 15g，海金沙 10g（包煎），生甘草 3g。10 剂，水煎服，日 1 剂。

按：尿频，尿急，尿热，纳差，腹胀，舌红，苔黄厚，此即湿热下注膀胱之明征，而前医处"五淋散合导赤散"加味，虽有效而未能痊愈，可知其病因，不仅是湿热下注膀胱一端，结合患者年龄，已86岁高龄，《内经》谓"男子八八，天癸竭精少……"可知病人存在着肾虚的一面，前人用清利之法，不能尽收其功，故以八味肾气丸为主，少佐清利之品为法，此即因人制宜之具体运用；二诊时大便稀，食欲差，不知饥，饮水多，干呕、恶心等一派脾虚不运之征，此时尽管小便频急，但已处于次要矛盾。以健脾为主，清利为辅，脾健运如常，诸症即减。

案3 姜某，男，82岁，以"尿频尿急3年余"为主诉于2013年9月18日初诊。症见：尿频，尿热痛，小腹坠痛，小便频急，饮水多，大便干结，数日一次，口干，口黏，口苦，皮肤痒，纳可，眠差多梦，舌红暗，中有裂纹，苔水滑，薄白腻，口唇暗，脉细。冠心病史，血压不高，去年确诊糖尿病，口服降糖药，控制可。

处方：党参15g，麦冬20g，五味子10g，炒酸枣仁30g，丹参30g，檀香3g，砂仁3g，生山药30g，乌药10g，益智仁12g，桃仁10g，赤芍15g，炒火麻仁30g，当归20g，白果10g，大黄10g（后下）。10剂，水煎服，日1剂。

二诊（2013年10月28日）：服上方10剂，效可。停药后反复。症见：尿频，尿热痛，小腹坠痛，大便干结，数日一次，口干，口黏，口苦，皮肤痒，纳可，多梦，舌紫暗，中有裂纹，苔薄，脉细。

处方：栀子10g，当归15g，赤芍15g，赤茯苓15g，怀牛膝30g，大黄6g，瞿麦30g，全瓜蒌30g，山萸肉10g，卫矛30g，生甘草6g。10剂，水煎服，日1剂。

按：此为气阴不足之淋证。《金匮要略·消渴小便不利淋病脉证并治第十三》谓："淋之为病，小便如粟状，小腹弦急，痛引脐中。"以生脉散益气养阴，以滋化源，合缩泉丸以缩尿止遗。因患者平素有糖尿病、冠心病病史，加以丹参饮活血理气止痛。正如《金匮要略·脏腑经络先后病脉证第一》篇说："夫病痼疾，加以卒病，当先治其卒病，后乃治其痼疾也。"患者服上方10剂诉效佳。后因停药后反复，症见尿频、尿急、尿痛，小腹坠胀，大便干结，一派火热之象，乃用瓜蒌瞿麦丸行气、化水、润燥，佐以清热之品，继服。

案4 郭某，女，65岁，于2013年11月1日以"小便刺疼1月余"为主诉初诊。症见：小便刺痛，小腹至尿道疼痛，小便灼热感，不黄，大便成形，排不净感。左下腹胀。舌红，苔厚白腻，脉细。

处方：栀子10g，当归10g，生白芍15g，赤茯苓15g，生黄芪15g，瞿麦30g，海金沙15g（包煎），石苇30g，乌药6g，生甘草6g。10剂，水煎服，日1剂。

二诊（2013 年 12 月 4 日）：服上方 30 剂，效可。现症见：小便刺痛，小便时小腹坠胀、灼热感减轻，左少腹憋胀感，舌红苔黄厚腻，脉沉滞。

处方：栀子 10g，当归 10g，赤芍 15g，赤茯苓 15g，山萸肉 10g，全瓜蒌 30g，瞿麦 30g，桂皮 3g，怀牛膝 10g，琥珀 3g（另包），干地龙 10g，生甘草 6g。10 剂，水煎服，日 1 剂。

按：此方名为五淋散，《时方歌括》曰：五淋散用草栀仁，归芍茯苓亦共珍，气化原由阴以育，调行水道妙通神。他医见小便黄赤，小便刺痛，或曰心火下移膀胱，或曰膀胱湿热，气化不利，而不知肾主二阴，肾阴亏虚，相火偏旺，亦可致膀胱气化不利，而有小便黄赤，刺痛之证。正如陈修园所说：总由化源不清，非决渎之失职，若以八正、河车、禹功、济川等剂治之，五脏之阴虚，太阳之气化绝矣。而气化原由阴以育，故用归、芍滋肝阴，以安下焦之气，而五脏阴复，则太阳之气自化，膀胱之水洁矣。复诊时诉灼热感减轻，原则不变，加怀牛膝 10g，琥珀 3g（另包），干地龙 10g。继服 10 剂。

案5 时某，男，66 岁。以"小便后滴血 30 余年，加重 5 个月"为主诉于 2014 年 12 月 22 日初诊。症见：小便后滴血，量不多，色鲜红，每 2 日发作一次，不觉疼痛。平日小便较频，尿不尽。纳眠可，大便不干。舌淡红，苔白滑，苔根部厚，脉细弱。诉 30 年前无诱因出现小便后滴血，曾就诊于某医院，诊为前列腺增生，其余各项检查均无明显异常，曾服中药（不详），症稍减，后未再犯，近 5 个月来又发作。

处方：党参 10g，生黄芪 30g，炒白术 10g，炒酸枣仁 15g，桑叶 15g，竹茹 15g，丝瓜络炭 20g，藕节炭 30g，小蓟炭 30g，栀子炭 10g，茜草炭 10g，煅乌贼骨 20g，血余炭 10g，蒲黄炭 10g（包煎），炙甘草 6g。10 剂，水煎服，日 1 剂。

按：《濒湖脉学》中言："火犯阳经血上溢，热伤阴络下流红。"热邪主阳，主动，流窜经络血脉则迫血妄行，引发各种出血症状。患者小便后出血，属于"下流红"的表现，辨为血淋证，方选归脾汤合十灰散加减治之。十灰散中清热凉血药炒炭用之，既可清泄血分邪热，又因诸寒凉之药炒炭后性偏温和，使血行常道而免其瘀滞。考虑患者病程已久，年事已高，且小便常不畅，虚象已现，用归脾汤之方义，脾气健则统摄有权而使血不妄行。又佐以桑叶、竹茹以及丝瓜络炭，此三味药为余临床喜用药对，以发挥其清通之功。

案6 闫某，男，50 岁。患小便不利已 4 年，每次排尿需用很大力气才能挤出，尿线很细，尿后仍有尿意，西医诊为"尿道狭窄"，曾扩尿道四次，病仍如故，于 1977 年 5 月 2 日初诊。六脉乏力，苔舌无大异常，询其小便不黄，但尿道有疼感，此为气虚无力推送兼挟瘀滞，遂治以黄芪甘草汤合芍药甘草汤加味。

处方：生黄芪 60g，生白芍 30g，怀牛膝 15g，干地龙 9g，琥珀 3g（冲），海金砂 12g，生甘草 12g。水煎服。

二诊（1977 年 6 月 6 日）：上方服 12 剂，小便顺畅，此邪已去，而正气尚虚，恐其复发，嘱多服下方：生黄芪 60g，生甘草 12g。

按："膀胱者，州都之官，津液藏焉，气化则能出矣。"患者年老气虚，气化无力，又因虚致瘀，水道失调，蕴而化热，故而泾溲不利，且有淋痛之象。此为虚中挟实之候，非八正、五苓辈所能为治，故以黄芪甘草汤合芍药甘草汤峻补其气而益阴缓急，以治其本；牛膝、琥珀、地龙、海金砂活血通络，利水化瘀，清化湿热，以治其标；况琥珀、牛膝、地龙相伍，为治小便淋涩之佳品，只要配伍得当，疗效颇佳。

案7　韦某，女，70 岁，以"站立劳累后小腹胀、小便急 4 月余"为主诉于 2005 年 11 月 30 日初诊。4 个月前因感冒后出现尿路感染，治疗后出现上症。站立、走路多以及劳累后小腹胀，小便急、频，口干欲饮，咽干，身疲乏力，头晕，眼困不欲睁，后背酸困，大便不干，纳眠可。舌质红，边有齿痕，苔白，脉细。诊断为气淋，属气虚下陷证。气虚气化无力，小便开合失度，频而无力，劳累后加重，但尚有余热不尽。治以补气清热。方用黄芪甘草汤加味。

处方：生黄芪 30g，生甘草 10g，知母 15g，麦冬 30g，竹叶 10g。6 剂，水煎服，日 1 剂。

二诊（2005 年 12 月 9 日）：服上药乏力明显好转，小腹不胀，小便急亦减轻，仍有头不清醒感，目眩，咽干欲饮。舌质红，苔薄白，脉细。效不更方，增养阴清热之品。

上方加菊花 10g（后下），桑叶 10g，地骨皮 10g，生地黄 10g。10 剂，水煎服，日 1 剂。

2006 年 1 月 18 日以他病来诊，告服上方后，病愈。

按：患者年已古稀，因"感冒"导致"淋证"。劳累或站久后小腹胀，尿急，尿频，但无尿痛，属气虚下陷，气化无力之气淋，口干多饮，咽干，为余热不尽、阴伤之象。故以黄芪甘草汤补气升提，知母、麦冬、竹叶滋阴清热，合导赤，加知母泻君相之火而滋阴，亦澄其本源。在辨证中注意其"隐"，即隐有余热不尽之邪，若专主补气升提，恐余热难去，病情轻迁延。加菊花清其头目，桑叶合地骨皮有泻白散之意，可清水之上源。合导赤、泻白意在澄源洁流。总之，治疗本证的着眼点是补其气，滋其阴，清其热。若专主补气，或专主清热，皆失其当。

遗精

段某，男，20 岁。以"遗精 3 余年"为主诉于 2013 年 1 月 23 日初诊。症见：遗精，时频繁，时止。有时 4~5 天 1 次，有时半个月 1 次，若白天劳累或运动，则夜间遗精次数多，遗精后则纳食差，身乏倦怠，两腰部空空不适，眠差，多梦易醒，入睡慢，夜尿 2~3 次，发黄有泡沫，大便成形，1 天半 1 次，口干但不欲饮。舌质淡暗、齿痕胖大，苔黄厚，脉较数。既往有手淫不良习惯。治宜清心，凉肝，固肾。

处方：生地黄 15g，竹叶 10g，通草 6g，牡丹皮 10g，生白芍 20g，灯心草 3g，芡实 30g，金樱子 10g，五味子 10g，麦冬 20g，泽泻 10g，盐黄柏 6g，砂仁 3g（后下），生甘草 6g。10 剂，水煎服，日 1 剂。

按：此案是较为典型的治疗遗精用药思路的病案之一。遗精者，有因心肝火旺，有因湿热下注，有因劳心过度，有因肾气不固。然而临床患者症状表现往往错综复杂，故治疗时切不能胶柱鼓瑟，以方套病，就本案而言，患者有遗精次数频繁，脉数之症，《内经》云："主明则下安，主不明则十二官危。"此久遗且脉数之症，正是心火偏盛，君主不明之象，故以导赤散，以清心火；长期手淫是肝疏太过，以白芍敛之、牡丹皮泄之，同时久遗之病，肾虚不固，方中用水陆二仙丹、封髓丹收涩之，此案中选方要准确，用药要精当，要重视生克乘侮脏腑关系。

精血证

王某，男，32 岁，以"发现精液出血 1 年"为主诉于 2013 年 7 月 5 日初诊。症见：精液出血，射精疼，阴囊亦发炎，同时扁桃体发炎，时愈时止。晨起口黏，口苦，大便时干时稀，小便黄。舌胖大，苔黄厚腻，脉细。曾服中药治疗 2 个月缓解。现扁桃体发炎化脓好转，但精液出血，隐痛，已半个月。血压高已 4 年，服药控制可，有高血压家族史。中医诊断为血证。以知柏地黄丸为主方加减。

处方：生地黄炭 30g，山萸肉 10g，生山药 30g，泽泻 10g，牡丹皮 10g，茯苓 10g，知母 15g，黄柏 10g，地骨皮 30g，萹蓄 15g，瞿麦 15g，桑白皮 15g，生甘草 6g，黑栀子 10g。10 剂，水煎服，日 1 剂。

二诊（2013 年 7 月 31 日）：服上药后精液出血量较前明显减少，仅有几个针尖样大小的出血点。现扁桃体发炎化脓，咽痛不甚，未发热，晨起口稍苦，纳眠可，二便可。舌质暗淡，舌尖瘀点，苔薄白，脉沉细。

处方：生地黄 30g，竹叶 10g，通草 6g，桔梗 10g，金银花 10g，玄参 30g，知母 10g，黄柏 10g，黑栀子 10g，萹蓄 15g，瞿麦 15g，生甘草 6g。10 剂，水煎服，日 1 剂。

三诊（2013 年 8 月 28 日）：服上方 15 剂，服后精液出血明显减少，颜色变暗，扁桃体不痛，偶有脓点，不发烧，咽不痛，晨起口黏，稍苦。纳眠可，服药后大便黑色，小便可。舌质红，苔黄厚腻，脉细滞。

处方：萹蓄 30g，瞿麦 30g，滑石 30g，栀子 10g，白茅根 30g，牡丹皮 10g，茯苓 10g，藿香 10g，竹叶 10g，生甘草 3g。10 剂，水煎服，日 1 剂。

四诊（2013 年 9 月 16 日）：服上方 15 剂，效可。现精液出血现象消失，晨起口苦明显，稍黏。服药期间大便稀，色黑，每日 2 次，小便可。舌红，苔黄厚腻，脉细。

处方：生地黄炭 30g，山萸肉 10g，生山药 30g，泽泻 10g，牡丹皮 10g，茯苓 10g，瞿麦 30g，萹蓄 30g，车前草 30g，桑叶 15g，竹茹 10g，丝瓜络 10g。10 剂，水煎服，日 1 剂。

五诊（2013 年 11 月 22 日）：服上方 15 剂，效可。欲服药继续巩固。晨起口黏，稍苦，饮水不多，前胸后背起红色小疹，不痛不痒，二便调，眠可。舌淡红，苔黄厚腻，脉沉有力。

处方：生地黄炭 30g，山萸肉 10g，生山药 30g，泽泻 10g，牡丹皮 10g，茯苓 10g，竹叶 10g，车前草 30g，瞿麦 30g，萹蓄 30g，栀子炭 10g，知母 10g，桑白皮 10g，地骨皮 10g。10 剂，水煎服，日 1 剂。

六诊（2014 年 1 月 3 日）：服上方 10 剂，无明显不适，未再复发。现症见：精液质稀，量少，阴囊夜间瘙痒明显，肛门亦有瘙痒感，腰不酸痛，不怕冷，纳可，二便可，舌淡红，苔黄厚腻，脉细。

处方：桑白皮 10g，地骨皮 10g，萹蓄 30g，瞿麦 30g，车前草 30g，滑石 30g，茯苓 10g，赤小豆 30g，当归 10g，生甘草 6g。10 剂，水煎服，日 1 剂。

按语：患者主要症状为精中带血，结合扁桃体肿痛、口黏口苦和小便黄等全身症状，可知患者为肝肾阴虚，相火妄动，损伤血络，扰动精室，遂致精中带血。治以滋阴降火，凉血止血，处以知柏地黄丸。又因热郁精室，清精室之热，可遵循《内经》"其在下者，引而竭之"的大法，用萹蓄、瞿麦，合栀子、甘草，取《和剂局方》立效散之意，以清泄下焦结热，给热邪以出路。又肺上通咽喉，方中用桑白皮、地骨皮又有泻白散之意，且桑叶可降血压，地骨皮清胞中之热，治疗血热出血证，可谓一举三得。生地黄炒炭，栀子炒黑，凉血又止血，标本兼治。二诊时患者精血已明显减少，咽痛变为主要矛盾，仍以滋阴降火，凉血止血为基础，侧重清热利咽。至四诊时患者已无精血症状，咽痛也得以缓解。至 2014 年 1 月回访，精血未曾复发。

精索静脉曲张

张某，男，47 岁，以"小腹胀伴生殖器疼痛 5 月余"为主诉于 2014 年 4 月 11 日初诊。症见：肚脐以下不适，难以明言，腰疼，手足指关节疼，生殖器官疼痛，体倦乏力，身困，纳可，嗜睡，二便调，口唇色暗红，舌淡红，苔白腻，脉沉滞。患者 5 个月前因不洁性行为出现小腹胀，生殖器疼痛，在某医院给予抗生素治疗后，上述症状好转，劳累同房后复发，伴发热（37.2 ～ 37.5℃）。今年 2 月经另一医院抗生素治疗后效果不明显，2014 年 1 月 9 日行精索静脉曲张高位结扎术。现以补中益气汤为主方治之。

处方：党参 15g，生黄芪 30g，炒白术 6g，当归 10g，陈皮 10g，升麻 6g，柴胡 6g，制香附 6g，川楝子 6g，醋延胡索 10g，炙甘草 6g，生姜 3 片，大枣 3 枚为引。10 剂，水煎服，日 1 剂。

二诊（2014 年 4 月 23 日）：服上方 10 剂，身体困乏已减轻，已不发热，但精神困倦，眠差，纳可，二便调。小腹，阴囊，胳膊上筋脉疼痛，颈、背部疼痛，多服抗生素，已有多种抗生素抗药。舌淡红，苔白厚腻，有齿痕，脉沉滞。

处方：柴胡 10g，生白芍 10g，当归 10g，炒白术 10g，茯苓 10g，薄荷 3g（后下），制香附 10g，木瓜 30g，生薏苡仁 30g，连翘 10g，生甘草 6g。10 剂，水煎服，日 1 剂。

按：此系中气下陷，兼有肝气郁滞所致。患者平素体倦乏力、身困、嗜睡，一派气虚之象。每于房劳、工作后出现发热，小腹坠胀，为脾胃气虚，中气下陷所致。以补中益气汤甘温除热，升阳举陷。补中益气汤是李东垣著名方剂之一，系遵《内经》"劳者温之，损者益之"之意，为脾胃气虚、中气下陷所致之症而设。李氏在《脾胃论·饮食劳倦所伤始为热中论》指出"脾胃气衰，元气不足"，会导致阴火内生，并提出"惟当以辛甘温之剂补其中而升其阳，甘寒以泻其火"的治疗原则。生殖器，又称"宗筋"。《素问·厥论》："前阴者，宗筋之所聚，太阴阳明之所合也。"薛己在《明医杂著·卷三》按语中说："阴茎属肝之经络，盖肝者木也，如木得湛露则森立，遇酷暑则萎悴。"故以补中益气汤温养脾胃生化气血以濡养，再以制香附、川楝子理气止痛。患者仅服上方 10 余剂，发热止，诸症减。

不育

李某，男，38 岁，以"不育 2 年"为主诉于 2013 年 4 月 8 日初诊。患者 2011 年 11 月查精子活力差，服中药（大补类）后出现上火、口干、尿频、多汗等症，并出现消瘦快，后又查出血糖高，后停药加运动后恢复。症见：查精子活力不稳定，腹胀，纳可，纳后痞满，遗精早泄，眠可。有腹泻史，现大便基本可，小便偏黄。时觉易乏力，眼发干，易上火。既往乙肝病毒携带，脾大。2013 年 1 月 27 日查：肝实质光点增粗，胆囊壁毛糙，脾大。谷丙转氨酶 44U/L↑，总胆红素 25.3mmol/L↑，间接胆红素 18.5mmol/L↑。2013 年 3 月 2 日查精子活动率为 19.38%，活力不正常。舌质红，苔薄黄，脉细滞。

处方：党参 10g，茯苓 10g，炒白术 10g，炒山药 30g，炒白扁豆 10g，炒薏苡仁 15g，炒莲肉 10g，车前子 15g（包煎），菊花 10g（后下），炒麦芽 15g，生甘草 6g。10 剂，水煎服，日 1 剂。

二诊（2013 年 5 月 3 日）：服上方 20 余剂，较平稳。现症见：纳后稍痞满，上火、口干涩、遗精早泄缓解。眠可，大便可，小便黄。舌红，苔薄黄干，脉细。

处方：党参 10g，北沙参 15g，生山药 30g，枸杞子 12g，牡丹皮 10g，赤芍 10g，山萸肉 10g，生地黄炭 15g，郁金 10g，醋延胡索 10g，菊花 10g（后下），金银花 10g，生甘草 6g。10 剂，水煎服，日 1 剂。

三诊（2013 年 5 月 15 日）：胃隐痛，大便不成形，已不上火。

处方：上方去菊花加炒神曲 10g。

四诊（2013 年 10 月 4 日）：服上方 30 余剂，效佳，症状皆明显改善。现症见：眼干涩，易红，左侧下牙龈肿痛，口干，近段时间脾气急躁。查：精子完全液化，精子活力 34.2%，觉总体状态变好。纳可，眠可，二便可。舌尖边稍红，苔白腻，脉细滞。欲调理要子。

处方：党参 10，炒白术 10g，茯苓 10g，生山药 30g，枸杞子 12g，山萸肉 10g，生地黄炭 15g，郁金 10g，醋延胡索 10g，桑叶 10g，竹茹 10g，丝瓜络 10g，生白芍 10g，生麦芽 15g，生甘草 6g，乌梅 6g，茵陈 10g。10 剂，水煎服，日 1 剂。

按：该患者主诉是不育，但不育原因在哪？细究之，有长期腹泻病史，乙肝病毒携带，脾大，肝功能不正常。已服过不少补益药，但服补药后上火。又因腹胀，食后痞满，从健脾着手。因为脾气虚，气虚不能受纳，虚不受补，当补脾益气，参苓白术散加减，加菊花清热解毒，车前子利尿通淋，清利下焦湿邪。复诊时仍健脾、养肝、活肝为法。生地黄炭入肝。

腰痛

案 1　闫某，男，47，以"腰疼 10 年，性功能差 8 年（肾积水）"为主诉于 2014 年 4 月 23 日初诊。患者平素腰痛，2008 年 10 月于某医院发现肾积水，至今已手术4次，未服用过中药。现腰部痛，困乏，休息后缓解，厌油腻，纳可，眠一般，易早醒，口干饮水多，小便失禁，咳嗽小便出（现用纸尿裤），大便干结如栗，排解困难，3~5天1次，早泄。舌淡红，苔白腻稍黄，脉沉滞。

处方：桃仁12g，大黄10g（后下），土鳖虫6g，当归10g，大贝10g，冬葵子30g，茯苓30g，苦参6g。10剂，水煎服，日1剂。

按：此病腰疼，小便失禁，大便干，性功能差，西医相关检查示有肾积水，多为肾阳不足之证，然细审病史，患者于少年时，有较为严重的摔伤史，损伤坐骨神经且腰疼，二便紊乱，皆于此后出现。故书"下瘀血汤"，此即治病求本，伏其所主而先其所因是也。

案2　宗某，男，34岁，以"腰酸沉10年余，饮水多5年，胸闷4个月"为主诉于2012年8月13日初诊。腰酸沉10余年，曾排除腰椎间盘突出、腰肌劳损等病，一直治疗，效差。曾服方药：清半夏30g，黄芩10g，黄连3g，干姜12g，黄芪60g，白术15g，防己20g，制附子12g，甘草20g。100余剂，腰酸沉减轻，但胸闷不好转。现腰酸沉又发作，下肢酸，脚心不可名状之不适，背发紧，肩胛内侧沉，头懵，饮水多，喜热水。大便不成形，每天3~4次，小便黄，尿浊，阴囊潮湿，性欲减退。舌暗红，苔根黄厚腻，脉沉滞略数。

处方：茯苓15g，生白芍10g，炒白术10g，制附子15g（先煎），桂枝6g，鹿角霜10g，炙甘草6g，生姜10g为引。15剂，水煎服，日1剂。

按：《伤寒论》："少阴病，二三日不已，至四五日，腹痛，小便不利，四肢沉重疼痛，自下利者，此为有水气，其人或咳或小便不利……真武汤主之。"结合此案而言，患者腰腿酸沉，背部沉，大腿根部湿，此水湿内停之证，再结合其性能力差，可知此为少阴阳衰，水气内盛，故投以真武汤，加桂枝以振奋胸阳而解胸闷，鹿角霜以通督脉而补肾，经方之运用识证尤为重要！

案3　周某，女，47岁，以"腰周痛3年"为主诉于2013年8月初诊。症见：腰怕冷，困痛，活动不受限，自觉吸气顺，出气不顺，不闷，心烦急躁，易上火，眼易干涩，汗多，不渴，食欲减退，易醒多梦，大小便正常。月经正常，经前乳胀痛甚，腰困亦加重。舌暗红，苔黄厚，舌下脉络瘀紫，脉沉滞。3年前外伤，腰椎间盘突出，现诊断为腰痛，为肝郁气滞证，治以疏肝理气为主，逍遥散加减。

处方：柴胡10g，生白芍15g，当归10g，炒白术10g，茯苓15g，薄荷3g（后下），制香附12g，牡丹皮10g，通草6g，生薏苡仁30g，栀子10g，木贼草10g，生甘草6g，生姜3片为引。10剂，水煎服，日1剂。

二诊：服上方 10 剂，腰困痛基本痊愈，现鼻子闻异味，即觉前额闷痛，眼胀痛，不欲睁，平素眼干涩，食辛、甜食物即觉咽中有痰，色白，易咯，耳痒（服上方已好转，现停药后又痒），乏力，纳少，自觉睡眠时胸中难受难以名状，平素易上火，口干，不多饮，眠浅易醒。大便干，排便无力，1~3 天 1 次，小便可。舌质红，苔黄厚，脉沉滞。

处方：炒苍术 15g，川芎 10g，荷叶 30g，薄荷 10g（后下），酒黄芩 10g，决明子 30g，生薏苡仁 30g，制香附 12g，泽泻 15g，连翘 10g，夏枯草 30g，升麻 10g。10 剂，水煎服，日 1 剂。

按："痛则不通"是疼痛的基本病机，结合患者腰困痛，心烦急躁，易上火，经前乳房胀痛，当为肝郁气滞，肝主筋，腰椎间盘应属筋的范畴，食欲减退为肝木乘客脾土，故处以逍遥散加减，疏肝理脾，畅达筋脉，舌下脉络瘀紫，当为瘀血阻滞，加制香附、牡丹皮以行气活血，心烦加栀子以清心除烦，眼干涩加木贼草清肝明目，其腰部发凉为气机不畅，湿气阻滞，故加生薏苡仁、通草，健脾祛湿。二诊患者因他病就诊，问其腰痛情况，患者说服药 10 剂基本痊愈。现鼻子闻异味，即觉头痛，眼胀痛，并且食辛、甜食物即觉咽中有痰，纳少，当为湿浊郁于中上二焦所致，处以清震汤加味治疗。头为诸阳之会，风热之邪壅塞清窍，非凉药莫能清，非辛药莫能散，故处以薄荷、酒黄芩清头面之热，薄荷、连翘去头部之风，川芎为治头痛之要药。脾喜燥恶湿，湿盛则脾虚，故患者食甜则咽中有痰，纳少，正如《医宗必读》有云："脾为生痰之源。"用炒苍术、荷叶、生薏苡仁、泽泻，使湿邪从小便而去，加香附理气宽中，气行湿化，脾气复运，诸症自除。

案 4　患者徐某，男，68 岁，以"发现肾功能异常 1 月余"为主诉于 2013 年 7 月初诊。症见：腰隐痛，转侧活动不利，纳差，食欲减退，眠安，二便调，舌质红，苔黄略厚腻，舌底略迂曲，脉沉弦。高血压 10 余年，冠心病半年。半年前行"冠脉支架术"，植入支架两枚，术后情况可，1 个月余前突然出现恶心、呕吐，至医院检查发现肾功能异常，尿素氮 9.96mmol/L，肌酐 171mmol/L，胱抑素 C1.77mmol/L，总胆固醇 2.98 下降，载脂蛋白 A 下降。中医诊断为腰痛，属湿热内蕴证，治以宣畅气机、清利三焦为主，三仁汤加减。

处方：杏仁 10g，白蔻 10g（后下），生薏苡仁 30g，厚朴 10g，清半夏 10g，竹茹 30g，陈皮 10g，滑石 30g（包煎），通草 6g。15 剂，水煎服，日 1 剂。

二诊：服上药 25 剂，腰疼消失，食欲差好转，眠可，二便调，胱抑素 C4.14mmol/L，肌酐 125.0mmol/L，其余正常。舌质红，苔黄略厚，脉沉弦。

上方加茯苓 30g，怀牛膝 10g，金樱子 10g，芡实 30g，莲须 6g。15 剂，水煎服，日 1 剂。

三诊：服上方 15 剂，效可。复查肾功能正常，欲巩固疗效，舌质红，苔薄白，脉细。

处方：茯苓 10g，生薏苡仁 30g，冬瓜子 30g，连翘 10g，赤小豆 30g，桑叶 10g，竹茹 10g，丝瓜络 10g，白蔻 6g，生甘草 3g。10 剂，水煎服，日 1 剂。

按：患者以腰痛 1 个月，发现肾功能异常就诊，然中医治病要以病机为主，不能为病名所惑，此患者腰痛转侧不利，面色泛黑，舌质黄苔厚腻，可知湿热为患，阻滞气机，导致腰部疼痛，损伤肾脏，则出现肾功能异常，故处以三仁汤，清利湿热，宣畅气机。本方具有宣上、畅中、渗下之功，使湿热之邪从三焦分消，调畅三焦气机。因方证相对，服后腰痛消失，肾功好转，二诊仍以上方加茯苓，加强健脾渗湿之力，牛膝、金樱子、芡实补肾祛湿，以取扶正祛邪之意，终告全功！本病虽未着眼于肾功能异常，亦未加一味降低肌酐、尿素氮之中药，而指标快速得以修复，可见整体把握，抓住疾病的本质，方为治疗大法。

水肿

案 1　马某，男，54 岁，以"双下肢肿 10 余年"为主诉于 2013 年 4 月 19 日初诊。症见：双下肢肿，活动后肿加重，下肢静脉曲张，皮肤色素沉着。腹部静脉曲张。平时怕冷。纳可，喜甜，小便经常色黄。患者肝硬化病史 10 余年，无肝炎、血吸虫史。因烧砖、摔坯工作长期蹲位，下肢静脉曲张，有胆结石病史。舌暗淡，苔薄黄，脉沉弦。

处方：益母草 30g，茯苓 12g，牡丹皮 10g，大贝 10g，木瓜 30g，生薏苡仁 30g，赤小豆 30g，白茅根 30g，鸡内金 6g，生黄芪 15g，黑栀子 10g，生麦芽 15g。10 剂，水煎服，日 1 剂。

二诊（2013 年 5 月 22 日）：服上方第 4 剂时，双下肢肿甚，服完 10 剂后肿消。现症见：双下肢肿轻，按之凹陷不易起。每天骑三轮摩托接客，未按时服药。今早稍恶心，大便偏稀，小便黄，舌暗胖，苔薄黄，脉沉滞。

处方：炒苍术 10g，黄柏 10g，生薏苡仁 30g，木瓜 30g，益母草 30g，赤小豆 30g，黑栀子 10g，白茅根 15g，牡丹皮 10g，赤芍 15g，忍冬藤 30g，丝瓜络 30g，生地黄 30g，通草 3g。15 剂，水煎服，日 1 剂。

按：《素问·至真要大论》曰："诸湿肿满，皆属于脾。"本病为瘀水互结并脾气虚，治宜化瘀利水消肿，益气健脾除湿。方中益母草、茯苓、牡丹皮活血化瘀，利水消肿，木瓜、薏苡仁健脾除湿，赤小豆、白茅根清热利湿，黄芪健脾益气，利水消肿，黑栀子凉血止血，鸡内金、炒麦芽健脾消食，以助化源。2013 年 5 月 22 日二诊，自述服上方第 4 剂时双下肢肿甚，10 剂全部服完后水肿消，现水肿轻，每天可以骑三轮摩托车拉客。宗上法，继续以活血化瘀利水消肿、清热利湿通络之法以治之。

案 2　刘某，男，5 岁，1975 年 8 月 24 日初诊。患儿数天来不明原因从下肢开始水肿，很快全身皆肿，两眼肿得合缝，尿检仅有一个脓球，余皆正常，西医按肾炎给药无效。诊见患儿全身皆肿，尤以面部和下肢为重，腹胀满，叩之如鼓，此乃湿、食、水、热互结之证。

处方：炒苍术 6g，炒白术 6g，大腹皮 9g，泽泻 6g，麻黄 4.5g，神曲 9g，炒麦芽 9g，炒牵牛子 6g，炒莱菔子 9g，黄芩 6g。2 剂，水煎服，日 1 剂。

二诊（1975 年 8 月 26 日）：上药服后，肿消大半，腹肿亦大减，又以上方 2 剂，后追方痊愈。

按：《素问·至真要大论》曰："诸湿肿满，皆属于脾""诸胀腹大皆属于热""诸病有声，鼓之如鼓，皆属于热"。患儿不但身肿，腹亦胀满，而且起病较急，又不发烧，知非外感，应是湿、食、水、热互结于中之实证。实则泻之，故以健脾、燥湿、消导佐以清热为治。方中用麻黄，意在宣发肺气，使上焦得宣，中焦得畅，下焦得利。

案 3　王某，女，69 岁。2005 年 9 月 9 日以"双手足浮肿胀痛半年"为主诉初诊。半年前有前胸及后背疼痛疾病。服用中药（丹参 30g，檀香 3g，百合 30g，砂仁 3g，乌药 10g，通草 6g，木瓜 30g，生薏苡仁 30g，延胡索 15g，姜黄 10g，连翘 10g）症状减轻，但双手足水肿胀痛加重，肿胀部位有热感，低热 37.4℃。早晨轻，下午重，口干、口苦，阴雨天病情加重，怕凉，服消炎痛有效，食欲减退，恶心，大小便正常。红细胞沉降率：120mm/h，类风湿因子阴性，抗"O"<500，血尿酸偏高。舌质暗红，舌苔少，脉沉弦。诊断为痹证。此为气滞血阻、经脉不通、日久化热所致。治用疏利法。方拟行气通络方（经验方）。

处方：木瓜 30g，威灵仙 10g，白芍 10g，忍冬藤 30g，丝瓜络 30g，生薏苡仁 30g，海风藤 30g，络石藤 30g，通草 6g，姜黄 10g，陈皮 10g，制半夏 10g，黄芩 10g，甘草 6g，羌活 10g，生姜片为引。7 剂，水煎服，日 1 剂。

二诊（2005 年 10 月 31 日）：服上药 30 剂，低热除，手足浮肿胀痛明显减轻，活动后疼痛加重，两手腕硬痛，左手只能握半拳，肩周疼痛难以抬举，脉沉滞，郁热虽清，但经络未畅，手足肿胀疼痛犹存，但阴伤血瘀、风湿流注关节，主症明显，以加祛风湿化痰，温通经络之品。守方增桂枝芍药知母汤之味。

处方：木瓜 30g，威灵仙 10g，白芍 10g，酒桑枝 30g，姜黄 10g，通草 6g，桂枝 12g，防风 12g，知母 15g，制川乌 6g，忍冬藤 30g，伸筋草 15g，甘草 6g，炙麻黄 3g，竹叶 10g。20 剂，水煎服，日 1 剂。

2006 年 5 月 12 日来诊告知，服上药手足浮肿消失。

按：患者原有胸痛，属气滞血瘀，用丹百汤（经验方）症状缓解。渐见双足浮肿加重，伴有低热，口干、口苦，肿胀部位有热感，阴雨天加重，为气血阻滞、经脉不通，郁而生热所致，非风热外袭之热证，遂用疏利法，行气通络，佐以除风清热，使经脉气血畅通，郁热自散，痹阻得解。方中多藤络之品，有以络走络之意，用药为特色。

案 4　高某，女，55 岁，以"水肿、失眠 5 年，心悸 1 年"为主诉于 2007 年 3 月 19 日初诊。5 年前无明显原因出现面目及双下肢水肿，劳累或加重，遂去某医院检查，除尿中有微量蛋白外，余无异常发现，用中西药治疗，效果不佳，现症：面目浮肿，双下肢呈指陷性水肿，晚上重，心悸动（早搏），入睡困难，口干渴，饮水多，食欲可，平时易上火，眼干涩，腰酸腰痛，便秘头干，尿频、尿急、色黄，无尿痛，舌质淡舌体大，苔薄黄，脉沉有力。有消渴病史 6 年，冠心病心肌缺血 3 年，高血脂症。尿微量蛋白 55（0～25）。诊断为水肿、不寐，病机为肝热脾湿，心火偏旺，兼有气滞血瘀，以涤浊法治之。

处方：白茅根 30g，苇根 30g，冬瓜仁 30g，生薏苡仁 30g，桃仁 10g，炒苍术 10g，炒白术 10g，泽泻 10g，赤小豆 30g，连翘 10g，鬼箭羽 30g，丹参 30g，生黄芪 10g。15 剂，水煎服。

二诊（2007 年 5 月 23 日）：服上药后，水肿及失眠好转，心悸无力，口渴引饮，饮不解渴，心烦易上火，手足郁胀，少腹刺痛，大小便尚可，舌质红体胖有齿痕，脉沉有力。

处方：忍冬藤 30g，木瓜 30g，冬瓜仁 30g，生薏苡仁 30g，桃仁 10g，天花粉 10g，知母 10g，赤小豆 30g，连翘 10g，卫矛 30g，车前草 30g，泽泻 10g，陈皮 10g，生甘草 6g。20 剂，水煎服，日 1 剂。

三诊（2007 年 6 月 25 日）：服上方水肿、不寐、心悸及尿急均减轻，血脂指标下降，但症状尚存，咽干痛，鼻痛，夜尿 2～3 次，大便溏结不调。舌质暗，苔薄白乏津，脉弦细，治以涤浊、养阴、清热、活瘀，佐以益气。

处方：苇根 30g，冬瓜仁 30g，生薏苡仁 30g，桃仁 10g，知母 10g，生地黄 10g，牡丹皮 10g，太子参 15g，玄参 15g，卫矛 20g，茯苓 10g，黄芩 10g，生甘草 6g。15 剂，水煎服，日 1 剂。

四诊（2007 年 9 月 5 日）：服上方 20 剂，诸症明显减轻，每晚能休息 5～

7个小时，双下肢轻度水肿，时心悸，大便干，2天1次，尿频，舌质暗，舌体胖，苔薄黄，脉细。

处方：冬瓜仁30g，生薏苡仁30g，赤芍10g，竹叶10g，牡丹皮10g，赤小豆30g，连翘10g，小麦30g，车前草30g，夏枯草10g，生地黄10g，麦冬15g，生甘草6g。20剂，水煎服，日1剂。

症状基本控制，间断服药巩固治疗。

按：本案病情复杂，病症多端，病情较重，病机为肝热脾湿，心火偏旺，兼有气滞血瘀，湿热瘀交结，均为浊邪所致，故以涤浊法治之，执简以驭繁也。浊去新生，功能渐旺，疾病得控。

案5　郭某，女，80岁，以"间断性水肿8年，加重1年"为主诉于2013年7月22日初诊。症见：周身水肿，脚凉，浮肿较甚，手肿如馒头，指凹性水肿，发胀，水肿晨轻晚重，平时怕冷，胃脘胀满，纳差，无食欲，眠较差，大便可，小便量较少，现服利尿药。舌质淡，苔白厚腻，脉沉滞。既往：高血压病史，冠心病病史，肾病综合征病史。尿蛋白（+++）。血清总蛋白48.7g/L↓，白蛋白15.9g/L↓，腺苷脱氨酶19.0U/L↑，总胆固醇10mmol/L↑，甘油三酯1.95mmol/L↑，低密度脂蛋白6.98mmol/L↑，载脂蛋白B2.1mg/L↑，钠132↓，C-反应蛋白10.0g/L↑。

中医诊断为水肿，阳虚水寒证，治以温阳利水为主，处以真武汤加减。

处方：制附子30g（先煎2小时），茯苓30g，炒白术10g，生白芍10g，干姜10g，桂枝10g。6剂，水煎服，日1剂。

二诊：服上方6剂，服药后，食量增加，水肿稍退，恶心，咳嗽时欲吐，口干渴，心慌，稍动则心搏90次/分，舌红，苔干黄，脉沉弦。

处方：制附子20g（先煎2小时），茯苓30g，炒白术6g，生薏苡仁30g，大黄10g（后下），生白芍10g。15剂，水煎服，日1剂。

三诊：服上方9剂，咳愈，自行抬高肢体，手浮肿渐消，恶心，呕吐，不能食。大便稀，日1~2次，小便不适，热灼。舌暗，苔黄褐色厚（药染），脉沉弱。

处方：制附子20g（先煎），大黄6g（后下），党参30g，玉米须100g，瞿麦30g，先煎玉米须代水煎服。10剂，水煎服，日1剂。

四诊：服上方14剂，效明显，水肿减轻，呕吐减少，纳差，大便不稀，日1~2次，小便1天尿量不到400mL，饮水少。舌暗，苔黄，褐色厚，脉沉滞。

处方：制附子30g（先煎），炮干姜10g，肉桂6g，党参15g，生黄芪30g，茯苓30g，防己10g，炙甘草6g，大黄6g（后下）。10剂，水煎服，日1剂。

五诊：服上方15剂，效好，纳好，能行走一段，尿量较前明显增多，双手背明显塌陷，起皱，肿减轻，干呕，咳嗽，吐白沫，流清涕。舌淡红，苔黄厚，脉沉迟。上方加陈皮10g，砂仁2g（后下），去防己，生姜3片为引。15剂，水煎服，日1剂。

按："察色按脉先别阴阳"，观此患者已入耄耋之年，又兼患肾病综合征8年，平素畏寒怕冷手脚凉，精神不振，周身水肿，舌质淡，苔白厚腻，脉沉滞，此为阴水证。周身水肿，晨轻暮重，因白天人体可借助自然界阳气温化水湿，晚上阴气较重，水湿凝聚；纳差，胃脘胀满为阳气虚弱，水湿阻滞中焦，不能运化水谷；小便量少为阳虚气化功能失司。故以六经辨证，此为少阴病阳虚水泛证，投以真武汤加减，温阳利水。二诊加入大黄，以降上逆之胃气，且久病多瘀，血水相互影响，血不利则为水，同时方中大黄附子同用，一凉一热，一攻一补，对于蕴郁结聚之邪，自能推陈出新，曲尽其用。四诊加入防己、黄芪，取《金匮要略》防己黄芪汤之意，益气去水。此患者病程较长，且有多种慢性病史，年老体衰，阳气虚弱，故病情容易反复迁延，然病机总不出阳虚水泛，故前后用方思路一贯，古云"王道无近功"，故需要连续长时间服药。

浮肿

案1 崔某，男，60岁，1975年1月6日初诊。自述浮肿已3年，其特点是忽肿忽消，有时上午肿下午消，有时肿数天方消，也可10多天不肿，每遇冷水亦可引起浮肿，浮肿时全身有明显的肿浮之象并发胀，但按之不凹陷，曾多次化验检查，未发现异常，多方治疗无效，舌苔厚腻，脉怠缓，臂有时发麻，胃纳佳，二便正常。

处方：桂枝9g，白芍9g，柴胡9g，党参9g，黄芩9g，半夏9g，生龙骨30g，生牡蛎30g，茯苓12g，木瓜24g，甘草6g，生姜9g，大枣4枚。水煎服，日1剂。

二诊：上方服2剂，至今29天只肿一次而且很轻，照上方去木瓜，加生薏苡仁30g。3剂，水煎服，日1剂。至4月追访已痊愈。

按：此为营卫不和，三焦气化功能失调之证，故以桂枝汤调和营卫，小柴胡汤和解三焦，加茯苓、木瓜、薏苡仁以疏利之，加龙骨、牡蛎以潜镇之，气化复常，而水肿自除。此证临床虽不常见，但亦偶可遇之，既不宜补又不宜攻，补则愈壅其滞，攻则诛伐无过，只有和调之法，方不正治。

案2 邢某，女，32岁，1968年2月25日初诊。全身无定时浮肿已1年余，肿作时很快全身浮肿，消时亦很快消失，每天反复发作无数次，经当地医院检查，未发现异常，西医诊为血管神经性浮肿，经中西医治疗无效，特来郑州检查治疗，某医院亦诊为血管神经性浮肿，用药亦无效，患者抱着一线希望，来到河南中医学院第一附属医院就诊于余。诊见：体质可，舌苔薄白，舌质红润，脉稍乏力，饮食、睡眠、二便均正常，每次浮肿发作时面色泛红，视其所持各种检查结果均正常，从其所服过的中药处方来看，不外乎健脾利水、行气和补气之类，细思其病之奇，乃首次遇见，从其发病情况看，应是营卫不和、三焦气化失调证，遂疏以桂枝汤合小柴胡汤加生龙骨、生牡蛎之方与服。

处方：桂枝 9g，白芍 9g，柴胡 9g，黄芩 9g，半夏 9g，党参 9g，生龙骨 30g，生牡蛎 30g，炙甘草 6g，生姜 9g，大枣 3 枚。3 剂，水煎服，日 1 剂。

二诊：上方服 2 剂半（因来诊前尚有一次未服），浮肿发作次数大大减少，在服完第 1 剂时即明显见效，照上方继服 3 剂。

三诊：浮肿未再发作，因患者急于返回，嘱其照此方再服数剂，后患者来信说病愈。

案 3 史某，女，21 岁，1969 年 6 月 21 日初诊。自述 1968 年 12 月生产出血过多，产前曾发生过子痫，产后不久出现全身浮肿，忽肿忽消，肿一天消一天，消一天肿一天，消后一如常人，实验室检查未见异常，舌苔薄白，舌质略淡，脉虚软，此属营卫不和、三焦气化失调证，遂疏以桂枝汤合小柴胡汤加生龙骨、生牡蛎之方与服。

处方：桂枝 9g，白芍 9g，柴胡 9g，黄芩 9g，半夏 9g，党参 9g，生龙骨 30g，生牡蛎 30g，炙甘草 6g，生姜 9g，大枣 3 枚。3 剂，水煎服，日 1 剂。

二诊：浮肿止，身舒畅，照上方继服 3 剂，未再发作。

按：此两例病状相似，病机相同，同方治之，同样获效。

案 4 张某，男，31 岁，1975 年 5 月初诊。患者 3 年来全身不能触碰，某处触碰，即在某处肿起，约数分钟自行消失。平时担水则肩肿，走路用力过重则脚肿，与人握手则手肿，跑快了脚即肿，因此，不能参加体力劳动。西医诊断为血管神经性浮肿，先后曾去县医院、驻马店地区医院检查治疗，用过各种抗过敏药物，包括激素均无效，3 年来为治疗此病花去不少钱，非常苦恼，失去了治疗信心。患者得知我们在赊湾乡卫生院开门办学，遂前来就治。经患者陈述后，当即在患者皮肤上划一下，又轻轻与他握一下手，该处很快就肿起来了，望其形体，有些虚浮（不是浮肿），饮食、睡眠、二便均正常。诊毕之后，思之良久，此为营卫不和、三焦气化失常之候，遂疏桂枝加葛根汤合小柴胡汤加龙骨、牡蛎又加徐长卿、丹参与服。

处方：桂枝 9g，白芍 9g，柴胡 9g，黄芩 9g，党参 9g，半夏 9g，丹参 15g，葛根 12g，徐长卿 30g，生龙骨、生牡蛎各 30g，甘草 6g，生姜 9g，大枣

4 枚。水煎服。

服至 13 剂时，已基本痊愈，全身虚浮之象已去，能担水，能走路，能干一些劳动活。共服药 20 剂，现挑担子、干活都可以，两脚用力也无碍。

按：本证无寒热，无痛痒，唯搔之则肿起，旋又消失，证候比较典型。小柴胡汤、桂枝汤虽没有这样的主治证，但从病的性质来说，是属营卫不和，三焦气化失调所引起，故用桂枝汤调和营卫，小柴胡汤调整三焦气化，加葛根解肌，丹参活血，徐长卿消肿，龙骨、牡蛎以敛气，诸药合用，共奏阴阳协调，上下通和，表里畅达之功。

案 5　郭某，男，65 岁。以"手足肿 2 个月"为主诉于 1991 年 6 月 28 日初诊。手肿 2 个月，脚肿 1 月半。1991 年春节两脚开始浮肿，但较轻，未药自愈。麦收前，两脚又开始水肿，较上次重，至今未愈。近 2 个月来，两手亦浮肿较甚，同时两肘弯内侧各有杏样大囊肿，按之柔软，不痛，伴两腿沉困憋闷无力，起坐都很困难。在当地治疗未获寸效，故来郑州求治，就诊于余。诊见两手脚肿胀较重，两人搀扶，嗜睡。舌苔厚腻，舌质暗红，脉濡滑，大便 1 日 4~5 次，综观脉证，为痰湿流注之候。

处方：厚朴 15g，陈皮 15g，炒苍术 15g，半夏 10g，茯苓 15g，炒白芥子 10g，生薏苡仁 30g，木瓜 30g，防己 10g，威灵仙 12g，甘草 3g。3 剂，水煎服，日 1 剂。

二诊（1991 年 7 月 1 日）：症状同上，觉精神较好。

处方：厚朴 15g，陈皮 15g，炒苍术 10g，炒白术 10g，炒薏苡仁 30g，炒山药 30g，半夏 10g，茯苓 15g，炒白芥子 10g，防己 10g，威灵仙 12g，桂枝 10g，甘草 3g。3 剂，水煎服，日 1 剂。

三诊（1991 年 7 月 4 日）：大便次数减少，一日 2 次，小便量少不利，手脚肿胀觉松，苔舌同前。

处方：厚朴 15g，陈皮 15g，炒苍术 10g，炒白术 15g，半夏 10g，茯苓 15g，猪苓 30g，炒山药 30g，炒白芥子 10g，薏苡仁 30g，木瓜 30g，防己 10g，甘草 3g。3 剂，水煎服，日 1 剂。

四诊（1991 年 7 月 8 日）：大便 1 日 1 次，小便量增多，手脚肿胀明显消减，脉舌同前。

处方：厚朴 15g，陈皮 15g，炒苍术 15g，炒白术 15g，半夏 10g，茯苓 20g，猪苓 30，炒山药 30g，炒白芥子 10g，薏苡仁 30g，木瓜 30g，防己 10g，甘草 3g。10 剂，水煎服，日 1 剂。

患者见病势减轻，要求回家服药，故取药 10 剂带走。

五诊（1991 年 8 月 5 日）：因路远患者未来，其子代诉：上方 10 剂服完，在当地按方又取 10 剂。现手脚肿胀基本消失，看不出明显肿胀，两肘弯囊状物完全消失，亦能骑自行车，饮食、二便均正常。觉下肢乏力，精神不旺。

处方：厚朴 12g，陈皮 10g，茯苓 15g，炒苍术 9g，炒白术 10g，半夏 10g，猪苓 10g，炒山药 30g，炒白芥子 10g，薏苡仁 30g，木瓜 15g，防己 10g，黄芪 30g，甘草 3g。要求取 20 剂。嘱忌生冷、油腻。

按：脾主运化，主四肢，运化失常，生湿生痰，湿痰流注四肢，发为肿胀，治湿不理脾，非其治也。以苍白二陈汤加味，化痰祛湿通络，使痰湿去，脾健运，肿胀消。

小便癃闭

杨某，女，6 岁半。以"小便点滴不出已 10 天"为主诉初诊。

患者同其小姑在白天去郑州剧院看电影，欲解小便，其小姑让她憋住，过一会儿实在憋不住了，其小姑才领她出去小便（未到厕所，在墙角处），小便尚未排出，其小姑连催促带吓唬，结果小便未排出，又继续看电影，电影结束回家后，小便点滴不出。先请某中医给以中药通利小便之剂无效，遂紧急入某医院住院治疗，先行导尿，继用消炎药、利尿药均无效，但奇怪的是导尿管一拔出，仍点滴难出，经两次 X 线拍片未见异常，整天插着导尿管，10 天来，医生愁，患者忧，束手无策。1978 年 1 月 6 日，患儿父亲询方于余。予亦奇之，思考良久，为疏一方，嘱服药后十分钟探吐，并先将导尿管拔掉，以便观察疗效。

处方：麻黄 3g，杏仁 6g，升麻 4.5g，柴胡 3g，牛膝 9g，白芍 9g，甘草 3g。

第 3 天患儿父母又来见余曰：患儿住医院，不让去导尿管，开的中药，尚未服用，该如何办。我给他出个主意，先把导尿管拔掉，如果医生发现了，就说大人没看好，小孩不懂事，把导尿管拔掉了。患儿父母即如此做了，服药后 10 分钟当即便通，裤裆湿了一大片，从此不再用导尿管，观察数日，出院回家。1978 年 1 月 11 日复诊，患儿面色淡，脉较弱，小便虽通，但尚有次多量少之象，尿道不痛，尿色不黄，乃以补气柔阴兼疏利之剂与服。

处方：生黄芪 15g，生白芍 9g，干地龙 6g，怀牛膝 9g，琥珀 1g（冲），滑石 9g，冬葵子 6g，甘草 3g。水煎服，3 剂而愈。

按：此是一例少见的病患，也是第一次遇到这样的患者，思其理应是肺气壅滞，肝失疏泄，而致气机升降失常，膀胱气闭，小便不通，此非通利之剂所能为治，故采取提壶揭盖法，以冀"上窍开，下窍泄"，也是"欲求南风，先开北牖"之意。如此奇效，足见中医理、法、方、药之奥妙也。

夜间遗尿

郭某，男，19 岁。从小遗尿至现在，夜夜不断，甚为苦恼，1976 年 1 月 5 日初诊。

处方：桑螵蛸 12g，五味子 9g，枸杞子 12g，菟丝子 9g，覆盆子 9g，党参 15g，熟地黄 24g，制附子 9g，益智仁 9g。水煎服。

上方连服 15 剂，前 5 剂效果不著，5 剂后效果渐佳，已有十夜未有遗尿，继服上方以巩固之，后未再诊。

按：遗尿与膀胱失约有密切关系，正如《素问·宣明五气篇》曰："膀胱不利为癃，不约为遗溺。"《素问·脉要精微论》曰："水泉不止者，是膀胱不藏也。"膀胱与肾相为表里，膀胱的气化功能，取决于肾气的盛衰，因此，遗尿不仅责之于膀胱，更要责之于肾。本患者年近弱冠，尚夜夜遗尿，知其禀赋不足，肾气亏虚，固摄无权所致，非补肾温肾之剂，不能固其本，止其遗，本方之用，即在于此。

耳聋耳鸣

案 1　张某，男，35 岁。患耳聋耳鸣 4 个月，伴气短乏力。投益气聪明汤，2 剂，而聋鸣止。

按：耳聋耳鸣，原因颇多，但不外虚实两端。本患者伴气短乏力，是辨为虚证的着眼点，故用东垣益气聪明汤以补中益气升清。汪切庵对此方解释较为妥切，故录之以便明其方义。汪氏云："人之中气不足，清阳不升，则耳目不聪明。蔓荆、升、葛，升其清气，参、芪、甘草，补其中气，而以芍药平肝木，黄柏滋肾水也。"

案 2　患者王某，女，63 岁，以"小便不固 3 月余"为主诉于 2013 年 12 月初诊。症见：稍咳，小便自出，音哑，痰量少，纳可，眠安，大便不干，舌淡，苔薄白、花剥，脉沉弱，咽部紫暗。中医诊断为遗尿，肺肾气虚证，治以补气固肾为主，处以缩泉丸加减。

处方：炮干姜 10g，炙甘草 10g，乌药 10g，益智仁 10g，生山药 30g，菟丝子 30g，山萸肉 10g，生黄芪 30g，党参 10g，制附子 6g。10 剂，水煎服，日 1 剂。

二诊：服上药 20 剂，效不显。刻下：咳则小便失禁，喜温热饮食，食凉则暗哑，大便不成形，日一次。舌质红，苔花剥，脉细。

处方：炮干姜 6g，炙甘草 12g，乌药 10g，益智仁 10g，生山药 30g，菟丝子 10g，山萸肉 10g，生黄芪 20g，党参 10g，桂皮 3g，制附子 3g，熟地黄 10g。

15 剂，水煎服，日 1 剂。

三诊：服上药 30 剂，效可，咳则遗尿较前稍减，大便已成形，晨起咯痰消失，每日早晨 4~5 点汗出，无恶寒发热，纳可，眠佳，大便 1 日 1 次。舌淡暗，苔剥落，脉细弱。

处方：炮干姜 6g，炙甘草 12g，白果 10g，菟丝子 30g，党参 10g，五味子 10g，生黄芪 30g，生山药 30g，枸杞子 10g。10 剂，共为细面水丸，每次服 6g，早、晚各 1 次（从脾肾入手，甘草干姜汤，上虚不能制下）。

四诊：服上方至今，效可，咳嗽时遗尿量明显减少。现症：咳则少量尿液出，睡觉时易手麻，晨起 6 点左右汗出改善，纳可，眠可，大便日 1 次，成形，偏黏，小便正常。舌质暗红，苔花剥，黄腻，脉细。

处方：炮干姜 6g，炙甘草 12g，党参 30g，山萸肉 15g，菟丝子 30g，煅牡蛎 30g，木瓜 30g，益智仁 10g，生山药 30g，乌药 6g。10 剂，共为细面水丸，每次服 6g，早晚各 1 次。

按：患者小便失禁源于 3 个月前咳嗽所致，咳嗽为外感风寒，寒邪束肺，寒主收引，肺气郁闭，肺主行水，肺为水之上源，肾为水之下源，肺失宣降，影响小便正常排泄。来诊时仍有咳嗽有痰、喑哑等寒邪未尽之表现，故用甘草干姜汤温上焦，患者为老年人，平素体质欠佳，下元不固，故用缩泉丸（益智仁、乌药、山药）温肾止尿，但效果不好，究其原因，温肾力量不足，二诊时加桂皮、附子、熟地黄，加重温暖肾阳之力，药后大便成形，咳痰消失，此为寒气去的表现；三诊时基本思路不变，仍从脾肾入手，药物略加以调整，改汤为丸，服药后遗尿明显减少。仍守原方思路，长期服用。甘草干姜汤在《金匮要略》中用于虚寒性肺痿，明确提出小便数的原因为"上虚不能治下"，与此患者相同。方中黄芪、山药同用健脾益气，为张锡纯老先生善用的对药。

本案整体病机为上焦阳虚，脾肾不足，治以温上与补脾肾并重，治法始终一贯，可知临证之中，应谨守病机，处方用药把握"不效不一定更方，效也不一定不更方"之理。

阳痿

王某，男，47 岁，以"乏力、健忘、腰困、性功能下降 3 年"为主诉于 2011 年 2 月初诊。症见：乏力，健忘，腰困，性功能下降，阴囊潮湿，头昏，手时麻，颈项酸困，时耳鸣，纳眠少，口苦欲饮，大便黏滞不爽，每天 1~2 次，酒后加重，小便频急，时有尿疼热，面色黄暗乏光泽。舌质正红，后部苔厚腻略黄，脉较空豁。患者 10 年来应酬多，饮酒较多（每天 1 斤多，1 周 4~5 次），中医诊断为阳痿，为湿热内阻，脾肾不足证，治以清利湿热、补肾健脾为主。

处方：炒苍术 10g，炒白术 10g，炒白扁豆 15g，生山药 30g，枸杞子 15g，山萸肉 10g，炒杜仲 10g，怀牛膝 10g，冬瓜仁 30g，生薏苡仁 30g，连翘 10g，怀牛膝 10g，赤小豆 30g，车前草 30g，滑石 30g（包煎），生甘草 6g。10 剂，水煎服，日 1 剂。

复诊：服上方 10 剂，诸症减轻，记忆力增强，大便好转，阴囊潮湿减轻，劳累后胸闷 8 年，喜深呼吸，善太息，偶有心慌，口稍干苦，纳可，小便好转。舌质暗淡，苔中根黄厚腻，脉较空软。

处方：炒苍术 10g，炒白术 10g，炒白扁豆 15g，炒山药 30g，枸杞子 10g，山萸肉 10g，炒杜仲 10g，怀牛膝 10g，淫羊藿 10g，党参 10g，生黄芪 30g，连翘 10g，赤小豆 30g，陈皮 10g，生甘草 6g，车前草 30g。10 剂，水煎服，日 1 剂。

按：中医治疗阳痿，多从补肾填精入手，然本案患者病因明确，乃长期过量饮酒所致，痰湿内盛，因实致虚，且酒可生湿生热，湿热下注，困阻脾肾，发为本病，因而治疗非补之所宜，当以荡涤湿热、去其旧垢为主，方能推陈生新。因此，以涤浊法为主，然病久必虚，故配以补益之品，收效甚好。

第六章 心系病证

不寐

案1 麻某，女，60岁，以"眠差半月余"为主诉于2013年1月9日初诊。症见：夜间噩梦多，白天注意力不集中，头昏沉，懒动，懒言，心烦。近半个月来，每天晚上12点，有施工影响睡眠。现施工虽已停，但晚上12点仍紧张，担心施工，仍彻夜不眠，服安定无效，纳一般，二便可。舌质红，苔薄黄，脉细。

处方：炒酸枣仁30g，茯苓10g，茯神10g，小麦30g，生百合30g，麦冬30g，竹叶10g，灯心草3g，夜交藤20g，合欢皮20g，炙甘草6g。10剂，水煎服，日1剂。

二诊：服后诸症如前，但心烦及恐惧大减，现欲停西药。

处方：清半夏10g，陈皮10g，茯苓10g，竹茹30g，炒枳实10g，黄连6g，炒酸枣仁30g，小麦30g，生百合30g，怀牛膝10g，生甘草6g，生龙骨、生牡蛎各30g（包煎），大枣6枚（切开）为引。10剂，水煎服，日1剂。

按：失眠总属阳不入阴，但导致阳不入阴之因又有很多，就本病案而言，患者年已六旬，《内经》曰："人过四十而阴气自半""阳气者烦劳则张"。此患者素体阴亏，又经外界（施工）扰动，故出现阳浮于外，不与阴交之不寐之症，故用百合、麦冬、小麦、酸枣仁之属，入心以补心阴之不足；茯神、酸枣仁以安心神，使心有所主，则"主明而下安"。与此同时用甘淡之竹叶、灯心草以轻折心火，夜交藤以交恋阴阳而共奏安眠之效。此方系治疗阴虚阳浮之失眠常用之方，即眠安汤加减而成。

案2 饶某，男，36岁，2014年3月31日以"眠差3月余"为主诉初诊。症见：浑身乏力，多思多虑，口苦涩，口干，牙痛，口疮，耳鸣，出汗多。咳嗽5个月，痰少难咯，易上火，纳可，便溏，日3~4次，排解不畅，肠鸣频，矢气多。舌红，苔黄厚腻，脉数有力。3个月前因精神压力大，致入睡困难，易醒，多梦，思虑过度时出汗，有时只能睡3~4个小时，甚至彻夜难眠，曾多处求医问药，效不持久。

处方：清半夏10g，陈皮10g，茯苓10g，炒枳实10g，竹茹30g，黄连6g，灯心草3g，胆南星6g，黄芩10g，车前子15g（包煎），生甘草6g。15剂，水煎服，日1剂。

二诊（2014年4月16日）：服14剂，效果好，诸症减轻。上方加白豆蔻10g（后下），草果6g，小米一撮为引。15剂，日1剂，继服之。

按：眠差，焦虑，易上火，舌红，苔黄厚腻，脉沉有力，此为痰热内扰之证，虽有乏力，汗出，不得专用补剂，以黄连温胆汤清其痰热，则诸症自平。加灯心草清心而引热下行；胆南星化在里之湿痰；黄芩、车前子清上焦之热，利肺中之浊邪。久咳之人，方中常用车前子，效果颇佳，缘久咳肺不主气，水精不能敷布之故，又能止泻，一举两得。

案3　孙某，男，23岁，以"失眠3年"于2014年3月31日为主诉初诊。症见：入睡难，眠浅、易醒、多梦，心烦急躁。平素易上火，咽部不适，咳嗽，冬季手脚汗出，而凉，怕冷又怕热，汗多，全身乏力，精神不集中，口干饮多，大便不顺畅，日1~2次，腰腿易困，舌红，苔薄白，脉数。曾服中药熟地黄、山萸肉、芡实、龙骨、牡蛎、枸杞等，效差。

处方：连翘10g，莲子心3g，麦冬30g，竹叶10g，黄连6g，玄参30g，夏枯草10g，生龙骨、生牡蛎各30g（先煎），生甘草6g。15剂，水煎服，日1剂。

按：眠差之因众多，此案因于火旺，审其证：眠差，心烦，易上火，冬季怕热，口干，饮水多，舌红，苔薄白，脉数，此火盛于内，扰乱神明，君主不安而见是证，又审其无阳明内实，亦无风火相煽，则知此病在于心包火旺，故以清宫汤加味投之，所加夏枯草者，一则取其益阴清火，二则取其专入肝经而性偏凉。古人云"肝为五脏六腑之贼""实者泻其子"。生龙骨、生牡蛎与苦寒之药合用凉而潜之，俾火势可退而阳可入阴。

案4　常某，女，42岁，以"失眠5月余，耳鸣1年余"为主诉于2013年7月24日初诊。症见：入睡难，眠浅，心烦。耳鸣如蝉，持续不断。听力下降不明显，上火后耳内痒。大便干结，2~3天一行，矢气多，异味重。双下肢怕凉。舌暗红，苔薄黄，花剥，脉缓。服安眠药后能睡，服中药治疗耳鸣乏效。患者38岁断经，已有4个孩子，最后一子出生后，出血2月余，近1年后断经，曾服药治疗，期间时来时止，来后2天净，量极少。近3月月经未潮。6月27日查心电图示：心动过缓，完全性右束支传导阻滞。

处方：生地黄10g，熟地黄10g，当归15g，生白芍20g，川芎6g，柴胡10g，制香附10g，怀牛膝15g，制首乌30g，炒火麻仁30g，竹叶10g，灯心草3g，节菖蒲6g，生甘草3g，桂枝10g，通草6g。15剂，水煎服，日1剂。

二诊（2014年1月17日）：服上方30剂，症状改善，后停药。近半个月失眠加重，甚则彻夜难眠。现症见：失眠，易早醒，醒后难以入睡。大脑鸣如蝉，喜长太息，眼涩，纳可，大便干，2日一行。近3年白发增多明显，断经5年，现脸上易出痘，发痒，口秽。自服养阴镇静片，效一般，服解热镇痛药睡眠有改善。舌淡红，苔薄白，根部白腻，脉细。近查尿常规示：潜血（+），上皮细胞21.0（0~11）个/HP，细菌计数469.2（0~400）个/HP。

处方：生地黄10g，生百合30g，炒酸枣仁30g，知母6g，川芎3g，茯苓10g，茯神10g，小麦30g，竹叶10g，灯心草3g，炙甘草10g，大枣6枚为引。10剂，水煎服，日1剂。

按：患者主诉为不寐，但究其原因，为多产及产后失血过多，导致血虚挟瘀，阴分亏虚生热，使阳气不能入于阴而致不寐，心主血，肝藏血，血分亏虚有热，亦使君相火旺，而有耳鸣、心烦等症。故以四物汤加减，补血活血，以治其本；以柴胡、香附、牛膝行气以助活血，清肝经之郁热，又引气血下行；以竹叶、灯心草清心火；以火麻仁、制首乌养血润燥，缓大便干结；菖蒲安心神，疗耳鸣；桂枝反佐以上寒药，温通血脉，又与炙甘草合为桂枝甘草汤。此方治法全面，标本兼顾，二诊服药30剂症状即改善。

案5　崔某，男，25岁，以"眠差6年"为主诉于2013年7月26日初诊。症见：易醒，眠浅，晨起精神差，有强迫症症状。稍活动即汗出较多，口渴饮水较多，纳可，痔疮史，不下血，二便可。舌质红，边有齿痕，苔薄白腻，脉细。未曾服药诊治。

处方：竹叶10g，灯心草3g，茯苓10g，金银花10g，炒神曲10g，白豆蔻6g，合欢皮30g，郁金10g，生甘草6g。10剂，水煎服，日1剂。

二诊（2013年9月2日）：服上方10剂，效佳。睡眠改善明显，强迫症症状稍有改善。3天前出现口腔溃疡，今好转。睡时有磨牙情况，痔疮近段未复发。梦多，饮水多，汗出减少，偶有夜里惊醒，眠不深。舌淡，边有齿痕，苔白腻，脉沉细滞。

处方：生石膏30g，知母10g，黄连6g，竹叶10g，槐花30g，生薏苡仁30g。10剂，水煎服，日1剂。

按：患者有汗多、口渴多饮、痔疮等症状，可见胃火旺盛，胃不和则卧不安，故胃火当清，患者有强迫症的精神症状，心主神明，乃无形之火扰动心神。法宜清心安神和胃。方中灯心草、竹叶清心火，金银花疏散风热，白豆蔻、神曲消运化滞，茯苓健脾祛湿，合欢皮、郁金宁心安神。全方用药轻灵，二诊时患者服10剂，效佳，烦躁、眠浅皆改善，偶有口腔溃疡，夜寐时磨牙症状，可见此次主要矛盾在胃，以清化胃中湿热收效。

案6　任某，女，52岁，以"入睡难10个月"为主诉于2013年6月7日初诊。症见：入睡难，易醒，梦多，心慌。2011年8月因心绞痛发现冠心病，继而行冠状动脉支架术，述术后易受惊吓，胆小，失眠，间断服用安定等药，可缓解，在当地服中药，效不佳，服药多影响胃纳，时有胃痛，二便可，舌质暗，苔白乏津，脉沉小。

处方：清半夏10g，陈皮10g，茯苓12g，炒枳实10g，竹茹30g，黄连6g，夜交藤30g，炒酸枣仁30g，丹参30g，生白芍30g，小麦30g，生甘草6g，小米一撮为引。25剂，水煎服，日1剂。

二诊（2013年7月22日）：服上方15剂时，氯硝西泮已由2g减至0.5g，能入睡。服最后10剂时，眠差，安眠药又加了半片，仍不能入睡，彻夜难眠。现症见：入睡难，易醒，不烦躁，右胸轻微闷痛，血压85/56mmHg，稍乏力，血脂高，服药期间血脂不降，大便正常，月经已断，左脉沉小，右脉未测出。

处方：炒酸枣仁30g，茯苓10g，茯神10g，川芎3g，知母6g，炒枳实10g，生白芍30g，清半夏10g，小麦30g，竹叶10g，灯心草3g，党参10g，麦冬10g，五味子10g，生甘草6g，大枣4枚，小米一撮为引。25剂，水煎服，日1剂。

另：活血通脉胶囊0.25g×72粒×3盒。每次3粒，早、晚随饭服用。

按：患者失眠体现的特点是多梦心慌，易受惊吓，结合患者心脏病史和其他症状，可知患者为心胆之气虚怯，复有痰浊瘀血阻滞，为虚实夹杂之证。遂处以十味温胆汤加减以理气化痰，清胆和胃，养心安神，活血化瘀，并以小米一撮为引，取《内经》半夏秫米汤之意。二诊患者服药15剂，地西泮片即从2片减为0.5片，续以酸枣仁汤加减以养心神，清心火，益气阴以巩固疗效。

案7 尚某，男，45岁，以"头晕、失眠20年"为主诉于2013年6月25日初诊。症见：头晕，头昏沉，无视物旋转，入睡困难，每晚睡5~6小时，多梦，晨起困倦，精神差，乏力，纳可，口臭，健忘，怕冷，受凉后易腹泻，平日大便溏，日1次。小便淋漓不尽，阳痿，早泄。舌质暗红，苔薄黄，脉沉偏细。患者20年前因家庭、学习、工作等原因出现头晕、失眠症状，曾服中西药效不显。易口腔溃疡（约1月发作一次），血压偏低，有浅表性胃炎。

处方：熟地黄15g，山萸肉10g，生山药30g，枸杞子10g，菟丝子10g，制附子10g，肉桂6g，黄连6g，炒杜仲10g。15剂，水煎服，日1剂。

二诊（2014年1月24日）：连服上方40余剂，失眠有所改善，现头晕，易怒，失眠健忘，多梦，怕冷明显，精神差，乏力，阳痿早泄，口腔溃疡频次减少，双膝关节疼痛，天冷明显。舌淡红，边有齿痕，苔黄厚腻，脉细略数。述连续2年春节前后咳嗽，咽痛，服药无效，现觉又要反复，望诊治。

处方：桑叶10g，竹茹10g，丝瓜络10g，牡丹皮10g，玄参15g，桔梗10g，生地黄10g，生白芍10g，生甘草6g。15剂，水煎服，日1剂。

按：患者主诉为失眠，然从整体看，有畏寒、易腹泻、阳痿早泄、白天不精神等症状，可知患者为肾阳虚衰。阳气精则养神，柔则养筋，阳气不足故神不得养，以致昼不精夜不寐。故处以右归丸，以温补命门之火，加黄连以清心火。患者服药40剂，失眠好转。此案治疗失眠，能够不落窠臼，从整体出发，以益火之源而收效，要做到见病知机，圆法在心。

案8　张某，女，54岁，以"失眠4年、并子宫脱垂1年"为主诉于2014年3月3日初诊。症见：失眠，凌晨1~2点易醒，难以再入睡，心中急躁，一晚睡3小时，2011年发现子宫内膜增厚，现绝经2年，子宫脱垂劳累后加重，行走时间长觉肛门下坠，似有便意，纳可，大便每日3次，成型（之前便溏，服中药后缓解），声低，两手颤抖，舌暗红苔少，脉弦数。患者4年前因休息不好，血压、血脂略高，血糖正常。

处方：党参10g，炒白术10g，茯苓10g，生山药30g，珍珠母30g（先煎），炒酸枣仁30g，小麦30g，桑叶10g，竹茹10g，丝瓜络10g，夏枯草10g，灯心草3g，黄连3g，生甘草6g，大枣4枚（切开）为引。10剂，水煎服，日1剂。

二诊（2014年3月19日）：服上方10剂，大便次数多，1日3次，不成形，失眠好转，一夜睡4~5小时。现症见：子宫脱垂，劳累后有下坠感，纳可，眠差，小便可。舌暗红少苔，脉弦数。

处方：炙甘草15g，小麦40g，黄连6g，夜交藤15g，大枣10枚（切开）为引。10剂，水煎服，日1剂。

二诊（2014年3月26日）：服上方7剂，大便成形，每日2次，仍失眠。现症见：眠浅易醒，近日走路时长，子宫稍有出血，无腹痛，走路多后有肛门下坠感，纳可，眠差，小便可。舌根疼痛，近日外感。舌暗红，苔薄白，脉略数。

处方：党参10g，麦冬15g，五味子10g，生黄芪30g，小麦30g，生山药30g，炙甘草10g，大枣10枚为引。10剂，水煎服，日1剂。

按：此系脾虚肝热之失眠。患者4年前因熬夜劳累耗伤气血，肝气郁滞化热所致。以四君子汤益气健脾化血，养心安神，和中缓急，再加以清肝、平肝之品。患者服上方10剂失眠好转。后以甘麦大枣汤酌加清热安神之品，服7剂即觉大便成形。

案9　赵某，男，46岁，以"失眠2年余"为主诉于2013年5月31日初诊。症见：入睡难，眠浅易醒，多梦，每晚睡4小时左右。纳一般，时有两胁部不适，晨起口苦，眼干，视物模糊。大便可，小便黄。舌暗红，苔黄腻。乙肝病毒携带者（肝功正常）。

处方：清半夏10g，陈皮10g，炒枳实10g，竹茹30g，黄连3g，麦冬20g，夜交藤15g，小麦30g，茯苓10g，车前草15g，生甘草6g。10剂，水煎服，日1剂。

二诊（2013年6月24日）：（代诉）服上方15剂，睡眠较前好。现眼干涩，眠时好时坏，大便正常。

处方：上方加炒酸枣仁30g，知母10g，栀子6g。10剂，水煎服，日1剂。

按：治失眠方法多种，要辨证治疗。入睡困难，眠浅易醒，多梦，时两胁不适，口苦，眼干，属痰火扰心、心肾不交，以黄连温胆汤加小麦、麦冬滋阴养液，夜交藤交通心肾。

案10　王某，女，60岁，以"失眠8年"为主诉于2013年4月5日初诊。症见：长期入睡困难，易醒，醒后难再入睡，烦躁，烘热汗出，口不渴。纳可，大便不干。曾到多家医院就诊，服中药治疗乏效。服安定后能睡但眠浅。血压不高，血糖正常。经常乏力。53岁因子宫肌瘤切除子宫，月经止。舌暗，苔薄黄，脉细。

处方：清半夏10g，陈皮10g，茯苓10g，炒枳实10g，竹茹30g，黄连6g，炒酸枣仁30g，小麦30g，生白芍15g，灯心草3g，胆南星6g，夏枯草10g，生甘草6g，怀牛膝10g。10剂，水煎服，日1剂。

二诊（2013年4月22日）：服上药后入睡困难稍有改善，晚10点入睡，凌晨3点左右即醒，易醒，多梦，醒后精神差。服药期间未服安定。烦躁稍有好转，仍有烘热汗出，乏力，近几日小便灼热感，无尿频、尿急、尿痛，口干、口苦不明显。食不知味。大便可。舌暗，苔黄，脉沉滞。

处方：上方竹茹改为15g，加生龙骨、生牡蛎各30g（先煎），肉桂3g。15剂，水煎服，日1剂。

三诊（2013年7月10日）：服上方25剂，眠差好转。现症见：阵发性烘热汗出，面赤，心慌心烦，每1~2小时发作一次，此症已8年余。纳可，眠差，大便日1~2次，量少，小便可。舌暗红，胖大，有齿痕，苔黄，脉细。

处方：清半夏10g，陈皮10g，茯苓10g，茯神10g，炒枳实10g，竹茹15g，栀子10g，淡豆豉30g，胆南星6g，炒酸枣仁10g，知母6g，炙甘草10g，生龙骨、生牡蛎各30g（包煎），小麦30g，大枣6枚（切开）为引。10剂，水煎服，日1剂。

四诊（2013年8月7日）：服上方10余剂，诸症好转。现症见：阵发性烘热汗出，3点以前较轻，3点以后较重，1小时1次，上半身重，下半身轻，眠差，头脑不清醒，记忆力不好，乏力，右侧胸部有时疼痛，闷气，上午精神状态不好,晚上 6~8 点反而较好,纳可,二便调,舌淡,边有齿痕,苔薄白,脉细。

处方:清半夏 10g,陈皮 10g,茯苓 10g,炒枳实 10g,竹茹 15g,桑叶 15g,丝瓜络 10g,荷叶 30g,夏枯草 10g,小麦 30g,生甘草 6g。10 剂,水煎服,日 1 剂。

按:其失眠属痰火内扰,当清热化痰利胆,黄连温胆汤重用竹茹清热化痰,并加胆南星以加强其清热化痰之力,并加炒酸枣仁、小麦养心安神,白芍养血柔肝,夏枯草清肝火,并用牛膝引火下行。

案 11 陈某,女,55 岁,以"失眠 8 年"为主诉于 2013 年 4 月 5 日初诊。症见:眠差,入睡困难,易醒,心烦。口干不欲饮,舌麻,舌黏,吐黏物。舌嫩红,苔中苔黄厚,舌无边苔,舌下脉紫暗,脉细。消化差,纳可,胃胀,大便不成形,日 1 次。怕冷,四肢凉。未服药治疗。48 岁断经。

处方:炙甘草 10g,小麦 30g,黄连 3g,佛手 3g,苏叶 6g,麦冬 15g,炒酸枣仁 30g,茯苓 10g,大枣 6 枚(切开)为引。10 剂,水煎服,日 1 剂。

二诊(2013 年 7 月 3 日):服上方 10 剂,觉睡眠稍好,吐黏痰好转。现症见:舌尖燥、麻、干,急躁易怒,烘热汗出,记忆差,大便不成形,日一次,黏滞。血压、血糖正常,血脂偏高。舌淡胖、苔白厚腻、脉细。5 月 13 日上海交大附属医院查:甲状腺左侧叶下极实性结节性钙化点。

处方:清半夏 10g,陈皮 10g,茯苓 10g,炒枳实 10g,竹茹 30g,黄连 6g,小麦 30g,生甘草 6g,大枣 4 枚(切开)为引。10 剂,水煎服,日 1 剂。

三诊(2013 年 12 月 13 日):服上方 30 剂,效可,眠差好转。症见:舌燥减轻明显,不干,稍麻,工作紧张或遇急事时感觉舌麻明显,偶有烘热汗出,急躁易怒好转,大便不成形,日一次,四肢冰凉,背部怕冷,小腹变凉后便溏,记忆差,平时肛门有坠感,纳可,喜热饮喜暖,近有感冒,白色鼻涕,不发烧,舌淡胖,暗,苔白厚腻,舌下络脉瘀紫,脉沉滞。

处方:上方炒枳实改为 6g,竹茹改为 20g,黄连改为 3g,加胆南星 6g,炒酸枣仁 30g,川芎 3g,通草 6g,炒薏苡仁 30g,炒白扁豆 10g。10 剂,水煎服,日 1 剂。

按:眠浅,心烦,急躁易怒,为脏躁,甘麦大枣汤合酸枣仁汤治之,同时加佛手、苏叶理气宽胸。因其有口黏、口干不欲饮等症,为中焦湿热之象,故加黄连清热燥湿。服之效可,但急躁易怒,烘热汗出不减,又拟黄连温胆汤治之,效好。

案 12 张某,女,72 岁,以"失眠 2 年"为主诉于 2013 年 11 月 8 日初诊。症见:入睡困难,不服安眠药则不能入睡,每晚服一片安眠片,睡 5 小时，晨起后头昏沉，不心烦，纳可，口不干苦，二便调，舌质红，苔黄厚，脉细。耳鸣 6 年。既往诊断为焦虑症。

处方：熟地黄 10g，当归 10g，生白芍 10g，川芎 6g，炒酸枣仁 30g，茯神 10g，茯苓 10g，小麦 30g，丹参 15g，通草 6g，怀牛膝 10g，生龙骨、生牡蛎各 30g（先煎），生甘草 3g。15 剂，水煎服，日 1 剂。

二诊（2013 年 12 月 4 日）：服上方后症状明显好转，近段因生气腹胀，嗳气，两胁胀痛、满，纳食一般，二便正常。舌质红，脉细滞。

处方：上方加苏梗 10g，清半夏 10g，丹参改为 30g，小米一撮为引。10 剂，水煎服，日 1 剂。

按：患者为年老之人，切其脉细，病程长，此不寐为心肝肾血虚。用四物汤加酸枣仁汤补其虚，用牛膝，一为补肝肾，二为引火下行，加通草，以引火从小便出，其使补而不滞。

案 13　李某，女，60 岁，以"失眠 8 年余，加重 1 年余"为主诉于 2014 年 3 月 14 日初诊。症见：失眠、心慌、急躁、烘热汗出。患者 50 岁绝经，绝经 2 年后出现后半夜入睡难，近 1 年出现整夜入睡难，仍有心慌、急躁、烘热汗出，服安眠片。下午胃部痞塞，嗳气，纳可，咽干有异物，右耳胀，大便如粟，2 日 1 次，小便可。舌淡暗，苔白厚乏津，脉沉滞。

处方：清半夏 10g，陈皮 10g，茯苓 10g，炒枳实 12g，竹茹 30g，黄连 6g，黄芩 10g，大黄 10g（后下）。10 剂，水煎服，日 1 剂。

二诊（2014 年 3 月 26 日）：服上药 2 剂后腹泻，大黄减至 5g 仍每日腹泻 3~4 次，乏力纳差，仍失眠，口服阿普唑仑 1mg 入睡仍困难。

照上方去掉大黄加淡豆豉 30g，炒神曲 10g，玫瑰花 6g，夜交藤 30g，夏枯草 10g。15 剂，水煎服，日 1 剂。

三诊（2014 年 5 月 14 日）：服上方 25 剂。效显，乏力纳差，腹泻愈，眠可，不服安眠药可入睡，现出汗多，燥时汗出加重，夜间汗少，大便日 1 次，稍稀，小便可。舌暗红，苔薄黄，脉细。血压 135/75mmHg。

处方：清半夏 10g，陈皮 10g，茯苓 10g，炒枳实 10g，竹茹 30g，黄连 6g，夏枯草 10g，生白芍 30g，灯心草 3g，生甘草 6g。15 剂，水煎服，日 1 剂。

按：余治疗失眠，素来辨证施治，不滥用酸枣仁、柏子仁等治疗失眠之品，今患者舌苔黄厚腻，痰火扰心之兆，故投黄连温胆汤而取效，合泻心汤者因为大便干，胃脘痞塞，《内经》："中满者，泻之于内。"《伤寒》亦有"心下溏，按之濡，其脉关上浮者，大黄黄连泻心汤主之"。

案 14　程某，女，42 岁，以"失眠 10 年"为主诉于 2014 年 2 月 10 日初诊。症见：入睡困难，每晚 3~4 小时，心烦，夜间口干，饮水多，易上火，咽部易肿痛，胃胀，纳差，饥饿时不吃东西胃痛，吃后胃胀。痛经，血块多，经前腹胀，乳胀。大便偏干，日一次。小便黄，舌质淡红，苔薄腻。常上夜班，倒时差致失眠。

处方：连翘 10g，莲子心 3g，麦冬 15g，竹叶 10g，黄连 6g，炒枳实 10g，生白芍 30g，清半夏 10g，香橼 10g。10 剂，水煎服，日 1 剂。

另：生白芍 30g，醋延胡索 15g，制香附 10g，炒小茴 10g，炮干姜 10g，五灵脂 10g，蒲黄 10g（包煎），山楂炭 15g，炙甘草 20g。5 剂，水煎服，日 1 剂。

案 15　温某，男，51 岁，以"眠差 10 余年"为主诉于 2013 年 5 月 6 日初诊。症见：彻夜难眠，浑身疼，两手指僵硬已 1 年余。大便正常。舌暗红，苔黄腻，脉沉滞。曾服中药治疗，未坚持。患者血压高 10 余年，平时 160/120mmHg，服降压药后 150/110mmHg，平时饮酒多，饮酒后血压升高。今测血压 150/100mmHg。

处方：清半夏 12g，陈皮 10g，茯苓 20g，炒枳实 12g，竹茹 30g，黄连 6g，冬瓜子 30g，生薏苡仁 30g，桃仁 10g，泽泻 15g，连翘 12g，赤小豆 30g，干地龙 20g，怀牛膝 10g，生甘草 3g。15 剂，水煎服，日 1 剂。

二诊（2013 年 6 月 3 日）：服上方 15 剂，效可。现症见：眠差，入睡难，近 2 日每晚睡 3~4 小时，已不服安眠药。头懵，眼昏，眼干，眼肿。纳差，不知饥，纳后胃胀满，二便调。舌质红，胖大，有齿痕，苔薄黄，脉沉滞。

处方：清半夏 10g，陈皮 10g，茯苓 12g，炒枳实 10g，竹茹 30g，黄连 6g，白豆蔻 10g（后下），炒酸枣仁 30g，夜交藤 30g，夏枯草 30g，珍珠母 30g（先煎），生甘草 6g。10 剂，水煎服，日 1 剂。

按：患者素来饮酒多，舌苔黄腻，为有痰湿，血压高，手指僵硬为有瘀血，舌暗苔黄腻，因而可知其并成于痰湿热瘀，治宜化痰通络，利湿涤浊，用涤浊汤和黄连温胆汤。服之显效。

案 16　王某，女，53 岁，以"不寐 10 年"为主诉于 2007 年 3 月 16 日初诊。不明原因出现入睡困难，心烦，而且早醒，每晚能休息 3~4 小时，右胁肋闷痛，腰酸，云雾移睛，手阵红不发热，面色黄时潮红，口出气热，食欲减退，大便溏薄，日 3~4 次，矢气有热感，小便正常。舌质红，边有裂纹而痛，苔白厚，脉细。诊断为不寐、胁痛、泄泻，病机为肝强脾弱，郁久化热，上扰心神，下迫大肠，治以缓肝扶脾，泻心清肠。

处方：陈皮 10g，生白芍 15g，防风 6g，炒白术 10g，葛根 10g，黄芩 10g，黄连 6g，生龙骨、生牡蛎各 30g（先煎），小麦 30g，地骨皮 10g，竹叶 10g。12 剂，水煎服，日 1 剂。

二诊（2007年4月4日）：上方共服30剂，胁肋痛减轻，大便溏改善，睡眠改善不明显，有些憋闷，烦躁，矢气热灼肛。舌质红，苔白厚，脉细。

处方：柴胡10g，黄芩10g，川芎10g，炒苍术10g，草果6g，知母10g，蒲公英15g，竹叶10g，郁金10g，灯心草3g，茯苓10g，茯神10g，生甘草6g。12剂，水煎服，日1剂。

三诊（2007年4月18日）：服药后，症状明显缓解，右胁闷痛偶有发作，揉按后即可缓解，入睡虽慢，但早醒已无，饮食可，二便正常，每天早中晚、面、手皮肤红，时有手心热。舌质淡红，苔黄厚，脉细。

处方：生地黄10g，生白芍10g，当归6g，牡丹皮10g，地骨皮10g，忍冬藤20g，通草6g，连翘10g，竹茹15g，丝瓜络15g，生甘草6g。12剂，水煎服，巩固治疗。

按：本案虽以不寐为主诉来诊，但同时伴有胁肋闷痛及泄泻，症情复杂，据右胁肋闷痛，口出气热，食欲减退，大便溏薄，日3~4次，矢气有热感，入睡困难，心烦等症分析，乃由肝郁日久，乘客脾胃，脾失运化，湿浊内生，郁而化热，湿热交结，上扰心神则不寐心烦，下迫大肠则泄泻、矢气热灼，郁于肝胆则胁痛，治以痛泻要方缓肝理脾，合葛根芩连汤清热燥湿，加生龙骨、生牡蛎、小麦、地骨皮、竹叶，清心安神，药后病情减轻，复诊重点抓住肝郁为脏腑功能失调而致郁热的关键，治用达郁法，郁解热自散，收效甚佳，三诊之时，大邪已除，尚有络脉余热，以清气通络收功。

案17 申某，男，河南中医学院学员，1978年11月初诊。患者自暑假后到现在，睡眠一直很差，2个多月来，虽服用不少药物，但效果不著，余据其所治，随用血府逐瘀汤加生龙骨、生牡蛎各30g，3剂而睡眠复常。

按：失眠即不寐，原因很多，常用方药，已服不少，只得另辟蹊径以探之，故采用活瘀之法。王清任曾云："夜不能睡，用安神养血药治之不效者，此方若神。"由于药证相合，果收"若神"之效。

案18 孔某，男，48岁，以"失眠多梦30年余"为主诉于2010年1月初诊。症见：入睡可，但梦多，半夜醒后入睡困难，腰酸，全身乏力，无精神，应酬多，纳食可，便秘日行一次，干结便血，腹胀，耳鸣，眼花。舌质淡红，苔黄腻，脉沉有力。既往：脂肪肝。中医诊断为不寐，属心肝火旺证，治以清心平肝，养血安神为主，处以眠安汤（经验方）加减。

处方：炒酸枣仁30g，茯苓10g，茯神10g，小麦30g，琥珀3g（后下），夏枯草15g，黄芩10g，竹叶10g，生甘草3g。10剂，水煎服，日1剂。

二诊：服上方后失眠好转，醒后觉眼胀，耳鸣眼花消失。现症见：睡眠时间可，每晚6~7小时，但睡眠质量差，入睡即做梦，每晚如此，已30余年，源于当时用脑思考过度，纳可。二便正常，时有大便一天 2 次，曾服雪莲果致胃凉，现食凉易致腹中不适，腹胀。舌质红，苔白厚稍腻，脉细。治以健脾、清心、安神。

处方：炒山药 30g，炒白术 10g，良姜 3g，茯神 10g，茯苓 10g，小麦 30g，生龙齿 30g，琥珀 3g（另包冲），灯心草 3g，生甘草 3g。15 剂，水煎服，日 1 剂。

三诊：服上药 14 剂，效可，眠明显好转，但仍眠时梦多，余无明显不适，纳可，大便 1 日 2 次，不成形，小便可。舌红苔微黄，脉细。上方加炒白扁豆 15g，黄连 3g。15 剂，水煎服，日 1 剂。

按：本患者思考过度，大脑过劳，伤精耗神，阴精肝血亏虚，肝不藏魂，心不藏神，则眠差梦多，血虚肠道失于濡养，则大便干结，血虚清窍失去濡养，则耳鸣眼花腰酸乏力，舌苔黄腻说明体内亦有热，故选用酸枣仁汤加味，养血除烦安神，加琥珀重镇安神，夏枯草清肝火明目，竹叶清心，黄芩清热除烦。用药得当，故服药后失眠好转。二诊时得知患者曾久服雪莲果，其性寒凉损伤脾胃阳气，脾虚易生湿，"脏寒生满病"，故腹胀不适，不喜凉食，苔白厚腻，"胃不和则卧不安"，脾胃失调亦可导致失眠，故用炒山药、炒白术健脾燥湿，良姜温中驱寒。三诊之时脾胃寒湿渐去，舌苔微黄，提示体内微有热象，故又随证加白扁豆和胃化湿，黄连清心除烦。

《灵枢·大惑论》曰："神劳则魂魄散，志意乱。"张锡纯也说："魂魄者，心神之左辅右弼。"《素问·八正神明论》曰："血气者，人之神，不可不谨养。"所以我们应注意不可过劳，保精养神，调养血气。

案 19　张某，女，72 岁，以"失眠 2 年"为主诉于 2013 年 11 月初诊。症见：每晚不服安眠药则不能入睡，服氯硝西泮 1 片，能睡 5 小时，早起时头昏沉，耳鸣 6 年，纳可，二便调。舌质红，苔黄厚，脉细。既往有焦虑症。中医诊断为不寐，为心肝血虚证，治以补血养心安神为主，处以四物合眠安汤加减。

处方：熟地黄 10g，当归 10g，生白芍 10g，川芎 6g，炒酸枣仁 30g，茯神 10g，茯苓 10g，小麦 30g，丹参 15g，怀牛膝 10g，通草 6g，生龙骨、生牡蛎各 30g（先煎），生甘草 3g。15 剂，水煎服，日 1 剂。

二诊：服上方后，睡眠明显好转，近期因生气腹胀，嗳气，两胁胀痛满，饮食一般，二便正常。舌质红，苔薄黄，脉细滞。上方加苏梗 10g，清半夏 10g，丹参改为 30g，小米一撮（包煎）为引。15 剂，水煎服，日 1 剂。

按：失眠，中医称为"不寐"，关于其病因病机，《景岳全书·不寐》中论："不寐证虽病由不一，然惟知邪正二字则尽之矣。盖寐本乎阴，神其主也，神安则寐，神不安则不寐；其所以不安者，一由邪气之扰，一由营气之不足耳。"可见造成失眠的原因虽多，但总不外虚实两端。此患者已经 72 岁高龄，耳鸣 6 年，观其精神气色，问其症状，无明显热证，虽舌红苔黄，可舍舌象从证。清代《冯氏锦囊》亦提出"壮年人肾阴强盛，则睡沉熟而长，老年人阴气衰弱，则睡轻微易知"。老年人阴气衰弱，加之患者发病前情绪紧张，神魂不安，引发失眠，正常人睡醒后应头脑清醒，而患者晨起后反而头脑昏沉，故为虚瘀兼加证，既有血不养神又有邪气内扰。故用四物汤加酸枣仁汤加减，去苦寒的知母，加丹参、怀牛膝活血化瘀，引气血下行，龙骨、牡蛎收涩安神，方证相应，故药后症状明显好转，复诊时因生气两胁胀痛、腹胀、嗳气，故随证加苏梗宽中理气，半夏、小米，取半夏秫米汤之意，和胃气，交接阴阳，提高疗效。

多寐

案 1　马某，男，56 岁，以"精神困乏 2 月余"为主诉于 2014 年 3 月 5 日初诊。症见：嗜睡，困乏，闭目则入睡，头懵。纳可，二便调。血压(140～150)／(90～100) mmHg，血糖略高，未服药，头部 CT 正常。舌淡红，苔薄白，脉沉滞。证属阳气内郁，不能外达。

处方：藿香 10g（后下），苏叶 10g（后下），炒神曲 10g，荷叶 30g，柴胡 10g，黄芩 10g，清半夏 10g，川芎 10g，茯苓 10g，生甘草 3g，生姜为引。15 剂，水煎服，日 1 剂。

按：患者体壮，非虚象，而又精神困乏，此乃阳气内郁，不能外达之征。藿香、苏叶既能畅中，又能外达，小柴胡运转枢机，畅通上下，川芎可上行头目，荷叶升清降浊，茯苓健脾渗湿，阳气振奋，上下内外通达，而精神自爽。

案 2　杜某，男，70 岁，以"嗜睡 3 月余，手脚肿胀 1 月余"为主诉于 2013 年 8 月 19 日初诊。症见：嗜睡，饭后即睡，消化不良，平时不渴，不喜欢饮水，大便不干，日 1 次。舌淡胖，苔薄黄，脉沉弦。曾在西宁居住 1 月余，期间发现手脚肿胀，下肢按之凹陷。中风后遗症病史 6 年，右侧肢体运动不利，并肿胀，生活可自理，血压高，常服降压药，本次血压 130/80mmHg。2013 年 7 月 16 日检查：偶发性早搏，脑动脉硬化，谷草转氨酶、谷丙转氨酶、总胆红素、直接胆红素升高，血糖尿检正常。

处方：清半夏 10g，陈皮 10g，茯苓 30g，炒苍术 12g，厚朴 10g，荷叶 30g，川芎 12g，泽泻 15g，生薏苡仁 30g，干姜 6g，茵陈 30g，郁金 10g。15 剂，水煎服，日 1 剂。另：活血通脉胶囊 3 盒。

2013 年 9 月 13 日抄方：服上方流涎，加益智仁 12g。

二诊（2013 年 10 月 18 日）：服上方 30 剂，精神好转，现症见：嗜睡减轻，手脚肿胀缓解，口流涎，有异味，不干不苦，双下肢肿，按之凹陷不起。舌淡胖，苔稍黄厚腻，脉沉滞。

处方：炒苍术 12g，黄柏 10g，生薏苡仁 30g，茯苓 15g，赤小豆 30g，滑石 30g（包煎），益智仁 10g，荷叶 15g，苏叶 6g（后下），木瓜 30g，生甘草 3g。15 剂，水煎服，日 1 剂。

按：嗜睡多有 2 种情况：一者阳虚，即伤寒少阴病之但欲寐；一者湿气困脾，脾气失伸。该患者虽有嗜睡、郁胀 2 种疾病，但病机统一，此系水湿困脾，脾阳失伸所致。《素问·至真要大论》："诸湿肿满，皆属于脾。"《素问·生气通天论》："阳气者，精则通神，柔则养筋。"以二陈汤合平胃散佐以利湿之品，以达燥湿健脾之旨，使脾阳得伸，则郁胀自除，神自清明。

案 4　冯某，男，河南中医学院 73 级药学系学员，近来嗜睡现象比较严重，整天昏沉欲睡，余无异常。嘱服理中丸，一盒未服完即愈。

按：此为脾阳不振之候，用理中丸，单刀直入，一战成功。

痴呆

李某，男，80 岁，以"痴呆 20 余年"为代主诉于 2014 年 3 月 19 日初诊。（家人代述）症见：患者手抖，走路前倾，小碎步，生活可自理（糊涂时候多，清楚时候少），鼻涕、口水多，一直打喷嚏，天热减轻。纳眠可，大便干，小便困难。舌红干，苔花剥，脉缓。2008 年患脑中风，未留后遗症。

处方：生地黄 15g，竹叶 10g，夏枯草 10g，赤芍 15g，牡丹皮 10g，生白芍 15g，麦冬 15g，石菖蒲 6g，生甘草 6g，通草 3g，益智仁 10g，胆南星 6g，桑叶 10g。10 剂，水煎服，日 1 剂。

二诊（2014 年 4 月 4 日）：服上方 20 剂，效可，脾气好转，前 3 天服药打喷嚏愈，近又复发，易怒，好动。

处方：当归 10g，生地黄 15g，桃仁 10g，红花 10g，赤芍 15g，柴胡 6g，川芎 6g，桔梗 6g，炒枳壳 10g，益智仁 10g，生甘草 6g。20 剂，水煎服，日 1 剂。

三诊（2014 年 4 月 30 日）：服上方至今，脾气好转，流涎、鼻涕减少，打喷嚏减轻，4 月 12 日查眼底出血，视力可，舌脉同上。处方：上方加薄荷 3g，大黄 10g。30 剂，水煎服，日 1 剂。

按：患者痴呆，但其特点是脾气暴躁，就诊时甚至不能与医生正常交流。结合流涎、大便干结、舌红干有刺等其他症状，可诊为心肝阴虚火旺，痰热蒙蔽心窍。《内经》论述喷嚏时说："阳气和利，满于心，出于鼻，故为嚏"，可推断喷嚏为患者心阳满溢，阳气通利处于鼻所致。治以清热养阴，泻火开窍，祛痰活血。根据《内经》"脏实者泄其腑，腑虚者可补其脏"的理论，泻心经火热可用导赤散，且照顾到患者原有膀胱结石、小便不利等症状。以夏枯草、赤芍、牡丹皮、白芍清肝凉血活血，以胆南星、石菖蒲、益智仁祛痰浊、开心气、益肾精，以桑叶清泄上焦之热，兼顾患者善嚏之症，以麦冬壮水之主以制阳光。二诊患者服药 20 剂，效可，脾气暴躁已有明显改善，此时患者热象已不显，除肾气不足、髓海空虚以外，更主要的病机在血瘀，处以血府逐瘀汤加减。三诊患者服药近 1 个月，脾气已基本不再暴躁，流涎、喷嚏也减轻。续以上方加减巩固疗效。

心悸、不寐

徐某，女，25 岁，以"心慌、眠差 6 年"为主诉于 2013 年 7 月 26 日初诊。症见：思虑过多，眠浅，晨起仍精神差，做梦不多，有强迫症症状。心慌，易口腔溃疡。稍活动即汗出较多，手脚心易出汗，口渴、饮水较多，未曾诊治服药。纳可，大便不干，排解不利。月经提前，量少。经前乳房不胀。舌质红，少苔，脉细而数。

处方：酸枣仁 10g，柏子仁 10g，当归 10g，天冬 15g，麦冬 15g，生地黄 10g，党参 10，玄参 10g，云苓 10g，远志肉 10g，桔梗 6g，竹叶 10g，灯心草 3g，郁金 10g，生甘草 6g。10 剂，水煎服，日 1 剂。

二诊（2013 年 9 月 2 日）：服上方 10 剂，效佳。睡眠改善明显，强迫症状稍有改善。3 天前出现口腔溃疡，今好转。睡时有磨牙情况，梦多，饮水多，汗出减少，偶有夜里惊醒，眠不深。舌淡红，边有齿痕，苔少，脉细。

守上方麦冬改为 30g。10 剂，水煎服，日 1 剂。

按：患者心慌，失眠，耳鸣，易上火，口腔溃疡，是由阴亏血少，心肾之阴不足所致。虚烦少寐，心悸神疲，皆由阴虚血少，阴虚阳亢而生。血燥津枯，故大便不利，舌为心之外候，心火上炎，故口舌生疮。用天王补心丹合导赤散，一补阴血不足之本，一治虚烦少寐之标，标本并图，阴血不虚，则所生诸症，乃可自愈。方中桔梗，一般为载药上行。汪昂《医方集解》论天王补心丹：治思虑过度，心血不足，怔忡健忘，心口多汗，大便或秘或溏，口舌生疮等。陈修园《时方歌括》主治心血不足、神志不宁，津液枯竭，健忘怔忡，大便不利，口舌生疮。总的来说，每遇因思虑过度而致心阴血不足、心火偏旺所致的神志不定、心悸不寐，往往投此方而收效。

梦魇

赵某，男，23 岁，以"梦中出现特征暴力行为，发作 10 余年"为主诉于 2014 年 12 月 1 日初诊。症见：夜间睡眠期间有拳打脚踢现象，伴有愤怒言语或叫喊，旁人需极大声方能将其唤醒，醒后可详细回忆梦境有打架等暴力行为，脑鸣，记忆力严重下降。平素烦躁，易发脾气，易胡思乱想，静不下心。口苦，口干不欲饮，乏力，精神倦怠。纳可，眠浅，大便偏稀，日 2～3 次。有大量吸烟、饮酒史，现已戒酒。舌质红，苔黄腻，脉细数。近 10 年来无明显诱因出现。曾于多家医院治疗，诊为睡眠障碍、焦虑症，治疗均效不佳。

处方：清半夏 10g，陈皮 10g，茯苓 12g，炒枳实 10g，竹茹 30g，黄连 6g，连翘 10g，莲子心 3g，琥珀 3g（吞服），朱砂 0.2g（吞服），生地黄 10g，生甘草 3g。15 剂，水煎服，日 1 剂。

二诊（2014 年 12 月 22 日）：服上方 15 剂，觉情绪稍有好转，注意力渐能集中，记忆力有所改善，眠仍较差，梦里仍有暴力行为。脑鸣、耳鸣仍有，觉口干口苦，食欲减退，乏力。大便干燥难解，日 1 次，小便正常。舌质暗，苔黄厚腻，脉沉滞有力。

处方：当归 10g，生地黄 20g，桃仁 10g，红花 10g，赤芍 15g，柴胡 6g，川芎 6g，桔梗 6g，炒枳壳 6g，怀牛膝 10g，栀子 10g，生甘草 6g。15 剂，水煎服，日 1 剂。

按：患者曾有大量吸烟、饮酒史，饮食多有偏嗜，加之不良生活习性，渐致痰浊内生，郁而化火。心藏神，痰火扰心使得神志不安，神受其扰而梦中出现暴力行为。心为五脏六腑之大主，《素问·灵兰秘典论》言："主明则下安。"《素问·上古天真论》述："是以志闲而少欲，心安而不惧。"以此辨为痰火扰心证，以黄连温胆汤加味治之。方中琥珀、朱砂重镇安心神，加入连翘、莲子心有清宫汤之方义，旨在加强清心之力，佐以生地黄滋阴降火。复诊症有所改善，虑其兼证颇多，似无从下手，王清任曾云："夜不能睡，用安神养血药治之不效者，此方（血府逐瘀汤）若神。"故以血瘀论治，方用王清任血府逐瘀汤，以期获效。

四肢厥逆（厥证）

胡某，女，29 岁，已婚，以"四肢冰凉 7 年余"为主诉于 2014 年 4 月 11 日初诊。症见：四肢冰凉，冬天加重，纳差，下巴长痤疮，眼干涩，畏光、畏风，眠浅，便秘，日 3 次。月经可，偶痛经。舌苔薄微黄，脉沉滞。本患者未服过中药。调理欲要子。

处方：柴胡 10g，生白芍 10g，炒枳实 10g，通草 6g，玄参 15g，川木通 6g，川牛膝 10g，炒神曲 10g，生甘草 6g。10 剂，水煎服，日 1 剂。

按：患者四肢冰凉，面部时有痤疮，大便干，此为气机不畅，阳气内郁不能外达，郁而化火之故，仲景四逆散最适合，加木通、通草取气机通达，阳气通畅之义。

心悸

案 1　桂某，女，63 岁，以"双腿酸软、心慌 2 年余"为主诉于 2013 年 7 月 15 日初诊。症见：心慌，凌晨三四点心搏快，1 分钟左右即消失，劳累后发作频繁。平素不喜饮水，纳眠可，大便干结，常服三黄片稍好（已有 4 年）。双腿酸软。舌淡胖，苔黄厚腻，脉细。曾查心电图正常。患者近 2 年冬天右腿冰凉。易感冒，有贫血史。

处方：党参 10g，麦冬 15g，炒酸枣仁 20g，柏子仁 10g，小麦 30g，当归 10g，肉苁蓉 30g，山萸肉 10g，竹叶 10g。10 剂，水煎服，日 1 剂。

二诊（2013 年 8 月 5 日）：服上方 16 剂，觉心慌减，半夜不易醒。背部困痛，双腿酸麻，右腿凉。大便已不干。舌淡胖，苔黄厚腻，脉细。

处方：上方加生黄芪 15g，丹参 15g，茯苓 10g，怀牛膝 10g。10 剂，水煎服，日 1 剂。

三诊（2013 年 8 月 21 日）：服上方 6 剂后觉内热，不欲食，胃胀满不顺，凌晨 4 点胃中难受，眼困欲睡，双手心热，自觉发热，不渴。大便不干，3 日 1 行。舌淡暗，苔黄厚腻，脉沉滞。

处方：清半夏 10g，陈皮 10g，茯苓 10g，炒枳实 12g，竹茹 30g，决明子 30g，生甘草 6g，栀子 10g。10 剂，水煎服，日 1 剂。

按：患者常夜间心悸，结合曾有贫血史，以及大便干，劳累后发作等全身征象，可辨为气阴两虚，心血不足，不能荣养心神，遂发为心悸。以柏子仁、炒酸枣仁、小麦养心安神，党参、麦冬补益气阴，当归、肉苁蓉、山萸肉补益肝肾，补血填精，即治疗心血亏虚之本，又兼顾大便不通之表。心血属阴，阴虚易生内热，加竹叶以清心热。全方治法全面，标本兼顾。患者服 16 剂，症状即减轻，夜间也不易心慌。效不更方，即以上方加黄芪、丹参、茯苓、怀牛膝兼顾肢体酸困疼痛等不适。三诊时述服药后身热，胃胀满，舌苔黄厚腻，此时内有湿邪，化热补气养阴已不适宜，温胆汤主之。

案 2　程某，女，81 岁，以"阵发性心慌 1 月余"为主诉于 2013 年 9 月 25 日初诊。症见：阵发性心慌，无力，失眠严重，心烦，入睡可，易醒，醒后难入睡，心烦，每晚睡 3～4 小时。夜间口干，不欲饮。大便无力，不干，日 1 次。舌红，苔黄腻，脉沉弦。早搏病史 20 余年。现服参松胶囊，效可。血压不稳定，脉压差大，血糖偏高。2013 年 9 月本院彩超：胰腺内囊实性占位（发现已 10 余年），平时无疼痛，胆囊多发结石已 10 余年。

处方：生地黄 15g，竹叶 10g，麦冬 20g，炒酸枣仁 30g，茯苓 10g，淮小麦 30g，怀牛膝 10g，灯心草 3g，丹参 15g，夏枯草 10g，桑叶 10g，丝瓜络 10g，生甘草 3g，大枣 3 枚为引。10 剂，水煎服，日 1 剂。

二诊：服上方 40 剂，效显。现症见：心慌，胸闷大减，眠差，入睡困难，易早醒，心烦，夜间易心慌，燥热，纳可，不喜凉、油腻之品，大便 2 日 1 次，不干，排解无力，时有矢气。易烦躁，易上火，时有口苦，有颈椎病，脉压差大。舌红，苔白腻，有裂纹，脉弦数。

处方：连翘 10g，莲子心 3g，麦冬 30g，竹叶 10g，玄参 15g，黄连 6g，金钱草 30g，乌药 10g，珍珠母 30g。10 剂，水煎服，日 1 剂。

按：此属心悸。本病患者一派心肝火旺、心神失养之状。以导赤散合酸枣仁汤兼以清肝之品，清心肝之火，养血安神。《素问·灵兰秘典论》云："心者，君主之官，神明出焉。"心肝火去，则神明自安，心慌亦除。治疗老年心悸常用炙甘草汤，用于治疗脉结代，心动悸，但要具体问题具体分析。

案 3 王某，男，59 岁，以"频发心慌胸闷 1 月余"为主诉于 2013 年 9 月 11 日初诊。症见：心慌，胸闷，持续时间长短不一，或 2 小时或几十分钟，有时 1 天两次发作，胸无疼痛。2 个月前饮酒，发作 1 次，持续 8 小时，经西医治疗症状缓解，近 1 个月因劳累，饱食后频发。大便正常。舌胖大、暗，苔黄厚腻。曾有高血压、糖尿病史，服药控制。

处方：清半夏 10g，陈皮 10g，茯苓 12g，竹茹 30g，炒枳实 12g，黄连 6g，桑叶 10g，丝瓜络 10g，生甘草 6g，石菖蒲 3g。15 剂，水煎服，日 1 剂。

二诊（2013 年 9 月 30 日）：服上方 15 剂，效可。服药期间发作 4 次，3 次时间短，3 秒即消，有一次半小时左右，自行消失，发作时心慌程度较以前减轻，服药 4 天即停止所有治心脏的药物。服药期间口干、饮水多，小便多，夜尿次多，余无不适。舌胖大，暗紫，苔薄黄，脉细。

处方：上方竹茹减为 15g，加淮小麦 30g，生龙骨、生牡蛎各 20g（先煎），炒酸枣仁 20g，远志 10g。15 剂，水煎服，日 1 剂。

三诊（2014 年 5 月 26 日）：服上药 25 剂后症状全部改善，停药。自今年 3 月来以工作压力大偶有发作，现症见：近 10 天发作过 1 次，心慌胸闷。舌质暗，苔黄腻，脉缓滞。

处方：清半夏 10g，陈皮 10g，茯苓 10g，炒枳实 10g，竹茹 30g，黄连 6g，冬瓜子 30g，生薏苡仁 30g，石菖蒲 10g，小麦 30g，生甘草 6g。15 剂，水煎服，日 1 剂。

四诊（2014 年 7 月 28 日）：服上方 15 剂，未继服，6 月至 7 月上旬，房颤发作频繁，每遇下班后或过饱后易发作。胸闷、心慌服心宝丸后稍好，近 10 余天未发作。大便不干。舌胖大，苔黄腻，脉沉细。

处方：党参 10g，炒白术 10g，茯苓 10g，清半夏 10g，陈皮 10g，木香 6g，砂仁 3g（后下），炒神曲 10g，远志 15g，炙甘草 6g，生姜 3 片，大枣 3 枚为引。10 剂，水煎服，日 1 剂。

按：此系痰火扰心之心悸。夫胆，心之母也。不知脏腑之气，皆取决于胆，胆气一虚，而脏腑之气皆无所遵从，而心尤无主，况心君原恶色乎，君火不明，则易受淫气触动。《成方便读》："胆为清净之腑，无出无入，寄附于肝，又与肝相为表里，肝藏魂，夜卧则魂归于肝，胆有邪，岂有不波及于肝哉？且胆为甲木，其象应春，今胆虚即不能遂其生长发陈之令，于是土得木而达者，因木郁而不达矣。土不达则痰涎易生，痰为百病之母，所虚之处，即受邪之处，故有惊悸之状。此方纯以二陈、竹茹、枳实、生姜，和胃豁痰，破气开郁之品，内中并无温胆之药，而以温胆名方者，亦以胆为甲木，常欲其得春气温和之义耳。"以黄连温胆汤理气化痰，清胆宁心，患者服 15 剂即觉症状明显减轻，遂守首方加减继续调治。

案 4　温某，女，58 岁，以"胸闷痛、心慌气短 4 年余"为主诉于 2012 年 6 月 4 日初诊。症见：胸闷痛、心慌，气短。时而觉左臂下侧痛，纳差不知饥，眠差，二便调，口苦。舌质淡红，苔薄白，舌下脉络迂曲，脉细滞。患者因生气、着急出现上症，冬季明显，未服过中药，7 天前曾检查心电图正常。

处方：柴胡 10g，生白芍 15g，当归 10g，炒白术 6g，茯苓 10g，薄荷 3g（后下），制香附 10g，炒枳实 10g，牡丹皮 10g，栀子 10g，生甘草 6g。10 剂，水煎服，日 1 剂。

二诊（2012 年 6 月 15 日）：述上方服 10 剂，愈。又因劳累发作，口苦、口干，偶尔胸闷，失眠，纳可，二便可。舌淡红，苔白腻，脉滞。

处方：柴胡 10g，黄芩 10g，清半夏 10g，党参 10g，川楝子 6g，延胡索 10g，金银花 10g，连翘 10g，生牡蛎 30g（包煎），生甘草 6g。10 剂，水煎服，日 1 剂。

按：患者因生气而致胸闷、气短、心慌，生气后加重，胸为胆经所布，又肝主疏泄，调情志，生气后，怒则伤肝，肝气郁滞，口苦为肝郁化火之兆，故投丹栀逍遥散效佳。心慌为肝气郁滞、心气不畅之兆，每见肝气郁滞者必投此方。此方组方极为巧妙。肝藏血，肝主疏泄，体阴而用阳，故归、芍以养肝体，用姜、薄以散之，又是取《内经》"肝欲散，急食辛以散之"之义。《金匮要略》曰：见肝之病，知肝传脾，当先实脾。故用茯苓、白术之品实之。

案5 杨某，女，49岁，以"胸闷、心慌3个月"为主诉于2014年2月13日初诊。症见：胸闷、心慌，劳力后加重，休息后缓解，心电图无异常。本次月经正常，量大，血块多，稍腹痛，劳力后腿颤抖，晨起口苦。血压正常，眠多，易困，纳可，二便调。舌淡红，苔薄白，脉沉弱。中医诊断：大气下陷。

处方：党参15g，生黄芪30g，知母15g，桔梗6g，升麻6g，柴胡6g，山萸肉10g，茜草炭10g，煅乌贼骨30g，炙甘草6g。6剂，水煎服，日1剂。

按：患者胸闷心慌，劳累后加重，脉沉弱，为胸中大气陷落之候，故用张锡纯《医学衷中参西录》升陷汤。原书曰："治胸中大气下陷，气短不足以息，或努力呼吸者似乎喘，或气息将停危在顷刻，气分危极下陷者，再加人参数钱，或再加山萸肉数钱，以收敛气分之耗散，使升者不至复陷，更佳。"

案6 周某，男，76岁，以"胸闷、心慌1年余"为主诉于2014年10月22日初诊。症见：午休后出现胸闷、气短症状，自觉心中空虚感，有饥饿感，食后觉舒。纳可，眠差易醒，梦多，每晚睡4~5小时。大便日2次，较成形，小便异味重。喜饮水。舌质暗红，苔白腻，脉沉弦。近1年来出现活动过多，劳累或上下楼梯时易出现胸闷、心慌、气短症状，曾做心电图、心脏彩超无明显异常，无胸痛，未予治疗。既往有哮喘史20余年，曾服中药症减，现用喷雾剂控制。高血压史10余年，血压控制尚可。

处方：党参15g，麦冬20g，五味子10g，桂枝10g，生白芍10g，厚朴12g，杏仁10g，炙麻黄3g，炒苏子3g，生山药30g，小麦30g，炒酸枣仁15g，炙甘草6g，生姜3片，大枣3枚（切开）为引。15剂，水煎服，日1剂。

按：《素问·灵兰秘典论》曰："心者，君主之官，神明出焉。肺者，相傅之官，治节出焉。"肺朝百脉而主治节，助心行令。患者有哮喘病史20余年，肺之治节不行，则君主失安，出现胸闷、心慌等症状。心中空虚感，食后觉舒为心气虚急之象。以心肺同调为治则，方选生脉散、桂枝加厚朴杏子汤、甘麦大枣汤三方合而治之，既能补心气、安心神，又能恢复肺之宣降功能，仍遵"心血宜养，心血宜活"之大法。

案7 李某，男，63岁，以"胸闷、气短2年余，双下肢水肿1年余"为主诉于2014年10月27日来诊。症见：胸闷、气短、乏力，嗳气，偶有烧心、吐酸水，双下肢肿胀、发沉，下午重、晨起轻，按之不易起。大便日2~3次，成形，小便可。纳眠可。舌质紫暗，苔黄腻，脉数大。自述有冠心病病史10多年，未予服药，近2年来活动过多时出现胸闷、气短。于今年1月在河南中医学院第一附属医院门诊治疗，症状时轻时重。服西药治疗，现欲汤药治疗，今来就诊。血压不高。

处方：党参 10g，炒白术 10g，茯苓 10g，生山药 30g，小麦 30g，生龙骨、生牡蛎各 30g（先煎），山萸肉 10g，炙甘草 6g。15 剂，水煎服，日 1 剂。

二诊（2014 年 11 月 28 日）：服上方 25 剂，效佳。胸闷气短明显减轻，双下肢肿胀较前好转。现症：双下肢肿，按之凹陷不易起，下午活动后明显，左腿较重，纳眠可。大便日 3~4 次，无腹痛，小便可。舌质红，苔薄白，脉数大。

处方：党参 10g，炒白术 10g，茯苓 10g，生山药 30g，炒白扁豆 10g，炒薏苡仁 30g，炒莲肉 15g，陈皮 10g，砂仁 3g（后下），桔梗 6g，五味子 10g，小麦 30g，炙甘草 6g。20 剂，水煎服，日 1 剂。

按：结合患者病史，活动过多时会出现胸闷、气短，病属虚证，病位在心。患者又有双下肢水肿的表现，又有邪实。结合其脉象数大，乃元气欲脱之象。《素问·至真要大论》曰："诸湿肿满，皆属于脾"，故从心脾两虚来论治。在用药上，要注意顺应脏腑之性，即"心主血脉，心血宜养宜活"。方中用四君子汤合小麦补气养心健脾，生山药补肺脾肾之气，生龙骨、生牡蛎、山萸肉补敛元气，且生龙骨、生牡蛎能化痰。陈修园曰："痰水也，随火而上升，龙属阳而潜于海，能引上逆之火，泛滥之水下归其宅，若与牡蛎同用，为治痰之神品，今人只知其性涩以收脱，何其浅也。"

二诊时，患者胸闷气短的症状明显改善，下肢肿也有减轻，可见一诊时辨证思路正确，此次患者以下肢肿为主要表现，故此次以治疗水肿为主。仍从脾虚论治，方用参苓白术散加味治疗。治病求本是医者必须遵循的原则，内科杂病，病情复杂，病程缠绵，除了注意多虚、多瘀、多痰外，还要注意脾胃的调理。此病即心病从脾胃论治的代表。

案 8 花某，男，65 岁，以"心慌，乏力 20 余天"为主诉于 2013 年 6 月 24 日初诊。症见：动则心慌、乏力，腿无力。纳眠可，二便可。舌淡胖，苔薄黄，脉沉弦。曾入住某医院，查：白细胞偏低，做骨髓穿刺，诊断为巨核细胞成熟障碍。出院诊断：免疫性血细胞异常。血沉高（136mm/h），血糖、血压、心电图检查均正常。2008 年心梗一次。

处方：党参 15g，麦冬 30g，五味子 10g，山萸肉 10g，生黄芪 30g，丹参 30g，炙甘草 6g，大枣 4 枚为引。15 剂，水煎服，日 1 剂。

二诊（2013 年 7 月 12 日）：服上方 13 剂，觉心慌减轻，走快时觉腿发软，近来大便不规律，不干，2~3 天 1 次，余无不适。舌淡胖，苔黄，脉沉弦。

处方：党参 15g，麦冬 15g，五味子 10g，山萸肉 10g，生黄芪 30g，柏子仁 10g，小麦 30g，当归 15g，茯苓 10g，炙甘草 6g，大枣 4 枚为引。15 剂，水煎服，日 1 剂。

按：患者心中悸动不安，乏力，为心气虚弱之候。治疗时也当照顾到患者有血液疾病、心梗史。《内经》云"心苦缓，急食酸以收之"，在临证时要常牢记"心血宜养，心血宜活"的原则，因此以生脉散加减益气敛阴，收敛心气，并加丹参活血养血。二诊时患者服药 13 剂，已觉心慌减轻，仍有气虚症状，其脉空豁，仍以上方基础上加养心的柏子仁、小麦巩固疗效。

案 9　韩某，男，40 岁，汽车司机，1976 年 12 月 5 日初诊。平时常有气力不佳之象，近月来心慌较甚，自觉心如悬空，有摇晃感，患者形容心如摇旗一样，气短，喜太息，并右胁疼痛。现诊见脉沉弱，舌质不红，舌苔根部略厚，前半少苔，综观脉症，为心脾两虚，肝气不舒之候，以归脾汤加减治之。

处方：焦白术 9g，炙黄芪 18g，白茯苓 12g，党参 15g，炙远志 9g，柏子仁 12g，当归 9g，五味子 9g，木瓜 9g，红花 9g，炒白芥子 9g，炙甘草 9g，生姜 3 片，大枣 4 枚。水煎服。

二诊（1976 年 12 月 8 日）：上方服 3 剂，心已安宁，胁亦不痛，为巩固疗效，上方去红花、白芥子，继服 3 剂。

按：心藏神而主血，脾主思而统血，患者为汽车司机，常旅途劳累，劳伤心脾，心脾血少，心失其养，则悸动不安，以致心脾两虚，故用归脾汤加减以健脾养心，益气补血，兼敛心神。土虚则木陷，胆脉布于胁，胁痛乃肝气不舒之象，用木瓜疏而提之，用白芥子通行经络，用红花活血通经，此方虽心、脾肝并治，但仍不失以心为主之治，因而收效较捷。

案 10　（心慌胸痛验案）许某，男，21 岁，1975 年 12 月 26 日初诊。半年来心慌较甚，心率每分钟 130 次，并心前区闷痛，查心电图为室性心动过速，曾服中西药治疗无效（中药系养心安神之剂），现诊。脉数舌暗，遂以血府逐瘀汤加生龙骨、生牡蛎治之。

处方：当归 9g，生地黄 12g，桃仁 9g，红花 9g，赤芍 9g，枳壳 6g，柴胡 6g，川芎 4.5g，桔梗 6g，牛膝 12g，生龙骨、生牡蛎各 24g。水煎服，连服 7 剂，心率减至每分钟 80 次，心前区闷痛亦大减，仍以上方继服。因工作需要，患者欣然携方回商丘。

按：王清任在血府逐瘀汤后治之病曰："心跳心慌，用归脾安神等方不效，用此方百发百中。"本证正符合王氏所言，且又有血瘀之象，故以血府逐瘀汤治之，果收显效，加龙骨、牡蛎以潜镇心神之浮动，有相得益彰之妙。

胸痹

案1　孙某，男，46岁，以"左胸部闷痛20余天"为主诉于2013年6月3日初诊。症见：左胸部闷痛，腿痛。纳眠可，二便调。舌质暗淡，胖大，齿痕重，苔白厚腻，脉沉弦。患者间断性胸闷痛6年，近20余天加重。既往高血压病史6年，服药控制可；糖尿病史6年，控制欠佳；高血脂病史6年；左腿股骨头坏死。过去抽烟、饮酒较多。2013年5月16日查CT：冠心病，主要累及前降支起始部管腔中度狭窄。

处方：丹参30g，檀香3g（后下），砂仁3g（后下），郁金10g，全瓜蒌20g，生百合30g，乌药10g，降香6g。10剂，水煎服，日1剂。

二诊（2013年7月5日）：服上方10剂，胸闷已不明显。现症见：偶尔出现左胸痛，钝痛，1分钟后消失。腿疼减。纳眠可，大便稍溏，日1次。右眼昏，目脂多。舌淡暗，苔黄干，脉沉滞。血压、血糖控制可。

处方：全瓜蒌30g，薤白10g，丹参30g，檀香3g（后下），砂仁3g（后下），炒枳实12g，川芎12g，郁金12g。15剂，水煎服，日1剂。

按：患者症状比较单一，为胸闷、胸痛，余无不适，这时可参考患者的理化检查，有心脏前降支中度狭窄，有"三高"，且有抽烟、饮酒等不良生活习惯，可见患者体内瘀浊较盛，胸闷主要在气机不畅，而胸痛则主要责之于血分瘀滞，处以经验方"丹百汤"，本方以丹参饮为基础，加宽胸理气活血的瓜蒌、乌药、郁金，滋阴柔筋的百合，共奏养阴理气、化瘀止痛之功，治疗气滞血瘀兼有阴虚的胸痛、胁痛、脘腹痛，长期的临床观察效果极佳。二诊患者服药10剂，胸痛、胸闷症状即大为减轻。续以丹百汤和瓜蒌薤白白酒汤巩固疗效。

案2　韩某，男，62岁，以"胸闷气短1年，加重6天"为主诉于2014年1月3日初诊。症见：胸闷、气短，胸前部憋闷，活动后加重，心跳加快，乏力、怕冷，眼浮肿，双下肢浮肿，纳差，饭后有痞感，眠可，二便调，唇紫绀，痰量不多，色白，现在正服用西药利尿药。舌红，苔黄厚腻（含甘草片后），脉沉滞。2013年12月29日CT检查报告：右肺中叶及下叶炎症，双侧胸腔积液。2013年12月30日彩超：左心大，左心室收缩及舒张功能减低，二尖瓣轻中度反流。

处方：清半夏10g，陈皮10g，茯苓30g，炒苍术30g，炒葶苈子15g（包煎），生薏苡仁30g，草果10g，白豆蔻10g（后下），生甘草6g，防己12g，大枣4枚（切开）为引。15剂，水煎服，日1剂。

三诊（2014年1月17日）：服上方13剂效果不佳。现症见：仍阵发性胸闷、气短、乏力，以夜间明显，血压高，服药控制不佳，最高时 210mmHg，无头晕头蒙等症，双下肢水肿，按之凹陷不易起，双膝以下全肿，觉腹部胀满，纳差，眠可。大便不畅，日一次，小便量少，唇绀。舌质暗红，苔黄厚腻，苔中黑褐色，脉沉滞。血压 186/80mmHg。

处方：木瓜 30g，生薏苡仁 30g，滑石 30g（包煎），泽泻 30g，茯苓 30g，清半夏 10g，大黄 6g（后下），通草 6g，生甘草 3g。20 剂，水煎服，日 1 剂。

四诊（2014 年 2 月 12 日）：服上药 35 剂，胸闷、气短、乏力减轻。现双下肢郁胀，按之凹陷明显，休息一夜胀稍减，双下肢夜间瘙痒明显，胸闷，活动较多时加重，晚上躺下时咳嗽胸闷，吐痰不多，纳可，不喜凉，小便频，服药期间大便稀软，眠可，乏力。舌淡红，苔白厚腻，脉沉弦有力。

处方：杏仁 10g，白豆蔻 10g（后下），生薏苡仁 30g，厚朴 10g，清半夏 10g，竹叶 10g，滑石 30g（包煎），通草 6g，大黄 6g（后下），炒牵牛子 6g。20 剂，水煎服，日 1 剂。

五诊（2014 年 3 月 28 日）：服上方 20 剂，胸闷气短好转，乏力有所缓解。现症见：面色黧黑，有食欲，但多食则胃脘不适，双下肢肌肤甲错，有郁胀感，休息后缓解，夜间双眼仍有瘙痒，眠可，大便 1 日 1 次，不成形，小便可。双唇紫暗。舌淡红，苔黄厚腻，脉沉滞。血压控制不好，高血糖，心力衰竭。

处方：防己 10g，桂枝 6g，党参 12g，生石膏 30g，茯苓 30g，清半夏 10g，生姜 10g，为引。15 剂，水煎服，日 1 剂。

六诊（2014 年 4 月 18 日）：服上方 15 剂，胸闷气短大减，双下肢郁胀及痒感稍有减轻。现症见：食欲减退，饮食无味，乏力，服上方期间，晨起肠鸣音亢进，腹不痛，大便不成形，每日 1 次，眠可，小便频数，夜 4~5 次，进食口中涩感。舌质淡红，苔白厚腻，脉沉滞。4 月 10 日生化检查：白球比 1.12↓，尿素氮 25.4mmol/L↑，肌酐 630mmol/L↑，胱抑素 C 4.33↑。胃肠检查：反流性食管炎、慢性胃炎。肾彩超：双肾实质弥漫性损伤，右肾小囊肿。

处方：党参 10g，茯苓 10g，炒白术 10g，炒山药 30g，炒白扁豆 10g，炒薏苡仁 30g，炒莲肉 15g，陈皮 10g，砂仁 3g，玉米须 30g，生甘草 3g。15 剂，水煎服，日 1 剂。

按：此属胸痹，为水湿困脾所致。先施以燥湿健脾、化湿利水之法，投以二陈、二妙之剂，效不甚显。细究乃湿浊已久，当先去其湿浊之邪，用涤浊法，投以化湿利浊通腑之剂。因湿性重着黏滞，故患者服 30 余剂，湿浊之邪乃去，诉胸闷气短大为减轻。宗《素问·汤液醪醴论》所说"去菀陈莝，微动四极，开鬼门，洁净府……疏涤五脏"之旨，立涤浊之法。

案3　王某，女，60岁，以"胸闷、气短2月余"为主诉于2013年11月12日初诊。症见：劳累后出现胸闷、短气，活动后加重，无胸痛，伴耳鸣、头晕，纳眠可，大便日1次，偶尔干，近段干结，小便正常。舌质红，舌如热水烫过一般，苔白腻，有裂纹，脉沉滞。CT示：冠脉重度狭窄。现服药物治疗。49岁断经。高血压病3个月，服药控制正常。

处方：全瓜蒌30g，薤白10g，茯苓10g，杏仁10g，丹参30g，川芎10g，炒酸枣仁30g，小麦30g，当归10g，生甘草6g，党参10g，生地黄10g，竹叶10g。10剂，水煎服，日1剂。

二诊（2013年12月6日）：服上方20余剂，效显，大便已不干，诸症均有明显改善。现症见：胸闷气短较前减轻，但仍有。纳一般，眠可。大便日1次，小便可。眼干，口干欲饮。左耳鸣如蝉，头慒。舌质暗，苔薄黄，脉弦。

处方：上方加怀牛膝30g，玄参10g，炒麦芽15g。20剂，水煎服，日1剂。

三诊（2014年3月31日）：服上方20剂，后未服药，较前有好转，体力增加。2月12日连续3天手麻，入院治疗，后右手麻木，自己做颈椎牵引，麻木消失。昨日清晨又有左手麻木，遂来就诊。仍有胸闷，眼干，口干，耳鸣，头慒，不易消化硬食物。眠可，大便干。双脚趾指甲发紫。舌质暗，苔白厚，脉偏乏力。

处方：炙甘草12g，桂枝3g，炒火麻仁30g，麦冬15g，生地黄30g，党参10g，阿胶6g（烊化），丹参30g，大黄10g（后下）。30剂，水煎服，日1剂。

按：患者胸闷、气短，劳累活动后加重，可知患者有胸阳不足的一面，结合西医检查和脉象看有瘀的一面，苔白腻为痰饮之象，方用瓜蒌薤白汤合茯苓杏仁甘草汤加减。其中瓜蒌、薤白宣通阳气、豁痰利气，且全瓜蒌能润肠通便；配茯苓、杏仁宣肺利气、化饮降逆；心主血脉，心血宜养宜活，故小麦、炒酸枣仁养心，丹参、川芎以活血化瘀；加党参以振胸中阳气；舌为心之苗，患者觉舌头烫是心火上炎之象，故加竹叶清心火。二诊时其症大轻，可见对于经方，只要用之得当，效如桴鼓。

案4　张某，女，74岁，以"心中不适30余年，加重2个月"为主诉于2014年12月22日初诊。症见：心中不适，莫可名状，不定时发作，多在下午4~5点发作，伴身热、汗出。自觉心中不适与情绪相关，脾气急时易发生，每次发作10~20分钟后可自行缓解，偶有后背放射痛。晨起口苦，口不渴，腰痛。纳可，大便不干，日1次，小便较频。舌淡红，苔薄白，脉左沉弦，右沉涩。诉30多岁时即检查出患有冠心病，2007年装入心脏起搏器，后因心痛放射至后背，于 2012 年放入 2 个支架，现服用阿司匹林、利通丹，未服过中药。

处方：党参 15g，麦冬 10g，五味子 10g，山萸肉 10g，炒酸枣仁 15g，柏子仁 6g，茯神 10g，丹参 30g，小麦 30g，白果 10g。15 剂，水煎服，日 1 剂。

按：冠心病患者不通为标，心气不足为本。不通则产生疼痛及心前区不适，但究其根本在于心气虚。患者心中不适 30 余年，虚象已现，用自拟经验方"养心汤"，系生脉散合酸枣仁汤加山萸肉组成，此案即用本方加味治之。生脉散补益心气，酸枣仁汤养心安神，使心气得养、心气得活，加丹参以活血散瘀，山萸肉性味较酸，正合"心苦缓，急食酸以收之"之理，理法方药齐备。

案 5　杜某，女，42 岁，以"胸胁部沉闷疼 5 年余"为主诉于 2013 年 4 月 3 日初诊。症见：胸胁沉痛连后背，喜长出气，气不接续。眠差，不易入睡，易醒，多梦，心烦。纳可，双腿憋胀近 1 个月，夜间口干苦，咽部有烧灼感，嗳气，浑身肌肉疼。大便不干，日 3~4 次。月经不规律，经常提前，色暗，有块，量不多，经后易头痛。易上火，咽痒。舌红，苔薄白，中剥苔，脉沉滞。

处方：柴胡 10g，黄芩 10g，党参 10g，清半夏 10g，炒白术 10g，茯苓 10g，生山药 30g，炙甘草 6g，生姜 3 片，大枣 3 枚（切开）为引。7 剂，水煎服，日 1 剂。

二诊（2013 年 5 月 10 日）：服上方 14 剂，效可。症较前减，仍胸胁部闷痛，头、腿等憋胀痛，周身肌肉触之痛。纳眠可，大便日 3~4 次，质可，小便频。耳鸣。舌质红，苔薄白，脉沉乏力。

处方：丹参 30g，檀香 3g（后下），砂仁 3g（后下），生百合 30g，乌药 10g，川楝子 6g，延胡索 10g，炒白芥子 10g，青皮 10g，木香 10g。12 剂，水煎服，日 1 剂。

按：口苦、咽干、心烦失眠，为肝气不疏，胸胁部属少阳，少阳疏机不利，故而胸胁胀闷疼痛，法当和解少阳，小柴胡汤，效可。其后仍有疼痛，为气滞血瘀之象，用经验方丹百汤，效如桴鼓。

案 6　段某，女，55 岁，郑州市政四街粮店退休职工。胸背痛半个月。患者有陈旧性心肌梗死，经治疗已无明显自觉症状。本次疼痛去省某医院治疗，查心电图有供血不足现象，曾用消心痛、硝酸甘油和一些进口药品均无效。1994 年 10 月 9 日邀至其家诊察，询其疼痛特点，为卧则痛重，夜间更重，不能入睡，疼痛之甚，难以忍受，几不欲生。诊见舌质光红并有很多细小裂纹，脉细数，口干渴，腹胀，大便数日未行，卧床不起，溲便已不能入如厕。

处方：丹参 30g，檀香 6g（后下），砂仁 6g（后下），百合 30g，乌药 10g，郁金 15g，全瓜蒌 30g，炒枳实 10g，大黄 10g（后下）。3 剂，水煎服，日 1 剂。

二诊：上药服后，痛减十分之九，夜间可以入睡，大便只行一次，干结较甚，腹仍胀，口仍渴，舌脉同上。

处方：丹参 30g，檀香 6g（后下），砂仁 6g（后下），百合 30g，乌药 10g，郁金 15g，全瓜蒌 30g，炒枳实 15g，大黄 15g（后下），炒火麻仁 40g，知母 15g。3 剂，水煎服，日 1 剂。

三诊：大便已通畅，腹胀减轻，自己可以起床如厕，但口尚干渴（查血糖正常），昨夜胸背又有轻微疼痛，舌脉同上。

处方：百合 30g，乌药 10g，太子参 30g，麦冬 15g，全瓜蒌 30g，郁金 15g，佛手 10g。3 剂，水煎服，日 1 剂。

四诊：胸背疼痛，腹胀，基本消失，夜间睡眠好，大便 1 日 1 次，口仍干渴，脉舌同上。

处方：百合 30g，乌药 10g，太子参 30g，麦冬 15g，玉竹 15g，降香 6g，丹参 15g，佛手 10g。4 剂，水煎服，日 1 剂。

五诊：口干渴减轻，已能下床活动，大便正常，夜间胸背偶有轻微疼痛，心慌，舌质红较前轻，已生少量苔，脉细。

处方：百合 30g，乌药 10g，丹参 30g，檀香 6g（后下），砂仁 6g（后下），郁金 10g，降香 6g，麦冬 15g，炒酸枣仁 15g，茯神 10g。4 剂，水煎服，日 1 剂。

而后患者由其爱人骑自行车带至诊室就诊，主要治其心脏供血不足的心慌，疼痛未再发作。

按：患者胸背痛，卧则痛重，夜间更重，舌质光红并有很多细小裂纹，脉细数，口干渴，大便数日未行，证属阴虚血瘀，大肠燥结，治以丹百汤（经验方）加味，养阴理气，化瘀止痛，通腹泻浊。待胸痛缓解后，以养阴益气，活血化瘀固本治之。

眩晕

案 1 （气虚头晕）王某，男，37 岁，1975 年 4 月 16 日初诊。自述经常头晕，并气短、心慌、血压低。诊见脉沉弱，舌苔白而略厚。脉证合参，当为气虚头晕。

处方：党参 15g，生黄芪 18g，白术 9g，当归 9g，升麻 3g，柴胡 3g，陈皮 3g，菊花 9g，生龙骨 12g，生牡蛎 12g，知母 9g，炙甘草 3g，生姜 9g，大枣 4

枚。3 剂，水煎服，日 1 剂。

二诊（1975 年 4 月 18 日）：头晕已愈。改用四君子汤 3 剂，以巩固之。

按：头为诸阳之会，清气之府，阴气过盛可致"上气不足，脑为之不满，耳为之苦鸣，头为之苦倾，目为之眩"。此证头晕，正是"上气不足"之候，故以补中益气汤为治，为使头中不足之气更好地安于本位，故佐用龙、牡、菊以潜而熄之。张锡纯常将知母与黄芪配伍，在升陷汤方解中说："惟其性稍热，故以知母之，凉润者济之。"此方用知母，正是此意。

心烦

唐某，男，17 岁，1981 年 6 月 28 日初诊。10 天前，感冒初愈，即踢一场足球，踢球后又去游泳，冷水淋冲，次日发烧，体温渐达 40℃，经用西药而热退，但心烦热不止，且渐加重，躁而欲狂。舌质较红，脉数。

处方：连翘 10，莲子心 1.5g，麦冬 15g，玄参 15g，薄荷 6g，黄芩 9g，石菖蒲 6g，羚羊角 3g（磨汁），鲜竹叶卷心一撮。3 剂，水煎服，日 1 剂。

二诊：服完 3 剂后基本痊愈，心中只有微热之感，照上方加生甘草 6g。3 剂，水煎服，日 1 剂。

按：此为热郁于内，内入于心，而致心神不宁之证，故用清宫汤加减以清心解热，加入薄荷、黄芩又有凉膈散之义，加入菖、蒲意在入心宣窍，此方总体思路在于内清外疏，清解结合，使热去而无凉遏之弊。

失忆、嗜睡

高某，女，23 岁，以"记忆丧失 3 个月，嗜睡 1 个月"为主诉于 2006 年 10 月 27 日初诊。

3 个月前患"乙脑"，在洛阳某医院住院治疗，曾深度昏迷 6 小时，采用"冬眠脱水疗法"，之后，健忘，记忆力丧失（近事记忆消失，远事记忆尚存），嗜睡，头痛，神情呆滞，无主动言语，理解能力下降，纳食少，面色萎黄。舌质淡暗，苔薄白，脉沉滞。诊断为失忆、健忘、嗜睡，病机为痰湿热瘀蒙蔽清窍，清阳失展，仿通窍活血汤化裁。

处方：白芷 10g，川芎 10g，薄荷 10g（后下），石菖蒲 15g，郁金 15g，桃仁 10g，红花 10g，赤芍 15g，胆南星 6g，羌活 10g，酒黄芩 10g，葱白三寸为引。6 剂，水煎服，日 1 剂。

二诊（2006 年 11 月 8 日）：服上方，患者精神状态明显好转，嗜睡明显减轻，唯记忆力、定向力、计算力较差。舌质暗，有瘀点，苔薄白，脉沉滞。

照上方加炒麦芽 15g，炒神曲 10g。12 剂，水煎服，告愈。

按：患者曾患"乙脑"，深度昏迷6小时，经治疗后苏醒，痰湿热瘀蒙蔽清窍，清阳失展，神机失灵，健忘，记忆力丧失，嗜睡，头痛，神情呆滞，治仿通窍活血汤，川芎、郁金、桃仁、红花、赤芍活血化瘀，白芷、薄荷、石菖蒲、黄芩、胆南星清热化痰开窍，用药不繁，切中肯綮，收效甚好。

第七章　肢体经络病

痹证

案1　司某，女，60岁，以"风湿性关节炎10余年"为主诉于2013年2月22日初诊。症见：全身大关节凉痛，十指小关节紫，凉而不痛，晨僵。自述50岁断经，断经后发现全身关节僵硬，西医诊断为风湿性关节炎，未正规治疗过。1年前全身关节僵硬症状加重，住院经输液治疗后症状减轻，2013年2月7日于某医院查血生化示：免疫球蛋白G19.00g/L，氨基葡萄糖苷酶23.21u/L。口服甲氨蝶呤片、硫酸羟氯喹片、白芍总苷胶囊等抗风湿药及治疗骨质疏松药。口干不渴，眼干，纳差，眠差。4年前直肠癌手术并化疗，复查无异常，手术后大便干，日1次，小便急。舌淡，苔薄白，脉数。

处方：木瓜30g，威灵仙15g，生白芍30g，乌蛇肉15g，制川乌6g（先煎），透骨草15g，生薏苡仁30g，炒白芥子6g，生甘草6g，当归10g。20剂，水煎服，日1剂。

二诊（2013年5月15日）：服上方50剂，手指关节紫色变浅，腿痛减轻，全身关节僵硬凉痛，时有关节处肌肉痛，可自行消失，背部痒，张口困难，发紧，口干，眼干，咽干，纳较前好转，眠一般，大便成形，每天2~3次，尿频、尿急，咽痛，伸舌困难。舌质红，脉沉细。

处方：桂枝10g，生白芍10g，制川乌6g（先煎），千年健15g，追地风15g，生黄芪15g，防风10g，伸筋草15g，酒桑枝30g，炙甘草6g，卫矛30g，生姜3片，大枣3枚（切开）为引。20剂，水煎服，日1剂。

按：风湿性关节炎属中医痹证范畴，在人体卫气虚弱时，汗出当风、坐卧湿地、涉水冒雨等，均可使风寒湿等邪气侵入机体经络，留于关节，导致经脉气血闭阻不通，不通则痛，正如《素问·痹论》所说："风寒湿三气杂至，合而为痹。"根据感受邪气的相对轻重，常分为行痹（风痹）、痛痹（寒痹）、着痹（湿痹）。本病发于断经后，气血亏虚，加之外邪痹阻关节肌肉筋络，导致气血闭阻不通，以凉痛为主，当属痛痹（寒痹）。

先用威灵仙宣通十二经，佐川乌之温散，使寒气得除，用白芥子化痰散结，配合威灵仙，消诸经之滞痰，患者晨僵明显，痛不可屈伸，故而用白芍、甘草、木瓜酸甘化阴，解除经脉挛急，以上六味是方之主药，其余用薏苡仁除湿，乌蛇入络搜邪，当归养血，是随证加味。待疼痛缓解后，以黄芪桂枝五物汤加味，扶正气，祛风湿，通经络，巩固治疗。既要看到病又要考虑其证，扶正祛邪，通经活络，总治则不变。

案2 张某，男，40岁，以"晨起双手乏力3月余"为主诉于2014年3月3日初诊。症见：右膝关节疼痛，红肿；纳差，食后腹胀；大便日1次，不成形，质黏；小便色黄，异味重；眠一般，休息后乏力不解；偶有晨起双手乏力，握不住。平时乏力，精神差，易有疲乏感，2013年11月痛风发作，住院治疗，现在尿酸高，血脂高，血压、血糖正常，脂肪肝5年余。舌红，苔黄厚腻，脉沉滞。

处方：杏仁10g，白豆蔻10g，生薏苡仁30g，厚朴10g，清半夏10g，竹叶10g，滑石30g（包煎），通草6g，冬瓜子30g，土茯苓30g，连翘10g，赤小豆30g，生甘草6g。15剂，水煎服，日1剂。

二诊（2014年4月23日）：服上方20余剂，效显。双手乏力基本消失，痛风欲发作1次。现症见：气短，动则加重（体重92公斤），小便淋漓不尽，小便黄，异味重，近1~2个月性欲降低，纳眠可，大小便可。舌体胖大，苔薄黄，脉沉滞。

处方：炒苍术30g，黄柏10g，生薏苡仁30g，土茯苓30g，冬瓜子30g，滑石30g（包煎），生甘草6g。15剂，水煎服，日1剂。

按：此系湿热内郁脾胃所致。一则脾主四肢，胃主肌肉，气血津液生化不足，无以濡养四肢，二则湿热困阻脾阳，阳主动，晨起为阳气生发之时，阳气郁遏不达。《生气通天论》云："阳气者，一日而主外，平旦人气生，日中而阳气隆……"此晨起双手乏力之因，缘阳气不能正常升发，又因其有乏力，纳差，大便黏滞等症，可知此乏力缘由湿阻气机而然。湿气弥漫三焦，故症状纷纭，就其表现而云，又以上焦为重，故用三仁汤轻宣上焦气分，清利湿热，宣畅气机。湿热去，脾胃运化功能得以恢复，阳气得以布达四肢。又因患者有关节肿疼，苔黄腻厚等象，可知其湿中有热，湿热相互胶结，故加冬瓜子、土茯苓等淡渗之品，佐连翘、赤小豆等解毒利湿之品，去湿热胶着之势，方中病机，故效果良好。痛风控制稳定，后以三妙散续功。

案3 殷某，女，41岁，以"关节痛半年，失眠3年，加重半年"为主诉于2014年3月19日初诊。症见：关节刺疼，劳累、天冷时肿胀，晨起双手僵硬，活动后缓解，前几年夏较冬重，尤其阴雨天明显。近2月低烧37.3~37.8℃，晚上7~9点恶寒明显，盗汗，眠差，常做噩梦，乏力，纳可，下午腹胀明显，大便不成形，日2~3次。月经量少，经期5天，色暗，经前乳房胀痛明显，易怒，唇暗，口鼻干，甚则鼻衄。舌淡红，苔薄白，脉沉滞。患者半年前因生气出现关节疼痛，服治疗类风湿关节炎相关药物，开始效可，后症状加重，2012 年 8 月某医院诊为干燥综合征，但不排除类风湿关节炎。

处方：炒薏苡仁 30g，炒白扁豆 10g，白茅根 30g，通草 6g，炒白术 10g，海风藤 20g，络石藤 20g，忍冬藤 15g，淫羊藿 10g，浮小麦 30g，煅牡蛎 30g（先煎），防己 10g，橘络 6g，生甘草 6g。15 剂，水煎服，日 1 剂。

二诊（2014 年 4 月 2 日）：服上方 15 剂，关节疼痛减轻，肢体活动无障碍，仍晨起手胀，昨日又鼻衄，鼻咽干，夜间汗多。舌红苔少，脉细。

处方：熟地黄 10g，生地黄 10g，天冬 10g，麦冬 10g，怀牛膝 10g，川牛膝 10g，白茅根 30g，栀子 10g，海风藤 30g，络石藤 30g，通草 6g，浮小麦 30g，桑叶 10g，炒薏苡仁 30g，生甘草 6g，木瓜 15g，生山药 30g。15 剂，水煎服，日 1 剂。

二诊（2014 年 4 月 23 日）：服上方 15 剂，关节基本无疼痛。

按：此属痹证。患者每于冬季天冷时关节疼痛加重，尤其是阴雨天加重，为寒湿之邪痹阻关节所致。《内经》云："风寒湿三气杂至合而为痹也，其风气盛者为行痹，寒气盛者为痛痹，湿气胜者为着痹。"以健脾利湿，温阳通络立法。患者服上方后，关节疼痛大减，肢体活动基本无障碍。

案 4 张某，女，12 岁，以"发热伴浑身骨节痛 4 年余"为主诉于 2013 年 9 月 26 日初诊。症见：发热时体温可达 41℃，无明显规律，恶寒，双脚冰凉，口干欲饮水，但饮不下去，无汗，皮肤按压有疼痛感，大便干，小便黄，行走时双下肢关节疼痛行走不利。时全身疼，不发热时骨节痛，发热时颈部、前胸、后背起红色斑点，烧退后消失，但伴有浑身痒，纳可，眠可。不发热时浑身发热，夜里明显加重。舌淡苔白，脉数。4 年前无明显原因出现发热、关节痛，服用过中药效不明显，现在不发热（服布洛芬热退）。

处方：炙麻黄 3g，杏仁 10g，生薏苡仁 30g，海风藤 15g，络石藤 15g，透骨草 10g，葛根 15g，制川乌 6g（先煎），桂枝 10g，防己 6g，生甘草 3g，大黄 6g（后下）。6 剂，水煎服，日 1 剂。

二诊（2013 年 10 月 9 日）：服上方后，症状明显减轻，仍有咽痛，背痛，纳差，大便干。舌质淡红，脉略数。仍在服用激素。

处方：炙麻黄 3g，生薏苡仁 30g，生石膏 30g，海风藤 15g，络石藤 15g，通草 6g。7 剂，水煎服，日 1 剂。

按：此为痹证。《金匮要略》曰："病者一身尽疼，发热，日晡所剧者名曰风湿，此病伤于汗出当风，或久伤取冷所致也，可与麻黄杏仁薏苡甘草汤。"运用麻杏薏甘汤治疗风湿所致周身疼痛，发热。方加海风藤、络石藤以络走络。患者服 6 剂后，觉症状减轻，遂守方巩固。

案5 王某，女，68岁，以"双腿膝关节以下凉痛、麻3年余"为主诉于2013年7月15日初诊。症见：双膝以下凉痛、针刺感、麻、冷，如寒冬腊月时，必须用暖宝、穿厚袜、穿棉衣保暖。患者3年前开始觉双膝以下凉痛曾做B超检查血管通畅。现常中西药治疗、按摩、针灸，效不显。现于某医院康复科调理。既往糖尿病史15年，控制不佳（8~10mmol/L）；高血压史6年，血压控制在140/80mmHg；血脂高；白内障3年，视物模糊，眼干。舌淡胖，苔黄厚，脉细弦。

处方：白扁豆12g，生薏苡仁30g，茯苓10g，黄芩10g，连翘10g，牡丹皮10g，卫矛30g，川牛膝15g，生石决明30g（先煎），泽泻10g。10剂，水煎服，日1剂。

二诊（2013年9月6日）：服上方30剂，凉、麻较前好转，现症见：双膝以下仍觉凉痛，膝、踝部最明显。纳眠可，二便调。觉上半身怕热，多汗，汗可顺脸往下流，下半身恶寒甚，不出汗。舌质红，苔黄略厚腻，脉细弦。

处方：当归10g，生地黄15g，桃仁10g，红花10g，赤芍15g，柴胡3g，川芎3g，桔梗3g，炒枳壳3g，怀牛膝15g，通草6g，桑叶10g，丝瓜络15g，竹茹15g，生甘草3g。10剂，水煎服，日1剂。

三诊（2014年2月10日）：服上方60剂，期间与加味归芍地黄汤交替服用，症状较前明显减轻，后停药。现症见：左侧脚踝部觉有凉风向内吹感，上半身出汗较前明显减少，但仍有，下半身怕冷。纳眠可，二便调。近查血小板指数高。舌质红，苔白略厚腻，脉细。

处方：生地黄15g，山萸肉10g，生山药15g，泽泻10g，牡丹皮10g，茯苓10g，怀牛膝15g，生石决明30g（先煎），通草6g，桑叶10g，竹茹10g，丝瓜络10g，栀子10g，赤芍15g。10剂，水煎服，日1剂。

按：患者有糖尿病史15年，其余检查无异常，当考虑其初始疾病的因素，并结合全身目干、目眵多，血压高等症状，考虑为脾虚生湿，肝热挟瘀。随证立法处方，以白扁豆、茯苓、生薏苡仁、泽泻健脾祛湿，黄芩、连翘清肝经之热，以牡丹皮、卫矛、川牛膝化瘀通络止双下肢疼痛。川牛膝与磁石又引血下行镇潜肝阳，兼顾患者血压。二诊患者服药30剂，症状好转。患者下肢在夏天仍冷如寒冬，虚着棉袜，"通阳不在温，而在利小便"，没有从阳虚失于温煦考虑，而是从水湿不运阻遏阳气考虑，治以祛湿化瘀，收到良效。二诊患者大便偏干，为血瘀之外候，结合整体，处以血府逐瘀汤加味，活血化瘀，在清肝络之热时常用桑叶、竹茹、丝瓜络三药合用，轻清灵动。三诊患者服药60剂，症状明显好转，可转入缓则治其本的阶段。由于病久伤肾，三诊重点放在养肾清肝，标本兼顾，以六味地黄丸酌加潜肝阳、清肝络的药物，以巩固疗效。

案 6　王某，女，48 岁，以"双上肢僵硬、痛近 7 年"为主诉于 2014 年 10 月 22 日初诊。症见：上肢关节紧、僵，晨起加重。双手指关节肿大，手握不灵活，下午关节轻松。关节怕凉、怕风、发热。双手心、脚心发热，舌中间发热。舌质红，苔薄黄，脉沉滞。类风湿关节炎病史 7 年，不间断服中西药治疗，效可。近几个月未服药，加之天气转凉，又觉近几个月月经不规律，大便不成形，日 1 次。近 2 个月脱发严重。子宫脱垂已半年。

处方：桂枝 12g，生白芍 10g，知母 12g，防风 12g，炒白术 12g，制附子 6g（先煎），麻黄 3g，酒生地黄 30g，酒桑枝 30g，生甘草 6g。10 剂，水煎服，日 1 剂。

二诊（2014 年 12 月 22 日）：服上药近 2 个月，前 10 剂服后手、脚心已不热，关节痛减，后再服效果不明显。现症见：上肢关节痛甚，上午加重，痛处发热。腿后中线处、脚踝处痛、胀。两胁处觉有气窜至后背，胀痛。觉浑身憋胀、痛。乏力，懒动。大便不成形，日 2 次。服药后近 2 个月月经来潮 3 次，较正常。舌质暗红，舌体胖大，苔黄干，脉沉乏力。

处方：酒生地黄 30g，生黄芪 30g，赤芍 30g，防风 10g，生甘草 10g，卫矛 30g，生薏苡仁 30g，乌蛇肉 15g。10 剂，水煎服，日 1 剂。

按：《金匮要略·中风历节病篇》提道："诸肢节疼痛，身体魁羸，脚肿如脱，头眩短气，温温欲吐，桂枝芍药知母汤主之。"描述虽与患者症状不尽相同，但病机均为风寒湿邪侵袭关节，且有化热之象，故以桂枝芍药知母汤为主方加味治之。酒桑枝、酒生地黄均有祛风湿、通经络之效，且酒制后温痛之效更佳。复诊时症状稍有改善，但观其症状，热象偏重，气虚兼有风、痰、热、瘀，以黄芪赤风汤化裁，以益气凉血祛风，加入酒生地黄、卫矛以加强活血化瘀之力，生薏苡仁淡渗利湿，药虽简而功效专。

案 7　邢某，男，47 岁，已婚，以"双手麻木 1 个月"为主诉于 2014 年 12 月 15 日初诊。症见：双手麻木，胸口疼，深呼吸后缓解，纳眠可，晨起咳嗽有痰，二便调。舌质红，苔薄白，脉沉滞。述 1 个月前醉酒后摔倒，自此双手麻木至今，嗜好烟酒，2014 年 11 月 17 日空腹测血糖 7.73mmol/L，平素血压、血糖偏高。

处方：当归 10g，生地黄 10g，桃仁 10g，红花 10g，赤芍 15g，柴胡 6g，川芎 6g，桔梗 6g，炒枳壳 6g，怀牛膝 10g，通草 6g，忍冬藤 15g，干地龙 10g，生甘草 3g。20 剂，水煎服，日 1 剂。

按：麻木的发病，《素问·痹论》指出："其不痛不仁者，病久入深，荣卫之行涩，经络时疏，故不痛，皮肤不营，故不仁。"《医学原理·痹门》说：

"有气虚不能导血营养筋脉而作麻木者，有因血虚无以营养筋肉，以致经隧凝涩而作麻木者。""麻则气虚，木则血虚。"本案中麻木并存，说明其气血亏虚，血赖气之推动，气滞则血瘀。患者血糖高，中医病机属阴虚热淫，加之嗜好烟酒，更加重体内湿热互结，耗气伤血，阻塞脉络，气愈伤，气愈不行，故为麻木之证。故用血府逐瘀汤加忍冬藤，干地龙之品通络则证可自愈。地龙通行经络，治热痹节肿赤痛，配伍益气行血药常用于气虚血瘀、经络不利者。

案8　周某，女，37岁，以"晨起手麻2年余，加重2月"为主诉于2013年9月2日初诊。症见：晨起手麻，活动后消失，不凉不热不痛，麻甚则胀，颈部酸沉，口不苦，脾气可，余无不适。纳眠可，大便2~3日一次，干，有痔疮，小便时黄，无灼热感，月经正常，量少，不痛经，经前时胀时不胀，舌暗苔薄白，脉细。

处方：炙甘草12g，桂枝3g，炒火麻仁30g，麦冬30g，生地黄30g，党参10g，阿胶6g（烊化），槐角30g，生姜3片，大枣6枚，黄酒100mL加水煎药。8剂，水煎服，日1剂。

二诊（2013年9月11日）：服上方8剂，服后觉手麻减轻，现症见：颈后酸沉，服药期间大便不干，停药后大便干，3~4日1次，痔疮史，左耳鸣。舌暗红，苔薄黄，脉细。

处方：上方去黄酒加通草6g，当归15g。10剂，水煎服，日1剂。

按：此属气血不足之肢麻。《金匮要略》有专门论述："血痹阴阳俱微，寸口关上微，尺中小紧，外证身体不仁，如风痹状，黄芪桂枝五物汤主之。"认为气血虚，阳气不足，阴血涩滞不畅，机体失去气血的荣养，故出现以局部肌肉麻木不仁为特征的血痹病。以炙甘草汤，补气养血，温阳通络。关于炙甘草汤，《血证论》认为：此方为补血之大剂。姜、枣、参、草中焦取汁，桂枝入心化气，变化而赤；然桂性辛烈能伤血，故重使生地黄、麦冬、芝麻以清润之，使桂枝雄烈之气变为柔和，生血而不伤血；又得阿胶潜伏血脉，使输于血海，下藏于肝。合观此方，生血之源，导血之流，真补血之第一方，未可轻议加减也。患者服上药8剂，即觉手麻明显减轻。

案9　张某，女，53岁，浴池工人，以"乳房胀痛、左臂麻木2月余"为主诉于2014年3月19日初诊。症见：乳房胀痛明显，左臂麻木，发凉、怕冷，不影响活动，发胀，活动后肩胛处肿痛。麻则乳胀。嗳气后身胀觉舒，纳眠可，二便调。舌淡红，苔白厚略黄，脉沉滞。未做过检查，曾口服中药、热敷，效差。平素易急躁。发病前在浴池工作半年。2014年1月2日某医院颈椎平扫：颈椎间盘突出，余无异常。

处方：全瓜蒌20g，酒桑枝30g，通草6g，路路通10g，炒王不留行20g，生白芍 10g，当归 10g，制川乌 6g（先煎），桂枝 10g，生黄芪 15g，炙甘草 6g，生姜 3 片，大枣 3 枚（切开）为引。10 剂，水煎服，日 1 剂。

按：患者乳胀臂麻，麻则乳胀，兼有恶寒，此当从经络辨证，病机为经脉不畅，法宜温通养。全瓜蒌、通草、路路通、炒王不留行，走乳通经络，桑枝走上通经络，当归、白芍养血，川乌、桂枝温通经脉，另黄芪桂枝五物汤治血痹，如风体不仁，须令阳通效如神，令阳通而经脉自畅。

案 10 普某，男，43 岁，以"痛风病史 9 年余"为主诉于 2013 年 10 月 21 日初诊。症见：全身关节疼痛，易疲倦，晨起背部僵硬，双手指关节活动不利。每发作时服用秋水仙碱等药方解，活动后减轻，纳眠可，大便易干结，如羊屎状，近几天较好，小便可。舌淡红，舌体胖大，有齿痕，苔薄白，脉沉滞。

处方：赤芍 30g，冬瓜子 30g，生薏苡仁 30g，土茯苓 30g，卫矛 30g，赤小豆 30g，黄柏 10g，决明子 30g，滑石 30g（包煎），丝瓜络 30g，生甘草 3g。25 剂，水煎服，日 1 剂。

二诊（2014 年 4 月 20 日）：服上方 35 剂，效可，左手无名指已不疼，手有劲，面色好转，疲倦好转，检查尿酸 329mmol/L。刻见：易疲乏，出汗多，关节时疼痛，背部晨僵，活动减轻，纳佳，眠可，大便干缓解，小便可。舌淡红，胖大有齿痕，苔薄白，脉沉滞。

处方：炒苍术 10g，炒白术 10g，清半夏 10g，土茯苓 30g，冬瓜子 30g，生薏苡仁 30g，干姜 10g，桃仁 10g，赤芍 15g，大黄 10g（后下），木贼草 10g，制香附 10g，滑石 30g（包煎），生甘草 3g。30 剂，水煎服，日 1 剂。

三诊（2014 年 8 月 1 日）：服上药 50 剂，服后 3 个月，未再痛。现症见：右食指、小指关节不利，抓握不利，背部晨僵，活动后好转，面部斑多，有减轻，查尿酸降至 280mmol/L，过去每至夏季最重，今年夏季未发作。上方加连翘 10g，赤小豆 30g，炒神曲 10g，淫羊藿 15g。30 剂，水煎服，日 1 剂。

按：痛风一病，多因现代人嗜烟酒、肥甘厚味等所致湿热病邪侵袭关节，所谓不通则痛，故常表现为肢体关节等处红肿热痛、关节不利。患者尿酸高亦是机体代谢失常的表现。此病属湿热内侵，痰浊内阻，经脉不利而致病。患者多嗜食肥甘，日久而成痛风，故治疗时应以涤浊为法，随证治之。据《中西汇通医经精义·七方十剂》中"轻可去实，滑可去着"之则以清利湿热，用冬瓜子、生薏苡仁、滑石、赤小豆利湿化痰，用赤芍、卫矛、丝瓜络活血通络，用土茯苓、黄柏泻热解毒，由于患者大便易干，加入决明子起到润肠通便之功。滑石配决明子，一则逐邪从小便去，一则通大便而导邪外去。浊邪内蓄，治宜清化与分利。

　　案 11　王某，女，68 岁，以"双腿膝以下凉痛、麻 3 年余"为主诉于 2013 年 7 月初诊。症见：双膝下凉痛，有针刺感，发麻，发冷，寒冬腊月时必须用暖宝、穿棉衣保暖，纳眠可，二便调。舌淡胖，苔黄厚，脉细弦。经常中医药治疗按摩、针灸，效不显，曾做 B 超检查血管通畅。既往：糖尿病史 15 年，血糖控制不好，8～10mol/L。高血压 6 年，血压 140/80mmHg。血脂高，眼白内障 3 年，视物模糊，眼干，目眵多。中医诊断为痹证，为脾湿（虚）、肝热挟瘀证，治以健脾利湿，清肝热为主。

　　处方：白扁豆 12g，生薏苡仁 30g，茯苓 10g，黄芩 10g，连翘 10g，牡丹皮 10g，卫矛 30g，川牛膝 15g，生石决明 30g（先煎），泽泻 10g。10 剂，水煎服，日 1 剂。

　　二诊：服上方 30 剂，凉、麻较前有好转，现仍双膝以下仍觉凉、痛，膝踝部最明显，觉上半身怕热，多汗，可顺脸往下流，下半身恶寒甚，不出汗，纳眠可，二便调。舌质红，苔黄略厚腻，脉细弦。

　　处方：当归 10g，生地黄 15g，桃仁 10g，红花 10g，赤芍 15g，柴胡 3g，川芎 3g，桔梗 3g，炒枳实 3g，怀牛膝 15g，通草 6g，桑叶 10g，丝瓜络 15g，竹茹 15g，生甘草 3g。10 剂，水煎服，日 1 剂。

　　三诊：服上方 60 剂后（与加味归芍地黄汤交替服用），症状较前明显减轻，后停药。现症见：左侧脚踝部觉有凉风向内吹感，上半身出汗多，较前已明显减少，但仍有，下半身怕冷，纳眠佳，二便调。舌质红，苔白略厚腻，脉细。治以养肾清肝，化瘀通络。

　　处方：生地黄 15g，山萸肉 10g，生山药 15g，泽泻 10g，牡丹皮 10g，茯苓 10g，怀牛膝 15g，生石决明 30g（先煎），通草 6g，桑叶 10g，竹茹 10g，丝瓜络 10g，栀子 10g，赤芍 15g。10 剂，水煎服，日 1 剂。

　　按：观该患者症状，双膝下凉痛、怕冷，似为阳虚卫外不固，然患病 3 年，温阳祛风散寒、活血化瘀之药，温针、艾灸必不少用，诸症不减，整体辨证，当为脾湿（虚）、肝热挟瘀，然治病有先后缓急，且前用活血化瘀药效不显，故当先健脾祛湿、清肝泻热，且叶天士《温热论》云："通阳不在温，而在利小便"，方以白扁豆、生薏苡仁、茯苓健脾利湿，黄芩、连翘、牡丹皮清肝明目，牛膝活血通络，同时辨证与辨病相结合，加卫矛降糖降血脂，生石决明平肝潜阳以降压，药服 30 剂，诸证减轻，继以活血化瘀与补肝肾之法间用，以血府逐瘀汤加减与加味归芍地黄汤交替使用，药服 60 余剂，诸证明显缓解，处六味地黄汤加味，养肾清肝化瘀通络，其中竹茹、桑叶、丝瓜络，取自王孟英经验"三物皆养血清热而熄内风"，既疏肝养肝以调气血，又活血通络以止痹痛，在临床中广泛应用。

案 12 郑某，女，28 岁，以"关节疼 10 余年，呕吐 1 年"为主诉于 2013 年 5 月初诊。症见：手、臂、腿关节疼痛，阴雨天加重，近 1 年饭前、饭后均呕吐，排除怀孕，偶有胃隐痛，胃中烧灼感，胃胀，二便可。舌质红，苔薄黄，脉细。8 岁时左脚踝肿胀，具体检查不详，服抗类风湿关节炎药及抗小儿麻痹药症状加重，渐出现走路无知觉，不能走路，后及左手肿胀，不能持物，多处服药，效果不显，10 岁时通过针灸中药治疗，能走路、持物，但关节痛，平时经常反酸，胃疼，手脚热，下唇左侧较红，脸左侧较右侧红，平时易上火，诊断为：①痹证，②呕吐，急则治标，治以和胃降逆为主，处以半夏泻心汤和橘皮竹茹汤加减。

处方：清半夏 10g，麦冬 15g，陈皮 10g，竹茹 30g，黄芩 10g，黄连 6g，砂仁 3g（后下）。10 剂，水煎服，日 1 剂。

复诊：上药总共服 15 剂，服至第 5 剂时，呕吐明显减轻，服至第 10 剂时，呕吐止。现在关节仍痛，胃中反酸，晨起时左侧肢体偶尔不能随意活动，左脸颊红，大便正常，月经正常。舌红，苔薄黄，脉细。

处方：生薏苡仁 30g，茯苓 15g，连翘 10g，赤小豆 30g，通草 6g，陈皮 10g，卫矛 30g，知母 10g，生甘草 3g。15 剂，水煎服，日 1 剂。

后因它病来就诊，自诉服上方效佳，关节疼痛已愈。

按：《金匮要略》云："夫病痼疾，加以卒病，当先治其卒病，后乃治其痼疾"，今患者关节疼痛 10 余年，呕吐 1 年，且脾胃为后天之本，气血生化之源，故当先调理脾胃，观患者呕吐，胃痛，胃胀反酸，胃中有烧灼感。舌质红，苔薄黄，脉细，有胃热气逆，处以半夏泻心汤合橘皮竹茹汤加减，《金匮要略》有云："哕逆者，橘皮竹茹汤主之"，方中半夏、黄连、黄芩，辛开苦降，降逆止呕，橘皮行气和胃，竹茹清热降逆，因其胃热，故去干姜；胃胀，去甘甜之大枣、甘草、人参，防其壅滞中焦；胃为阳明燥土之腑，喜润恶燥，又加麦冬以滋胃阴。古人云："砂仁为醒脾胃之要药。"故少加砂仁醒脾开胃。二诊时患者呕吐止，关节疼痛，阴雨天加重，舌红苔薄黄，为湿热阻滞所致，故处以清热利湿之方。方中生薏苡仁、茯苓、赤小豆、通草、陈皮理气化湿，加连翘、知母清热除痹，卫矛善除历节疼痛，方证相对，故服药效佳。

案 13 牛某，女，52 岁，以"遇冷头项沉重，紧硬不适 20 余年"为主诉于 2011 年 2 月初诊。症见：患者 20 余年前因月子受凉，自此一遇凉就出现头项强痛，腰部，四肢手指疼痛，天气转暖或活动后转舒，冬季经常感冒，怕风，纳眠可，二便调。舌质淡红，苔白厚，脉沉滞。38 岁绝经，腰椎间盘突出症 7 年，肩周炎 3 年。中医诊断为痹证，属太少合病证，治以和解太少、散寒止痛为主，以桂枝加葛根汤合当归四逆汤加减。

处方：桂枝 10g，生白芍 10g，葛根 30g，细辛 3g，通草 3g，全蝎 3g，当归 10g，炙甘草 6g，生姜 3 片，大枣 3 枚（切开）为引。15 剂，水煎服，日 1 剂。

复诊：服上药 15 剂效佳，头项沉重，强痛消失，偶受凉后头痛。近 5 年每年春天出现腰部及腘窝部痒，无红疹，睡前明显，鼻衄，纳眠可，二便可。舌质淡，苔白厚腻，脉细。

处方：生地黄 15g，牡丹皮 10g，赤芍 15g，水牛角（包煎）30g，栀子 10g，白茅根 30g，防风 10g，白僵蚕 10g，蝉蜕 6g，生甘草 6g。15 剂，水煎服，日 1 剂。

按：头痛一证，六经皆可有之，须根据患者之体质状况，四诊合参，方可明确判断。患者因月子受凉所得，头痛遇冷加重，怕冷、易外感，并伴有颈肩腰痛，手指疼痛，病史已 20 载，确为沉寒痼冷之证。《伤寒论》有云："太阳病，项背强几几，反汗出恶风者，桂枝加葛根汤主之。""手足厥寒，脉细欲厥者，当归四逆汤主之。"本案患者产后血虚，受寒引起经脉受阻，则周身疼痛，寒邪久客不去，则疼痛时发时止，缠绵难愈。故以桂枝加葛根汤合当归四逆汤温经散寒，通络止痛，加全蝎搜风止痛，药服 15 剂，头痛消失，项强消失，20 年之沉疴随即愈！

颤证

案 1　田某，女，75 岁，以"全身颤抖 2 个月"为主诉于 2013 年 11 月 20 日初诊。症见：全身颤抖，静止时不明显，活动时明显。全身乏力，不能行动，纳眠可，头惛，易急躁，时胸闷，二便调。舌淡红，苔白腻，脉细数。患者 2 个月前冠心病发作，住院治疗，出院后出现上症。血压 140/75mmHg。血脂、血糖正常，既往冠心病史 30 余年，2004 年行垂体腺伽马刀手术，双侧股骨头坏死。2013 年 11 月 15 日检查：促甲状腺 0.027μmol/L，T3 3.11μmol/L，T4 3.19μmol/L，促肾上腺皮质激素 <0.22μmol/L。2013 年 9 月 7 日某医院心脏彩超示：①左前降支硬化斑块形成，中度狭窄。②左旋支硬化斑块，轻度狭窄。③左对角支、右冠状动脉混合斑块，中度狭窄。

处方：炙甘草 15g，生地黄 30g，桂枝 6g，炒火麻仁 30g，麦冬 15g，党参 6g，阿胶 6g（烊化），生龙骨、生牡蛎各 30g（先煎），生麦芽 15g，大枣 10 枚，生姜 3 片为引。6 剂，水煎服，日 1 剂。

二诊：服上方 36 剂，效可。全身颤抖已明显好转，期间出现视物模糊，头晕，停药后稍好转，但颤抖又反复，再服药好转。现症见：仍有全身颤抖，乏力，纳眠可，二便调。舌质暗红，苔黄厚腻，脉细。

处方：炙甘草 10g，生地黄 30g，生白芍 30g，炒火麻仁 30g，麦冬 30g，党参 6g，阿胶 6g，生龙骨、生牡蛎各 30g（先煎），珍珠母 30g（先煎），钩藤 20g（后下），菊花 10g（后下），大枣 6 枚为引。10 剂，水煎服，日 1 剂。

按：本案全身颤动，脉细数，属阴虚风动，用复脉汤加生龙骨、生牡蛎、生麦芽。复脉汤又名炙甘草汤，滋阴养血，通阳复脉，阴血得复则风动自止。生龙骨、生牡蛎、麦芽取张锡纯镇肝息风汤之意。

案 2 王某，女，53 岁，以"全身乏力，发颤，头惛 1 年余"为主诉于 2013 年 9 月 25 日初诊。症见：头惛，全身无力，自觉身发颤，每天发作数次，心烦，烘热头汗多，纳眠可，大便正常，每日 2 次。4 年前出现此症状，较轻微，近 1 年来症状加重，曾在其他医院求治，服药后时好时坏。50 岁绝经。血压正常。舌红，苔，黄厚腻，脉细。

处方：炙甘草 12g，生地黄 30g，麦冬 15g，桂枝 3g，桑叶 10g，竹茹 10g，炒火麻仁 15g，党参 10g，生龙骨、生牡蛎各 30g（先煎），制鳖甲 30g（先煎），生白芍 10g，丝瓜络 10g，大枣 6 枚为引。10 剂，水煎服，日 1 剂。

二诊（2013 年 10 月 4 日）：全身乏力减，呵欠减，全身仍抖。舌红，苔黄腻。

处方：上方去鳖甲，加生白芍 30g，钩藤 30g（后下），柴胡 10g。10 剂，水煎服，日 1 剂。

三诊（2013 年 11 月 1 日）：服上方 27 剂，效可。乏力、发颤，头惛减轻。现症见：乏力，心烦易怒，心脏发颤明显，全身发颤减轻，不甚明显，时有发热，头汗消失。眠时好时差，大小便可。舌淡红，苔白厚稍黄，乏津，脉细滞。

处方：党参 10g，麦冬 15g，五味子 10g，炒酸枣仁 30g，茯神 10g，小麦 30g，竹叶 10g，灯心草 3g，生百合 30g，炙甘草 6g，大枣 4 枚（切开）为引。20 剂，水煎服，日 1 剂。

按：此属颤证。手指蠕动，是水亏不能涵木，筋失柔润，以致阴虚风动（内风），当滋阴熄风，投以二甲复脉汤 20 余剂，效著。方中炙甘草资助胃气，地黄、白芍、麦冬、阿胶滋养阴液，生牡蛎、生鳖甲介类潜阳，诸药合用，有育阴潜阳之功。对于热伤阴液，阴虚不能潜阳，肝风内动者，用之可以防止痉厥的发生，即使痉厥已作者，亦可应用。正如吴氏《温病条辨·下焦篇》第 13 条："热邪深入下焦，脉沉数，舌干齿黑，手指但觉蠕动，急防痉厥，二甲复脉汤主之。"

案 3 王某，男，24 岁，以"双下肢无力 1 年余，加重 1 天，双手颤抖 20 余年"为主诉于 2013 年 9 月 27 日初诊。症见：四肢轻微无力，持续半小时，有时持续一整天，双手颤抖，大便不干。舌红，苔薄白，脉沉滞。2013年9月7日，双下肢突然无力，不能行走，入住某医院，住院一周。出院诊断：低钾性周期性麻痹，高同型半胱氨酸血症。出院后给予降同型半胱氨酸药物和果味钾口服治疗。住院期间神经检查无异常。

处方：炒苍术15g，黄柏10g，怀牛膝30g，生薏苡仁30g，通草6g，生白芍20g，生黄芪30g，防风10g，柴胡10g。10剂，水煎服，日1剂。

二诊（2013年10月11日）：服上药10剂，现双下肢无力减轻，双手仍抖动。舌淡白，苔白厚，脉沉滞。

处方：柴胡10g，生白芍30g，当归10g，炒白术10g，茯苓10g，薄荷3g（后下），制香附10g，通草6g，桑叶10g，竹茹10g，丝瓜络10g，生甘草6g。10剂，水煎服，日1剂。

按：此系湿热下注所致。患者脾虚失运，肝郁气滞，水湿内停生热，双下肢为湿热之邪所困，故乏力。立疏利法，清热利湿，健脾疏肝，投以四妙散加防风、柴胡等疏肝之品，患者仅服10剂，效著。

头沉紧

何某，男，33岁，以"头紧、木、沉9年"为主诉于2011年8月31日初诊。症见：头部木、紧、沉，天冷时加重，口臭，唾液多，天气变化时易脊柱疼，饮热或紧张时胃中不适，易出虚汗。纳眠可，二便正常。舌红，苔黄，脉沉滞。从小喜用冷水洗头，从高中起即出现上证，当时按"神经衰弱"治疗，乏效。无抽烟史，饮酒不多。耳鸣10余年。

处方：羌活10g，独活10g，川芎10g，蔓荆子10g，防风10g，藁本10g，酒黄芩10g，荷叶30g，生甘草6g。10剂，水煎服，日1剂。

二诊（2014年1月29日）：服上方10剂，有效，未再诊。现头仍紧、木，记忆力差，睡眠欠佳，大便偏稀。舌质淡，苔薄白，脉沉弱。

处方：党参10g，生黄芪15g，炒白术6g，当归10g，陈皮6g，升麻6g，柴胡6g，生山药30g，茯苓10g，炙甘草6g，生姜3片、大枣3枚（切开）为引。10剂，水煎服，日1剂。

三诊（2014年11月10日）：服上方10剂，效不显，仍觉头皮发紧、发木，天冷时加重，头痛，记忆力差，情绪低落。纳一般，眠浅易醒，大便日2~3次，偏稀。舌淡，苔黄腻，脉沉滞。

处方：炙麻黄6g，制附子10g（先煎），细辛3g，川芎10g，白芷10g。10剂，水煎服，日1剂。

四诊（2014年12月22日）：服上方20剂，仍觉头皮发紧、发木，头不痛。晨起刷牙恶心，吐黑灰痰。大便日 2~3 次，偏稀。舌淡红，苔薄黄，脉沉滞。

处方：葛根 30g，升麻 10g，柴胡 10g，羌活 10g，独活 6g，防风 10g，党参 10g，酒白芍 15g，炙甘草 3g，生甘草 3g，生姜 3 片、大枣 3 枚（切开）为引。10 剂，水煎服，日 1 剂。

按：《素问·风论篇》云："新沐中风，则为首风。"患者从小喜用冷水洗头，水湿同类，均为阴邪，郁于头部则腠理闭塞，水湿之邪困遏阳气，阳气失盈，则可发为头紧、木、沉等症状，故初诊时用羌活胜湿汤加味治之，专祛其郁于头部的湿邪。湿困阻气机易化热，故佐以黄芩清热并除湿，加入荷叶有升阳之功，有"引药上行"之义。

二诊考虑头为清气之府，所以过用凉水，阴气过盛则伤清窍而出现头沉等症状，如《灵枢·口问》中所述："上气不足，脑为之不满，耳为之苦鸣，头为之苦倾，目为之眩。"以气虚不足论治，方用补中益气汤加味治疗。因其大便偏稀，加山药以健脾益气止泻；加茯苓又有四君子汤之方义在其中，全方旨在调节气血升降之枢纽。

三诊以太少两感为治法，意在驱寒邪外出，方用麻黄附子细辛汤治疗，加川芎引药上行，白芷兼疗其头痛。

四诊时本病仍无明显好转征象，考虑"头为诸阳之会"，用李东垣升阳散火汤治之，以期效佳。

本病属于久病顽疾，需多方面进行辨证论治，这就要求医生临证思路要广，而多读书尤其重要。正如吴鞠通所言："治外感如将，治内伤如相"，可见医之难矣。

面颈部抽动

刘某，男，27 岁，以"面颈部抽动 4 年余，眼睛干涩 1 年余"为主诉于 2015 年 1 月 26 日来诊。症见：面颈部肌肉抽动，劳累、紧张时易出现，熬夜多时也易出现。眼睛干涩，口不干渴，纳眠可，大便日 1 行，成形，小便稍频，怕冷明显，早泄。舌质淡暗，苔白腻，脉细。患者平素熬夜多，4 年前不明原因出现面颈部不自主抽动，曾服汤药半年余，症状好转，近 1 年来自觉眼睛干涩，眼泪较少，西医曾诊断为重度干眼症，且面颈部抽动复发，汤药治疗效不显。

处方：生白芍 30g，生甘草 10g，制附子 10g（先煎）。10 剂，水煎服，日 1 剂。

按：患者面颈部不自主抽动，如自然界之风象，肝属厥阴风木，肝主筋，故治疗当责之于肝，且肝开窍于目，患者眼睛干涩当之肝阴不足，结合其平素熬夜较多，熬夜既伤阴又伤阳，眼睛干涩乃伤阴之象，小便频、怕冷、早泄乃肾阳不固之象，故用芍甘汤以养肝滋阴，柯韵伯云："水体本静，而川流不息，气之动，火之用也。命门有火，则肾有生气。"故配附子补命门之火以鼓荡肾气，滋水涵木，木得其养，则抽动可止，目干涩可愈，静观其效。

痿证

余某，男，29 岁。以"双下肢痿软无力 3 年，加重 2 月余"为主诉于2014 年 10 月 20 日初诊。症见：手脚麻木，手麻不灵活，端碗发颤，双上肢能正常活动，下肢无力，肌肉萎缩，夜间汗出多，上半身汗多，汗后咽干，口渴欲饮，纳可，大便偏干，日 1 次，舌胖大，苔白腻，脉沉乏力。自述 3 年前四肢发麻，1 个月后双下肢不能行走，经某医院检查未明确病因。另一医院诊断：中枢神经脱髓鞘。口服药物后慢慢能行走。半年后又觉四肢无力，经按摩慢慢恢复。2 个月前因走路扭伤脚踝，卧床后慢慢不能行走。

处方：生黄芪 30g，赤芍 15g，防风 10g，熟地黄 30g，生地黄 30g，浮小麦 30g，制附子 10g（先煎），陈皮 10g，生薏苡仁 30g，盐黄柏 10g，盐知母10g。6 剂，水煎服，日 1 剂。

按：该病中医诊断明确，即痿证。痿证是指筋骨痿软，肌肉瘦削，皮肤麻木，手足不用的一类疾病。临床上以两足痿软、不能随意运动者较多见，故有"痿躄"之称。《素问·生气通天论》曰："因于湿，首如裹，湿热不攘，大筋软短，小筋弛长，续短为拘，弛长为痿。"现代医学的多发性神经炎、脊髓空洞症、肌萎缩、肌无力、侧索硬化、运动神经元病、周期性麻痹、肌营养不良症、癔症性瘫痪和表现为软瘫的中枢神经系统感染后遗症等，均属于"痿证"的范围，临床辨证应分清虚实。凡起病急，发展快，多属肺热伤津，或湿热浸淫，多为实证；病史较长，起病与发展较慢，以脾胃肝肾亏虚为多，两者均属虚证，亦有虚中夹实者。实证治疗宜清热、润燥、利湿，虚证宜益气、健脾、滋肝肾，并应重视"治痿独取阳明"的原则。本患者属虚实夹杂证。虚在气血亏虚，筋脉肌肉失养；实在筋脉肌肉受邪，气血运行受阻。患者发病前曾在浴池长期工作，长期遭受湿热熏蒸，皮毛开泄，湿热浸淫，导致肢体筋脉失养而起。手脚麻木，下肢无力，肌肉萎缩，夜间汗出多，气血亏耗，筋脉失养，据此用黄芪赤风汤加清热利湿、滋肾之品立方。东垣取黄柏为君，黄芪等补药辅佐，以治诸痿，无一定之方，临病制方，其亦治痿之良法也。黄芪赤风汤出自《医林改错》，黄芪为主，佐以防风、赤芍益气通滞，王清任自注云："此方治诸病皆有效者，能使周身之气通而不滞，血活而不瘀，气通血活，何患疾病不除？"除用药物治疗外，特别要告知患者应有良好的心态与康复的信心。鼓励患者应该有积极乐观的治疗信心，减少患者的心理负担，避免精神刺激和过度劳累。

腰痛

案1　王某，男，68岁，以"腰痛1个月余"为主诉于2013年7月8日初诊。症见：腰痛，转侧活动不利，纳差，食欲减退，眠可，二便可。舌质红，苔黄厚腻，脉沉弦。患者半年前行冠脉支架术，植入支架两次，术后情况可，1个月前突然出现恶心、呕吐，至医院检查肾功能异常，在当地医院住院治疗，未服过中药。既往史：冠心病半年，高血压10余年，母亲、两哥均有高血压史。2013年6月26日查尿素氮9.96mmol/L（↑），肌酐171μmol/L（↑），总胆固醇2.99mmol/L（↓）。

处方：杏仁10g，白豆蔻10g（后下），生薏苡仁30g，厚朴10g，清半夏10g，竹茹30g，陈皮10g，滑石30g（包煎），通草6g。15剂，水煎服，日1剂。

二诊（2013年8月4日）：服上方25剂，服后食欲好转，效可，现眠可，二便调。本次欲恢复肾功能。2013年8月1日本院查胱抑素、肌酐异常，其余指标正常。腰部疼痛不明显，舌质红，苔黄略厚，脉沉弦。

处方：上方加土茯苓30g，怀牛膝10g，金樱子10g，芡实30g，莲须6g。15剂，水煎服，日1剂。

三诊（2013年9月27日）：服上方15剂，效可，食欲可，经检查肾功基本正常，现欲来巩固疗效。舌体经常痛，舌质红，苔薄白，脉细。

处方：茯苓10g，生薏苡仁30g，冬瓜子30g，连翘10g，赤小豆30g，桑叶10g，竹茹10g，丝瓜络10g，白豆蔻6g（后下），生甘草3g。10剂，水煎服，日1剂。

按：湿在气分，则阻气机，出现腰痛，转侧不利等。方选三仁汤祛其湿浊之邪。此病症状简单，病情复杂，抓住要点"舌质红，苔略厚腻"，此是湿浊也，浊去则病除。

案2　张某，男，42岁，以"腰痛2年"为主诉于2014年4月28日初诊。按肾阳虚、肾阴虚、气虚多方治疗，疗效时好时坏。现腰痛困，下午明显，体乏无力，颈部疼痛，经常易感冒，膝下凉，大便2天1次，便溏，排解困难，小便等待，尿不尽。舌淡红，中有裂纹，苔薄白，脉沉滞。

处方：独活3g，桑寄生15g，秦艽3g，防风3g，细辛3g，当归10g，川芎10g，生白芍10g，熟地黄10g，桂枝10g，茯苓10g，炒杜仲10g，怀牛膝30g，鸡血藤 30g，土鳖虫 6g，生黄芪 20g，生甘草 6g。15 剂，水煎服，日 1 剂。

二诊（2014 年 9 月 10 日）：自诉服上方 15 剂后，腰痛减轻，停药。现因大便溏，尿不尽，尿等待，早泄。舌质暗，苔薄白，脉沉滞。上方去鸡血藤、黄芪、桂枝，加狗脊 30g，冬瓜子 30g，生薏苡仁 30g，玄参 30g，木瓜 30g。15 剂，水煎服，日 1 剂。

按：独活寄生汤所疗之腰痛，就病机而言，既有肝肾不足的一面，亦有寒湿之邪留袭的一面。临证处方时，要注意两者之间的关系；就此案而言，患者虽有腰痛，但此疼痛不因天气变化而变化，此寒湿不胜于内之候，故此时可重用补肾养肝之品，其中风药则宜小量应用，起鼓动药力之效即可。

案 3　吕某，男，38 岁，以"腰部僵硬 5 年余"为主诉于 2013 年 9 月 13 日初诊。症见：腰部稍有僵硬感，左侧从臀部到腿弯困瘀胀，夜里不加重，坐时加重。怕冷，冬天明显。饭量少，食欲可，吃饭稍多引发胃胀，不烧心反酸。易感冒，秋季鼻炎每年发作，眠可，虹膜黄色，肝功能正常。大便稀，不成形，1 天 1 次，小便可。唇紫。舌淡，边有齿痕，舌尖红，苔白腻，脉沉滞。患者 5 年前出现腰部僵硬，经检查为腰椎间盘突出，经治疗，僵硬缓解。

处方：独活 3g，桑寄生 15g，秦艽 3g，防风 3g，细辛 3g，当归 10g，川芎 10g，生白芍 30g，熟地黄 10g，炒杜仲 10g，川牛膝 10g，生黄芪 30g，通草 6g，炙甘草 6g，制川乌 3g，桂枝 10g，炒白术 10g。15 剂，水煎服，日 1 剂。

二诊（2013 年 11 月 11 日）：服上方 15 剂，效可，腰部僵硬感减轻，余症状无明显改善。舌尖稍红，苔白腻，脉细。

处方：上方去川乌、桂枝，加知母 15g，生山药 30g，党参 10g，炒神曲 10g。10 剂，水煎服，日 1 剂。

按：此系肝肾亏虚，气血不足之证。《素问·痹论》说："痹在于骨则重，在于脉则血凝而不流，在于筋则屈不伸，在于肉则不仁。"《素问·逆调论》又说："营气虚则不仁，卫气虚则不用，营卫俱虚则不仁且不用。"以独活寄生汤加减，祛风湿，止痹痛，益肝肾，补气血。患者腰部服 15 剂，即觉僵硬感减轻，后守方继服巩固。

案 4　王某，男，26 岁。2 个月前以急性肾小球肾炎入院，经用西药治疗，肾功能恢复正常，但腰痛不止，主治医生让服中药。患者云：在两肾俞穴处，酸痛如折，又无以坐立，此乃肾虚未复，血脉不利之候。

处方：川续断 30g，川牛膝 18g，枸杞子 12g，狗脊 30g，白术 15g，白茯苓 12g，防己 9g。水煎服。

二诊（1975 年 4 月 18 日）：上方服 2 剂，病去一半，已能坐立，以上方加肉苁蓉 9g，又服数剂，能下床走动。

按：腰为肾之府，腰为肾之外候。患者经治疗，肾炎虽愈，但肾虚未复，血脉不利，故而酸痛如折。方中狗脊、川续断、枸杞子、肉苁蓉皆为主要补肾之品；牛膝能补能行，而活血通经之用较强；川续断既能补肾又能通利血脉，此症用之，乃一举两得；白术能利腰间血气；防己、茯苓渗利肾之余邪；诸药合用，共奏补肾通利血脉之功，故收效较速。

案5　韩某，女，30 岁，1976 年 10 月 22 日初诊。患肾炎数年，尿液多次镜检，蛋白（+），白细胞（+），红细胞（+）。常感腰痛，小腹胀坠即有尿意，小便后有解不尽感，伴有轻微尿痛，多方治疗，未获疗效。舌质红有瘀斑，少苔。据证析之，乃属肾虚肝疏泄不畅之候。

处方：熟地黄 10g，山萸肉 10g，生山药 10g，泽泻 10g，牡丹皮 10g，茯苓 10g，川楝子 10g，橘核 10g，乌药 10g，海金沙 15g（包煎）。3 剂，水煎服，日 1 剂。

二诊（1976 年 10 月 26 日）：腰痛减轻，小腹坠胀基本消失，尿痛已无，查尿常规示：上皮细胞（++），余正常。照上方去海金沙，加川牛膝 10g，嘱其小腹坠胀完全消失后，将川楝子、乌药、橘核去掉，再服数剂，尿检正常即停服。

按：此案属"气淋"范畴，辨证用药的着眼点在于肝疏不畅，而临床上容易忽略这一点。肝之经脉抵少腹，过阴器，故此在本案见证和辨证上充分考虑到这一关系，果如其然。药后，肝气疏，气机畅，气化行，收效较著。若但从肾脏治疗，不注意与他脏的关系，恐有失中医特色。

胸背痛

1969 年 5 月，予在河南安阳县天喜镇帮助当地培训赤脚医生时，当地有一患者左侧胸背疼痛 3 个月，治疗无效，予以桂枝汤合小柴胡汤加炒白芥子、青皮，3 剂而愈。

处方：桂枝 9g，白芍 9g，柴胡 9g，黄芩 9g，半夏 9g，甘草 6g，党参 9g，炒白芥子 9g，青皮 9g，生姜 9g，大枣 3 枚。水煎服。

按：足太阳之脉循肩膊内挟脊抵腰中，手太阳之脉绕肩胛，足少阳之脉循胸过季胁，手少阳之脉布膻中。从此可见手足太少阳之脉均与胸背有关联，因此胸背疼痛也应考虑到该经的病变。此病及方，正是从二经着眼，三月之疾，起于三日，足见经方之奥妙也。

肩臂痛

刘某，女，51 岁，1975 年 6 月 30 日初诊。2 个月前，在劳动休息时，与某女同志打着玩，右肩部被扭伤，之后疼痛不愈，而且越来越重，近几天疼痛不止，呻吟不已，臂不能抬举，前后伸屈受限，局部肿起但不红，按之痛甚，经某医针刺数次无效。

处方：桂枝30g，白芍30g，威灵仙30g，连翘15g，乳香15g，没药15g，丹参24g，红花15g，防风9g。1剂，水煎服。

二诊（1975年7月1日）：上药服后，一夜未有疼痛，到白天又复疼痛，但轻得多，照上方继服1剂。

三诊：基本不痛，臂已能平抬，前后亦能摇动，上方去丹参加姜黄9g，连翘改为30g。2剂，水煎服。

四诊（1975年7月5日）：肩臂完全不痛，但因疼痛受限，2个多月未有活动，故抬举伸展活动尚未复常，嘱其加强锻炼，不再服药。

按：患者肩部扭伤较重，以致血瘀气滞，疼痛不已，时间愈长，瘀滞愈重，故疼痛渐加，此乃喜笑玩耍中遇祸也。病因既明，症状又显，投方亦易。方中诸药，多系活瘀通络之品，于疏通气血之中，大具融化气之力。用连翘者，是受到《衷中参西录》的启示，张锡纯在活络效灵丹方后曰："臂疼加连翘"，但未说明其义。李东垣曰："连翘散诸经血结气聚消肿。"患者受伤2月余，局部肿痛，难免有化热之患，此用连翘，既能清热解毒，又能消肿散结，可谓一举两得。

腿痛

案1 （坐骨神经痛）边某，男，36岁，1975年5月7日初诊。

患者于1975年2月开始左腿疼痛，尚且疼痛剧烈，连下床也有困难，当地医院诊为坐骨神经痛，屡经治疗无效。我们开门办学住在赊湾，患者家属闻讯，用架子车拉来就诊，经过四诊合参，断为血瘀所致。

处方：血竭15g，儿茶15g，乳香15g，没药15g，红花45g，生麦芽15g，麻黄15g。

用法：3天服1剂，每天煎1次服1次，红花分3次放入，首次轻煎。

效果：共服20剂，痊愈。

说明：在服此药间歇之间，曾用强健筋骨之剂。

按：此系验方，活血散瘀止痛之力较著，对血瘀而致肢体疼痛之证，确有良效。方中妙用麻黄和麦芽，瘀阻肢节，也往往多挟风寒，故用麻黄以发散之，恐药味过苦，碍于胃化，故用麦芽以消运之，况生麦芽又有疏达肝气之能，肝气条达，也有助于筋的运动；此外，麻黄配麦芽，又可起宣达之用，更能增强活血散瘀药之效。

案 2 许某，男，1974 年 2 月 12 日来信说：患风湿性坐骨神经痛，中西药用了不少，至今仍然疼痛，左髋眼酸沉，左腿窜痛，每当咳嗽时髋眼酸得厉害，夜间尤其是下半夜腿痛得更严重，白天坐的姿势不好，左腿下部麻。余据来信所说症状，当属瘀血为患。

处方：血竭 15g，儿茶 15g，制乳香 15g，制没药 15g，红花 45g（另包），麻黄 15g，生麦芽 15g，1 剂 3 日服完，每日煎 1 次服 1 次，红花每次放入 15g。首次轻煎。

3 月 28 日来信说：上方服 4 剂，症状大减，腿不再窜痛，夜间能安然睡眠，唯髋、眼尚时酸时止。此瘀血已去，当扶其证，遂疏以补肝肾、强腰膝之方邮去，后未再来信。

按：予用此方，治疗瘀血所致腿痛，屡见良效。方义分析见前。

抽搐

案 1 （抽搐验案）孟某，女，48 岁，1977 年 2 月 28 日初诊。患者述：1973 年冬季有 2 次子宫大出血，接之又发生 2 次呕吐，而后出现烦躁，常欲哭笑，失眠多梦，经期紊乱，西医诊为更年期综合征，治疗无效。至 1976 年 10 月，又发生抽搐，日轻夜重，甚至彻夜抽搐不止，曾服许多熄风解痉之剂，如钩藤、蝉蜕、全蝎、菊花、鸡血藤等品，服后暂效，停药即发。舌苔薄白而干，脉弦细而数。就诊时尚在抽搐。

处方：炙甘草 30g，百合 30g，苏叶 6g，柏子仁 12g，夜交藤 30g（先煎），生龙骨 30g（先煎），生牡蛎 30g，生白芍 30g，茯苓 12g，磁石 30g，麦冬 15g，小麦 60g，大枣 7 枚（切开）为引。3 剂，水煎服，日 1 剂。

二诊：上方服第 1 剂，当夜抽搐即止，至今未有抽搐，照上方继服 3 剂。

三诊：抽搐未再发作，但夜间发热（自感发热，体温不高）未除，乃更以滋水潜阳退蒸之剂。

处方：玄参 15g，麦冬 12g，生白芍 15g，生甘草 9g，地骨皮 15g，牡丹皮 9g，白薇 12g，知母 9g，胡黄连 9g，银柴胡 12g，生龙骨 30g（先煎），生牡蛎 30g（先煎）。1 剂，水煎服。

1982 年 3 月，患者又因他病来诊，询其上病，乃云：从那时起至现在，一直未有复发。

按：此证辨证要点，在于阴伤，年近七七，精血已衰，又有大出血、呕吐、失眠等阴伤病史，阴伤日久，筋脉失养，故抽搐不止，只熄风解痉，不滋养阴液，是治其标，未治其本。予审其病因，又鉴前医之治，用复方甘麦大枣汤（经验方），竟获良效。

案 2　高某，男，61 岁，现居台湾省，此次回大陆探亲，住在郑州大学。于 1989 年 10 月 12 日，由其亲属介绍，来河南中医学院医院门诊，就诊于余。患者于 1987 年开始发抽，逐渐加重，以左下肢为甚，为了控制抽搐，夜间常把腿拴在床上。左侧肢体并有麻木感，血压维持在 150/96mmHg。在台湾曾服许多中西药均无效。诊见患者形体较丰，呈慢性病容。舌质较红，舌苔薄白，脉弦滑。

处方：桑寄生 30g，制首乌 20g，山萸肉 12g，怀牛膝 15g，干地龙 10g，天麻 10g，龟板 30g（先煎），熟地黄 30g，全蝎 10g，橘络 9g（后下），制天南星 10g，白芍 15g。4 剂，水煎服。

二诊（1989 年 10 月 16 日）：上方服后，抽搐停止，睡眠亦好，遵效不更方之则，上方继服。因其假期已到，乃持方返台服药。

1989 年 12 月 28 日，其外甥专来门诊告曰：舅父来信说病已基本痊愈。

1990 年 4 月 13 日，患者从台湾来大陆扫墓，再次就医于余，自上次回台后，上方共服 20 余剂，一直未抽搐，只在本次回大陆前，精神有些紧张，又发生数次的抽搐。诊见精神状态很好，全身关节活动自如，血压 150/100mmHg。舌裂纹，苔薄少，脉沉弦。

处方：生白芍 30g，生山药 30g，怀牛膝 20g，柏子仁 10g，干地龙 10g，生地黄 20g，制首乌 20g，天麻 10g，龟板 30g，山萸肉 15g，代赭石 30g。水煎服。

患者返台前又复诊 1 次，除血压尚高外，余皆复常。

按：动摇眩抽，多为内风之象，而且多为肝阴不足所致，正如《素问·至真要大论》曰："诸风掉眩，皆属于肝。"又因肝肾系同源（乙癸同源）的关系，肝阴不足，亦常有肾阴不足。本患者长期抽搐，血压又高，舌红脉弦，为肝肾阴虚，筋失养之象；肢体麻木，脉弦中带滑，为兼挟风痰之象，故在滋补肝肾的前提下，佐以祛风痰之味，旨在阴复而风熄，痰去而麻止。天南星专主经络风痰，对于风痰湿痰入于经络所引起的证候，用之最宜。橘络属于行气药，功能通化痰，此用之更能增强天南星祛风痰之功。在临床上用天南星时往往佐用橘络，即此意也。

痉病

（风邪外袭）禹某，男，18 岁，以"头向右后歪 4 个月余"为主诉于 2006 年 4 月 10 日初诊。

不明原因出现头向右后歪，逐渐加重，颈右侧痛，受惊激动或心情不畅时症状加重，颈右侧肌肉疼痛，头右侧扭转 90°，须用手扶持头部才能上课听讲，或趴在书桌上听课，全身疲乏，食欲可，大小便正常。曾服药治疗乏效。舌质淡胖，苔薄白腻，脉细。此为风邪侵袭、经脉津液失濡失布之证，治以调和营卫、舒缓筋脉。葛根汤加味。

处方：炙麻黄 10g，桂枝 10g，葛根 30g，生白芍 30g，伸筋草 30g，生薏苡仁 30g，全蝎 6g，蜈蚣 1 条，生甘草 30g，生姜 3 片，大枣 6 枚为引。6 剂，水煎服，日 1 剂。

二诊（2006 年 4 月 17 日）：服药后病情无明显变化，右半身牵扯不舒，右侧胸锁乳突肌起点处压痛，风池穴处压痛。舌质淡红，苔薄白，脉细。已病 4 个月，无恶寒发热，病不在表，重在筋脉失润。以调和营卫、柔润筋脉为治。

处方：桂枝 10g，生白芍 30g，葛根 30g，木瓜 30g，生薏苡仁 30g，伸筋草 30g，麦冬 30g，生甘草 10g，生姜 3 片，大枣 6 枚。12 剂，水煎服，日 1 剂。

三诊（2006 年 5 月 12 日）：服药后头已不歪，紧张或劳累后稍头歪，心已不烦，向右转头时颈部稍痛。舌质淡，苔薄白，脉细。病基本告愈，酌加养阴通络之品巩固疗效。

处方：桂枝 10g，蜈蚣 1 条，生白芍 30g，葛根 30g，木瓜 30g，生薏苡仁 30g，伸筋草 30g，麦冬 30g，生甘草 10g，天花粉 10g。12 剂，水煎服，日 1 剂。

按：痉病有刚柔之分，多由筋脉失养、拘急挛缩所致。本案乃风寒侵袭太阳经，壅滞经络，经脉拘急失养失舒导致头向右侧扭转、项强较重（90°），先后以葛根汤加味、桂枝加葛根汤加味以及瓜蒌桂枝汤加味，并重用白芍、甘草，又含有芍药甘草汤之用。由于方对其证，切合病机，故获良效。

肢体拘急

叵某，男，23 岁，1976 年 2 月 24 日初诊。患者上肢及腰以下麻痹近 1 年，治疗无效。曾经某医院检查（诊断不详）视为难治之证。患者睡在架子车上，不能行走。诊见肢体拘急，不能伸屈，此为筋失柔和的劲急之象，治当柔肝舒筋。

处方：生白芍 30g，生甘草 15g，木瓜 12g，生薏苡仁 30g，白蒺藜 12g，钩藤 12g。水煎服。

1976 年 3 月 8 日，患者来信说，服上药 10 剂，病情有好转，要求调方。

处方：生白芍 30g，生甘草 15g，木瓜 12g，生薏苡仁 30g，钩藤 18g，桑寄生 30g，伸筋草 12g，川牛膝 24g，柏子仁 12g。水煎服。

1976年4月6日来信说，上肢功能恢复较好，已能握笔写字，下肢亦有好转，但骶骨处压痛明显，要求调方。

处方：生白芍30g，生甘草15g，木瓜12g，生薏苡仁30g，桑寄生30g，伸筋草12g。川牛膝24g，柏子仁12g，黄芪30g，姜黄9g，威灵仙12g。水煎服。

我带学生外出实习月余，未再接到患者来信，后访问其同乡，得知其病渐愈。

按：患者服药近3个月，虽两易其方，但仍守效不更方之则，始终未变主方，未变治则，既不失病情，亦不失人情（患者要求调方）。肝主筋，筋主运动，今肢体拘急，当责之肝与筋，故以柔肝舒筋为治，筋既得其养，又得其舒，劲急之象日得其解。方中柏子仁非为宁心而用，是为涵养肝木而用，张锡纯在《医学衷中参西录·柏子仁解》中说："本经谓柏实能安五脏，而实于肝脏尤宜也。"

第八章 癌症

肺癌

案1 连某，男，53岁，以"胃胀半年，恶心，反胃1周"为主诉于2013年1月初诊。症见：恶心，反胃，但吐不出来，无食欲，近1周未解大便，昨天用开塞露解1次，质干；偶有咳嗽，咳时清痰易咳，有胸腔积液，一直抽着积液；持续胃胀，口干，饮水一般；右侧肩膀痛，左侧肩臂疼痛；眠差（因胃内难受），小便可。舌质鲜红，舌两边溃疡，苔薄少，脉数而疾。面色晦暗，恶病质明显。患者肺腺癌晚期并考虑肋骨转移，化疗第1个疗程刚结束。中医诊断为肺积，属气阴两虚证，治以补气养阴为主，竹叶石膏汤加减。

处方：北沙参30g，生石膏30g，清半夏12g，竹茹30g，麦冬30g，石斛15g，茯苓30g，生甘草6g，党参15，粳米一撮（先煎）为引。20剂，水煎服，日1剂。

二诊：服上方30剂，效可，自觉乏力，食饮均有好转。现症见：乏力，纳差，无食欲，恶心，心烦急躁，胸腔积液，引流管未拔出，近期抽水约2 000mL；右肩疼痛仍在，以致晚上不能眠；欲吐不能吐；大便干结，3~4日1次，需用开塞露，方能解出，小便黄。舌质红绛，苔少白，脉数，面色晦暗。

处方：党参30g，清半夏12g，陈皮10g，竹茹30g，茯苓30g，郁金10，冬瓜子30g，生薏苡仁30g，大黄10g（后下），全瓜蒌30g，粳米一撮为引。15剂，水煎服，日1剂。

三诊：服上方30剂，烧未退，效可，精神状态稍好转。现症见：右侧胸胁部及右肩部疼痛持续，服西药酚氨加敏颗粒、尼美舒利颗粒镇痛，服止痛药方可安眠，大便干，脉沉细。

处方：清半夏10g，茯苓30g，炒白芥子10g，冬瓜子30g，生薏苡仁30g，大贝10g，红花15g，大黄10g（后下），制没药10g，制乳香10g，党参30g，蜈蚣10g，生甘草6g，炒枳实10g。15剂，水煎服，日1剂。

按：患者为肺癌晚期，无法进行手术，合并骨转移，兼有大量胸腔积液，恶心、反胃、无食欲，大便不通，此乃中焦欲败之危候，患者已放弃西医治疗，特来寻中医以缓解痛苦，治疗当以急救胃阴，顾护中焦为主，方用竹叶石膏汤加减，清虚热、益气津。二诊效佳，诸症好转，其积聚日久，痰瘀浊邪较重，又有胃气上逆之象，故治法为化痰散瘀，降胃止呕。三诊患者正气得复，精神好转，治疗以祛邪为主，兼以扶正。如何把握扶正与祛邪，此例是范例，患者初诊之时，以扶正养阴为主，急救中焦，并无抗肿瘤治疗，若此时仅以肿瘤为念，考虑肿瘤晚期兼之转移，有大量胸水，大量堆砌肿瘤治疗药物，如白花蛇舌草、半边莲之属，只会加快中焦衰败，最终使得药石无救；复诊正气得复，邪实较著，治疗祛邪为主，扶正为辅；三诊患者正气得复，涤浊解毒为主，祛邪也是扶正，邪去则正安。

案2　林某，女，61岁，以"干咳2个月余"为主诉于2013年7月初诊。症见：干咳，见凉气即觉咽不顺畅，口干渴，夜间饮水多，胸闷不适，右侧乳房针扎样痛，纳眠可，大小便正常。舌淡，苔白腻，脉细。2008年左乳腺癌全切术。2013年5月右肺癌切除一叶，术后血压：（170～180）/90mmHg。（化疗期间反应不大，大便干）。中医诊断为肺积，为气阴两虚兼有郁热证，治以补气养阴清肺热为主，以沙参麦冬汤合泻白散加减。

处方：北沙参30g，麦冬10g，天冬10g，生山药15g，冬瓜子30g，生薏苡仁30g，全瓜蒌10g，蒲公英15g，知母10g，桑白皮10g，地骨皮10g，桔梗10g，生甘草10g，炒麦芽10g。25剂，水煎服，日1剂。

二诊：服上药25剂，效可，咳嗽较前明显好转，胸闷好转。现症见：觉咽部不适，偶有咳嗽，痰较少，胸部不适，精神较前好，乏力，多汗，纳可，眠可，二便调。左上肢肿，舌质红，苔白略厚腻，脉细。血压135/95mmHg。

处方：芦根30g，冬瓜子30g，生薏苡仁30g，通草6g，桑叶15g，竹茹15g，丝瓜络15g，桔梗10g，白花蛇舌草30g，蒲公英15g，大贝10g，生甘草6g。25剂，水煎服，日1剂。

三诊：服上方半年后停药，自觉效可。现症见：活动后易气喘，胸闷，右侧乳房时有针刺样疼痛，阴天明显，夜间口干，喝水多。

处方：芦根30g，冬瓜子30g，生薏苡仁30g，桑叶10g，竹茹10g，丝瓜络10g，全瓜蒌15g，北沙参15g，天冬10g，大贝6g，白花蛇舌草15g，生甘草6g，夏枯草30g。25剂，水煎服，日1剂。

四诊：服上方无不适。现症见：口鼻干，不渴，但口干燥难忍，不停饮水，活动后上半身汗多。舌暗淡，中有裂纹，苔薄，脉细。

处方：芦根30g，冬瓜子30g，生薏苡仁10g，天花粉15g，生黄芪30g，知母15g，夏枯草30g，大贝10g，生甘草6g，通草6g，白花蛇舌草15g，半边莲15g。30剂，水煎服，日1剂。

按语：患者年过六旬，肺癌切除后，干咳，口干渴，夜间饮水多，均为阴虚火旺之象；胸闷不适，右侧乳房针扎样痛，乃为痰瘀阻于经络、经气不通的表现；舌苔白腻，脉细，更是痰瘀阻滞、气血不和之象。治法为滋阴清热，化痰散瘀。方中北沙参、麦冬、天冬、生山药滋阴止渴；蒲公英、知母、桑白皮、地骨皮滋阴清热；冬瓜子、生薏苡仁、全瓜蒌化痰除浊；桔梗载药上行，又能止咳化痰；生甘草调和诸药，清热解毒；炒麦芽益气健脾开胃。复诊效佳，诸症好转。故守上滋阴清热，化痰散瘀之法。之后又依此法调治1年余，无不适。

案3 刘某，女，43岁，以"身上时冷时热2个月"为主诉于2014年5月初诊。症见：寒热往来，乏力，出汗，腰酸，双腿酸软，身上紧；不咳嗽，不吐痰，心烦，思想负担重；纳差，眠差，每晚睡4~5h；二便可，大便后，时身冷汗出。舌质瘦小，苔剥脱，脉沉无力。既往：①2013年7月行子宫肌瘤术。②2010年行胆囊切除。2个月前确诊肺腺癌多发转移，左髋部疼痛，不能行走，行下肢放疗13次，现服化疗药物及镇痛药。中医诊断为肺积，为少阳证，治以和解少阳，扶正祛邪为主，以小柴胡汤加减。

处方：柴胡10g，黄芩10g，清半夏10g，党参15g，生黄芪30g，蜈蚣粉1g（吞服），生薏苡仁30g，通草6g，鹿角霜10g，炒神曲10g，生甘草6g。10剂，水煎服，日1剂。

二诊：服上方1个月，效可，出汗减少，阵发烘热汗出，纳眠可，二便正常。舌质瘀暗，苔薄白，脉沉滞。诊为毒邪入里，营卫失和。

处方：白茅根30g，滑石30g（包煎），蜈蚣粉1g（吞服），生黄芪30g，生薏苡仁30g，小麦30g，生甘草6g。20剂，水煎服，日1剂。

三诊：服上方2个月效可，阵发烘热发作次数减少，自觉晨起咽干，干咳，无痰，眠差，入睡困难，易醒，纳可，晨起小便色黄，大便正常，烘热时伴烦躁。舌质瘀暗红，舌根部苔黄腻，脉细。月经未至5月余（自述服靶向药和止痛药后出现）现服靶向药、止痛药已停1周。处方：上方加透骨草15g。桑叶15g，20剂。

四诊：服上方40余剂，偶尔有阵发烘热，无汗，晨起咽干减轻，左侧髋部不适，不痛不胀，睡眠改善，入眠可，纳可，症状均有改善，小便可。大便每日2~3次，不成形。舌质暗红，苔黄腻，脉沉滞。

处方：白茅根30g，滑石30g（包煎），生黄芪30g，知母10g，生地黄30g，冬瓜子30g，生薏苡仁30g，连翘10g，赤小豆30g，蜈蚣粉1g（吞服），小麦30g，生甘草10g。20剂。

患者初诊时需坐轮椅，此次已能自行行走，精神状态好转。

按：患者主诉为：身上时冷时热，即寒热往来，《伤寒论》第23条："太阳病，得之八九日，如疟状，发热恶寒，热多寒少，其人不呕，清便欲自可，一日二三度发……"此处的"如疟状"，也是时寒时热的状态；第96条："伤寒五六日，中风，往来寒热，胸胁苦满，默默不欲饮食，心烦喜呕……"前为表邪不解，郁于肌腠，一日数发；后者为邪在少阳，正邪交争的一种表现，本例患者心烦，寒热往来，纳呆少，故从少阳病考虑，选方用小柴胡汤，稍加补气、通络、化湿之品。后以通络化湿，宣畅气机为主，加减调理，方药虽小，但旨在用轻灵之品，拨动气机，使人体元真通畅，气机流通，故收效甚佳。

案4 王某，女，75岁，以"胸中不适，背沉2年余，手脚冰凉20余年"为主诉于2013年1月初诊。症见：每于快步走路时出现胸中不适感较重，伴背沉，紧揪感，休息几分钟可缓解。偶有咳嗽，咽痛，手脚四季较常人偏凉，脘腹有塞窒感，纳可，口不干，眠差多梦，二便可。舌质偏红，边尖红，苔白略厚，脉沉弱结。上症未治疗过。近检查诊断为肺腺癌，未行治疗。辅助检查：2013年1月18日本院心电图：①窦性心律，心率90次/min。②ST-T轻度改变（下壁）。磁共振成像报告：①双侧额顶叶脱髓鞘。②右侧侧脑室旁小软化灶。③轻度老年性脑萎缩。④双侧筛窦轻度炎症。⑤建议必要时行增强MRI进一步排除微小转移灶。胸部SCF平扫：①左肺上叶炎症。②双肺多发结节阴影。③左肺上叶钙化灶。④冠脉钙化。⑤肝右叶及脾脏内钙化灶。肺穿刺：纤维结缔中少量异型增生的肺泡上皮，考虑高分化腺癌。SPECT-CT：双膝关节骨代谢异常活跃，考虑退行性改变。中医诊断为肺积、胸痹，为气阴两虚、心脉失养证，治以补气活血、养阴安神为主，处以生脉饮合酸枣仁汤加减。

处方：党参10g，麦冬12g，五味子10g，炒酸枣仁30g，茯苓10g，茯神10g，川芎6g，当归10g，丹参30g，小麦30g，炒枳壳10g，全瓜蒌10g，节菖蒲6g，炙甘草6g，大枣3枚（切开），生姜3片为引。15剂，水煎服，日1剂。

二诊：服上方30剂，背沉，有揪感，胸中不适明显减轻。现症见：左侧卧时，喉中吱吱发响，自觉胃部空感，脐上腹部不适或隐痛时即欲大便，纳可，眠可，咽中异物感，咽干，偶咳，二便可。舌质红，尖红，中部苔白厚，脉沉细略数，未见结象。

处方：党参10g，麦冬10g，五味子10g，山萸肉10g，炒酸枣仁30g，柏子仁6g，茯神10g，茯苓10g，当归10g，丹参30g，小麦30g，全瓜蒌10g，桔梗10g，炙甘草6g，生姜3片，大枣3枚（切开）为引。15剂，水煎服，日1剂。

三诊：服上方13剂，背沉减轻。4月22日，因胸闷，左侧卧时，喉中吱吱响，在某医院住院10余天，无明显改善。现症见：左侧卧时，喉中吱吱响，咽中憋闷，偶咳；大便成形，每日3~4次。舌质淡红，苔稍黄，脉细数。肿瘤相关抗原15~366.4u/mL↑（0.01~25u/mL），癌胚抗原82.76ng/mL↑（0~5ng/mL），红细胞沉降率36mL/h↑（0~30mL/h），尿隐血（++），总胆固醇6.26mmol/L↑，甘油三酰mmol/L1.84↑，低密度蛋白4.82↑。

处方：芦根30g，冬瓜子30g，生薏苡仁30g，北沙参15g，桑白皮10g，地骨皮 10g，桔梗 10g，生山药 30g，黄芩 10g，生甘草 10g。10 剂，水煎服，日 1 剂。

四诊（2013 年 6 月 7 日）：服上方 20 剂，觉上症减，大便成形，日 1 次，胸闷减，现左下肺（左乳下方）自觉不适感（空感），左侧卧时，憋闷感明显，纳可，眠可。舌质红，苔白，脉略数。

上方加柴胡 10g，郁金 10g。10 剂，水煎服，日 1 剂。

五诊：服上方 30 剂，效可，背沉，胸中不适症状已愈。现：觉左肋部有不适感，坐及侧躺时均有感，纳眠可，二便可。舌质暗红，苔中白厚腻，脉沉滞。

处方：芦根 30g，冬瓜子 30g，生薏苡仁 30g，大贝 10g，柴胡 10g，黄芩 10g，连翘 10g，金银花 10g，生甘草 6g，北沙参 12g。10 剂，水煎服，日 1 剂。

按：本案确诊为肺癌为其本，临床表现为胸背部不适为其标，"急则治其标"，故首诊之时，以辨证论治为前提，辅以辨病。患者快步走时表现胸中不适，舌质偏红，边尖红，此为气阴两虚之象，处以生脉饮益气养阴，酸枣仁滋补肝血，茯苓安神，辅以当归、川芎、丹参活血化瘀，全瓜蒌、炒枳壳开胸涤痰，荡涤浊邪，诸药合用，攻补兼施。二诊之时胸中不适明显减轻，效不更方，仍守前方并稍作加减，因患者时有喉部不适，咽干，咽中异物感，故加桔梗以清热利咽；三诊之时，标证已去，当治本为要，兼顾其标，故更方涤浊汤，荡涤胸中浊邪，咽中仍时有不适，故合用《金匮要略》甘草汤以养阴利咽，同时佐以大量山药以顾护正气，攻邪不伤正，药证相符，故而效显。

案 5　杨某，男，61 岁，以"咳嗽半个月"为主诉于 2013 年 11 月初诊。症见：半个月前患者行肺癌手术治疗，术后出现咳嗽至今，时咳白沫痰；咳嗽呈阵发性，时胸闷、恶寒，时汗出；两腿酸，乏力，纳可，眠欠佳，小便可。大便不成形，每日 2 次。舌淡红，苔黄厚腻，脉较大数。既往有糖尿病病史。中医诊断为肺积、咳嗽，为脾湿肺热挟瘀证，治以涤浊除湿，清热化瘀为主，以涤浊汤加减。

处方：芦根 30g，冬瓜子 30g，生薏苡仁 30g，清半夏 10g，橘络 10g，茯苓 12g，豆蔻 6g，草果 6g，远志 20g，白前 12g，桔梗 10g，生甘草 3g。15 剂，水煎服，日 1 剂。

二诊：服上药咳嗽、咳痰基本消失，稍微怕冷，仍有胸闷，晚上、晨起时稍咳，后背不舒适，两腿酸，纳可，大便每日 1 次。舌质淡红，苔白腻，脉细。

处方：芦根 30g，冬瓜子 30g，生薏苡仁 30g，桔梗 10g，白前 10g，生黄芪 30g，北沙参 30g，炒神曲 10g，陈皮 10g，桑叶 10g，生甘草 6g，海浮石 30g（先煎）。15 剂，水煎服，日 1 剂。

按：积聚之病，总属痰湿血瘀，阻滞经脉，气血不利，日久正伤，邪入膏肓，故难治也。治当急治其标，缓治其本，以图扶正祛邪，散结化瘀。今患者肺积术后，咳喘至今，咳白沫痰，恶寒汗出，苔黄厚腻此乃痰热蕴肺之象；大便每日2次，当为湿邪困脾；肺积日久，必然入络挟瘀。治当涤浊，方用涤浊方加减，加半夏、草豆蔻、草果、茯苓以燥湿化痰；加橘络、远志、白前、桔梗、甘草以止咳降气化痰。复诊效佳，咳、痰大减，故依此法加减，兼用补气、养阴、通络之法治疗数月而获佳效。

案6 宋某，男，83岁，以"发现肺腺癌1年半"为主诉于2013年1月2日初诊。症见：乏力，大便3日1次，解便乏力，初为栗状，后正常，口水多，无味，不自觉流出；痰不多，喝水易呛，口干，饮水一般，纳一般；小便可。眠差，患者思虑过度睡不着。舌质淡嫩红，苔薄白，脉缓细。2011年7月体检发现肺腺癌，行手术，化疗5个疗程，现已停，后在本院服中药治疗。

处方：芦根30g，冬瓜子30g，生薏苡仁30g，清半夏10g，茯苓10g，陈皮10g，白豆蔻6g（后下），藿香3g（后下），桃仁10g，杏仁10g，大黄6g（后下），太子参15g。7剂，水煎服，日1剂。

二诊：服上药28剂，效可。现症见：大便2～3日1次；头干如栗后正常；眠差（思虑多）纳食较前好，但食欲仍不佳，手脚凉，流涎多，喝水仍易呛。舌质暗，苔少，脉细。

处方：芦根30g，冬瓜子30g，生薏苡仁30g，制附子10g（先煎），当归15g，杏仁10g，大黄10g（后下），炒火麻仁30g，大云30g，通草6g，桃仁10g。7剂，水煎服，日1剂。

三诊：服上方7剂，效可，大便头干，2～3天1行；纳差，食欲差，眠差；近两天咳嗽，无痰，流口水，不喜饮水，四肢凉。舌质红，苔薄红（染），脉沉细正常。

处方：全瓜蒌30g，薤白10g，芦根30g，冬瓜子30g，生薏苡仁30g，地骨皮15g，大黄10g（后下），桃仁10g，远志15g，益智仁10g，鸡内金10g，党参10g。7剂，水煎服，日1剂。

四诊：服上药12剂，效可。现症见：纳差，无食欲，流口水，四肢凉，大便头干，2日1行；眠差，入睡难。舌暗红，裂纹舌，苔不白，舌下络脉瘀粗，脉沉细。心情烦躁。

处方：冬瓜子30g，生薏苡仁30g，桔梗10g，桑白皮15g，地骨皮15g，大贝10g，当归15g，大黄10g（后下），炒酸枣仁30g，益智仁10g，鸡内金10g，炒杜仲10g，川续断10g，川牛膝10g。7剂，水煎服，日1剂。

按：癌症之治，审患者体质不虚，以"涤浊"为立法之基，同时随病位之不同，而随症遣方；在上则要考虑肺为清虚之腑，用药宜轻灵，以恢复肺之宣肃为目的，而兼以他法，如祛肺中伏热、养肺中之阴等，灵活选药；在中则以恢复中焦转运之枢为目的；在下焦则要因势利导逐邪外出。涤浊之法应配伍淡渗分利之品，本案患者为肺腺癌，虽然年高，但正气尚足，故以"千金苇茎汤"加味涤肺中之浊，同时患者有涎多之症，故合二陈以燥湿化痰，白豆蔻、藿香以醒脾化湿为治，配合通下之药，以治疗大便秘结。先后六诊皆是此法，七诊时患者主诉为纳少、不欲食、头晕等症，此与《伤寒论》之"默默不欲饮食"同属少阳枢机不利之象，故立法以"小柴胡汤"转枢机。概言之，"涤浊"为治疗癌症之常法，但亦要辨证诊治，知常达变，不可胶着鼓瑟！

案 7　林某，女，61 岁，以"干咳 2 个月余"为主诉于 2013 年 7 月 12 日初诊。症见：干咳，遇凉气即觉咽不顺畅，口干渴，夜间饮水多。胸闷不适，右侧乳针扎样痛。纳眠可，大便正常。既往：2008 年行左乳癌全切术；2013 年 5 月因右肺癌切除一叶肺，术后血压（170~180）/90mmHg，化疗期间反应不大，大便干。现已停止化疗，欲服中药调理。舌淡，苔白腻，脉细。

处方：北沙参 30g，麦冬 10g，天冬 10g，生山药 15g，冬瓜子 30g，生薏苡仁 30g，全瓜蒌 30g，蒲公英 15g，知母 10g，桑白皮 10g，地骨皮 10g，桔梗 10g，生甘草 10g，炒麦芽 10g。25 剂，水煎服，日 1 剂。

二诊（2013 年 8 月 19 日）：服上方 25 剂，效可，咳嗽、胸闷较前明显好转，现觉咽部不适，偶有咳嗽，痰不多，胸部不适，精神较前好，易乏力，多汗，左上肢肿。纳眠可，二便调。血压 135/95mmHg。舌质红，苔白略厚腻，脉细。

处方：芦根 30g，冬瓜子 30g，生薏苡仁 30g，通草 6g，桑叶 15g，竹茹 15g，丝瓜络 15g，桔梗 10g，白花蛇舌草 30g，蒲公英 15g，大贝 10g，生甘草 6g。25 剂，水煎服，日 1 剂。

三诊（2014 年 3 月 17 日）：服上方半年后停药，觉效可。现活动后易气喘，胸闷，阴天或风大时亦出现胸闷气喘，右侧乳房时有针扎样疼痛，亦在阴天时较为明显，夜间口干，饮水多。纳眠可，二便调。

处方：芦根 30g，冬瓜子 30g，生薏苡仁 30g，桑叶 10g，竹茹 10g，丝瓜络 10g，全瓜蒌 15g，北沙参 15g，天冬 10g，大贝 6g，白花蛇舌草 15g，生甘草 6g，夏枯草 30g。25 剂，水煎服，日 1 剂。

按：患者为肺癌患者，治疗思路虽与普通内伤咳嗽相似，但仍有特殊对待之处。肺部肿瘤引发的咳嗽，中医辨证为浊邪阻肺，肺失宣降，治疗当根据《内经·汤液醪醴论》"去菀陈莝……疏涤五脏"，故以苇茎汤中的生薏苡仁、冬瓜子，清热散结消肿化痰的瓜蒌、蒲公英来荡涤肺中浊邪。同时患者有阴虚的情况，加北沙参、天冬、麦冬、山药补益气阴，知母、桑白皮、地骨皮清泄肺中虚火。以桔梗汤兼顾咽喉不利的症状，以炒麦芽升发肝经气机，兼顾患者乳腺部位的故疾。二诊服药 25 剂，患者精神状态好转，咳嗽等症状明显改善，在涤浊大法不变的基础上随症加减部分药物巩固疗效，之后续服半年，防止病情出现反复。

案 8　郭某，男，58 岁，以"发现肺癌 9 个月余"为主诉于 2013 年 9 月 13 日初诊。症见：右侧胸肌部及右侧肩膀疼痛不适（此区域行放疗治疗 23 次），疼痛部位固定，以皮肤疼痛为主，伴内部时有隐痛，纳可，眠安，二便调。口中乏味，时咳少量白痰，无胸闷及气喘，时身燥热，夜眠盗汗，仅胸部汗出。舌淡红嫩，苔白腻略厚，脉细。2013 年 1 月发现肺癌，行介入放疗、化疗，本病未服过中药治疗。

处方：芦根 30g，冬瓜子 30g，生薏苡仁 30g，桃仁 10g，桔梗 10g，茯苓 30g，生黄芪 30g，郁金 12g，桑叶 30g，竹茹 15g，丝瓜络 15g，陈皮 10g，生甘草 10g。25 剂，水煎服，日 1 剂。

二诊（2014 年 1 月 15 日）：服上药 35 剂，效可，胸水消失，后因肺部感染后炎症未能消退而来就诊。现症见：仍有肺部感染，偶有咳嗽，变动体位时明显，吐灰色样痰、不黏，食欲差，自觉体质不如从前，易乏力；二便可；纳可，眠差，病灶处疼痛靠止痛药维持（双氯酚胺缓释片）。舌淡嫩红，苔剥，脉沉乏力。

处方：芦根 30g，冬瓜子 30g，生薏苡仁 30g，桔梗 15g，白前 12g，大贝 10g，黄芩 10g，茯苓 10g，清半夏 10g，鱼腥草 30g，生黄芪 30g，蜈蚣 1g，炒麦芽 15g，生甘草 6g。10 剂，水煎服，日 1 剂。

按：此系痰浊阻肺之证。宗《素问·汤液醪醴论》"去菀陈莝，微动四极，开鬼门，洁净府……疏涤五脏"之旨，以涤浊汤加味，患者服上药 35 剂，胸水消失。涤浊汤乃笔者经验方，用于痰、湿、热阻肺、咳嗽或咳喘、胸闷、痰多色黄或黏稠、胶结难出，舌苔厚腻等。肺癌具有此症状者，可加减用之。

案 9　朱某，男，66 岁，以"发现肺部小细胞癌 1 个月（未转移）"为主诉于 2014 年 3 月 17 日初诊。症见：左侧胸腔积液，偶有咳嗽，声音嘶哑，左胸偶有不适。纳可，眠少，二便调，余无不适，精神佳。舌淡红，苔薄黄，有裂纹，脉细。患者 2014 年 2 月 20 日于南阳医学高等专科学校第一附属医院查出左肺小细胞癌，现已化疗 5 天。

处方：芦根 30g，冬瓜子 30g，生薏苡仁 30g，桔梗 15g，大贝 10g，鱼腥草 30g，黄芩 10g，茯苓 30g，蜈蚣粉 1g（吞服），北沙参 15g，蚤休 10g，生甘草 6g。25 剂，水煎服，日 1 剂。

二诊（2014 年 4 月 28 日）：服上方 30 剂，咳嗽胸闷消失，喑哑消失，期间配合化疗，自觉效可，肺 CT 示：炎症大为减轻，胸腔积液消失。现症见：化疗期间易出汗，纳差，厌油腻，时有恶心；大便干燥，每日 1~2 次；眠一般，面色青黄，末次化疗结束已 7 天。舌淡红有裂纹，舌下络瘀，脉沉滞，略数。

处方：芦根 30g，冬瓜子 30g，生薏苡仁 30g，桃仁 10g，桔梗 15g，大贝 10g，黄芩 10g，蚤休 10g，桑白皮 10g，地骨皮 10g，猪苓 15g，蜈蚣粉 1g（吞服），北沙参 20g，生黄芪 30g，生甘草 10g。25 剂，水煎服，日 1 剂。

按：此属痰浊阻肺所致。故投以涤浊汤 30 剂，胸腔积液消失。余跟踪观察，涤浊法用于治疗肺癌、胸水，临床效果较佳。

食管癌

案 1 马某，男，44 岁，以"发现食管癌晚期 4 个月"为代主诉于 2013 年 1 月初诊。症见：每日下午发热 38℃左右，未服退热药，体温至夜间自可恢复，后背疼，咽痒咳嗽，咯白色分泌物，质稀。口腔异味重，易饥，腹胀，咽食物有堵塞感，大便成形，1~2 日 1 次，小便可。舌质红（家属提供照片显示），中后部苔黄厚腻。2012 年 12 月 24 日 PET-CT 示：①食管、胸中下段管壁不均匀增厚，代谢增高，符合恶性病变（食管）表现；②贲门及胃体小弯侧胃壁不均匀增厚，代谢增高，符合急性病变（贲门—胃体）表现；③颈部、纵隔、腹腔肝胃间及腹膜后多发软组织结节影，代谢增高，考虑多发淋巴结转移；④考虑肝、胃转移；⑤前列腺多发钙化灶；⑥双侧上颌窦囊肿。中医诊断为噎膈、发热，为邪伏膜原证，治以开达膜原为主，处以达原饮加减。

处方：草果 6g，知母 10g，槟榔 10g，白茅根 30g，黄芩 10g，生白芍 15g，银柴胡 10g，厚朴 10g，清半夏 10g，党参 10g，白薇 10g，金银花 30g，生甘草 6g，滑石 30g（包煎）。15 剂，水煎服，日 1 剂。

患者不知详情，西医拒绝放疗、化疗。

二诊：服上药 15 剂，效佳，烧已退。现症见：咽痒不干，咳嗽，咳白稀痰易吐，咽部有堵塞感，夜间睡时会突然出现咽痒咳嗽，咳出痰后则可再睡；纳少，稍食即饱，易饥但因咽堵不能食，眠安，大便 2 日 1 次，偏干，小便可。舌质淡红，苔黄厚腻，脉偏弱。

处方：藿香 10g（后下），厚朴 10g，清半夏 10g，茯苓 10g，郁金 12g，冬瓜子 30g，生薏苡仁 30g，大黄 6g（后下），炒神曲 10g，蚤休 6g，射干 10g，桔梗 10g，浙贝母 10g，猪苓 10g，生甘草 6g。10 剂，水煎服，日 1 剂。

三诊：服上药 30 剂，检查食管瘘，已 10 日不能进食，靠输营养维持。2 月 15 日食管内放入 2 个支架，疼痛，靠服止痛药。现能进食，但大便干，依靠开塞露及番泻叶，大便 2～3 日 1 次，不渴。舌淡红，苔薄白，有裂纹，脉较弱。

处方：炒麻子仁 30g，杏仁 10g，生白芍 15g，厚朴 10g，炒枳实 10g，大黄（后下）10g，冬瓜子 30g，生薏苡仁 30g，党参 12g，郁金 10g，全瓜蒌 30g。30 剂，水煎服，日 1 剂。

四诊：服上药 30 剂，大便仍干，续服泻药，3～5 日 1 次。现症见：前胸后背部位疼痛，进食时痛甚，服曲马多缓释片后疼稍减，但出现幻听、幻视，极度虚弱，面色萎黄，近几天喜凉饮，口渴。舌质淡暗，苔白，脉沉弱。

处方：党参 30g，制附子（先煎）15g，生黄芪 30g，当归 15g，炒火麻仁 30g，知母 15g。10 剂，水煎服，日 1 剂。

按：各系统肿瘤临床表现多端，中医诊治，仍需四诊合参，不囿于西医诊断和临床指标，该患者首诊低热，腹胀，进食不顺，咯吐浊涎，舌黄，苔厚腻，为湿热内阻，三焦升降失司之象，故选用达原饮加味，以祛湿化痰与清透虚热并用。达原饮原名达原散，为明·吴又可所创，载在《温疫论》中，由槟榔、厚朴、草果、知母、芍药、黄芩、甘草 7 味药组成。临床以之治湿热中阻，三焦不畅，以致寒热起伏，连日不退，胸脘痞满，呕恶，甚则便溏等证颇验。该方原为治温病"邪伏膜原"所设，本案为癌肿发热，虽病名不同，但却有相同病机，此亦即"异病同治"之义。

二诊时发热已退，饥而进食不顺，稍食而复饱胀，仍有痰涎，咽痒咳嗽，苔仍黄厚腻，大便干，前从湿热论治，方已奏效，故复诊用藿朴夏苓汤加减以宣通气机，燥湿利水，兼以涤浊。癌症治疗不一定都有良效，只要方证对应，能减轻患者痛苦，延长生存时间，也是医者能力的体现。

案 2　张某，男，65 岁，以"胸部憋闷近半年"为主诉于 2014 年 10 月初诊。症见：饭后胸部憋闷，气短，活动后好转，食欲可，但不能多食，口渴；眠较差；大便干稀不调，量多，稍食不慎即腹泻，小便可。舌质淡暗，苔薄黄，脉细。食管癌切除后半年。中医诊断为噎膈，为气阴两虚证，治以补气养阴为主，以乌梅甘桔汤加减。

处方：党参 10g，北沙参 15g，生山药 30g，石斛 15g，炒谷芽 15g，乌梅 6g，桔梗 10g，生甘草 6g。20 剂，水煎服，日 1 剂。

二诊：服上药 20 剂，效可，胃口佳，有饥饿感。现症见：饭后仍胸部憋闷、短气，活动后好转；纳可，饮水可；大便可，饮食不慎即腹泻，小便可。舌质淡红，脉细。

处方：北沙参 15g，麦冬 15g，白扁豆 10g，桑叶 6g，生山药 15g，生黄芪 15g，炒麦芽 12g，炒谷芽 12g，苏梗 10g，桔梗 10g，浙贝母 6g，清半夏 10g，生甘草 6g，粳米一撮为引。20 剂，水煎服，日 1 剂。

按：噎膈一症，或因情志过极、纵情嗜欲，或恣意酒食、饮食不节而致阳气内结，阴血内枯而成，疗时当以调脾胃、滋枯燥为主。此患者虽有形病理产物切除，但体质并未得到改善，故不适症状依然存在，治当以调理患者体质为要。食后胸部憋闷，欲食但不能多食，口渴，苔薄黄，脉细为肺胃阴虚，脾胃受纳运化失常。土虚木乘之，则大便干稀不调，量多，治疗遵叶氏养胃阴之法，以甘凉濡润之药以养胃阴。脾胃同属中焦，脾升则胃降，于养胃阴药中，加入健脾消食之品，既能健脾运化，又能防诸药过于滋腻。方用乌梅甘桔汤加减，乌梅甘桔汤乃桔梗汤与乌梅甘草汤化裁而成，乌梅味酸、涩，性平，归肝、脾、肺、大肠经，具有敛肺、涩肠、生津、安蛔作用，清代刘鸿恩详发乌梅功用，识梅用梅，通过长期的临床实践，发现了乌梅有敛肝的奇特功效，且自号为知梅学究，认为"惟独梅汤能舒胃气于独绝"。他治胃气痛，用乌梅甘草汤"往往一服即愈"。二诊服上药诸证减轻，继以养胃阴，以沙参麦冬汤合麦门冬汤加减。麦门冬汤见于《金匮要略》中"大逆上气，咽喉不利，止逆下气，麦门冬汤主之"。主要用于治疗肺胃阴虚的虚热肺痿，病异而证同，故于此合沙参麦冬汤加减，共奏清养肺胃、补土生金之功。

案 3　梁某，男，51 岁，以"恶心、呕吐 1 月余"为主诉于 2014 年 10 月初诊。症见：恶心，呕吐黏痰，浑身乏力，食刺激性食物食管部疼，知饥能食，腹不胀，眠较差，大便不干，量少，小便可。舌苔略厚而微黄，舌质略暗。2 个月前因呕血入某医院住院治疗，确诊为食管癌（未手术），病理：（食管）中分化鳞状细胞癌。入院治疗后，呕血消失，并放疗 32 次，热疗 6 次，放疗后出现上症。有慢性乙型病毒性肝炎 10 余年，肝功能正常，有癫痫史、饮酒史、每日半斤多（长期），抽烟史日 1 包。中医诊断为呕吐，为气阴两虚兼邪盛证，治以补气养阴，祛邪散瘀为主，以麦门冬汤加减。

处方：清半夏 10g，麦冬 30g，北沙参 30g，石斛 30g，桔梗 15g，青果 10g，金果榄 15g，山豆根 10g，白花蛇舌草 20g，生甘草 10g，壁虎 6g，三七粉 3g（吞服），蜈蚣粉 1g（吞服），雄黄 0.2g（吞服，分 2 次服）。20 剂，水煎服，日 1 剂。

二诊：服上药 20 剂，每到第 5 剂服完后，即呕吐，腹泻，日 1~2 次，饭量减，不渴，余无不适，大便黏滞。现症见：浑身无力，言语不清 10 余天，手脚心出汗多。2014 年 11 月 3 日血象基本正常，肝肾功基本正常（γ-谷氨酰酶 72↑（7~50u/L）。肝：肝实质弥漫性损伤，肝囊肿，肝内钙化灶，右肾小结石。脑/胸 CT：脑实质内未见异常。食管癌治疗后改变，对比原 CT，双侧冠脉钙化。舌淡暗，苔黄厚腻，脉沉滞。

处方：党参 10g，代赭石 15g，天冬 10g，清半夏 10g，郁金 10g，肉苁蓉 15g，当归 10g，砂仁 3g（后下），大贝 10g，茯苓 10g，冬瓜子 30g，生薏苡仁 30g，蜈蚣粉 1g（吞服），壁虎 6g，三七粉 2g（吞服），生甘草 6g。40 剂，水煎服，日 1 剂。

三诊：服上方至今，效可。精神，面色较前好转，已能自行走路，1 个月前吃饭噎塞，半个月前出现暗哑，检查发现咽部有肿块（5cm 左右），纳欠佳，不知饥，眠差，胸前疼痛，闷紧，可疼醒，大便可，小便频急。舌质暗，苔黄白厚腻。

处方：党参 15g，代赭石 20g，天冬 12g，当归 10g，清半夏 12g，郁金 10g，大云 15g，蚤休 10g，蜈蚣粉 1g（吞服），壁虎 6g，三七粉 3g（吞服），冬瓜子 30g，生薏苡仁 30g，石斛 15g，诃子 10g，桔梗 10g，生甘草 6g。40 剂，水煎服，日 1 剂。

按：胃气以降为顺，本案患者之恶心实为胃气上逆之象，患者接受放疗之后，正气大虚之象尽显；呕吐黏痰，其痰浊内盛可知；酒乃熟谷之液，其气悍以清，过饮则伤人阴液；舌质暗，知其内有瘀血。治宜养阴清热化痰，佐以活血通络。方以麦门冬汤加减。复诊患者反映药后呕吐、腹泻、纳减，知首诊处方欠妥，思之症重当以保胃气为先，更方以张锡纯之参赭培气汤加减，补中温阳，降逆涤浊，兼以活血通络，方药对症，故而复诊见效，三诊随症加减。

肝癌

案 1　王某，男，73 岁，以"确诊原发性肝癌 1 年余，末次介入术后 2 个月"为主诉于 2013 年 4 月初诊。症见：右胸部疼痛，吸气时疼，呼气时不疼，无胸闷，不咳，有少量黑痰，右肋下热疼。见油腻恶心，乏力，无食欲，易干呕，有时吐酸水，口不干但苦，眠安，大便不成形，日 1 行，小便可。舌质红，苔黄厚腻，脉弦大。2012 年 2 月在某医院确诊为原发性肝癌，并行介入术 5 次，末次为 2013 年 2 月。CT（2013 年 2 月 22 日）：①HCC 介入后改变，肝内多发结节及肿块，部分较前缩小，部分增大，部分变化不大，肝 S2 新见动脉期强化结节，门静脉左支栓子形成；②双侧肾上脉结节较前略大；③两肺炎性病变；④左肺尖钙化灶及双肺多发肺大泡；⑤纵隔多枚小淋巴结；⑥双肾囊肿；⑦胸骨左侧第 11 后肋及 T_{10} 椎体转移较前进展。中医诊断为肝癌，为浊阻少阳证，治以和解少阳为主，以小柴胡汤加减。

处方：柴胡 10g，黄芩 10g，清半夏 10g，党参 10g，川楝子 10g，醋延胡索 10g，冬瓜子 30g，生薏苡仁 30g，猪苓 30g，大贝 10g，生黄芪 30g，知母 15g，生甘草 6g，生姜 3 片，大枣 3 枚（切开）为引。10 剂，水煎服，日 1 剂。

二诊：服上方 10 剂后，觉整体状况较前好转，胸痛好转，纳食好转，后因手术，觉疲乏无力，气短时有耳膜鼓，纳眠可，二便可。舌质暗红，苔黄，有裂纹，脉大数，舌下脉络迂粗。

处方：芦根 30g，冬瓜子 30g，生薏苡仁 30g，猪苓 30g，土鳖虫 10g，牡丹皮 10g，赤芍 15g，党参 15g，生地黄 20g，白花蛇舌草 20g，生麦芽 15g，生甘草 10g，桔梗 10g，大贝 10g。15 剂，水煎服，日 1 剂。

按：本案患者胸痛，胁下发热，恶心，干呕吐酸，口苦，舌红，苔黄，脉弦，为典型少阳病的表现，用小柴胡汤加味，小柴胡汤证"但见一证便是"，此患者出现多项柴胡指征。此方调节少阳枢机，和解肝脾，服药后上焦得通，津液得下，胃气因和，胸部气机运转开来，则胸痛减轻，纳食增加。川楝子清肝热，醋延胡索止痛，大贝软坚散结。患者恶心吐酸，苔腻，说明体内亦有湿浊之邪，冬瓜子、薏苡仁涤除湿邪。黄芪配知母治疗虚热，黄芪、知母相配为张锡纯用药经验，曾论："凡遇阴虚有热之证，其稍有根柢可挽回者，于方中重用黄芪、知母，莫不随手奏效。黄芪温升补气，乃将雨时上升之阳气也；知母寒润滋阴，乃将雨时四合之阴气也，二药并用，大具阳升阴应，云行雨施之妙，膏泽优渥，烦热自退，此不治之治也。"二诊时少阳病证已消，直接用涤浊汤加味，随证治之。

案 2　徐某，男，58 岁，以"右胁部不适半年余"为主诉于 2012 年 5 月初诊。症见：2011 年 9 月肝癌右叶部手术，术后针药治疗，肝内植入一泵，纳眠可，大便易干，小便正常。舌胖，稍红，中有裂纹，苔水滑，脉沉滞。既往有乙肝小三阳。中医诊断为肝癌，为瘀毒内阻证，治以涤浊散结为主，以涤浊汤加减。

处方：芦根 30g，冬瓜子 30g，生薏苡仁 30g，猪苓 20g，金银花 10g，白花蛇舌草 30g，蚤休 10g，浙贝母 10g，牡丹皮 15g，生麦芽 15g，桃仁 10g，生甘草 6g。15 剂，水煎服，日 1 剂。

二诊：服上药 15 剂，已不便秘，大便成形，日 1 次，自觉全身无明显不适，泵周胀痛，纳、眠可，小便可，口腔异味。舌红，苔黄，脉沉弦。

处方：芦根 30g，冬瓜子 30g，生薏苡仁 30g，猪苓 20g，金银花 10g，连翘 15g，生地黄 30g，浙贝母 10g，牡丹皮 10g，生麦芽 15g，生甘草 6g。15 剂，水煎服，日 1 剂。

三诊：服上药无不适。现症见：纳食可，大便稍干。舌红，苔薄黄，脉沉弦。2012 年 7 月 7 日检查 AFP 测定：19.70ng/mL，白细胞：$3.59×10^9$/L，乙肝病毒定量正常，肝内多发异常信号增强呈"快进快出"，考虑肝癌；胆囊结石，肝硬化，腹腔少量积液，脾大。

处方：芦根 30g，冬瓜子 30g，生薏苡仁 30g，猪苓 30g，玄参 30g，浙贝母 10g，生牡蛎 30g（先煎），菝葜 15g，蚤休 10g，生麦芽 15g，生甘草 6g，郁金 10g，桃仁 10g，大黄 4g（后下）。15 剂，水煎服，日 1 剂。

四诊：服上药效可，现大便正常，余无特殊不适，纳、眠可，小便可。舌质淡红，苔薄黄腻，脉弦细。

处方：芦根 30g，冬瓜子 30g，生薏苡仁 30g，猪苓 30g，玄参 15g，浙贝母 10g，生牡蛎 30g（先煎），菝葜 15g，蚤休 10g，生麦芽 15g，生甘草 6g，桃仁 10g，大黄 3g（后下），醋延胡索 15g，北沙参 15g，生白芍 10g。20 剂，水煎服，日 1 剂。

五诊：服上药 1 个月余，现无明显不适，大便正常，舌质红，苔薄，脉细略数。

处方：柴胡 10g，黄芩 10g，清半夏 10g，炒枳实 10g，生白芍 15g，大黄 3g（后下），冬瓜子 30g，桔梗 10g，生薏苡仁 30g，郁金 15g，醋延胡索 10g，猪苓 30g，金银花 10g，生甘草 6g。25 剂，水煎服，日 1 剂。

六诊：服上药 20 剂，无明显不适，近几日，偶有头部不适，测血压收缩压可达 140/150mmHg，晨起觉咽干，余无明显不适，纳、眠可，二便调。舌体胖大、色淡红，苔薄黄，脉沉弦。

处方：生地黄 10g，生白芍 15g，赤芍 10g，牡丹皮 10g，金银花 10g，当归 10g，玄参 15g，冬瓜子 30g，生薏苡仁 30g，猪苓 15g，菊花 10g（后下），夏枯草 15g，郁金 10g，生麦芽 15g，生甘草 6g。25 剂，水煎服，日 1 剂。

按：本患者就诊时症状虽少，看似"无症可辨"，然舌象、脉象异常，舌胖、苔水滑，提示体内湿邪较甚，舌面有裂纹，湿浊为患，津液代谢失常，用涤浊汤加味，服 2 个月后，湿浊渐去，改用大柴胡汤加味，调畅气机，胁部为少阳所主。治病有先后次序，病理产物明显时，先去病理产物，后畅气机，可事半功倍。六诊养阴清热活血利湿善后。

临证时当辨有症状之证与无症状之证，注意其隐，在临床实践中，根据患者的体质、既往病史，以及对疾病治疗经验的积累，借鉴现代医学的各种检查手段，参照现代中医药研究成果等，寻找蛛丝马迹，变"无症可辨"为"有症可辨"；同时强调"无症可辨"的辨证论治，必须突出中医特色，若单纯依靠西医的理化检查来选方用药，非但难以奏效，有时还会导致误治。

胆囊癌术后

杜某，男，72 岁，以"胆囊切除术后半年"为主诉于 2014 年 11 月初诊。症见：患者因胆囊结石切除胆囊，后因胆管不通，行支架术，后检查诊断为胆囊癌，术后已化疗 4 次，胆管不通，支架不能放，用引流袋引流胆汁。胁部不痛，周身色黄，乏力，精神差，纳差，不能食，无食欲，纳后不消化，口苦、口干，不欲饮水，眠可，近 7 天未行大便，小便量少色黄。舌质红，苔白腐，脉沉细而滞。既往有胆囊炎 20 余年。中医诊断为胁痛，属腑实证，治以通腑泄浊为主，处以大柴胡汤合茵陈蒿汤合大黄芒硝汤加减。

处方：柴胡 10g，黄芩 10g，炒枳实 12g，生白芍 10g，茵陈蒿 30g，大黄 15g（后下），栀子 10g，冬瓜子 30g，生薏苡仁 30g，滑石 30g（包煎），天花粉 10g，清半夏 10g，芒硝 10g（后下）。10 剂，水煎服，日 1 剂。

二诊：服上方 25 剂，效佳，诸症均有减轻。现症见：大便日 1 次，不成形，稍食肥厚油腻，便溏会加重，自觉从手术后身体各项素质均有下降，夏季出汗多以颈部以上汗出，他处较少；眠可，小便可。舌质淡暗，有齿痕，苔薄黄，脉沉数无力。

处方：党参 12g，炒白术 10g，茯苓 10g，生山药 30g，枸杞子 10g，山萸肉 10g，炙甘草 6g，炒神曲 6g，生姜 3 片，大枣 4 枚（切开）为引。10 剂，水煎服，日 1 剂。

按：本例患者胆囊癌化疗后，舌红、苔白腐，胆道堵塞，纳差乏力，脉沉细而滞，实乃正虚邪盛之象，且大便已 7 日未行，所谓急则治其标，故方选大柴胡汤、茵陈蒿汤、大黄芒硝汤加减，通腑泄浊，以达推陈致新之效，用后诸症减轻，二诊中，患者邪气减退，以正虚为主，兼之患者年事已高，当补益脾肾，顾护中焦为主，方选四君子汤，加山药、枸杞子，山萸肉补益肾气，取以先天补后天，兼顾其本之意。纵观此患者因胆囊结石切除胆囊，影响到肝木疏泄，木不疏土，导致脾胃运化不及，而见食欲减退，纳差，消化差；脾胃运化失司，水湿内郁，则口干不欲饮水；肝气郁而化热，则见口干、口苦，亦为气机郁滞之象；饮食摄入不足，易见便干，尿少色黄，又见纳差，乏力，精神不振，看似阳气不足，实为肝气郁滞，疏泄失职，影响脾胃运化所致。此实中夹虚，以实为主，宜先调达肝气，去其湿热，再理其虚，不可因见虚象，而误投补剂，否则治疗失序，必致气机更加壅滞，湿热胶着不去，病情缠绵难愈。治宜疏肝泻热，化湿导滞，药后气机得畅，纳食增加，大便日 1 次，诸症减轻。

胰腺癌术后

韩某，男，87 岁，以"胰腺癌术后 1 个月余"为主诉于 2012 年 9 月初诊。1 个月前发现胰腺占位，手术治疗。症见：纳少，不知饥，不消化，稍多食则不适，阵发性胃中嘈杂不适，现注射胰岛素，血糖控制在 8.0mmol/L 左右，眠可，口中干；饮水不多，大便 1 日 1 次，偶干，小便频。舌红，苔根部黄厚腻，脉沉弦。彩超：胰腺体尾部实性回声团块（考虑胰腺癌）、肝右叶囊肿；血检：CA19-9：71 000ku/L↑（0.01~37ku/L），CA72-4：25.09u/mL↑（0~6.9U/mL）。中医诊断为积聚，为腑实证，治以通腑泻浊为主，以大柴胡汤加减。

处方：柴胡 10g，生白芍 10g，炒枳实 12g，黄芩 10g，清半夏 12g，大黄 3g（后下），冬瓜子 30g，生薏苡仁 30g，蚤休 10g，党参 12g，生牡蛎 30g（先煎），生姜 3 片，大枣 3 枚（切）为引。15 剂，水煎服，日 1 剂。

二诊：服上方 15 剂，无不适。现症见：胃脘处不适，近日恶心，不吐，不痛。

处方：柴胡 10g，清半夏 10g，党参 12g，黄芩 10g，郁金 15g，醋延胡索 15g，冬瓜子 30g，生薏苡仁 30g，川楝子 10g，菝葜 30g，陈皮 10g，蜈蚣 1g，炒麦芽 10g，炒谷芽 10g，生甘草 6g，生姜 3 片，大枣 3 枚（切开）为引。10 剂，水煎服，日 1 剂。

三诊：服上方 20 剂，上腹部有不适感，已不恶心，纳一般，眠较差，大便不干，排便费力，小便频。近期发现前列腺占位（疑为由前列腺转移至胰腺），血糖偏高。舌质暗红，苔薄白腻，脉沉弱。

处方：全瓜蒌 30g，清半夏 10g，郁金 10g，杏仁 10g，猪苓 15g，冬瓜子 30g，生薏苡仁 30g，大黄 6g（后下），炒枳实 10g，党参 12g，鸡内金 10g，五味子 10g。15 剂，水煎服，日 1 剂。

四诊：服上方 15 剂，发现肺及肾上腺转移。现症见：纳差，无食欲，恶心，欲食酸甜，上腹部痛，腰及左臂带状疱疹 20 余日，痛甚，化脓流水色红，眠差（因痛）；大便干结甚，2~3 日 1 次，每次需用开塞露；小便频，口中异味重，饮水不多。舌质红暗，苔白略厚，舌上有一溃疡，脉沉弦数。

处方：金银花 10g，玄参 30g，当归 10g，野菊花 30g，蒲公英 30g，赤芍 30g，大黄 3g（后下），紫花地丁 30g，天葵子 30g，生甘草 6g。15 剂，水煎服，日 1 剂。

按：癌症不论从中医上，还是现代医学上讲，均是恶候，而胰腺癌更是其中险恶之候，兼之患者已 87 岁高龄，正气已虚，手术之后更伤其正，初诊时见纳呆，不知饥，嘈杂，便干，舌红，苔黄厚腻，脉沉弦，一派正虚邪盛，中焦欲败之象，故急以大柴胡汤加味，去其实邪，以达留人之效。二诊，患者下焦得通，诸症好转，遂改用小柴胡汤加味，续调肝脾，固护中焦，兼去邪实，续留人治病之念。三诊中患者症状续减，可惜又发异状，及至四诊中诸多证候，皆因病已膏肓，纵思虑再三亦无力回天之势。

直肠癌

李某，女，29 岁，以"直肠癌术后 10 个月"为主诉于 2011 年 7 月 27 日初诊。症见：身体虚弱，乏力，已服 6 个疗程化疗药，各项指标正常；大便日 6~8 次，不成形，纳眠可，小便正常。白细胞低（2.34×10^9/L），未服过中药。舌红，苔白厚腻，边有齿痕，舌尖芒刺，脉沉乏力。患者去年 9 月在北京某医院行直肠癌根治手术，今年 1 月在北京某医院放疗 25 次。

处方：党参 20g，炒白术 10g，炒山药 30g，炒薏苡仁 30g，炒白扁豆 10g，煨肉豆蔻 10g，煨诃子 10g，炮干姜 10g，升麻 6g，葛根 10g，柴胡 6g，炙甘草 6g，五味子 10g，大枣 3 枚为引。10 剂，水煎服，日 1 剂。

二诊（2011 年 9 月 2 日）：服上方 30 余剂，乏力改善，大便仍不成形，日 3 次，每次量不多。纳眠可，小便可。舌淡红，舌体偏大，边有齿痕，苔薄白，脉细。

处方：党参 15g，炒山药 30g，炒白扁豆 10g，车前子 15g，煨诃子 10g，煨肉豆蔻 10g，炮干姜 10g，赤石脂 30g，小麦 30g，炙甘草 6g，大枣 3 枚为引。15 剂，水煎服，日 1 剂。

三诊（2011 年 10 月 24 日）：服上方 15 剂，效可。大便日 3 次，不成形，服药期间口渴。10 月 22 日在北京行结肠内小息肉手术，术后大便急，眠差，入睡困难，纳可，小便正常。胸痛，寒热往来。脉偏数。

处方：党参 10g，炒白术 10g，炒山药 30g，炒白扁豆 10g，炒薏苡仁 30g，五味子 10g，石榴皮 30g（炒黄），炒麦芽 10g，炒谷芽 10g，炙甘草 6g，大枣 3 枚为引。15 剂，水煎服，日 1 剂。

四诊（2012 年 12 月 28 日）：停药后大便干加重。现症见：大便干，日 1~2 次；偶有胸骨后无意间跳动，口腔溃疡愈，入睡难，月经仍未至，小便可。舌质淡，略暗红，边有齿痕，苔薄黄，脉细。11 月 20 日在北京复查：指标正常。

处方：生地黄 10g，当归 10g，生白芍 15g，川芎 6g，桃仁 10g，红花 6g，大黄 6g（后下），槐花 30g，金银花 10g，熟地黄 10g。30 剂，水煎服，日 1 剂。

五诊（2013 年 4 月 12 日）：服上方 40 剂，大便已不干。3 月 14 日北京某医院复查无异常。现症见：感冒已 2 周，不发热，咽干，口渴，饮水不解，咽中有异物感，胸闷，乏力，右少腹隐痛，妇科检查无异常，月经仍未至。上半夜手足心热。舌红，苔薄黄，舌下络脉瘀紫，脉细。

处方：生地黄 10g，山萸肉 10g，生山药 15g，泽泻 10g，茯苓 10g，牡丹皮 10g，当归 10g，生白芍 15g，麦冬 15g，清半夏 10g，地骨皮 10g，北沙参 15g，金银花 10g，粳米一撮为引。25 剂，水煎服，日 1 剂。

六诊（2014 年 4 月 30 日）：3 月 28 日在北京某医院复查：白细胞偏低，原病灶正常。现月经仍未至，大便时间无规律，无腹痛，余无不适，纳眠可，凌晨 3~5 点醒 1 次，小便可。舌淡红，苔薄黄，脉沉滞。

处方：党参 10g，炒白术 10g，茯苓 10g，生山药 30g，巴戟天 10g，熟地黄炭 10g，阿胶 6g（烊化），生黄芪 30g，枸杞子 10g，制香附 3g。20 剂，水煎服，日 1 剂。

按：患者治疗期间放疗 25 次，化疗 6 个疗程，身体十分虚弱。现大便 1 日 8 次左右不成形；舌红，苔白厚腻有齿痕，脉沉乏力等全身症状可诊为脾肾阳气虚弱。患者正气内夺，元气虚衰，治疗当以扶正固本为大法。组方取补中益气汤之义培补元气，酌加煨诃子、五味子等收涩固脱，炮姜以暖中温阳，炒白扁豆，炒薏苡仁以健脾祛湿止泻。二诊患者服药 30 余剂，觉身上较前有力，腹泻减轻'三诊仍以前方扶正固本'四诊时大便偏干，用血府逐瘀汤治之。五诊养阴以六味地黄汤为主。续以首方加减变化，长期服用至今，末次就诊时为 2014 年 4 月底，患者复查病灶无异常，体力已如常人。

结肠癌术后

李某，男，51 岁，以"横结肠癌术后 7 月余"为主诉于 2012 年 11 月初诊。症见：乏力，鼻干疼，有血丝，腰胯疼，纳眠可，小便可。大便开始成形后偏稀。服替吉奥后，身上色素沉着明显。舌紫暗，舌下脉络不瘀粗，苔薄白，脉沉滞。上腹正中有一囊性物如拳头大，按之软。手术后一直发烧，后检查手术部位遗白线头，切开小口取出线头，两极并有脓，经处理后逐渐起此肿物。2012 年 5 月 17 日行横结肠切除吻合术，已化疗 5 个疗程，有腰椎膨出史 10 年。2012 年 4 月 CT 示：横结肠中段占位，考虑结肠癌并周围淋巴结肿大。2012 年 10 月 CT 示：肝脏多发低密度影，考虑转移。骨扫描：考虑骨转移。中医诊断为浊阻证，治以涤浊为主。

处方：槐花 30g，黄芩 10g，陈皮 10g，猪苓 15g，冬瓜子 30g，生薏苡仁 30g，桃仁 10g，昆布 30g，海藻 30g，清半夏 10g，生黄芪 30g，生姜 3 片，大枣 3 枚（切开）为引。15 剂，水煎服，日 1 剂。

二诊：服上药后无不适。现症见：腰、双膝、肩关节痛。（10 月 22 日化疗停）化疗期间鼻干，出血丝，现仍有血丝，大便不成形。舌紫发黑，水滑，苔薄白，脉沉滞。

处方：冬瓜子 30g，生薏苡仁 30g，猪苓 30g，炒白芥子 10g，陈皮 10g，木香 10g，昆布 30g，海藻 30g，天花粉 10g，桑叶 10g，芦根 30g，延胡索 10g，北沙参 15g，枸杞子 10g。15 剂，水煎服，日 1 剂。

三诊：服上方效可，纳食，乏力好转，体重稍增。现症见：腰痛，晨起痛甚，活动稍好转，全身大关节疼痛，偶有双手胀，遇冷热胀甚；大便成形，1 日 1 次；纳可；夜尿频，夜间 4~5 次；眠可，口干、鼻干，饮水一般。舌质暗紫，苔黄厚偏干，脉沉数。

处方：冬瓜子 30g，生薏苡仁 30g，猪苓 15g，天花粉 10g，生黄芪 30g，炒白术 10g，木香 10g，狗脊 30g，川牛膝 10g，透骨草 30g，骨碎补 10g，生甘草 6g。15 剂，水煎服，日 1 剂。

四诊：服上方，疼痛减轻不明显。现症见：腰痛，全身大关节疼痛，双手手指关节痛，晨起明显，活动后稍好转；下午腹胀，大便不成形，日 1 次，夜尿频，纳眠可；每天流清涕，鼻干，已无血丝。舌质淡紫，苔薄微黄，脉沉滞。

处方：生黄芪 30g，当归 10g，制乳香 10g，制没药 10g，制川乌 10g（先煎），透骨草 30g，炒白芥子 10g，生甘草 6g。20 剂，水煎服，日 1 剂。

按：恶性肿瘤的治疗关键在于辨明正邪盛衰，肿瘤患者多数已经行手术治疗，大伤元气，使正气亏虚，同时邪盛日久，也会损伤人体正气，再加上患者有较大的心理压力，又给邪气以可乘之机，所以扶正要贯穿始终，扶正不忘祛邪；是以扶正为主，还是以祛邪为主，是恶性肿瘤治疗成败的关键。此例中患者结肠癌术后多发转移，积聚已深，实乃痰瘀互结重症，当以邪盛为主，其舌紫暗，身疼痛，为气滞血瘀之象；口鼻干燥，有血丝，当属虚热伤津；乏力便溏，当属患病日久，气血两虚。综合分析，此证乃痰瘀浊邪互结，气血津液已虚，虚实错杂，故治疗上以涤浊补气为主。方中冬瓜子、生薏苡仁、清半夏、昆布、海藻、桃仁（涤浊散结；槐花、黄芩、猪苓清热等）利湿；黄芪补气；复诊无不适，又因其鼻干口燥，为兼顾阴虚之证，故守祛痰散浊，滋补气阴之法。三诊效佳，食欲渐增，乏力好转，体重渐增，故守祛痰散浊，补虚止痛之法。四诊效可，仍有疼痛，故守补益气血，活血止痛之法。

肾恶性肿瘤

牛某，男，58 岁，以"左肾恶性肿瘤术后 6 年，发现转移 2 年"为主诉于 2012 年 12 月初诊。症见：腰酸，腰沉痛，乏力，纳一般，眠可，二便调。面色黯，精神差。舌质暗红，苔黄略厚，舌底络脉略粗，脉沉弱而滞。2006 年体检发现左肾恶性肿瘤，在某医院行左肾切除，之后干扰素治疗半年，2 年前发现转移至肝脏及腹膜后淋巴结，口服化疗药配合中药治疗，病情平稳，今年 3 月复查肝脏及腹膜后肿瘤有发展，引及腰痛，之后行介入、伽马刀治疗。中医诊断为积聚，为血气不足，下焦瘀阻证，治以补气养血，祛瘀化浊为主，处以四物汤合涤浊汤加减。

处方：生地黄 15g，当归 10g，生白芍 15g，川芎 6g，猪苓 30g，冬瓜子 30g，生薏苡仁 30g，桃仁 10g，狗脊 30g，生黄芪 30g，枸杞子 15g，生山药 30g，陈皮 10g，炙甘草 6g。15 剂，水煎服，日 1 剂。

二诊：服上方 30 余剂，效可，腰酸稍好，腰部发紧遇热则舒，近段时间复查各项指标未有明显异常（未见单），纳眠可，二便可。舌质红齿痕，苔薄白，脉沉细弱。

处方：清半夏 10g，陈皮 10g，茯苓 12g，炒神曲 10g，冬瓜子 30g，生薏苡仁 30g，猪苓 15g，炒杜仲 10g，川续断 10g，郁金 10g，延胡索 10g，生甘草 6g，炒山药 30g，党参 10g。10 剂，水煎服，日 1 剂。

按：本案现代医学诊断为肾部恶性肿瘤，然临证之时，不能拘泥于现代医学病名，而应从中医整体着眼，辨证论治。患者舌质暗红，络脉偏粗，脉象沉弱而滞，此乃气血亏虚兼血瘀之象，故首以四物汤养血活血，以黄芪补气，枸杞子、狗脊、山药等培补肾气；再者舌苔黄厚，此乃湿热之象，合涤浊汤，荡涤浊邪，佐以陈皮、甘草补中寓行，使诸药补而不腻。全方着眼整体，辨证求本，祛邪而不伤正，扶正而不滋腻。二诊时，诸症明显好转，各项指标未有明显异常，苔由黄腻转薄白，因其服药后胃中稍有不适，故去养血滋阴之四物汤，易为二陈汤健脾和胃消痰，并佐以川续断、杜仲直达病所，郁金、延胡索行气止痛。法随证变，药随法出，以中正平和之药而建奇功。

乳腺癌术后

案 1 杜某，女，53 岁，以"左乳腺肿瘤局部切除术后 1 年"为主诉于 2012 年 11 月初诊。症见：患者术后已放疗 27 次，化疗 6 个疗程，放、化疗期间有恶心，厌食，白细胞低，时有心前区不适感，晨起手指关节及上下肢疼痛，痛处不觉热或冷，平时易急躁，胸胁痛，伴汗出，纳可，夜间易醒，多梦，大便常不成形，日1~2次，小便可。舌紫暗，苔黄厚，脉略数。中医诊断为乳岩，为肝郁气滞、阴虚痰阻证，治以疏肝理气，化痰养阴为主，以四逆散合甘麦大枣汤合瓜蒌薤白汤加减。

处方：柴胡10g，生白芍10g，炒枳实10g，全瓜蒌20g，薤白10g，小麦30g，炒酸枣仁30g，生甘草10g，大枣6枚（切开）为引。10剂，水煎服，日1剂。

二诊：服上方15剂，胸胁痛已消。现症见：咽部有痰稍黏易咯，稍活动或急躁则易汗出，夜间盗汗，眠差，入睡难，纳多，易饥，二便可。口不干，饮水一般。舌质暗红，苔薄白，脉细数。

处方：全瓜蒌15g，蒲公英30g，大贝10g，生薏苡仁30g，冬瓜子30g，桃仁10g，桔梗10g，浮小麦30g，煅牡蛎30g（先煎），知母10g，生甘草6g，桑叶10g。15剂，水煎服，日1剂。

按：手术、化疗为现代医学治疗肿瘤常用之法，对机体的影响亦因人而异，本例患者经手术、化疗后，四肢疼痛，然痛处不觉寒热，结合其人平时易急躁、胸胁痛，可知此为肝气郁结所致，肝木偏盛易乘脾土，脾土运化失职，故见便溏；水谷失于运化，反化为痰湿，随肝气上犯心胸，则心胸不适；苔黄厚，脉数，痰湿有化热之象。方选四逆散疏肝理气，调达气机，瓜蒌、薤白宽胸散结化痰，甘麦大枣汤补气养阴，服药后诸症减轻，复诊患者以痰多、急躁多汗为主要表现，为痰饮郁热之象，故选清热化痰，疏通气机之品以治之。

案2 宋某，女，34岁，以"乳腺癌术后7个月"为主诉于2013年4月初诊。症见：月经既往正常，放疗、化疗期间有4个月未行，纳眠可，二便调。舌暗红，舌尖红，苔薄白，脉略数。2012年8月病理诊为乳腺癌（早期），行右侧乳房部分切除（保乳），行放疗、化疗，经复查双侧乳房乳腺增生。中医诊断为乳岩，为痰瘀互结证，治以化痰散结为主，以消瘰丸加减。

处方：玄参20g，大贝10g，生牡蛎30g（先煎），全瓜蒌10g，陈皮10g，夏枯草15g，清半夏10g，炒白芥子10g，生黄芪15g，蜈蚣1g，党参10g，生甘草6g。15剂，水煎服，日1剂。

二诊：服上方20剂，效可。现症见：纳眠可，二便调。月经周期正常，量可，无血块，白带量稍多，身无力，余无明显不适。舌质暗红，苔薄黄，脉细滞。

处方：玄参15g，大贝10g，生牡蛎30g（先煎），全瓜蒌10g，蒲公英15g，夏枯草15g，白芷6g，生甘草6g，丝瓜络10g。20剂，水煎服，日1剂。

按：乳腺癌，古称乳岩，多因郁怒伤肝，思虑伤脾，以致气滞痰凝血瘀而成，据其肿块大小及是否蔓延、患者之精气神，可判断其病情轻重。本案及时手术治疗，然炉烟虽熄，灰中有火。癌症一病，其势凶猛，不可姑息，故仍需中药治疗，如此方可改变肿瘤生长之土壤，防其卷土重来。

观本案患者术后精神尚可，饮食、二便调。四诊合参，知其正气尚可，属阳证。故治疗仍以祛邪为主，乘胜追击。方以消瘰丸加减，清润化痰，软坚散结。《灵枢·百病始生篇》有云："厥气生足悗……则腘胀，腘胀则肠外之汁沫迫聚不得散，日以成积。"可见痰凝是积聚形成的重要病理因素。故方中加全瓜蒌、陈皮、夏枯草、半夏、白芥子化痰散结，尤以"白芥子"一味，辛温气锐，性善走散，能豁痰涎，利气机，宽胸膈，善消皮里膜外之痰。对肿块不论内服外敷，其效皆佳。蜈蚣一味，解毒散结。久病体虚，故又加黄芪、党参补正气，使祛邪而不伤正，诸药合用，共奏化痰散结、活血消瘰之功。服药后效佳，无明显不适，故仍守原方思路治疗，以观后效。

案3　单某，女，42岁，以"乳腺癌术后1年余"为主诉于2013年9月27日初诊。症见：生气时易打嗝，月经自2013年3月服药至今来2次，色开始时暗，后好转，至结束时又变暗，不痛，稍有块；眠可，纳可，大便不成形，每天2次，肛门处潮湿，有擦不净感，不痒。小便可。舌红，苔薄白，脉沉滞。1年前因乳腺癌行乳腺切除术，2013年3月发现卵巢囊肿，在本处治疗。效可（方不详）。2013年6月6日彩超：卵巢囊肿消失，子宫体积增大，回声不均匀。

处方：全瓜蒌15g，大贝10g，冬瓜子30g，生薏苡仁30g，桑叶10g，竹茹10g，丝瓜络10g，生麦芽15g，郁金10g，生甘草6g。15剂，水煎服，日1剂。

二诊（2014年2月26日）：服上药20剂，效可。现症见：视物模糊，畏光，头脑不清，手足心烦热，纳眠可。大便不成形。舌淡红，苔白厚腻，脉偏弱。

处方：党参10g，生黄芪30g，炒山药30g，大贝10g，蜈蚣粉1g（吞服），清半夏10g，地骨皮10g，牡丹皮10g，白花蛇舌草20g，陈皮10g，川芎6，皂角刺10g，生甘草6g。15剂，水煎服，日1剂。

按：患者为乳腺癌术后调理。乳病为肝气郁滞，阳明经结热，痰瘀凝聚之候，非化痰散结，清热解毒之品不能除。取消瘰丸方义，宗化痰散结，清热解毒之旨为患者调理。患者服20剂后，觉身体转佳，继续调理。方中全瓜蒌、大贝和桑叶、竹茹、丝瓜络分别是化痰散结、清热通络的常用对药，为临床观察所得。

案4　肖某，女，28岁，已婚，以"乳腺癌术后1年伴卵巢癌2个月，骨转移5个月"为主诉于2014年10月29日初诊。症见：腹胀，偶尔腹痛，呕吐剧烈，大便干硬，排出无力，口干，咳嗽，呼吸困难。舌质暗，苔白，脉细。现正处于化疗期，化疗期间腹胀甚。

处方：党参30g，生黄芪30g，茯苓30g，猪苓30g，大黄10g（后下），炒神曲10g，陈皮10g。7剂，水煎服，日1剂。

按：对于化疗的患者，有两个原则，一是治病留人，一是留人治病，就是要辨明邪正关系。结合该患者的整体情况来看属正虚邪实，且较危重，故首先要考虑留人治病，以扶助正气为主。化疗易伤人气阴，故以党参、黄芪为君药补其气阴，固其正气，用茯苓健运脾胃，神曲助其消化，猪苓清利下焦湿热，大黄可泄其浊，药味虽少而扶正精专也。

卵巢癌术后

高某，女，54岁，以"卵巢癌术后20余天"为主诉于2012年8月初诊。症见：全身乏力，腿发颤，化疗反应不重，阴道有少量出血，纳、眠可，二便调。舌质淡红，苔白略厚，脉沉弱。既往有结核（胸膜炎）、腹腔囊肿、腰椎结核病史。1年前出现阴道流出清水样分泌物，1个月前检查后诊断为卵巢癌，行子宫附件全切术，术后化疗1次。中医诊断为积证，元气不足挟瘀热证，治以补元益气，清热祛邪为主。

处方：党参15g，生黄芪30g，山萸肉10g，菟丝子10g，补骨脂10g，黄柏10g，牡丹皮炭10g，大黄炭3g。15剂，水煎服，日1剂。

二诊：服上方10剂，腿颤、乏力减轻，阴道出血消失，但仍有极少的清水样黄色分泌物，已化疗2次，化疗反应大，现膝关节以上觉酸沉，揉按觉舒，纳可，近段睡眠差，入睡难，梦多，晨起不解乏，1日睡2~3小时，晨起眼肿而酸，头后部如有石压，二便调。饮水一般。舌质红，苔中后黄厚，脉细弱。

处方：北沙参15g，党参10g，枸杞子10g，陈皮10g，竹叶10g，猪苓15g，土茯苓15g，麦冬10g，佛手3g，生甘草3g。10剂，水煎服，日1剂。

按：本例患者手术后兼化疗，出现全身乏力、腿发颤等表现。《内经》中虽有"诸风掉眩，皆属于肝"之论，然本例中却不可以肝风论治，实乃为手术伤及下元，元气亏虚所致，方中山萸肉、菟丝子、补骨脂温补下元，摄纳肾气，党参、黄芪补益中焦，此为先后天互补之法，大黄、牡丹皮用炭，寒性减，化瘀止血之效显，黄柏清热泻火，《珍珠囊》谓其"治肾水，膀胱不足，诸痿厥，腰膝无力"。可知其有补肾除痿之功，与补骨脂、菟丝子同用，又有水火互济，阴阳并补之妙。药后诸症减轻，阴道分泌物质稀色黄，复诊中见膝关节以上酸沉，晨起眼湿邪肿而酸，苔黄厚，此为湿邪阻滞而有化热之势，眠差，多梦，脉象细弱，已现气阴不足之象，此时病机已转，方药亦当随证而变，沙参、党参、麦冬等益气养阴，枸杞子补肝肾，猪苓、土茯苓、竹叶清热利湿，陈皮、佛手等调畅气机，共奏扶正祛邪之效。

子宫癌术后

惠某，女，50岁，以"子宫癌术后半年"为主诉于2014年8月初诊。症见：乏力，易出汗，偶有胸闷，发作性面部发红，术后左侧小腹不适，纳可，眠一般，二便可。舌质暗红，苔黄厚，脉沉滞。半年前因子宫内膜癌行子宫、卵巢全切术，术后未化疗，输"艾迪"3个疗程。免疫组化结果：ER（+），PR（++）。证属气虚邪盛，浊阻下焦，治以扶正涤浊。

处方：党参10g，生黄芪30g，土茯苓30g，猪苓15g，冬瓜子30g，生薏苡仁30g，牡丹皮10g，大贝10g，大黄2g（后下），地骨皮10g，连翘10g，小麦30g。25剂，水煎服，日1剂。

二诊：服上方60剂，乏力消失，胸闷减轻，面赤较前减轻。现症见：烘热汗出，1日发作4~5次，时觉面部有热感，面红，咽部有异物感，有痰，不渴，大便日1~2次，小便可。眠可，偶有胸闷。2014年9月24日查病理示：较多表棘层鳞状上皮细胞，较多底层鳞状上皮细胞，无柱状上皮细胞。阴道残端鳞状上皮细胞未见异常。超声示：子宫内膜癌术后，盆腔内未探及明显异常。糖类抗原125：9.1（0~35）。舌质暗红，有裂纹，苔黄腻，脉细。

处方：白茅根30g，车前草30g，猪苓20g，小麦30g，生龙骨、生牡蛎各30g（先煎），生薏苡仁30g，生甘草10g，大枣6枚（切开）为引。25剂，水煎服，日1剂。

三诊：服上方，胸闷消失，烘热汗出较前改善，偶有面部发红，咽部异物感减轻，有痰，纳、眠可，大便溏，日1行，小便可。舌质暗紫，有裂纹，苔腻略黄，脉细弱。

处方：炙甘草10g，生百合30g，生地黄10g，麦冬15g，炒酸枣仁15g，茯苓10g，茯神10g，小麦30g，猪苓20g，生山药30g，生薏苡仁30g，地骨皮10g，大枣6枚（切开）为引。10剂，水煎服，日1剂。

按：患者50岁，术后伤及阴血，气阴不足，功能衰退，表现出一派气阴两虚、虚火内盛的更年期症状，辨证的同时，又要考虑原发病，虽已行手术治疗，然病由病机仍存，扶正不忘祛邪，此即辨证六要中的"辨有症状之证和无症状之证"，若能用之得当，收效颇佳。

多发性骨髓瘤

赵某，女，75 岁，以"骨髓瘤化疗后出现多发性神经炎近 2 个月"为主诉于 2013 年 6 月初诊。症见：四肢酸、凉、痛，针刺感，呈持续性，浑身乏力，无食欲，纳差，胃痛，眠差，大便 5~7 天 1 次，小便可。舌质暗紫，苔厚腻，脉沉乏力。有高血压病 20 年，糖尿病 1 年，有脑梗死病史，发现多发性骨髓瘤 1 年余，行化疗 3 次，第 2 次化疗后出现上症，现代医学诊为多发性神经炎。中医诊断为髓劳病，为气血两虚证，治以补气养血为主，以十全大补汤加减。

处方：党参 15g，炒白术 10g，茯苓 10g，熟地黄 10g，当归 10g，生白芍 15g，川芎 6g，肉桂 6g，枸杞子 15g，肉苁蓉 30g，陈皮 10g，炙甘草 6g，生黄芪 30g，生姜 3 片，大枣 6 枚（切开）为引。10 剂，水煎服，日 1 剂。

二诊：服上药纳食改善，现主要表现为手脚处疼痛，昼重夜轻，下肢凉痛。舌质暗，舌苔白，脉沉弱。

处方：熟地黄 30g，炒白芥子 10g，麻黄 3g，肉桂 3g，炮干姜 3g，鹿角霜 12g，制川乌 10g（先煎），透骨草 15g，炙甘草 3g，白酒一盅为引。10 剂，水煎服，日 1 剂。

按：多发性骨髓瘤，中医称为"髓劳"，老年人多见，以气血阴阳虚损为主要临床表现。本例患者骨髓瘤化疗后出现持续性的疼痛不适，观其整体情况，乏力、纳差、胃痛，舌紫暗，脉沉乏力，为气血俱虚之状，虽大便 5~7 天 1 次，但不可认为里热而妄攻，此时当先健脾和胃，固护后天，方用十全大补汤培补气血；枸杞子养肝血；肉苁蓉补肾阳、益精血、润肠燥；于诸补药中加陈皮一味，宗东垣法，使诸药补而不滞。二诊诸症缓解，唯有下肢凉痛，为化疗伤及阳气，寒凝湿滞，痹阻筋脉而见四肢凉痛，并见夜间加重，故治疗当以温通为主，方用阳和汤加川乌，温补阳气，兼散寒凝，透骨草舒筋通络止痛，全方共奏温通之功，患者服后病情稳定，疼痛基本消失。

室管膜瘤

周某，男，36 岁，以"室管膜瘤术后 23 天"为主诉于 2012 年 2 月初诊。症见：阵发性头涨痛，纳可，眠可，大便 2 日 1 次，质可，小便可。舌质淡，苔白，脉沉弱。2012 年 1 月受凉发热后头痛，服感冒药无效，头涨痛，呈阵发性，核磁共振示：室管膜瘤，于 2012 年 2 月 1 日行开颅术，病理示："胼胝体星形细胞瘤"，遵医嘱欲做放疗。中医诊断为头痛，属痰湿阻窍证，治以燥湿化痰、祛瘀通窍为主。

处方：清半夏 10g，制胆南星 6g，橘核 6g，浙贝母 10g，生黄芪 15g，昆布 30g，蜈蚣 1g，海藻 30g，夏枯草 15g，天花粉 6g，党参 10g。15 剂，水煎服，日 1 剂。

二诊：服上药 15 剂，头痛消失，现无明显不适，现做 1 次化疗已结束，明天做第 2 次化疗。纳、眠可，二便调。脉细。

处方：党参 15g，北沙参 20g，清半夏 10g，麦冬 15g，竹茹 30g，陈皮 10g，砂仁 3g（后下），炙甘草 6g，粳米一撮为引。6 剂，水煎服，日 1 剂。

三诊：第 2 次化疗结束，化疗期间无任何不适，偶尔晨起吐白痰，咳嗽，纳、眠可，精神好，二便调。体重恢复到术前。舌淡，苔薄黄，脉细弱。

处方：清半夏 10g，制胆南星 10g，川芎 10g，浙贝母 10g，陈皮 10g，昆布 30g，蜈蚣 1g，金银花 10g，赤芍 10g，牡丹皮 10g，夏枯草 15g，海藻 20g，党参 10g。15 剂，水煎服，日 1 剂。

四诊：现第 6 次化疗已做完，患者病情稳定，精神好，纳、眠可，二便调。舌红，边有齿痕，苔根黄厚腻，舌下络脉明显，脉沉细。

处方：清半夏 10g，茯苓 10g，炒神曲 10g，浙贝母 10g，陈皮 10g，昆布 20g，蜈蚣 1g，连翘 10g，赤芍 10g，牡丹皮 10g，夏枯草 15g，海藻 20g。10 剂，水煎服，日 1 剂。

按：该患者整体状态尚好，头涨痛，纳眠可，舌淡苔白，脉沉，为痰湿凝滞脑络。正如《金匮要略》所言"脉来细而附骨者，乃积也"，乃积聚成形之象。故首诊以涤浊法为主，涤荡脑部湿浊。以半夏、胆南星、昆布、海藻、浙贝母燥湿化痰散结，夏枯草、天花粉散结消肿止痛，蜈蚣开气血凝聚，并搜经络之风，于诸多攻逐药中，加黄芪、党参二味，寓攻中有补之意。二诊时因化疗虚证已现，化疗及攻逐之药损伤胃阴，当养脾胃之阴，兼以祛痰，以麦门冬汤合橘皮竹茹汤加减，培补后天。后期化疗，未出现明显不适，顺利化疗 6 个疗程，精神可，体重增加，继以攻逐、燥湿化痰、行气散结之法调理，病情稳定。

鼻咽癌

某女，60 岁，声音嘶哑，发不出声音已 5 个月多，经某医院确认为鳞状细胞癌，分化 2~3 级，患者不同意手术，家里已备后事。1978 年 7 月由人介绍就诊于予。

处方：麻黄 9g，杏仁 12g，生甘草 9g，桔梗 9g，天冬 12g，半枝莲 30g，白花蛇舌草 30g，蚤休 15g，蝉蜕 9g。水煎服，日 1 剂。

上方服 9 剂，声音复常，至今无不适。

按：此病现代医学诊为癌症，并有病理检验依据，固无可疑。从中医理论寻之，与肺有直接关系，肺的经脉通过喉咙，肺有病变，可以引起声音嘶哑，此毒热之邪壅结喉咙，以致肺气郁闭，语言难出，方中麻黄、杏仁、甘草为三拗汤，可使肺气开达，佐用蝉蜕清虚轻灵，入肺开肺，以助麻黄之力，甘草同桔梗为桔梗汤，《伤寒论》用之，治少阴病咽痛，以清热解毒；《金匮要略》用之治肺痈，以排脓解毒；后人用此二味通治咽喉诸病。中医虽无癌症之名，但属中医结毒之候，故重用半枝莲、白花舌草、蚤休以清热解毒。毒邪炽盛，势必伤阴，故用天冬以养阴清肺。药后，肺得清，毒得解，郁得开，而声扬矣。

甲状腺癌

邹某，女，40岁，以"心慌1周，咳嗽8周"为主诉于2013年7月31日初诊。症见：白天咳嗽，喉痒即咳，夜间好转，乏力，心慌，急躁，怕热。眠浅，梦不多，饮食可，二便可。舌淡红，苔花剥，脉细。患者2010年10月查出甲状腺癌，手术后出现乏力，服西洋参、胸腺肽后好转。今年年初舌肿，确诊为血舌管瘤，经针灸、中药治疗后，舌肿、瘀紫色减轻，5月注射尿素针，余6针注射后出现咳嗽，干咳无痰，逐渐加重，咳嗽4周后出现窒息，服西药喷雾剂缓解，住院以哮喘治疗，窒息愈。

处方：生甘草10g，桔梗10g，乌梅6g，北沙参15g，炒火麻仁15g，枇杷叶10g，橘红6g，木蝴蝶6g，麦冬15g，桑叶10g，白僵蚕6g，杏仁6g，石斛10g。10剂，水煎服，日1剂。

二诊（2013年8月9日）：服上方10剂，效可。心慌乏力减轻。现症见：咳嗽无痰，咽干痒，觉喉中有异物，时有急躁、心烦，纳少，眠浅，易醒，每晚5~6小时，二便调。舌淡红，胖大，苔白，脉细滞。诉痛经甚，每发时出现恶心，呕吐，出冷汗，四肢逆冷，出现在经前2天。

处方：桑叶30g，地骨皮15g，炙麻黄3g，杏仁10g，白前10g，车前子15g（包煎），生甘草6g，竹叶10g，灯心草3g。10剂，水煎服，日1剂。

痛经方：生白芍30g，醋延胡索15g，五灵脂10g，蒲黄10g，生甘草15g，当归10g，山楂炭15g。5剂，水煎服，日1剂，痛经时服。

三诊（2013年9月16日）：服第一方20剂，效可，乏力减轻，现时有咳嗽，无痰，咽干痒，头晕近10天，不痛，不恶心。心烦急躁好转。右侧舌体内血管瘤无明显变化。纳眠可，二便可。舌淡红，胖大，苔薄白，脉细滞。痛经方服5剂，效可。服药后月经提前7~8天，色、量可，不痛，经期小腹有胀感，不痛。

处方：玄参 30g，大贝 10g，生牡蛎 30g，清半夏 10g，牡丹皮 10g，赤芍 10g，丝瓜络 30g，连翘 10g，生黄芪 15g，橘络 6g，生甘草 6g。15 剂，水煎服，日 1 剂。

另：上痛经方加制香附 10g。5 剂，水煎服，日 1 剂，痛经时服。

四诊（2013 年 12 月 9 日）：服上方 40 余剂，效可。近 2 个月因公爹生病去世（肺癌）劳累，出现全身乏力，心烦急躁，入睡困难，虽疲惫但仍难以入睡，每晚睡 3~4 小时，前天感冒，至今未愈，流清涕，鼻塞，咽干痛，舌黏口干，食欲不佳。大便溏，小便可。服痛经方后已无疼痛，但月经提前 7~8 天。舌淡红，苔白稍黄，脉细。

处方：玄参 15g，大贝 10g，生牡蛎 30g（先煎），清半夏 10g，郁金 10g，生麦芽 15g，竹叶 10g，灯心草 3g，小麦 30g，麦冬 10g，合欢皮 15g，生甘草 6g。10 剂，水煎服，日 1 剂。

按：患者有甲状腺癌，治疗后出现干咳无痰、咽喉干痒等症状，首诊时以治疗咳嗽为主。以《伤寒论》中桔梗汤、木蝴蝶宣肺利咽，北沙参、石斛、麦冬、枇杷叶、桑叶等养阴清肺，橘红、僵蚕等化痰，杏仁降肺止咳，肺与大肠相表里，火麻仁润燥通腑，恢复肺的宣降，乌梅有缓解过敏症状的作用，久咳咽痒者可适量加入。二诊时患者服药 10 剂，症状减轻，而心烦急躁等心经火热症状突出，遂以上方加减，又兼顾清心经之火，巩固疗效。三诊仍以预防甲状腺癌病为主。

下颌鳞状细胞癌

王某，女，75 岁，以"口腔鳞状癌术后 8 个月"为主诉于 2013 年 6 月 24 日初诊。现术后无明显不适。纳少，流质饮食，大便偏干，不顺畅。胃脘反酸疼痛。眠差，易早醒，醒后难再入睡，心烦，炽热，易出汗。舌质暗，苔黄干，脉数有力。有反流性食管炎，烧心，常服泮托拉唑。患者去年 8 月行龋齿拔牙术，术后出血不止，活检：左下颌骨鳞状细胞癌，未转移，今年 4 月行左下颌切除术，术后未放疗、化疗，欲中药调理，既往有严重骨质疏松 15 年，常服钙片；血糖正常，血压偶尔高，未服药。

处方：石斛 30g，蚤休 10g，白花蛇舌草 30g，生薏苡仁 30g，清半夏 10g，生甘草 10g。10 剂，水煎服，日 1 剂。

二诊（2013 年 7 月 26 日）：服上方 10 剂，效佳。复查：癌胚抗原等均在正常范围内，胃反酸疼痛等较前好转，大便已通。现仍有胃反酸疼痛，纳一般，眠差，易早醒（每天 1 点左右醒），心烦，多梦，大便头干，日 1 次，小便可。近觉头昏沉涨。舌质红，苔黄厚腻，脉细。

处方：石斛 30g，生地黄 15g，竹叶 10g，煅瓦楞子 20g，茯苓 10g，清半夏 10g，生甘草 10g，白豆蔻 6g，白花蛇舌草 20g，小米一撮为引。10 剂，水煎服，日 1 剂。

按：患者为下颌部的鳞状细胞癌，循经辨证，下颌部为足阳明胃经循行部位，患者已行手术，现在主要矛盾为脾胃湿热，兼有阴虚，为虚实夹杂之证，故以石斛配伍清半夏滋养胃阴，降逆和胃；生薏苡仁健脾祛湿；蚤休、白花蛇舌草清热解毒抗肿瘤。此方组方简单明了，切中要害，二诊患者服药 10 剂，诸症减轻，癌胚抗原等指标正常。以上方为基础加减长期服用。

口腔鳞状癌

王某，女，75 岁，以"口腔鳞状癌术后 2 个月"为主诉于 2013 年 6 月初诊。症见：纳少，烧心，胃脘酸痛，眠差，早醒，醒后难以入睡，心情烦躁，燥热，平时易出汗，大便偏干，不顺畅。舌质淡暗，苔黄干，脉数有力。活检：左下颌骨鳞状细胞癌，未转移，今年 4 月左下颌切除术，术后未放疗。为阴虚胃热证，治以养阴清热为主。

处方：石斛 30g，蚤休 10g，白花蛇舌草 10g，生薏苡仁 30g，清半夏 10g，生甘草 10g。10 剂，水煎服，日 1 剂。

二诊：服上方效可，复查癌胚抗原等，在正常范围内，胃酸痛较前好转，大便已通。现症见：仍有胃酸痛，纳一般，眠差，易早醒，心烦多梦，大便头干，日 1 次，小便可。头昏沉。舌质红，苔黄腻，脉细。

处方：石斛 30g，生地黄 15g，竹叶 10g，煅瓦楞子 20g，茯苓 10g，清半夏 10g，生甘草 10g，白豆蔻 6g（后下），白花蛇舌草 10g，小米一撮（包煎）为引。10 剂，水煎服，日 1 剂。

按：脾开窍于口，阳明胃经循行入上齿中，阳明大肠经循下齿中，就诊之时，症见纳少、烧心、胃脘酸痛、眠差、燥热、大便干，苔黄，脉数有力，为胃热阴虚证。胃虚弱则纳少、烧心，胃为阳明燥土，喜润勿燥，以降为顺，阴虚内热，胃不和卧不安，故心烦、失眠、苔黄、大便干。故方以大量石斛为君，清胃热、益胃阴；臣以小量蚤休、白花蛇舌草、薏苡仁清热，半夏辛开苦降，调理中焦气机，融清热、养阴、调节气机于一法；仅有六味，服药 10 剂，便奏奇效。二诊时热势稍减，舌苔白厚，舌红，脉细，诊其湿气困阻中焦，阴虚津液损伤，故增生地黄、竹叶养阴清热，茯苓、豆蔻除湿，煅瓦楞子制胃酸，加小米一撮为引。小米为黄色入脾，其性温热，米油善和脾胃，以善后。

纵观整体用方思路，与仲景竹叶石膏汤组方有异曲同工之妙，竹叶石膏汤中竹叶石膏清热除烦，半夏和胃降逆，麦冬养阴，人参、甘草和中，粳米护胃。正所谓：医无常方，药无常品，悟透玄机方能出神入化，以常达变。

第九章 妇科病证

痛经

案1 余某，女，44岁，以"痛经5年，加重3年"为主诉于2013年6月21日初诊。症见：痛经，每次痛经持续1周，第1天痛甚。月经提前3~5天，量少，色暗红，少量血块，轻微乳房胀痛，白带色黄，有异味。大便稀，2~3天一次，小便黄，不热。舌质淡红，苔黄厚，脉沉滞。患者2006年因右侧卵巢囊肿，于北京某医院行切除手术，术后2年出现痛经，每次持续1天。2008年新乡某医院检查：子宫内膜异位，曾服桂枝茯苓胶囊，效可。2011年超声示：子宫小肌瘤，宫颈炎，宫颈囊肿，盆腔积液，考虑子宫腺肌症。服汤药1年，基本未痛，逐渐停药。2012年疼痛再作，服药无效。2013年查：血脂异常，盆腔积液，轻度贫血。

处方：生白芍40g，醋延胡索20g，炮干姜10g，炒小茴10g，五灵脂10g，蒲黄10g，炙甘草20g，当归10g。12剂，水煎服，日1剂。

二诊（2013年10月14日）：服上方15剂，效可，痛经有好转。现轻微贫血，血红蛋白（94g/L）、血脂偏高，鼻塞，受凉后加重，身乏力。单位体检示：子宫增大。月经提前3~5天，量正常，有血块，色正常，经期乳房胀痛，白带正常。纳眠可，大便溏，3日1行，小便频。舌淡，苔白滑，脉沉滞。

处方：党参10g，炒白术10g，茯苓10g，炒山药30g，生黄芪15g，炒苍耳子10g，辛夷3g，炙甘草6g。12剂，水煎服，日1剂。

按：患者为子宫内膜异位，月经量少色暗有血块，伴有乳房胀痛，遂用经验方，痛经方（芍胡汤），此方以《伤寒论》中芍药甘草汤柔筋缓急止痛，醋延胡索活血理气止痛，当归活血和血，合失笑散，应用时，生白芍常用20~40g，炙甘草用到10~20g。若血块多加炒山楂炭、红花，若小腹冷痛得温则缓，加炮干姜、炒小茴，量大去当归，小腹或乳房胀痛甚者加香附、郁金等，此方于经期前5天左右服用，服至月经来潮1~3天，以3个周期为1个疗程，无须每天服用。此方执简驭繁，直切病机，可随症加减，经过多年的临床检验效果甚佳。患者服用15剂，痛经症状即缓解。

案2 霍某，女，23岁，以"痛经、月经量少半年余"为主诉于2013年

1月2日初诊。症见：月经量少，持续至今，5～6天干净，色暗，有血块，经期时有腹痛，经前乳胀。平素食欲减退，不能多食。二便可。易乏，不能久走。舌质红，苔黄腻，脉细。2012年7月因经期下雨外出后出现上症。诉既往月经易提前2～3天，量可，5～6天干净。

处方：生白芍30g，当归15g，醋延胡索15g，炒小茴香10g，乌药10g，炮干姜10g，炙甘草15g。7剂，水煎服，日1剂。

按：此芍胡汤是治疗痛经的效验方，从以上两则治疗痛经的案例，可以看出，不分年龄、病因，若加减适用得当，效果甚佳。基础药物：生白芍、醋延胡索、炙甘草三味。同时依据患者月经量的大小，而灵活运用当归的量，量大者少用之，反之多用，小腹疼且血块多者加山楂炭、蒲黄，小腹凉者加炮姜，小腹胀者加小茴、乌药等，此方为治疗痛经之病的专方，临床用之有执简驭繁之效。

案3　叶某，女，23岁，未婚。自述从16岁至现在，每次月经即小腹胀痛，3天方止，而且疼痛剧烈，于1978年3月22日就诊，此乃气滞血瘀之候。

处方：白芍30g，桂枝9g，醋延胡索9g，炒五灵脂12g，蒲黄9g，桃仁泥9g，红花9g，制没药9g，广木香9g，制香附12g，甘草9g。嘱令于月经前2天开始服药，每日煎服1剂，连服4剂。

二诊：按上法服，当月经期腹未疼痛。嘱其在本次月经前，仍按上方如法服，服后痛经愈。

按：此方以芍甘汤和失笑散的框架进行加味，重在行气活血，使血气得以通畅，冲任得以调和，而痛自止。

案4　赵某，女，25岁，1974年11月28日初诊。1973年冬天，正值经期，蹚水2次，而后不久即发生痛经，每次月经来潮，疼痛较剧，有不可忍之势，并挟血块，周期正常，痛时必须服止痛片以缓解。

处方：桂枝15g，白芍15g，当归9g，吴茱萸12g，巴戟天12g，炒小茴6g，延胡索9g，五灵脂9g，制没药9g，制乳香9g，木香9g，干姜炭9g。水煎服。

二诊（1975年1月10日）：本次月经前服1剂，一点未痛，又继服2剂。12月经前和经中又服6剂，只有轻微疼痛，照上方桂枝、白芍改为24g，加甘草9g，再服2个月经周期以巩固之。

按：此有明显受寒之因，血得温而行，得寒而凝，不通则痛，正如《素问·痹论》所说："痛者寒气多也，有寒故痛也。"故以温经散寒，佐以治血行之法为治。寒邪去，血气行，疼痛止，恰如暖日当空，而雪溶水消也。让其病痛前服药，迎其势，中其的，犹如伏寇外出作乱，易于全歼也。

案5 于某，女，44岁，以"痛经5年，加重3年"为主诉于2013年6月初诊。症见：经期疼痛持续1周，第1天痛甚，小腹凉，月经周期可，量可，色偏暗，纳眠可，大便稀2~3天1次，小便黄。舌质淡红，苔黄厚，脉沉滞。有子宫肌瘤、子宫内膜异位，2006年因右侧卵巢囊肿，行切除术后2年痛经。中医诊断为痛经，为气滞血瘀证，治以活血化瘀、缓急止痛为主，处以芍胡汤（经验方）加减。

处方：生白芍40g，醋延胡索20g，炮干姜10g，炒小茴10g，五灵脂10g，蒲黄10g（包煎），当归10g，炙甘草10g。12剂，水煎服，日1剂。

二诊：服上方15剂，痛经好转。现症：轻微贫血，血红蛋白94g/L，血脂稍高，鼻塞，受凉后加重，身乏力。月经提前3~5天，量正常，有血块，色正常，白带正常，纳可，眠可，经期乳房胀痛。大便溏3天1次，小便次数多。舌质淡，苔白滑，脉沉滞。

处方：党参10g，炒白术10g，茯苓10g，生山药30g，生黄芪15g，炒苍耳子10g（包煎），辛夷3g（包煎），炙甘草6g。12剂，水煎服，日1剂。

按："芍胡汤"乃余临床经验用方，药物有白芍40g，延胡索10g，五灵脂10g，蒲黄10g，甘草10g。方中大量白芍、延胡索为君，白芍取其味酸，可缓急止痛，并能养血柔肝，延胡索乃理气止痛之圣药，五灵脂、蒲黄二味乃失笑散，活血祛瘀止痛为臣，炙甘草配芍药，为芍药甘草汤，缓急止痛。根据病情，腹胀者加入乌药、香附之类，腹凉者加小茴香、炮姜、桂附之类，血块多者加山楂炭、当归等药，腰酸困者加入川续断、桑寄生之属，如此陈年痼疾也多随手而愈。

月经量少

案1 冯某，女，26岁，以"月经量少2年"为主诉于2013年5月13日初诊。症见：月经周期基本可，量少，2天净，色暗，经期无腹痛，经前乳房胀重。纳眠可，但觉心急躁，二便调。舌质红，苔白略厚腻，脉细滞。服中药1月余，效不显。2年前服紧急避孕药后出现上述情况，去年4月因子宫内膜单纯性增生并伴息肉形成，行宫腔镜手术。

处方：柴胡10g，生白芍15g，当归10g，炒白术6g，茯苓10g，薄荷3g（后下），制香附10g，麦冬20g，玄参15g，红花6g，生甘草6g。10剂，水煎服，日1剂。

二诊（2013年5月31日）：服上方至今，较平稳。现症见：自觉无不适，欲继续调理。妇科检查：催乳素高34.00μg/L（4.79~23.3μg/L），近7天脸颊红、痒，梦多，眠浅。腹泻，日2~3次，小便可。舌质红，苔黄厚，脉沉滞。

处方：柴胡10g，生白芍15g，当归10g，炒白术10g，茯苓10g，薄荷3g（后下），制香附12g，麦冬15g，竹叶10g，牡丹皮10g，红花6g，生甘草6g，玄参10g。10剂，水煎服，日1剂。

三诊（2013年7月15日）：服上方2月余，第1次月经量较前多（天数多，质黏），第2次月经未至。服药期间大便偏稀，日4~5次，小腹隐痛。胃脘痛，食辣痛甚。舌淡，苔薄黄，脉沉滞。

处方：柴胡10g，生白芍15g，当归10g，炒白术10g，茯苓10g，炒白扁豆10g，薄荷3g（后下），制香附10g，通草6g，急性子10g，生甘草6g，红花3g。10剂，水煎服，日1剂。

四诊（2013年8月19日）：服上方1个月后，月经量多，但2天净，月经前后有褐色分泌物。经前乳房胀痛，不痛经。大便次数多，干稀不定，偏稀时多。食辣易腹泻。舌淡红，苔薄黄干，脉沉滞。

处方：柴胡10g，生白芍15g，当归10g，炒白术10g，炒山药15g，茯苓10g，薄荷3g（后下），制香附10g，红花3g，麦冬10g，生山药15g，炙甘草6g。10剂，水煎服，日1剂。

按：患者心情急躁，经前乳房胀痛，经血色暗，为肝郁气滞血瘀之证，肝木乘脾，脾失健运，失于化源，故血虚而致经量少，治宜疏肝解郁，养血健脾。故宜守方治疗。

案2 闫某，女，40岁，以"月经量少半年"为主诉于2011年2月初诊。症见：月经量少，色暗，7天干净，周期可，无痛经，经前3~4天乳房胀痛，末次月经1月20日，纳可，眠差伴晨昏沉，易头疼，时有胸闷，目干，大便干结，3~4天1次，小便可。白带少，面色黄。舌边有齿痕，舌淡红，苔薄白，脉细滞。中医诊断为月经不调，属肝气郁滞证，治以疏肝理气为主，以逍遥散加减。

处方：柴胡10g，生白芍15g，当归15g，薄荷3g（后下），茯苓10g，制香附10g，红花6g，熟地黄15g，怀牛膝10g，柏子仁10g，制首乌15g，生甘草6g。10剂，水煎服，日1剂。

二诊：服上方10剂，效佳，服药期间行经1次，量较前增多，色暗较前好转，胸闷气短较前减轻，现怕冷，头晕头懵，纳可，梦多，项强痛，二便调。舌质红，边有齿痕，苔薄白，脉沉滞。上方加麦冬20g，知母15g，通草6g。10剂，水煎服，日1剂。

三诊：服上药10剂，头晕、头懵愈，胸闷气短明显减轻，口干渴较前减轻，余无明显不适。舌质淡尖红，苔薄，脉细。上方续服 15 剂，巩固治疗。

按：女子月经正常来潮与肝、脾、肾三脏关系密切，本案患者与同事吵架在先，而致肝气郁结，故时有胸闷，兼有面色萎黄，大便干结，此肝脾不调也，以逍遥散加减治疗。因其脉象细滞，此乃肝肾不足，气滞血瘀之象，故加香附、红花，行气活血，加熟地黄、制首乌、怀牛膝等滋补肝肾，加柏子仁，一则润肠通便，二则养心安神，以助其肝气舒展；因药证相符，故患者服药后，经量明显增多，色暗较前好转，效不更方。二诊仍守前方治疗，加麦冬滋阴补血，知母清热安神，通草通经下血。三诊之时，疗效明显，故守方治疗，巩固疗效，后电话随访，病告痊愈。

纵观本案的治疗过程，紧抓病因，辨证施治，以疏肝健脾为大法，佐以滋补肝肾，活血化瘀，疏通而不耗伤气血，滋补而无壅滞之弊，故能药到病除。

闭经

案 1　王某，女，40 岁，以"闭经半年"为主诉于 2013 年 5 月 31 日初诊。症见：月经半年未至，左腰疼，夜间疼甚，不能转侧，腰凉，浑身乏力不适，手关节痛，腿酸胀。眠差，易惊，二便调。舌淡，苔薄白，舌下脉紫，脉沉滞。自去年 11 月新换工作后月经不正常，曾打黄体酮后月经至，量少，自 12 月至今月经未至。以前月经量大，有大血块，痛经严重，左腰及左小腹痛甚，经后腰、小腹痛止，7 天干净。近半年来，月经该至时乳胀，乳头痛，左腰痛，小腹不痛，觉胃胀，口苦，胸闷，喜叹气。夜间出汗多，浸湿衣服，不觉渴。4 月 2 日于某医院查 B 超示：左侧卵巢囊肿，大小 29mm×23mm。无肾结石。

处方：当归 10g，生地黄 20g，桃仁 10g，红花 10g，赤芍 15g，柴胡 10g，川芎 6g，桔梗 6g，炒枳壳 6g，怀牛膝 10g，木瓜 30g，威灵仙 12g，生白芍 30g，制香附 10g，桑叶 10g，生甘草 6g。10 剂，水煎服，日 1 剂。

二诊（2013 年 11 月 6 日）：服上方 10 剂后，月经至。近几个周期都正常，11 月已推迟 6 天未至，已自测未孕。现症见：干咳近 2 月，口渴、苦，胃胀满，易出汗，急躁。眠差，纳差，大便可。舌暗紫，苔薄白，舌下脉紫，脉细滞。

处方：栀子 10g，连翘 10g，黄芩 10g，竹叶 10g，炒枳实 12g，香橼 10g，赤芍 10g，红花 6g，制香附 6g，生甘草 6g，桑叶 10g，杏仁 10g。7 剂，水煎服，日 1 剂。

按：女子以血为用，以血为先天，凡经带胎产皆赖血之充盈。气机被阻，有碍血行，自然经血不行，不行则瘀，瘀久化热，不通则痛。《内经》云：

"唯以血气流通为贵。"本病属气滞血瘀，经脉不利，气机阻滞，经血不利，故月经该至之时乳房胀，乳头痛，经量大，血块多，腹痛甚；气郁化火故口苦，胸闷，治宜行气解郁，活血化瘀，以血府逐瘀汤合四逆散，因患者关节痛，腿郁胀，又加木瓜、威灵仙祛风通络。患者服之 10 剂，月经来潮，其后月经周期正常。本案是治闭经最速、疗效最好的一例。典型的气滞血瘀型，只要辨证准确，效如神助。

案 2　方某，女，35 岁，1976 年 5 月初诊。

自 1975 年 3 月刮胎后，至今月经未潮，小腹疼痛，于 1976 年 3 月来陈庄乡卫生院住院治疗。此时我带学生实习在其处，遂邀予治。先投温经汤，后用少腹逐瘀汤 6 剂而经通。

按：少腹逐瘀汤是清·王清任治瘀方之一，其方具有温经散寒，活血祛瘀止痛之功用，对于妇科的冲任虚寒，瘀血内阻之证，疗效较好。本患者即属此种证候，故服此方，效如桴鼓。

案 3　贾某，女，23 岁。近 3 年来经常恶寒喜暖，冬季手脚冰冷，穿得又多又厚，还是怕冷，夜间虽厚被重褥，半夜脚还是凉的，月经量少色淡，逐渐闭止。近 1 年来，依靠注射黄体酮，维持月经，若不用此药，月经不来，即使用此药，月经来潮时小腹也非常难受，但不大疼痛。其校医院让其转诊，由其同学介绍就诊于余。脉沉细无力，尺脉尤弱，舌质较淡。形体不大虚弱，精神尚好，腰酸，白带多，常绵绵而下。

处方：炒白术 15g，茯苓 12g，鹿角霜 15g，巴戟天 12g，炒杜仲 12g，制附子 12g（先煎），肉桂 9g，干姜 9g，菟丝子 12g，山药 24g，熟地黄 12g，茜草炭 9g，煅乌贼骨 30g。水煎服。

上方加减出入至 1974 年 12 月 20 日，共服近 100 剂，不用黄体酮，月经可按时来潮，小腹亦不觉难受了，白带减少，嘱再服若干即以巩固疗效，并嘱慎寒凉。

按：患者系素体阳虚之质，虽未述其受寒之因，很可能在不知不觉中阳受其寒，以致出现上症，可谓冰冻三尺，非一时之寒矣。血性得温则宣流，得寒则涩闭，非温肾元，暖冲任，不能去其寒，已其疾，更非一朝一夕所能见效。若医不守方治疗，患者不坚持服药，必然偾事；若舍其温下元之本，只求活血通经，亦必偾事。方中乌贼骨和茜草为《素问·腹中论》中的四乌贼骨—藘茹丸的主要药物，可治血枯经闭，并寓和血通经之功，用于方中有相得益彰之效。本方除温肾元，暖冲任以外，还注意到脾胃的补益，因脾胃为气血生化之源，用白术、云苓、山药正是此义也，而补益中土，又可治其带下。

产后身痛

闻某，女，40岁，以"产后浑身疼11个月"为主诉于2013年5月20日初诊。症见：浑身关节肌肉痛，怕冷，雨后加重。已断乳。口渴，饮水多，身热，37℃。月经已至，正常。大便可，日1次。患者产后吹空调，引起浑身疼，曾服中药调理8个月，乏效。既往查乙肝小三阳、风湿因子指标正常；C-反应蛋白高。舌淡胖，苔薄白偏黄，脉沉弱。

处方：桂枝15g，生白芍15g，生黄芪30g，当归10g，通草6g，知母15g，生姜3片，大枣6枚（切开）为引。20剂，水煎服，日1剂。

二诊（2013年6月21日）：服上方20剂，效可。觉身上较前轻松，背沉困痛好转。现症见：腰、髋、膝痛，见凉风加重，腰以下发沉，颈强痛。手指尖、脚跟痛较前好转。纳可，眠差，二便调。月经正常，色暗。CT示：腰3~4椎间盘轻度膨出，椎体骨质增生，腰4~5椎间盘膨出样改变。舌质暗红，胖大，苔薄白，脉沉细。

处方：上方去通草加制附子15g，生薏苡仁30，葛根30g。20剂，水煎服，日1剂。

二诊（2013年7月26日）：服上方20剂，中间因受凉，症有反复，身痛。现周身觉肌肉酸痛，腰背明显。左手关节硬，恶风寒，膝盖痛。月经量少，色黑。纳可，眠差，二便调。舌质暗红，舌尖红，胖大，苔薄白，脉偏细。

处方：桂枝10g，生白芍10g，生黄芪15g，当归10g，细辛3g，通草6g，制川乌10g（先煎），木贼草10g，制香附10g，生姜3片，大枣3枚（切开）为引。20剂，水煎服，日1剂。

三诊（2013年9月4日）：服上方25剂，服至第20剂时觉浑身轻松，现停药后又觉身疼（大关节），但较前轻。月经正常。舌胖大，苔薄黄，脉偏细。

处方：独活30g，桑寄生15g，秦艽3g，防风3g，细辛3g，当归10g，川芎10g，生白芍10g，熟地黄10g，桂枝10g，茯苓10g，炒杜仲10，怀牛膝10g，生黄芪15g，炙甘草3g。20剂，水煎服，日1剂。

四诊（2013年10月16日）：服上方20剂，效不显。仍觉全身大关节疼痛，休息后加重，怕风，其他无不适。纳眠可，二便调。舌红，苔薄黄，舌体胖大，脉乏力。

处方：党参30g，生黄芪30g，当归15g，防风15g，怀牛膝15g。6剂，水煎服，日1剂。

按：妇人产后，百脉空虚，血虚，则风寒入侵，寒凝筋脉，不通则痛，当归四逆汤养血温经，散寒止痛，加知母滋阴清热。复诊时曾用独活寄生汤，不效，仍以采用养血疏风通络为主要治则。

腹痛

李某，女，46岁，以"月经未至2月余"为主诉于2014年2月26日初诊。症见：腹痛、腹胀，痛重，不凉不热，烘热汗出，心慌眠差，恶心，纳可，二便可。舌质红，苔薄黄，脉沉滞。平时易上火，经前口腔溃疡。

处方：川芎10g，当归10g，生白芍30g，泽泻15g，炒白术12g，茯苓12g，醋延胡索15g，制香附10g。10剂，水煎服，日1剂。

二诊（2014年3月10日）：服上方10剂，小腹痛减轻，基本不痛。现烘热汗出，1小时发作1次，发作时头晕、脾气暴躁。脱发严重，月经仍未至。眠差，晨3点醒，醒后难以入睡；大便干，日1次。舌体瘦小，质红苔薄黄，脉细。两手食指中指甲黑，妊娠期间正常。治宜清肝凉血散瘀。

处方：生地黄15g，牡丹皮10g，赤芍15g，桑叶10g，竹茹10g，丝瓜络10g，栀子10g，生甘草6g，红花6g。15剂，水煎服，日1剂。

三诊（2014年4月14日）：服上方30剂后诸症减轻。

按：当归芍药散为仲景《金匮要略》方："妇人怀妊，腹中痛，当归芍药散主之。""妇人腹中诸疾痛，当归芍药散主之。"凡见腹痛为肝脾失调之候，用此方效甚佳。陈修园亦赞曰："妊娠腹痛势绵绵，三两归芍润丹宣，芍药一斤泽减半，苓术四两妙盘旋。"在此重用白芍至30g加强缓急止痛；加延胡索治疗一身上下诸痛，因久痛入络，延胡索能行血中气滞；腹胀加香附，因香附可理三焦之气。

调理受孕

马某，女，31岁，已婚。以"乏力2年"为主诉于2013年7月8日初诊。症见：乏力、怕风、怕冷，腰凉，右半身疼凉木。月经错后不定时，痛经量少血块多，小腹凉不胀，经前乳房胀痛，白带黏稠量多。纳食不规律时胃痛隐痛，眠差、心烦、入睡难。轻微便秘。述已婚2年，调理受孕。舌红，苔薄黄，脉细。

处方1：柴胡10g，生白芍10g，当归10g，茯苓10g，薄荷3g（后下），制香附10g，牡丹皮10g，栀子10g，车前子15g（包煎），地骨皮10g，白薇10g，生甘草3g。10剂，水煎服，日1剂。

处方2：生白芍30g，当归10g，醋延胡索15g，炒小茴10g，炮干姜10g，山楂炭 15g，炙甘草 20g。4 剂，水煎服，日 1 剂。

二诊（2013 年 8 月 16 日）：上方服后乏力明显减轻。本次经前乳房未胀，痛经方已服 1 次痛减轻，白带减少。舌边尖红，苔薄白，脉细。

上方 1 生白芍改为 15g，车前子改为 10g，加金银花、连翘各 10g，去掉地骨皮、白蔹。10 剂，水煎服，日 1 剂。

三诊（2014 年 3 月 24 日）：本次来诊检查出怀孕已 3 个月。现：胃痛不胀，纳少，时呕吐恶心，经常吐痰涎，近 3 个月消瘦 5kg。口中酸苦。眠差因胃痛早醒。小便少，色红，尿常规正常，大便量少干结，近日焦虑。舌红，苔白腻，脉细。

处方：黄芩 10g，炒白术 6g，党参 10g，炒苏子 3g，当归 6g，茯苓 10g，熟地黄 10g，陈皮 10g，麦冬 10g，生白芍 10g，砂仁 2g（后下），炒神曲 6g，竹茹 10g。8 剂，水煎服，日 1 剂。

按：无主诉难开方，调理身体，不能乱调，患者主要目的是受孕，疏肝调经是重点，经过调理后怀孕，但反应大。现用顺肝益气丸，该方为《傅青主女科》方，此方平肝则肝逆除，补肾则肝燥息，补气则血气生，凡胎病而少带恶阻者，俱以此方投之无不安，有益于胎妇，其功更胜于四物焉，胎儿需要多以气血滋养，茯苓、白术为安胎圣药故加之，哕逆者，橘皮竹茹汤主之，故合之。

经期发热

樊某，女，24 岁，以"发热 8 个月"为主诉于 2014 年 4 月 25 日初诊。症见：时发热，体温 37.8℃，白天较明显，晚上体温正常，不出汗，怕冷，口干渴，饮水多。纳眠可，时有大便干，日 1 次。月经后错 1 天，量较前减少，血块多，色暗，3 天净，白带量多。乏力，双下肢明显，流清涕。舌淡胖，苔薄白，脉略细数。诉 8 个月前经期出现发热，先后服他医御寒汤加减、补中益气汤合秦艽鳖甲散加减等均有效，但未能根治。

处方：柴胡 10g，黄芩 10g，党参 10g，清半夏 10g，生龙骨 30g（先煎），生牡蛎 30g（先煎），大黄 6g（后下），炙甘草 6g，生姜 3 片，大枣 3 枚（切开）为引。8 剂，水煎服，日 1 剂。

二诊（2014 年 5 月 19 日）：服上方 13 剂，体温略有下降（37.8℃降至 37.6℃），但自觉发热更明显。现症见：自觉身燥热，下午 5 点左右较重，夜间稍减，口不渴，痰多不黏，色黄，流清涕。纳差，食后觉不消化，眠可，大便日 1 次。末次月经后错 4 天，量少，经前觉小腹下坠。舌淡胖，苔薄白，脉沉滞。

处方：上方加炙麻黄 3g，杏仁 10g，生薏苡仁 30g。10 剂，水煎服，日 1 剂。

三诊（2014 年 12 月 22 日）：服上方 30 余剂，未再服药。现仍发热，下午 5 点左右较重，晨起和夜间不发热。发热时体温在 37.3~37.8℃，发热时腋下出汗明显，不怕冷。口干渴，饮水多。纳一般，无食欲，小便频，色黄，大便日 1~2 次。经前 1~2 周觉发热明显，体温在 37.8℃左右，月经过后 3~5 日体温在 37.3℃左右。月经延后 1 周，量少，有血块，经前乳房胀。平素乏力，易疲倦。舌质淡，舌体胖，有齿痕，苔白腻，脉沉滞。

处方：柴胡 10g，生白芍 10g，当归 10g，炒白术 10g，茯苓 10g，薄荷 3g（后下），制香附 10g，金银花 10g，连翘 10g，牡丹皮 10g，生甘草 6g。10 剂，水煎服，日 1 剂。

按：《伤寒论》第 144 条论述："妇人中风，七八日续得寒热……此为热入血室，其血必结，故始如疟状，发作有时，小柴胡汤主之。"本病患者经期出现发热，为热入血室之证，故初诊以小柴胡汤加味治之。方加龙骨、牡蛎以收敛浮阳，治之有效。

二诊时症状有所改善，谨守原方治法，又加入麻黄、杏仁、生薏苡仁，既有三拗汤之方义，又发挥三仁汤之功效，从而宣肺化痰。

三诊时虽仍有低热，但观其月事衍期，量少、有血块等，遂改弦更张，用逍遥散以疏肝养血调经，加入金银花、连翘、牡丹皮以清气分之郁热。由此可见临床谨守病机，随证变法的灵活性和重要性。

习惯性流产

马某，女，31 岁，以"习惯性流产 8 年余"为主诉于 2014 年 9 月 22 日初诊。症见：怕冷，月经提前，量少，色黑，质稀有块。经期乳房胀痛，小腹不痛，小腹凉。晨起时经常干呕。大便质稀。舌淡，苔薄黄，脉细弱。诉已婚 8 年余，每怀孕后，胎儿发育至 40 天左右即停止发育，遂做清宫术。近 8 年已清宫 4 次。经常服中药、中成药，具体不详。

处方：柴胡 10g，黄芩 10g，党参 10g，制附子 10g（先煎），桂皮 6g，炮姜 10g，山楂炭 15g，连翘 10g，生白芍 10g，炙甘草 6g。20 剂，水煎服，日 1 剂。

二诊（2014 年 10 月 17 日）：服上方 20 剂，服第 5 剂时觉手脚心稍有发热，口干渴。昨日月经来潮，量少，色黑，稀水样，有黑块。大便偏稀。思虑过度，易上火。舌淡红，苔薄黄，脉细。

处方：柴胡 10g，生白芍 10g，当归 10g，炒白术 6g，茯苓 10g，薄荷 3g

（后下），制香附 10g，山楂炭 15g，益母草 30g，桑叶 10g，竹茹 10g，丝瓜络 10g，生甘草 6g。15 剂，水煎服，日 1 剂。

三诊（2014 年 10 月 31 日）：服上方 14 剂，期间又来月经，觉经前乳房胀减轻，行经 4 天，量少，色黑，有块，腰、小腹觉凉。大便偏稀。舌淡，苔薄黄，脉细。

处方：熟地黄 10g，当归 10g，生白芍 15g，川芎 6g，山楂炭 15g，红花 10g，制香附 10g，通草 6g，牡丹皮 10g，炒白术 10g，生甘草 6g。5 剂，水煎服，日 1 剂。

四诊（2014 年 11 月 21 日）：服上方 15 剂，6 天前月经来潮，色暗红，前 2 天量稍多，现已净，经期小腹微凉，腰痛不甚。纳眠可，二便可。舌淡，苔黄，脉沉滞。

处方：熟地黄 10g，当归 10g，生白芍 15g，川芎 3g，炒酸枣仁 15g，红花 10g，山楂炭 15g，制香附 3g，柴胡 10g。10 剂，水煎服，日 1 剂。

五诊（2014 年 12 月 22 日）：服上方 10 剂，又自服二诊方 15 剂，觉效可，怕冷较前改善。末次月经提前 3 天，量少，色暗，有血块。小腹、腰部怕凉。纳可，眠差，入睡困难，心烦。大便偏稀。舌暗，苔薄黄，脉细。

处方：熟地黄 10g，山萸肉 10g，生山药 15g，泽泻 10g，牡丹皮 10g，茯苓 10g，柴胡 10g，生白芍 10g，当归 10g，炒白术 10g，薄荷 3g（后下），制香附 10g，益母草 30g，通草 3g，生甘草 3g，淫羊藿 10g。20 剂，水煎服，日 1 剂。

按：本病患者 8 年内习惯性流产 4 次，渐致气血亏虚，下元火衰，胞宫虚寒，月事不利，寒瘀交结，调其月事为首要治则。初诊时月经提前，量少，色暗，大便偏稀，辨为宫寒肝热之候，以小柴胡汤合四逆汤加味治之，以疏利少阳气机，温下焦胞宫之寒。白芍养血柔肝，连翘佐以清其肝热，山楂炭祛瘀而助其温。

二诊以调和肝脾为治，兼以清肝经郁热，方选逍遥散加味治之。女子以肝为先天，肝气调和则经血自旺，加入山楂炭、益母草活血调经。桑叶、竹茹、丝瓜络为常用之三药，取其清通除热之效，在此加之以清肝经之热。

三诊、四诊时症已有改善，可见郁热得清，以养血活血为治。选用桃红四物汤加味治疗，佐以香附、柴胡等疏肝理气之品调和气血。

四诊肝肾同调，以六味地黄丸补肾阴，以逍遥散疏肝和脾，两方合用，即是"六味如雨以润之，逍遥如风以荡之"之义，如是则有补有疏，动静相合，可谓二方合用之妙。

经前、经期郁胀

徐某，女，38 岁，已婚。以"经前、经期全身郁胀 1 年余"为主诉于 2014 年 12 月 3 日初诊。症见：虚汗多，烦躁，眠差，眠浅。经前及经期前 2 日浑身肿胀，眼胀、手脚郁胀明显，经后肿胀消失。纳可，口干苦。大便日 1 次，偏稀，小便色黄。舌暗淡，苔薄白，脉沉滞。患者述出现上症近 1 年，曾针灸治疗，并口服六味地黄丸，效不显。

处方：柴胡 10g，生白芍 10g，当归 10g，炒白术 10g，茯苓 30g，薄荷 3g（后下），制香附 10g，木瓜 30g，生薏苡仁 30g，牡丹皮 10g，栀子 10g，生甘草 3g。10 剂，水煎服，日 1 剂。

二诊（2014 年 12 月 4 日）：服上方 10 剂后，自觉烦躁减轻，睡眠改善，郁胀感稍减，但仍出虚汗，近几天月经欲至，乳房胀，针扎样疼痛。舌质红，苔腻，脉沉滞。上方去木瓜、薏苡仁，加青皮 10g，大贝 10g，泽泻 10g。25 剂，水煎服，日 1 剂。

按：该患者郁胀特点：①发病时间特定，只在经前 2 天及经期发生；②肿胀程度和水肿有很大区别，水肿是皮肤绷紧明亮，指按凹陷不易起，该患者皮肤看似肿胀，自觉肿胀如充气，皮色如常，指按凹陷易起。患者属于典型的肝郁脾虚，气机阻滞，水湿失运的郁胀证，处方用丹栀逍遥散，重用茯苓，加木瓜、生薏苡仁、制香附使肝气得畅，脾气得运，水湿得行，郁胀自消。重点是疏达肝气。因而复诊时诸症减轻，随症加减，继服巩固治疗。

乳痈

（急性乳腺炎验案）王某，女，28 岁。昨日洗澡着凉（天气较冷）下午即恶寒发热，头痛无汗，右乳房红肿热痛（尚哺乳），脉浮紧而数，苔白带黄，此乃寒包火也。

处方：羌活 9g，白芷 9g，荆芥 9g，蒲公英 30g，连翘 15g，全瓜蒌 30g，赤芍 30g，生甘草 30g。

上方服 2 剂后病若失。

按：方用羌、芷、荆表散风寒，蒲公英、连翘清热解毒，消痈散结，瓜蒌散结，为乳痈初起常用之品。生用赤芍、甘草凉血解毒、散肿，此二味乃验方之甘赤汤，治疗急性乳腺炎，载于《湖南医药杂志》1976 年第 2 期，经予多次应用，效果较好。

乳癖

张某，女，38岁。两乳房发胀，月经来潮时加重，已半年多，右乳房胀而痛，并有两指宽的条状硬块，胸部憋闷，在当地治疗无效。患者疑为癌证，思想负担较重。经某医院诊为乳腺囊肿，于1978年5月24日就诊于余。患者体质一般，脉沉弱而滞，舌质略淡，此乃气滞血瘀，痰结之候（主要是气滞）。

处方：柴胡12g，白芍24g，当归9g，炒白术9g，茯苓12g，薄荷3g（后下），醋青皮9g，丹参9g，檀香3g（后下），砂仁3g（后下），郁金9g，炒白芥子9g，甘草6g。3剂，水煎服，日1剂。

二诊（1978年5月27日）：上方服3剂（缺青皮、砂仁），症状大减，照上方继服3剂。

三诊（1978年5月30日）：症状基本消失，硬块已摸不到，胸闷亦除，上方加炮山甲9g，再服3剂，巩固之。

按：乳疾当责之于肝，故用逍遥散疏达之；痛胀乃气滞血瘀之象，故用丹参饮通行之。加青皮助逍遥，加郁金助丹参，况郁金又是血分之气药，长于行气解郁。气滞血瘀后，多有痰结，白芥子善治皮里膜外之痰，故用之祛痰散结。此乃气血痰并治之方，药中其的，收效较捷。

乳癖、盗汗

贾某，女，66岁。2005年3月14日以"盗汗半年余，乳房胀大异常3个月"为主诉初诊。

盗汗半年余，时阵发性咳嗽，痰少色白，耳鸣，食欲一般，口干，心烦急躁，面色潮红，形体偏胖。既往史：2005年2月25日做乳房乳腺增生切除术，右乳房丰盈似中年状，胀而不痛，触诊质较硬。舌质淡红，苔黄腻，脉沉滞。左乳腺病理结果：乳腺增生症，以囊肿为主型。诊断为盗汗、乳癖。为年老气阴两衰，湿热内生，热迫津为汗，热毒内结为乳癖。先治盗汗，以益气养阴、清热固表为法。方用当归六黄汤加味。

处方：生地黄10g，熟地黄10g，黄芩10g，黄连6g，黄柏10g，当归10g，生黄芪30g，浮小麦30g，煅牡蛎30g（先煎）。6剂，水煎服，日1剂。

二诊（2005年3月21日）：药后盗汗大减，好转90%。右乳房胀大渐重，全身郁胀。舌质淡红，苔白腻，脉沉滞。盗汗已基本消失，右乳腺增生应作为主攻病证，年老乳房仍似中年状，乃肝郁气滞，阳明经结热所致。改用化痰散结，清热解毒之法。方拟消瘰丸加味。

处方：全瓜蒌 20g，蒲公英 20g，连翘 12g，夏枯草 15g，白花蛇舌草 20g，牡丹皮 10g，玄参 15g，大贝 6g，生薏苡仁 30g，茯苓 10g，甘草 6g，生牡蛎 30g（先煎）。30 剂，水煎服，日 1 剂。

三诊（2005 年 4 月 22 日）：右乳房较前变软，有条索状结块，不痛不胀，时心烦，大小便正常。舌质淡红，苔薄腻，脉沉滞。病已见效，但治疗不可放松，警惕癌变。

处方：全瓜蒌 20g，蒲公英 20g，连翘 12g，夏枯草 15g，白花蛇舌草 20g，牡丹皮 10g，玄参 15g，大贝 10g，紫花地丁 30g，皂角刺 10g，川芎 10g，生牡蛎 30g（先煎），陈皮 10g，甘草 6g。水煎服，日 1 剂。连续服用 4 个月，乳房变软、回缩，基本正常。

按：患者已 66 岁，20 天前左乳做过小手术（肿块切除），此次来诊有 2 个主要证候，一是盗汗多已半年余；二是乳房胀大硬满，丰盈如中年状，是此次就诊的主要证候，北京某医院诊为"乳腺增生症以囊肿为主型"，河南省某医院曾诊为"囊性高分化，乳腺增生"。诊毕权衡后，先治其盗汗，后治其乳。经用当归六黄汤加味 6 剂而盗汗止。再经辨析，此乳病为肝气郁滞、阳明经结热、痰瘀凝聚之候。非化痰散结、清热解毒之品不能除，方用消瘰丸加连翘、蒲公英、白花蛇舌草、紫花地丁等味以清热解毒，加皂角刺、川芎（二味伍用有似穿山甲的作用）、全瓜蒌、夏枯草、青皮等味散结开郁。乳房渐渐变软，自云如软柿状。在诊治之初，即注意到其险恶之情，防其恶化之势，亦即治未病之意。

妊娠恶阻

胡某，女，30 岁，1976 年 4 月初诊。

妊娠恶阻较重，用顺肝益气汤 2 剂呕恶止。

处方：党参 30g，当归 30g（酒洗），炒苏子 3g，炒白术 9g，茯苓 6g，熟地黄 15g，白芍 9g，麦冬 9g，陈皮 9g，砂仁 3g（后下），炒神曲 3g。

按：顺肝益气汤是《傅青主女科》方。傅青主在方后曰："此方平肝则肝逆除，补肾则肝燥息，补气则血易生。凡胎病而少带恶阻者，俱以此方投之无不安，最有益于胎妇，其功更胜于四物焉。"妊娠恶阻机制，傅氏论之较详，见《傅青主女科》。为了便于记忆，将此方编为歌诀。

顺肝益气参苏归，茯苓白术与熟地黄，

陈皮寸冬白芍药，加上砂仁炒神曲。

产后发热

宛某，女，25 岁，现住省某医院妇产科，行剖宫产手术。产后发热 7 天，经该院用最好的抗菌消炎药物，热不退，体温 38℃左右。1997 年 9 月 12 日早晨邀我去医院给其诊治。诊见患者面色较浅，苔白略厚，舌质略淡，脉虚大，恶露未净，腹不痛，发热不恶寒，脉证合参，为气虚发热之候，以补中益气合生化汤化裁治之。

处方：党参 15g，黄芪 30g，当归 10g，陈皮 10g，升麻 6g，柴胡 6g，炒白术 10g，炮干姜 6g，川芎 10g，炙甘草 6g。5 剂，水煎服，日 1 剂。

9 月 15 日下午电话告知，上药服 1 剂热即退。又经 X 线透视：右肺下有炎症，予结合其 X 线诊断，在原方上加金银花 30g、鱼腥草 30g，次日电话又告曰：服 1 剂，体温 36.5℃，照上方金银花、鱼腥草改为 15g，继服。

9 月 18 日，告曰：共服 7 剂，体温一直 36.8℃，拟于明日出院。

按：产后多血虚，孰不知气也虚，脉证合参，诊断为气虚发热，此其一也；产后恶露未净，不可忘记使用产后第一方，此其二也。临证既要遵循一般，又要灵活多变，方可致善。

按：产后多虚亦多瘀，本患者又系剖宫产，伤气伤血，遵"劳者温之"之旨，遂用补中益气汤以甘温除热。生化汤是治疗产后恶露不行的名方，现恶露未净，用此方亦很恰当。故此补虚行瘀同用，果收良效。虚则易感外邪，又加入金银花、鱼腥草是症之需也，勿畏其凉而不敢用。

崩漏

案 1 邢某，女，23 岁，未婚。1972 年月经初潮 3 次后，隔 8 个月方来。1973 年 12 月 1 次月经量多，服中药好转，不久又复如前，当地县医院疑为宫颈癌，动员手术，患者不同意，后到许昌某医院，诊为功能性子宫出血，曾用乙烯雌酚、黄体酮等药，连续使用，可以保持月经正常，停药即发，即使停 1 天不用药，月经即来，量仍多。按此法间断性使用 2 年，期间只有半年正常，而后无效。1975 年，该医院又诊为子宫黏膜肌瘤，做了手术，术后 40 天，月经未来，而后仍然如前，又用乙烯雌酚、黄体酮。月经正常 3 个月后，又开始出血淋漓不断。1977 年 2 月来郑州就医，在铁路中心医院做切片检查，诊为分泌期部分子宫内膜脱膜变，用了 3 支丙酸睾丸酮和四环素，20 天后，又复如前。患者就诊于余，并告曰：曾先后四次刮宫，也只有暂效。面色㿠白，舌质光嫩，脉象虚弱，常感气闷不舒，鼻息不利，但胃纳好，二便正常。此为气血俱虚，冲任不固之候。

处方：制首乌 30g，熟地黄 30g，黄芪 30g，党参 30g，煅乌贼骨 30g，茜草炭 12g，荆芥炭 9g，炙甘草 9g。水煎服。

上方连服 12 剂，月经正常，次年 10 月告曰：完全恢复健康，已参加工作 6 个月。

按：此为由崩漏相间之病，病程绵长而致气血亏损，冲任不固，血愈下而气愈虚，气愈虚而血愈失其统。好在患者年轻，胃气尚好，故收效较速。此方可谓补气养血之峻剂，病久正虚较甚，非峻补不能收大效。方中乌贼骨、茜草，即《内经》四乌贼骨一藘茹丸（未用雀卵）。

案 2　段某，女，40 岁，患崩漏已年余，经多处治疗未效。本病开始是每次月经提前量多，之后，每次月经不仅量大而且接之淋漓不断，中间停 10 天、8 天，又复如此，如此 1 年多来，造成气血虚损，经常头晕，心慌，耳鸣，失眠，动则汗易出，胃纳不佳，体虚几乎难支。1976 年 4 月，诊见：面色㿠白，舌质淡，脉沉弱，月经尚淋漓未断，腰酸痛如折。

处方：党参 24g，炒白术 9g，生山药 12g，山萸肉 12g，枸杞子 9g，巴戟天 12g，熟地黄炭 30g，续断 12g，干姜炭 6g，阿胶 9g（烊化），茜草炭 9g，煅乌贼骨 24g，红花炭 9g，大黄炭 6g。水煎服。

二诊（1976 年 4 月 15 日）：上方服 3 剂而血止，宗上方略为加减。

处方：党参 24，炒白术 9g，生山药 15g，山萸肉 12g，枸杞子 9g，熟地黄炭 30g，煅乌贼骨 30g，陈皮 6g，炙甘草 6g。6 剂，水煎服。

三诊（1976 年 4 月 22 日）：疗效巩固，气血渐复，仍宗上方略为加减。

处方：党参 24g，炙黄芪 15g，炒白术 9g，山萸肉 12g，枸杞子 12g，熟地黄炭 15g，黑杜仲 12g，续断 12g，茜草炭 9g，煅乌贼骨 12g，芡实 9g，炙甘草 9g，生姜 9g，大枣 4 枚。3 剂，水煎服。

四诊（1976 年 4 月 25 日）：情况良好，仍宗上方略为加减。

处方：党参 24g，炙黄芪 15g，炒白术 9g，山萸肉 12g，枸杞子 9g，黑杜仲 9g，续断 9g，茜草炭 9g，煅乌贼骨 15g，熟地黄炭 30g，芡实 12g，炒神曲 9g，炙甘草 6g，大枣 4 枚。水煎服。

后以上方略有加减，27 天，月经来潮，量正常，3 天即净，患者喜出望外，1 年多来，从未有此现象。为巩固疗效，又断续服药至 5 月 20 号，小麦初黄时，一切症状消失，康复如常，乃欣然返家，参加劳动。

按：本患者是崩和漏相间之病，长期不愈，以致气血虚损，究其因是脾失其统，肝失其藏，冲失其固，愈下则愈虚，愈虚则愈下，造成恶性循环，欲止其血，必固其本，故从本以治之。方中干姜、阿胶即从《金匮要略》之胶姜汤，陈修园盛赞此方之妙，他说："姜性温提胶养血，刚柔运化配阴阳。"此乃温润调血之用。干姜炒炭，取其温中有止之义。方中茜草、乌贼骨即《素问·腹中论》之四乌贼骨一藘茹丸，具有补养精气血，强健肝肾的作用。茜草炒炭，是增强其止血之力。崩漏日久，多有留瘀，瘀不去则新不生，故用红花、大黄以活血祛瘀，恐其活血不利于止血之弊，故又炒炭为用，以收行中有止，寓补于攻之效。对于崩漏来说，红花、大黄非久用之品，故血止后即去之。此病在整个治疗过程中虽数为其方，但只略有加减，治则始终未变，可谓守方治疗。

案3（漏证验案）王某，女，30岁，月经淋漓不断已半年，有时出血较多，曾多方治疗，效果不著，乃来郑就医，以漏证治之。

处方：黄芪30g，党参15g，巴戟天12g，熟地黄炭24g，山萸肉12g，干姜30g，阿胶30g（烊化），茜草炭12g，煅乌贼骨30g，升麻3g，川军炭4.5g，炙甘草6g。

上方服3剂，血止，故来信告知并索巩固之方，遂疏以四君和六味加减方邮去。

按：崩漏日久，不仅损伤气血，而且亦损伤冲任，不塞其源，不能止其流，方中胶、地益其血也，参、芪益其气也，萸、戟、乌贼益其冲任也，少用升麻举其陷也，少用大黄炭，行中有止也，综观此方，能养血益气固冲任，并有温提之用，方与证合，故收速效。

案4（阴虚火旺、冲任失固）王某，女，30岁，已婚。2005年12月12日以"月经淋漓不断3月余，腰痛、腿酸2个月"为主诉初诊。

2005年3月"剖腹产""大出血"，3个月前出现月经淋漓不断，色褐，月经错前，或后期，经前小腹胀，腰痛，经前加重，小便夜频，大便干，日1次，纳眠可，口干，鼻塞咽干。舌质红，苔薄黄，脉细。既往有"妊高征"。现血压128/82mmHg。此为肾阴不足，冲任失固。

处方：熟地黄炭30g，制首乌15g，荆芥炭10g，茜草炭10g，乌贼骨30g，川续断10g，女贞子15g，墨旱莲30g，麦冬10g，山萸肉10g。20剂，水煎服，日1剂。

2006年5月17日来诊告，服上药20剂后，月经淋漓止，至今月经正常。

按：本案因于剖腹产出血过多，肾阴不足，虚火妄动，冲任失固，精血失守，故月经淋漓不断。急则治标，当"塞流"，用熟地黄炭、荆芥炭、茜草炭、煅乌贼骨、墨旱莲止血之品，同时不忘"澄源"，用川续断、女贞子、山萸肉、熟地黄炭、麦冬补肾养阴，药证相符，收效较速。本方要点主要有二：即"固"与"养"，所谓固是固肾、固冲任，所谓养是养其损伤之血气。乌贼骨与茜草同用，是乌贼骨丸的主要成分，善止崩漏。女贞子与墨旱莲同用是药简效专的二至丸，以之补肾养血。本病治疗始终注意一个"伤"字。

案5　张某，女，41岁，以"月经量大9年余"为主诉于2013年5月初诊。症见：月经量大，经期8~9天，色可，少量血块，经行后，仍淋漓5天左右，觉胃中有气，按揉后即嗳气，腰酸困痛，每行经则加重甚，不能坐，平素易疲劳，怕冷，心烦，急躁，易怒，纳眠可，大便黏滞不畅，小便可。舌红，苔薄黄，脉沉细。有子宫无肌瘤，诉因上环而出现月经量大，经期长，淋漓不尽，而后取出上症仍不消失。中医诊断为崩漏，为肾气不足，封藏不固，治以补肾养血、收涩止血为主。

处方：熟地黄炭30g，荆芥炭10g，制首乌30g，茜草炭10g，煅乌贼骨30g，川续断10g，阿胶珠10g（烊化），生黄芪30g，干姜炭10g，山萸肉12g，炙甘草6g。10剂，水煎服，日1剂。

二诊：服上方10剂后，月经量明显减少，经期缩短2天，未继服。现症见：乏力，经期、经后易口腔溃疡，大小便正常，性冷淡。舌淡，苔薄黄，脉细。

处方：党参15g，麦冬10g，五味子10g，山萸肉10g，生黄芪30g，淫羊藿10g，肉桂6g，炙甘草6g，佛手4g，茜草炭10g，煅乌贼骨20g。15剂，水煎服，日1剂。

按：本案患者月经量大9年余，辨证为肾气不足，封藏不固，冲任失摄。久病之体，气血两虚，故首诊中多用炭药，除有补血、养血之效更兼止血之能，且煅乌贼骨固冲止血，阿胶补血、止血，以川续断、山萸肉补肝肾，大量生黄芪补气摄血，服上方后月经量明显减少，可见药症相符。患者因种种原因，未能继服，复诊之时，经期前后易发口腔溃疡，舌淡，苔薄黄，此乃气阴两虚，虚火上行，故以生脉饮加味治之。因患者性冷淡，故加肉桂、淫羊藿以补肾助阳，加少量佛手以利其肝气调达，此乃谨守病机，知常达变之法也。

带下病

案1　（白浊）贾某，女，24岁，1975年4月25日初诊。

患白浊带下数年，久治不愈，形体较弱。

处方：党参15g，炒白术9g，云苓12g，炙甘草6g，远志9g，益智仁9g，菟丝子9g，生姜9g，大枣3枚（切开）为引。水煎服。

二诊（1975年5月1日）：上方服2剂，至今便后未有带白，仍以上方继服3剂，以巩固之。

按：白浊病与脾肾二脏关系最为密切，初起多是湿热下注，日久不愈，多为脾虚气陷。本例病患即属后者，故用四君子汤加益智仁，菟丝子脾肾同治。

《本草求真》云"小便赤浊，用远志、甘草、茯神、益智为丸，枣汤服效，非取远志归阴以为向导之药乎"。此用远志正是此意，况远志又有祛痰湿之功，可谓两得其用。

案2　（黄带）吕某，女，40岁，1976年5月初诊。

患者黄带已4年，经常淋漓不断，有时多如月经，色黄而臭，有时如脓样，伴少腹和腰疼痛，现代医学诊为盆腔炎，经用大量抗生素和消炎药均乏效，亦服用不少中药，仍无疗效，失去了治疗信心。诊见舌苔黄腻，舌暗红，脉略数，常感五心烦热。遂以湿热为治。

处方：炒白扁豆30g，炒苍术30g，太子参15g，地骨皮30g，滑石30g（包煎），黄芩12g，黄柏12g，青黛9g，连翘30g，白芷9g，蒲公英30g，车前子12g（包煎）。水煎服。

连服10剂而带愈，观察1个月未再犯。

按：黄带乃湿热为患，多因脾湿生热，湿热下注而成此疾。从本患者带下情况看，湿热甚重，非大剂健脾燥湿、清热解毒之品不能愈其疾。此病除脾湿外，尚不能忽视肝火之炽，肾火之炎。方中黄柏可清肾中之火，青黛可清肝中之火，白芷虽为辛温之味，但燥湿排脓是其所长，《本经》谓其"主女人漏下赤白"，今将本品伍于大队清热解毒药中较为妥帖。此方为治湿热带下经验之方，加减用之，效果较好。

第十章　皮肤病证

面斑

王某，女，37 岁，以"面斑半年余"为主诉于 2013 年 5 月 31 日初诊。症见：面斑集中在两颊部，口周及后背易出现红痘。纳眠可，月经周期可，经期可，量可，色暗，质黏稠，白带多，色黄。大便时黏滞，小便可。易上火，心烦急躁。时有烧心、腹胀。舌淡红，苔根黄厚腻，脉沉滞。患者近半年先后出现面斑，未治疗，今来求诊。既往胆囊炎 8 年，轻度肝损伤 10 年，浅表性胃炎。

处方：生地黄 15g，山萸肉 10g，生山药 15g，泽泻 10g，牡丹皮 10g，茯苓 10g，柴胡 10g，当归 10g，生白芍 15g，制香附 10g，木贼草 10g，栀子 10g，忍冬藤 15g，丝瓜络 15g，白僵蚕 10g。20 剂，水煎服，日 1 剂。

二诊（2013 年 6 月 28 日）：服上方 20 剂，无不适。现症见：月经质黏稠稍减，白带多，色黄。大便顺畅，日 1 次。面斑、皮肤发黄。易上火，起痘。矢气多。舌淡胖，苔薄黄，脉细。

处方：生地黄 10g，山萸肉 10g，生山药 25g，泽泻 10g，牡丹皮 10g，茯苓 10g，知母 10g，黄柏 10g，生薏苡仁 30g，木贼草 10g，制香附 10g，忍冬藤 15g，丝瓜络 15g，连翘 10g，黄芩 10g，生甘草 6g。20 剂，水煎服，日 1 剂。

按：患者因生气导致两面颊出现色斑，伴随月经血色暗、质黏稠，白带量多、色黄，易心烦急躁，辨证属肝肾郁火，瘀阻经络之候，以柴芍地黄汤化裁治之，再配伍疏散肺经风热之木贼草，祛风通络之忍冬藤、丝瓜络，化痰散结之白僵蚕，以奏清火散结通络之效，服之 20 剂。二诊时月经质黏稠明显减轻，仍白带量多、色黄，面部易起痘疮，宗上方，加知柏清利下焦湿热，黄芩、连翘清上焦风热。嘱其畅情志，忌辛辣，常服一段时间，面斑及上火症状会逐渐消失。

面尘

赵某，女，36 岁。1976 年 9 月 24 日初诊。近两年来面部皮肤渐变灰黑，口苦多梦，月经量少，手足心热，全身疲乏无力，步行 2 华里就很吃力，曾多方治疗无效。脉象细缓，舌苔淡黄，询其由，乃因生气后所得。此为肝肾郁火，瘀阻经络之候，以柴芍地黄汤加减治之。

处方：柴胡 9g，白芍 12g，炒白术 9g，茯苓 12g，生山药 12g，泽泻 9g，牡丹皮 9g，生地黄 15g，玄参 9g，地骨皮 15g，红花 9g，山萸肉 12g，甘草 4.5g。水煎服。

此方连服 20 剂，面色灰黑大为消退，口苦、手足心不发热，疲乏无力亦消失，能步行 8 华里，也不觉累，宗上方加减。

处方：熟地黄 18g，生山药 24g，山萸肉 12g，泽泻 6g，牡丹皮 9g，云苓 9g，柴胡 9g，白芍 12g，当归 9g，红花 9g。水煎服。

患者携方欣然返乡，后未再来。

按：面尘病始见于《灵枢·经脉篇》，该篇曰："肝足厥阴也……是动……甚则嗌干，面尘脱色。"顾名思义，面尘即面色灰垢，如蒙尘土一样。该篇又曰："肾，足少阴也……是动则病饥不欲食，面如漆柴。"面如漆柴亦是形容面色灰黑而枯槁的样子。一责之于肝，一责之于肾，此从肝肾论治。从临床实践看，此病多为肝肾郁火，瘀阻经络所致。柴芍地黄汤既能清肝肾之火，又能散经络之瘀，火清而瘀散，面尘自去。此病治疗受 1976 年第 3 期《新中医》的启发。

黄褐斑

李某，女，38 岁，以"面部褐斑 10 年"为主诉于 2013 年 5 月 10 日初诊。症见：产后出现两颧及额上黄褐斑，近 10 年来未见明显变化。纳可，眠较差，多梦，二便调。月经正常，量较少。经前乳房胀痛不甚，经期肚脐痛。舌质淡暗，苔白略厚腻，脉沉滞。

处方：熟地黄 10g，山萸肉 10g，生山药 15g，泽泻 10g，牡丹皮 10g，茯苓 10g，柴胡 10g，生白芍 10g，当归 10g，制香附 10g，薄荷 3g（后下），红花 6g，桃仁 10g，木贼草 10g，忍冬藤 10g，丝瓜络 10g，生甘草 3g。20 剂，水煎服，日 1 剂。

二诊（2013 年 5 月 31 日）：服上方 18 剂，余 2 剂，效佳。现症见：两颧及额上黄褐斑变浅，身觉有力。纳可，梦稍多，较前减少。本次月经量少，有血块，已无乳胀，无腹痛。二便可。舌淡红，苔薄黄，脉细。处方：上方加生地黄 10g，玄参 10g。20 剂，水煎服，日 1 剂。

按：产后阴血虚弱，肝郁气滞，经气不通，脉络瘀滞，而致面斑，予滋阴养血，疏肝理气，化瘀通络之法以治之，方用补肝肾之六味合疏肝健脾之逍遥散效佳。木贼草祛斑效可。

痤疮

案1 陈某，女，28 岁，以"面部痤疮 6 年余"为主诉于 2014 年 12 月 22 日初诊。症见：面部起红痘、粉刺，多在面颊、下巴、口唇周围出现，每食辛辣刺激食物后症状加重。纳一般，易胃胀，消化差，口干喜饮，口臭。月经周期可，量少，行经 5 天，经期腰酸，小腹坠胀感，小腹怕凉。平素急躁易怒，怕冷明显。眠差，入睡困难。舌质暗淡，苔黄腻，脉有力。12 月 18 日于某医院查肝功示：转氨酶略高，乙肝五项正常，轻度乳腺增生。

处方：黄芩 10g，黄连 6g，牛蒡子 10g，玄参 15g，桔梗 10g，板蓝根 30g，升麻 6g，马勃 10g，连翘 10g，陈皮 10g，炒僵蚕 6g，薄荷 10g（后下），赤芍 15g，山楂炭 15g，生薏苡仁 30g，白芷 10g，郁金 10g，生甘草 10g。15 剂，水煎服，日 1 剂。

按：《素问·至真要大论》曰："诸痛痒疮，皆属于心。"《灵枢·百病始生篇》述："汗出见湿，乃生痤痱，膏粱之变，足生大丁。"痤疮不仅与肺胃蕴热、脾虚湿聚有关，与心火亢盛亦有密切关系。痤疮病位在上焦头面，与普济消毒饮之风热疫毒壅于上焦之病机相合，故选普济消毒饮加味治之，以疗面部痤疮偏于火毒者。方中赤芍、山楂炭活血祛瘀，生薏苡仁健脾渗湿，白芷消肿排脓，加入郁金因其对转氨酶高者效佳。全方共奏清热解毒、凉血散风之功。

案2 周某，女，22 岁，以"面部起疹 3 年"为主诉于 2010 年 10 月初诊。症见：面部多疖，初起红硬痛，前胸后背亦有，每于睡眠差及月经前加重，手脚心热多汗，小便深黄，大便头干，1~3 天，月经期可，量偏少，3 天即净，经期小腹、腰关节凉痛，经前乳胀痛。舌质紫暗，苔白厚，脉沉有力。诊断为痤疮，属上焦郁热证，治以清热解毒为主，处以平痤汤（经验方）加减。

处方：黄芩 10g，黄连 6g，牛蒡子 10g，玄参 15g，桔梗 10g，板蓝根 30g，升麻 10g，马勃 10g，连翘 10g，陈皮 10g，白僵蚕 10g，薄荷 10g，生薏苡仁 30g，白芷 10g，赤芍 10g，白豆蔻 10g，生甘草 10g。10 剂，水煎服，日 1 剂。

二诊：服上方 16 剂，大便正常，头晕、面部疹较前减轻。现症：面部起疹，头晕，额头发热，前胸后背有暗红色丘疹，纳差，恶心欲吐，眠差多梦，大便可，1~3 天 1 行，小便偏黄。舌质暗红，苔薄白，脉沉滞。

处方：生地黄 15g，当归 15g，赤芍 15g，川芎 10g，柴胡 10g，炒枳实 15g，酒黄芩 10g，白芷 10g，桃仁 10g，牡丹皮 10g，决明子 30g，生甘草 6g。10 剂，水煎服，日 1 剂。

按：痤疮始见于《素问·生气通天论》，曰："汗出见湿，乃生痤痱……劳汗当风，寒薄为皶，郁乃痤。"《黄帝内经素问直解》注释为："若夏月汗出，而见水湿之气，则皮肤湿热，生疖如痤，生疹如痱……若劳碌汗出当风，寒薄于皮肤而上行，则为粉刺。"痤疮的发生与遗传素质、饮食习惯、生活方式、胃肠功能紊乱、内分泌紊乱及精神等诸多因素有关，从临床实践看，病因主要有湿、热、痰、瘀等，与肺胃等脏腑关系密切。平痤汤是在普济消毒饮的基础上加减而成的，痤疮热毒型与大头瘟病机相同，故初诊用此方，清热解毒、疏散风热，痤疮减轻，继之用疏肝凉血、活血祛风之法以善后。前后治疗，紧扣病机，有条有理，故收效甚佳。

湿疹

案1 杨某，女，24 岁，学生，未婚，以"甲状腺乳头瘤术后半月余"为主诉于 2014 年 8 月 4 日初诊。症见：头痛，全身湿疹，痒，不痛，出疹色红，高出皮肤，鱼鳞样，纳可，眠差，易醒，经期后错，乳腺小叶增生，偏头痛，心烦易怒，二便可。舌质红，苔薄黄，脉略数。现双下肢内侧片状红斑，奇痒水泡，破后流水。

处方：龙胆草 10g，川木通 6g，泽泻 12g，柴胡 10g，车前子 30g（包煎），生地黄 30g，当归 10g，栀子 10g，黄芩 10g，槐花 30g，赤芍 15g，生甘草 6g。8 剂，湿疹退去。

按：此案先说明了病有轻重缓急，先病为本，后病为标，急则治其标。《金匮要略》亦云：夫病痼疾，加以卒病，当先治其卒病，后乃治其痼疾也。此案甲状腺肿瘤为痼疾，而双下肢湿疹则为新病，从当前来看，当先治其湿疹。该病为经络辨证，足厥阴肝经行于大腿内侧，红为热，水为湿，为肝经湿热下注，故投龙胆泻肝汤 8 剂病愈。

案2 司某，男，25 岁，1 个月前，右肘生一痒疮，黄水浸淫，渐及两臂、背及阴囊等处，瘙痒异常，流黄水，并有灼热感，伴有头轰耳鸣，心烦失眠，脉弦数，舌质较红。遂以龙胆泻肝汤加减治之。

处方：龙胆草 12g，木通 9g，泽泻 9g，柴胡 9g，车前子 9g（包煎），生地黄 15g，黄芩 9g，炒苍术 12g，黄柏 9g，羌活 9g，地肤子 12g，甘草 6g。3 剂，水煎服，日 1 剂。

二诊：上方服 3 剂，瘙痒基本停止，已不流水，但仍头轰失眠，此为余邪未尽之候，上方去羌活加菊花 9g，嘱服 3 剂。

按：此为湿热浸淫于肌肤之候，系肝经湿热所致，故以龙胆泻肝汤合二妙散加减化裁以治之，既能清泻肝经湿热，又可清热燥湿。"风为百病长"，此病不仅有湿热，且兼有风邪，故加羌活以祛风胜湿，地肤子对于湿热皮疮，周身瘙痒，有较好的疗效，故亦用之。

皮肤瘙痒

案1 焦某，女，26岁，以"间断性身痒半年余"为主诉于2014年12月22日初诊。症见：不定时出现身痒，抓之起疹，头皮疹较重。平素易上火，上颌部干痛，眠差，入睡困难。近2个月月经未至，易痛经。大便干，日1次，小便正常。舌质暗淡，苔薄白，根部略腻，脉细。近半年来无诱因出现身痒，头皮发痒，痒时抓之皮肤成片出现红色小疹，可自行消失，于当地医院诊为隐性荨麻疹，服西药（不详）效可，停药后症状反复。

处方：桂枝10g，生白芍10g，炙麻黄3g，杏仁10g，柴胡10g，黄芩10g，竹茹30g，炒僵蚕10g，蝉蜕10g，酒大黄3g（后下），炙甘草6g，连翘10g，陈皮10g，生姜3片，大枣3枚（切开）为引。20剂，水煎服，日1剂。

按：患者痒疹部位不固定，时发时止，又消散较快，与风邪之"善行而数变"特征相合。《伤寒论·太阳篇》述："太阳病，八九日……以其不能得小汗出，身必痒，宜桂枝麻黄各半汤。"辨为邪克太阳、少阳证，以桂枝麻黄各半汤、小柴胡汤、升降散合方治之。方中多为轻清疏表之品，治风较佳。升降散又能调气和血，行血气中之瘀滞。最后佐以疮家圣药之连翘与理气健脾之陈皮，以增强疗风热痒疹之效。

案2 崔某，男，86岁，以"周身皮肤瘙痒半年余"为主诉于2014年12月15日初诊。症见：浑身皮肤痒，以腹背部为甚，一般下午4点以后开始瘙痒，肌肉内发痒。皮肤干，脱屑，抓挠后皮肤起红色斑丘疹，斑疹色暗、干燥，疹成片状或大片状。抓重时出血，日久色暗，皮肤变硬、厚。纳眠可，二便调。阴囊潮湿。舌质暗红、有裂纹，舌体胖大，苔白略厚腻，脉弦数。半年前曾于某医院住院治疗，效不显，服中药以祛风、祛湿、清热解毒类效不明显。有脑梗死病史。

处方：酒生地黄30g，制首乌30g，酒白芍30g，川芎10g，黑荆芥10g，槐花30g，赤芍30g，牡丹皮10g，紫草10g，黄柏10g，土茯苓30g，生甘草6g。10剂，水煎服，日1剂。

按：老年性皮肤瘙痒症是老年人常见的皮肤疾病。现代医学研究表明，老年性皮肤瘙痒症多是由于激素水平生理性下降、皮肤老化萎缩、皮脂腺和汗腺分泌功能的减退使皮肤含水量减少、缺乏皮脂滋润、易受周围环境因素刺激诱发等所致。中医认为急性瘙痒症多由于风、湿、热所致，故以清热祛风为治疗原则；老年人患病，病程迁延，正气不足，卫气虚弱，腠理疏松，外邪易侵，营卫失和，肌肤失养，故瘙痒反复发作。治以养血活血，祛风邪为主。中医文献中关于痒的论述很多。《内经》中即有"诸痛痒疮，皆属于心"，《诸病源候论》认为瘙痒多与风邪相关，"风瘙痒者，是体虚受风，风入腠理，与血气相搏，而俱往来于皮肤之间。邪气微，不能冲击为痛，故但瘙痒也。"清《外科证治全书》指出，"痒风，遍身瘙痒，并无疮疥，搔之不止"。并提出了病机及治疗禁忌为"肝家血虚，燥热生风，不可妄投风药。"总之，中医认为全身性皮肤瘙痒多由肝旺血虚所致，肝旺则风从内生，血虚则肌肤失养，风胜血燥，风动作痒。根据其年龄，病程是阴血不足，血分有热，给予荆芥四物汤加味治之。

面红发烫

张某，女，26岁，已婚，以"面红3年余"为主诉于2014年12月15日初诊。症见：怕冷，面红发烫，纳眠可，大便偏干，2~3天1次，阴痒，白带量多，月经量少，推迟，7天净，脾气急。舌质红点刺，苔薄黄，脉细。自述2011年9月因洗澡受凉后出现低热，体温37.1~37.2℃，持续2~3个月，服汤药不效，服汤药期间出现面色发红，发烫，持续至今。在外界温度过高时易发作，冬季和夏季发作频繁。

处方：生地黄20g，竹叶10g，栀子10g，黄芩10g，黄连6g，大黄6g（后下），生甘草3g。10剂，水煎服，日1剂。

按：《内经》云：心开窍于舌，其华在面。临床上根据患者面色判断"心主血脉，心主神明"之盛衰。根据脾主肌肉，判断脾胃功能，火性炎上，所以患者面色红，发烫。每用一味药，一个方，都要有理有据。此证为心胃火偏旺，导赤散合泻心汤化裁治之。

皮肤紫癜

张某，女，30岁，以"过敏性紫癜1月余"为主诉于2013年3月11日初诊。症见：流鼻血，皮肤紫斑较多，双脚踝仍有轻微酸痛，咳痰，黏稠，黄色夹血丝，纳可，眠差多梦，月经后错4天，量少色暗有血块，大便1~2天1次，不干，小便可。舌质暗淡，苔薄白，脉细。1个月前突发过敏性紫癜后，一直服用强的松，每日1次，每次6片（过敏原尚不清楚），肾炎舒片，现代医学诊断为紫癜性肾炎。

处方：生地黄炭30g，牡丹皮10g，赤芍15g，白茅根30g，黑栀子10g，槐花30g，阿胶10g（烊化），白及10g，忍冬藤20g，生甘草6g。10剂，水煎服，日1剂。

二诊（2013 年 4 月 1 日）：2013 年 3 月 23 日某医院查尿隐血（++），尿蛋白（±），红细胞 53/HP，2013 年 3 月 31 日经复查，尿隐血（++），尿蛋白（+），红细胞 120/HP，现症见：下肢紫癜减少，长时间走路后则会出现双脚脚后跟两侧酸胀，持续 1 分钟左右，口渴，饮水后可解，一直服用激素药物，纳眠可，大便 1 天 1 次，质干，小便可。舌质红胖大，苔薄黄，脉沉细有力。

处方：生地黄炭 30g，牡丹皮 10g，赤芍炭 15g，小蓟炭 30g，知母 10g，黄柏 10g，阿胶 6g（烊化），白及 10g，藕节 30g，白茅根 10g，车前草 30g，生甘草 6g，地骨皮 15g，桑白皮 10g。10 剂，水煎服，日 1 剂。

三诊（2013 年 8 月 7 日）：服上药 20 剂，效果佳，上症皆愈，小腹受寒后偶胀，余无不适。2013 年 8 月 7 日尿常规隐血（+），已停服激素 1 个月，欲调理要子，月经错后，甚至 2 个月一潮，量不多，色黑，小便黄。

处方：桑叶 15g，地骨皮 10g，生地黄炭 30g，白茅根 30g，小蓟炭 30g，血余炭 10g，蒲黄炭 10g，竹茹 15g，丝瓜络 15g，生甘草 6g。10 剂，水煎服，日 1 剂。

四诊（2013 年 10 月 4 日）：服上方 20 剂，效果佳，尿常规检查正常。现症见：无明显不适，膝盖在蹲下站起后酸，不痛，纳眠可，大便正常，小便黄，月经量少，有血块，颜色暗，不痛经，经期乳房稍胀，左少腹隐隐不适。舌淡，苔薄白，苔根腻。2013 年 5 月 4 日检查：DNA 解脲脲原体，核酸测定：阳性。欲调理要小孩（不孕 3 年）。脉细，苔薄微黄。上方去白茅根，加知母 10g，黄柏 6g，通草 6g，柴胡 10g，黄芩 10g。10 剂，水煎服，日 1 剂。

五诊（2014 年 3 月 5 日）：服上方 19 剂，怀孕，孕 52 天。现症见：胎儿发育较慢，2014 年 2 月 25 日 B 超：孕囊回声 5mm×8mm，宫内早孕。医生诊断较正常胎儿发育晚 1 周左右。欲求调理。过敏性紫癜已愈，背部、两胳膊外侧瘙痒，无痒疹脱皮，睡前痒甚，纳眠可，梦多，二便可，小便多。舌淡红，苔薄白，脉呈滑象。

处方：黄芩 10g，炒白术 10g，生地黄 15g，党参 10g，桑叶 10g，竹茹 10g，丝瓜络 10g，桑寄生 20g，麦冬 10g，生白芍 10g。10 剂，水煎服，日 1 剂。

按：患者过敏性紫癜病程较短，主要表现为鼻衄、皮肤瘀斑、痰黄质黏，结合病理，为热入血分证，治以凉血散血为主，用生地黄、牡丹皮、阿胶、赤芍之物，此叶天士之热入血分治疗之准则也，即"入血就恐耗血动血，直须凉血散血"，故前后 20 余剂，药变而法不变；三诊时患者除月经量少、色黑之外，还有小便隐血（+），肝为血海，血分久热，肝血受损，故月经量少，治疗以凉肝补肝为法，但肝主升发，凉肝之药过于苦寒，必影响其升发之性，故用桑叶、竹茹、丝瓜络等，轻清凉散而非苦寒之品，用地骨皮泻胞中之热，胞中热去，则月经量自然恢复正常；故三诊、四诊皆以此为法，灵活选药加减，胞宫热除，自然受孕；五诊考虑患者素为阳盛之躯，安胎之法仍以凉肝为基础，酌用黄芩、生地黄之物，此因人制宜是也。

慢性荨麻疹

纪某，男，14 岁，以"浑身发痒，起米粒样疙瘩 4 年余"为主诉于 2013 年 9 月 27 日初诊。症见：脱衣服时瘙痒明显，伴有米粒样疙瘩，不脱衣服时不痒，夜间明显，胳膊后背起有较明显的痤疮，夜间睡觉时常有发热感，不出汗，口不干，不欲饮，纳眠可，大便稍干，不成形，日 1 次，小便可。舌红，苔白厚腻，脉如常。患者 4 年前无明显原因出现皮肤瘙痒，未曾服中药治疗。

处方：防风 6g，荆芥 6g，炙麻黄 3g，栀子 10g，赤芍 10g，连翘 10g，川芎 10g，当归 10g，生石膏 30g，薄荷 6g（后下），大黄 3g（后下），升麻 6g，葛根 15g，生甘草 6g。15 剂，水煎服，日 1 剂。

二诊（2013 年 11 月 18 日）：服上方 30 剂，效显，皮肤瘙痒较前明显好转，现症见：面部及头上起疹，不痛不痒，色暗红，有脓头，纳眠可，二便可。舌质淡红，苔薄白略厚，脉略浮大。

处方：桂枝 10g，生白芍 10g，麻黄 3g，杏仁 10g，蝉蜕 6g，白僵蚕 10g，姜黄 6g，大黄 3g（后下），生薏苡仁 30g，连翘 10g，生甘草 6g。10 剂，水煎服，日 1 剂。

按：此为慢性荨麻疹。本病是由于外感风寒湿热所致。防风通圣散具有解表通里，清热解毒的作用。用于风疹湿疮效佳。明·吴崑："风热壅盛，表里三焦皆实者，此方主之。"

脱发

案 1　张某，女，24 岁，头发全脱，治疗数月无效，于 1976 年来诊，脉舌如常，头稍晕。

处方：麝香 0.3g（冲服），桃仁 12g，红花 10g，川芎 10g，赤芍 15g，黄酒 1 盅，葱白 3 寸，生姜 9g。6 剂，水煎服。

上方服完，接下方：生地黄 30g，女贞子 30g，墨旱莲 30g，制首乌 30g，当归 15g，生白芍 24g，白蒺藜 9g，钩藤 12g（后下），生龙骨、生牡蛎各 15g（先煎），麦冬 12g，丹参 12g。水煎服，日 1 剂。

1978 年 7 月 9 日，其邻居居某，女，24 岁，也患脱发病，来郑治疗，得知张某之脱发已愈，发生如故。

按：头发全脱症，多为突然发生，数日脱尽，治此症，每先活血化瘀，后以滋养精血为继，故先投通窍活血汤，后与滋养精血之剂，兼有凉血之用。使瘀去、血养、发生。方中用白蒺藜、钩藤、生龙骨、生牡蛎，以平其晕也。

案2 汪某，女，10岁，以"脱发1年余"为主诉于2011年3月初诊。症见：头发大面积脱落，平时头发油脂多，无头皮屑，容易上火，鼻衄，怕热明显，手脚发热，多汗，纳眠可，二便调。舌暗红，苔白厚，脉细。诊断为脱发，属血瘀有热证，治以活血凉血清热为主，处以血府逐瘀汤加味。

处方：当归6g，生地黄10g，桃仁6g，红花3g，赤芍6g，川芎2g，柴胡2g，桔梗2g，炒枳壳2g，怀牛膝6g，竹叶6g，玄参10g，生甘草3g，栀子6g。10剂，水煎服，日1剂。

二诊：服上药30剂，未见脱发，有新发长出。现见偶有夜间手指发痒，小便频，尿量少，色黄，大便可。舌暗红，苔薄白，脉细。上方去竹叶、玄参，加羌活6g，白茅根15g，墨旱莲15g。15剂，水煎服，日1剂。

按：脱发一症，历代医家多有论述，常以补肾养血为要，发为血之余是其理论根据，这是常法。清代医家王清任有其独到之处，从瘀血论治，以血府逐瘀汤去其瘀浊，犹如欲刷新墙，当先去其旧垢，而后新物可生，即去瘀生新。头发油脂大，多为湿热之象，方中加竹叶、栀子以清上焦湿热之邪。

荨麻疹

案1 黄某，男，25岁，患荨麻疹已数年，于1974年11月5日初诊。自1973年入校后，逐渐加重，时起时落，每遇风寒则发作，瘙痒异常，每天服1次苯海拉明片，可以控制，时间长亦渐失其效。此为风寒客于肌表，营卫不和之候，以桂枝加葛根汤加味治之。

处方：桂枝15g，白芍15g，葛根30g，苏叶12g，蝉蜕9g，羌活9g，川芎9g，甘草9g，生姜9g，大枣4枚。水煎服。

二诊：上方服3剂，瘙痒有减，但不显著，宗上方加减。

处方：桂枝15g，白芍15g，葛根30g，苏叶12g，川芎9g，丹参30g，徐长卿30g，荆芥9g，甘草4.5g，生姜9g，大枣4枚。水煎服。

三诊：上方服2剂效果明显，就诊时下雨刮大风，气温较低，亦未发作，但觉咽喉有些不利。

处方：桂枝15g，白芍15g，葛根30g，苏叶12g，川芎9g，丹参30g，徐长卿30g，荆芥9g，桔梗9g，牛蒡子9g，甘草4.5g，生姜9g，大枣4枚。水煎服。

四诊：上方服3剂，基本痊愈，照上方继服2剂以期除邪务尽。1975年

11 月 28 日，患者特来告曰：至今未发。

按：慢性荨麻疹，相当于中医的瘾疹，俗称风疹块，反复发作，比较顽固。我治疗此病，除疏风散寒以外，更重要的是调和营卫。认为只疏风而不调和营卫，未免失于扶正，故此，治疗慢性荨麻疹，每以桂枝加葛根汤加味，效果较好。

案 2 白某，男，30 岁，1974 年 11 月 25 日初诊。顽固性荨麻疹，瘙痒异常，抓破流水，曾用多种抗过敏药物无效，也曾服用除风活血中药亦无效，不能上班，非常焦急，遂以桂枝加葛根汤加味治之。

处方：桂枝 15g，白芍 15g，葛根 30g，苏叶 12g，丹参 30g，徐长卿 30g，炙甘草 6g，生姜 9g，大枣 4 枚。水煎服。

上方服 8 剂痊愈。

案 3 河南中医学院 72 级学员辛某母亲患荨麻疹数年，进作时止，瘙痒异常，曾用各种抗过敏药物效果不佳，予以桂枝加葛根汤加味治之。

处方：桂枝 15g，白芍 15g，葛根 30g，苏叶 12g，当归 9g，炙甘草 6g，生姜 9g，大枣 4 枚。水煎服，6 剂痊愈。追访 1 年多，未再发作。

按：以桂枝加葛根汤为主，是治疗荨麻疹常用之方，效果较好。用此方，旨在调和营卫并解肌，不除风而风自除，再适当加入除风活血之味，更能增强其疗效，是予治疗此病点滴之得也。

全身红斑

燕某，男，11 岁，1991 年 8 月 29 日初诊。4 天前全身起片状红斑，皮肤发热，腹痛，既痒又痛，逐渐加重。当地医院曾用胶性钙无效，昨日去某儿童医院诊治，经用颠茄、维生素 C、息斯敏等药亦无效。诊见全身片状红斑，形如一分钱硬币样大，周边隆起，好像圈圈式的，一个挨一个，中间夹杂一些比较小的，色如胭脂，更有奇者，面部沿阳明胃经循行路线分布，眼胞和面部红肿，皮肤灼手，时有腰痛，口渴，此为风火结于营分（风火结毒）之证。

处方：升麻 6g，葛根 15g，赤芍 15g，牡丹皮 10g，连翘 30g，蝉蜕 10g，地肤子 15g，苏叶 10g，徐长卿 10g，生石膏 30g，生地黄 15g，甘草 6g。3 剂，水煎服。

二诊（1991 年 9 月 2 日）：上药 3 剂服完，红斑基本消失，面、胸、四肢红斑全部消退，仅在腹腰背部尚有少量比较小的红斑，腹不痛，肤不灼热。苔薄微黄，脉复常。仍以上方加减。

处方：连翘 20g，金银花 15g，竹叶 6g，地肤子 10g，徐长卿 10g，赤芍 10g，牡丹皮 10g，生地黄 15g，葛根 10g，麦冬 10g，蝉蜕 6g，甘草 6g。3 剂，水煎服，嘱其病愈勿再来。

按：风火结于营分，营阴被扰，迫营外泄，发为此证，治以散风解毒，清营透热，则血自安宁。

全身瘙痒

赵某，女，49 岁，患全身瘙痒已数年，痒时搔之呈条状，片状隆起，痒停即消，消后皮肤无异常，每天多次发作，异常难受，于 1989 年 10 月 24 日初诊。诊时患者还在瘙痒，脉舌正常，此为营卫不和、血虚生风所致。

处方：桂枝 10g，白芍 10g，黄芪 30g，荆芥 10g，当归 15g，地肤子 10g，苏叶 10g，生香附 10g，炙甘草 9g，生姜 9g，大枣 5 枚为引。3 剂，水煎服。

二诊（1989 年 10 月 27 日）：上药服后，瘙痒大轻，可以不用手抓，因其家有患者，急于返家，让其持方回去继服。上方加葛根 15g，服至痒止停药。

按：此类痒证，临床多见，若单以风药治之效果甚差，予常以桂枝汤为主进行适当加味，调和营卫，兼祛风邪，往往获得满意效果。方中当归养血活血，寓"治风先行血，血行风自灭"之义。当归伍荆芥，既养血又除风，况方中本有白芍，又寓有荆芥四物汤的功用。

痒疹、斑秃/风热型

马某，女，31 岁，2006 年 1 月 11 日以"面部出红色痒疹 7 月余，斑秃 5 年"为主诉初诊。

7 个月前面部出现红色痒疹，局部皮肤痒，服中西药效不明显。现症见：面部疹红色而痒，局部皮肤痒，以眼角、口唇明显，可自行消退，外用"皮康王"后亦可缓解。头发脱落，斑秃。自诉为"过敏体质"，常出"荨麻疹"，有家族史。舌质红，苔薄白，脉细。诊为：①痒疹；②斑秃。此为风热郁于肌肤，腠理开合失司，邪热不得泄越之证候。治法：疏风清热，益气活血固表。方拟银翘散合黄芪赤风汤化裁。

处方：金银花 15g，连翘 12g，竹叶 10g，荆芥 10g，薄荷 10g（后下），蝉蜕 6g，牛蒡子 10g，防风 10g，赤芍 15g，生黄芪 30g，生甘草 6g。10 剂，水煎服，日 1 剂。

二诊（2006 年 1 月 18 日）：服上药症状明显好转，丘疹已显著减退，现仍有少量小疹，痒痛，纳可，二便调。（服药期间大便溏）因大便稀，故减牛蒡子、防风之量，面部痛痒，加白僵蚕，与原方蝉蜕形成升降散的一半以治痛痒，加菊花增解表及祛风清热之力。

处方：金银花 15g，连翘 12g，竹叶 10g，荆芥 10g，薄荷 10g（后下），蝉蜕 6g，牛蒡子 6g，防风 6g，赤芍 15g，生黄芪 30g，生甘草 6g，白僵蚕 10g，野菊花 20g。5 剂，水煎服，日 1 剂。

三诊（2006 年 1 月 24 日）：服上药后，皮肤红疹减轻，仍未消失，大小便正常。舌质淡红，苔薄白，脉细。效不更方，加重祛湿解毒之品。上方加赤小豆 30g。15 剂，水煎服，日 1 剂。

四诊（2006 年 2 月 13 日）：皮肤红疹又减轻，斑秃（2001 年因情志不舒出现）治疗减轻，但易反复，1 个月来又反复，工作有压力，现有 5 分硬币大一块，眠可，月经正常，白带适中。改养血活血，疏风清热。方拟桃红四物汤加减。

处方：生地黄 15g，白芍 10g，当归 10g，川芎 6g，桃仁 10g，红花 10g，金银花 20g，连翘 12g，赤芍 15g，牡丹皮 10g，麦冬 20g，栀子 6g。10 剂，水煎服，日 1 剂。治愈。

按：患者属敏感体质，对花粉及紫外线过敏，正气不足，居住迁徙，感受风热，郁于肌肤，腠理开合失司，邪热不得泄越，发为痒疹，久不能愈，先治以银翘散合黄芪赤风汤，疏风散热、益气固表，疹渐消退，但尚有少量疹点，色红痒痛，说明热伤血络，瘀热内生，改用桃红四物汤加疏风清热之品，可使血分及气分郁热荡然无存。最后把重心放在治疗斑秃上。

牛皮癣

（湿热内蕴型）许某，男，34 岁，以"全身多发性点状牛皮癣 1 年"于 2005 年 8 月 1 日为主诉初诊。

患者全身多发性点状牛皮癣 1 年余，腰酸背痛，头懵，目涩困，右耳鸣，全身困乏，口干饮水可，大便溏日 3~4 次，纳可。舌质淡暗，舌苔白厚腻，脉沉滞。诊断为牛皮癣，乃血分热毒内盛，湿热郁于肌肤所致。治以凉血清热祛湿解毒。

处方：炒苍术 20g，炒薏苡仁 30g，土茯苓 30g，槐花 30g，连翘 15g，赤小豆 30g，白鲜皮 30g，制首乌 15g，当归 10g，赤芍 30g，泽泻 10g，生甘草 6g。10 剂，水煎服，日 1 剂。

二诊（2005 年 10 月 26 日）：服上药，病情缓解，近因疲劳紧张，病又反复，小腿、胳膊、髋、胁部出现红疹干痒，有皮屑，大便溏，日 2~3 次。舌质暗淡，舌苔黄腻，脉细。血分热毒，化燥生风。

处方：生地黄 30g，槐花 30g，紫草 10g，牡丹皮 10g，赤芍 15g，野菊花 30g，蒲公英 30g，防风 10g，知母 15g，蝉蜕 10g，白僵蚕 10g，生甘草 6g。10 剂，水煎服，日 1 剂。

三诊（2005 年 11 月 18 日）：病情得到控制，口干舌燥，皮肤燥热发痒，大便溏日 3 次，小便正常。舌质淡红，舌苔黄厚腻，脉细。上方加蜈蚣 1 条，红花 10g，玄参 30g，生地黄改为 15g。10 剂，水煎服，日 1 剂。

四诊（2005 年 12 月 19 日）：上药共服 15 剂，症状明显减轻，皮疹已无新发，仍感皮肤干燥，发痒，口干，二便可。舌质暗，舌苔黄，脉细。仍以凉血解毒祛风为治。

处方：生地黄 20g，白芍 15g，制首乌 15g，荆芥（炒黑）10g，槐花 30g，紫草 10g，牡丹皮 10g，赤芍 15g，野菊花 30g，蒲公英 30g，蜈蚣 1 条，蝉蜕 10g，玄参 15g，红花 10g，生甘草 6g。15 剂，水煎服，日 1 剂。

五诊（2006 年 3 月 1 日）：服上药效可，上半身癣已消，下半身仍有零星存在，痒，皮肤干燥，饮水不多，纳可，大便不成形，2～3 次/天，怕冷。舌质青暗淡，舌苔白腻滑，脉细滞。效不更方，加重活血祛风之力。上方去玄参加木贼草 10g，桃仁 10g。15 剂，水煎服，日 1 剂。

按：患者全身牛皮癣 1 年余，乃血分热毒内蕴，湿热瘀结于肌肤，化燥生风所致。治以清热祛湿、凉血润燥。用苍术、薏苡仁、土茯苓、赤小豆祛湿解毒；槐花、白鲜皮清热止痒；生地黄、制首乌、当归、赤芍凉血润燥。后又加入蝉蜕、白僵蚕祛风止痒，病情缓解，收效良好。用药之中，注意运用甘淡祛湿之品，防其祛湿伤阴，加重血燥；养血之中注意活血，"血行风自灭"。此病虽属难治，但仍能见效，亦是中药之长也。此案治疗着眼点是凉血润燥。

脚气

案 1　王某，男，45 岁。于 1976 年 11 月开始左脚第三趾肿而紫暗，不疼痛，很快发展四个脚趾，稍疼，而后又发展为到脚外及脚跟，疼痛不能着地，小腿和脚有重胀感，稍觉发凉，身无寒热，血象正常。小便色黄，舌苔厚而略黄，口苦，脉有结象（已数年），当地医院疑为脉管炎，故来郑做进一步检查，某医院否定脉管炎，1976 年 12 月 6 日就诊于余，遂以湿热下注的脚气病为治。

处方：吴茱萸 12g，苏叶 12g，木瓜 24g，陈皮 12g，槟榔 12g，防己 12g，桂枝 12g，炒苍术 30g，黄柏 9g。3 剂，水煎服。

二诊：脚跟疼痛减轻，能着地，口不觉苦，舌苔仍厚而黄色退。此为热去湿存之象。

处方：吴茱萸 12g，苏叶 12g，木瓜 24g，陈皮 12g，槟榔 12g，防己 12g，桂枝 12g，当归 9g，细辛 6g，通草 6g，生姜 9g。5 剂，水煎服。

三诊：疼肿消失，唯觉脚跟木厚，患肢仍有凉感。

处方：吴茱萸 9g，苏叶 9g，木瓜 24g，陈皮 12g，槟榔 9g，防己 9g，鸡血藤 30g，细辛 6g，当归 9g，桂枝 9g，白芍 9g，通草 6g，生姜 9g，大枣 4 枚。4 剂，水煎服，日 1 剂。

四诊：症状全失，痊愈，无需再药。

按：此为湿重于热的脚气病。首方为鸡鸣散合二妙散加减，二方为鸡鸣散合当归四逆汤加减，使湿去、寒散、经通，而病愈。本病虽为湿热，但热较轻微，故首方服后即去二妙散，加入当归四逆汤。

案 2　叶某，女，29 岁，以"双足跟肿痛 2 月余"为主诉于 2007 年 3 月 26 日来诊。

2 个月前因双足跟冻伤外敷辣椒，导致双足跟肿痛，色红，无溃烂，腰以下酸沉疼痛，纳眠可，大小便正常。舌质红有瘀斑，苔白厚，脉细。有双膝关节疼痛病史 11 年，证属湿热下注，治以鸡鸣散加减。

处方：木瓜 30g，槟榔 10g，橘红 10g，吴茱萸 10g，苏叶 10g（后下），桔梗 10g，生薏苡仁 30g，黄柏 10g，生姜 5 片为引。10 剂，水煎服，日 1 剂。

二诊（2007 年 5 月 15 日）：上药服到第 8 剂时开始起效，10 剂服完，双足肿痛明显减轻，仅右足底部间断性隐痛，腰骶部及髋关节间断性疼痛，查红细胞沉降率 31mm/h，RF（—），ASO（—）。舌质红有瘀斑，苔白厚，脉沉滞。照上方加当归 10g，丹参 30g，制乳香 6g，制没药 6g，通草 6g。20 剂，水煎服。告愈。

按：鸡鸣散为治疗湿热脚气病的名方，关键要注意湿热中是否挟瘀或其他，本患者即是属于挟瘀之候，故先去其湿热之邪，后加入活血化瘀之品，其效更著。

疮疡

案 1　（多发性脓肿）李某，男，22 岁，1975 年 4 月 24 日初诊。

患者在胸、胁、腿起了 4 个疮，红肿热痛，尚未化脓，现代医学诊为多发性脓肿。患者思想有些紧张，怕是"十二流"，曾敷消炎药膏，未效。

处方：雄黄 2.4g，大黄 3g，巴豆（去油）1 个。大黄煎水送服雄黄、巴豆。待大便泻数次后，即喝冷开水止之。

二诊（1975 年 4 月 26 日）：上药服后，疮开始消退，3 个小的基本消退，1 个大的也开始消退，药已中的，上方再服 1 次，接服下方。

处方：连翘 30g，金银花 30g，赤芍 12g，花粉 12g，蒲公英 30g，紫花地丁 30g，白芷 9g，陈皮 9g，皂角刺 9g，制乳香 9g，制没药 9g，雄黄 1.5g（冲）。3 剂，水煎服，渐愈。

按：雄黄、大黄、巴豆，名雄黄解毒水，为治疗疮，恶痈（初起）显效之方。3味等量，巴豆不去油，将大黄、雄黄为细末和巴豆共捣，将巴豆捣极烂，醋糊（用好醋和精粉打成糊状）为丸，丸如凤仙子大，晾干备用，每次服19~23丸，温开水送下。服后以大便泻数次为度（不可过泻），待腹泻数次后，即喝冷开水止之。若不泻可适当加量再服1次。此方经予临床应用，效果甚好。孕妇禁用。因本院未制备此丸，故变通其用。继投仙方活命饮加减方，以撤余毒，防其死灰复燃。

案2 （浸淫疮）赵某，男，35岁，1975年4月20日初诊。

患者于2个月前在左颈部后外侧发生痒疮流水，逐渐扩大，曾用许多西药，内服外敷均无效。诊见患部有茶钟口样一片溃疡，浸淫流水，询之甚痒而不痛，舌苔滑腻。据证析之，乃湿毒偏胜之证。

内服药：炒苍术12g，陈皮9g，半夏9g，防风9g，荆芥9g，白芷9g，黄柏9g，黄芩9g，大青叶30g，赤芍9g，甘草3g。4剂，水煎服。

外用药：雄黄3g，枯矾3g，炉甘石9g，轻粉3g，冰片3g，青黛9g。共为细面，撒布疮面。

二诊（1975年4月23日）：疮面水干，痒止，结痂，但局部肌肉尚不柔软，舌苔尚较厚腻，宗上方减量继服2剂。

处方：炒苍术9g，陈皮9g，半夏9g，防风3g，荆芥3g，黄柏9g，黄芩9g，大青叶30g，白芷9g，赤芍9g，甘草3g。后经访问痊愈。

按：此病开始面积小，分泌物浸渍皮肤，逐渐扩大，属《金匮要略》所说之浸淫疮，为湿热之邪所致，故以燥湿清热解毒为治。方中用荆芥、防风等，取其风能胜湿之用，用白芷者，取其既能散风邪又可燥湿排脓之功。至于外用诸药，可奏解毒收湿止痒之效。由于整体与局部同治，药专而效宏，故收效甚捷。

案3 （手指肿毒）陈某，男，51岁，1975年4月20日初诊。

患者前几天上山砍柴，右手食指碰破，回来后红肿热痛，身发冷热，外敷西药消炎膏无效。诊见：不仅食指红肿发紫，而且整个手都肿，诊前在门诊外科切开排脓，只流了一些血，未有脓液。

处方：蒲公英30g，紫花地丁30g，金银花30g，连翘18g，赤芍12g，乳香9g，没药9g，紫草24g，白芷9g，雄黄1.5g（冲）。水煎服。

上方连服数日，10天内基本痊愈。患者云：服第1剂后肿消失三分之一还多。

按：此为外伤感染，毒邪炽盛，非大剂清热解热之品不能制之。方中蒲公英、金银花、紫花地丁、连翘清热解毒；赤芍、紫草凉血解毒；乳香、没药活血通瘀、止痛消肿；白芷为痈疽疮疡常用之品，伍与大队清热药中，又可起到"火郁发之"的作用；雄黄擅于解毒。总之，此方清热、凉血、解毒之力较强，故疗效显著。

阴疽

刘某，女，22岁，1974年5月10日初诊。10天来渐觉两腿酸沉，脚跟痛，而后酸沉消失，唯在左膝关节内侧贴骨疼痛，逐渐加重，步履维艰，去某医院检查白细胞12000/mm²，诊为急性骨膜炎，给服清热解毒活血之剂，服后感到气不接续，心中难受疼痛不减，诊时脉沉细无力，面、唇、舌色皆淡，苔薄白而润。局部虽痛而不红、肿、热，此应是阴疽之征，遂以阳和汤治之。

处方：熟地黄30g，麻黄3g，炒白芥子9g，鹿角胶9g（烊化），炮干姜3g，肉桂3g，炙甘草3g。水煎服。

上方服1剂，痛稍安，继服7剂疼痛渐止而愈。

按：中医治疗疾病，应按中医辨证方法治疗，不能硬套现代医学化验结果，否则难以收效，本例给我们的启示就是如此。阳和汤是治疗阴疽的名方，只要对证，屡用屡验。

头癣

贺某，男，2岁10个月，以"头癣1年余"为代主诉于2012年4月初诊。症见：脑后侧如一元硬币样大小斑块，斑块色红，患处发脱，皮白，不痒，不硬。初得时有指甲大白色斑，头发从中间断，皮色白，质硬，用抗真菌药，外服内用后，斑块变大，痒，抓烂。经用花椒、白鲜皮、丁香外洗至今，内服羚羊角粉、川贝粉、石膏、槐花蜜调，现在不痒，但服药后，手脚冰凉，怕冷，纳可，易积食，眠可，二便可。舌红，苔薄黄，手指脉淡紫。诊断为癣证，属风热郁于肌肤，挟瘀证，治以清热凉血祛瘀为主。

处方1：酒黄芩3g，谷精草6g，牡丹皮3g，赤芍3g，荆芥3g，白蒺藜3g，生甘草2g，生薏苡仁10g。10剂，水煎服，日1剂。

处方2：当归6g，丹参6g，紫草6g，蜂蜡6g（另包）。1剂，熬膏外用。

二诊（代诉）：耳后淋巴结肿大，上方加金银花6g，连翘6g。5剂。

三诊：服上药10余剂，加外涂药后，头癣愈，淋巴结不肿大。现咳嗽10余天，受凉加重，咽中有痰不易吐，夜2点左右哭闹，大便正常，肛裂，大便干时带血。舌红，苔黄厚，口中有味。

处方：金银花3g，连翘3g，竹叶3g，薄荷2g（后下），桔梗3g，木蝴蝶3g，桑叶6g，杏仁3g，生甘草3g。5剂，水煎服，日1剂。

四诊：服上方 2 剂，在幼儿园吃肉，继之受凉，后出现高热（体温：39℃），咳嗽加重，检查诊为"支气管肺炎"，用西药输液治疗，已不发热，咳嗽有痰，但输液过敏，皮肤痒，手脚不凉，纳差，眠差，大便不成形，日 1 次，小便黄。舌质红，苔黄厚腻。

处方：炙麻黄 1g，杏仁 3g，川贝母 2g，鱼腥草 6g，桑叶 3g，桔梗 3g，木蝴蝶 3g，生甘草 2g，金银花 3g。5 剂，水煎服，日 1 剂。

2014 年 1 月 13 日，服上方 2 剂，愈。今又感冒 2 次，服上方愈。现症见：早晨出现黄脓鼻涕，不咳，呼吸音粗，出汗不多，大便成形，食肉易出现食积，手脚心热。舌质红，苔薄白腻，脉细。

处方：谷精草 6g，青葙子 3g，蝉蜕 2g，薄荷 3g（后下），菊花 3g（后下），酒黄芩 3g，竹叶 3g，炒山楂 6g，桑叶 6g，生甘草 2g。6 剂，水煎服，日 1 剂。

按：头癣属顽固之症，儿童多见，易于传染。现代药理研究表明，花椒、白鲜皮有抗菌消炎作用，历代医家用之外洗，多治疗疮、癣之类。羚羊角、石膏乃一派寒凉之品，小儿本属纯阳之体，不加辨证用之，病未愈，而阳气已伤。四诊合参，辨证属于风热瘀所致。处方选用轻清辛凉之品，以疏风散热，同时，给予凉血散瘀之药，以取"血行风自灭"之意。内服之时，外用也不可忽视，采用紫云膏涂之，以增活血化瘀之效。二诊，头癣好转，然淋巴结肿大，加用金银花、连翘以疏风散结。后因感冒，输液后身癣起来诊，乃辨证治之，随手而愈，且之后每感冒服此方即愈，可见此患儿上焦积热较甚，方药中病。

第十一章　杂病

干燥症

王某，女，56岁，以"口舌干燥半年余"为主诉于2013年6月10日初诊。症见：口周麻木，舌头肿大，舌干痛，唾液黏稠，背部疼痛。舌质淡，苔白厚，脉沉滞。患者半年前镶牙后不适，后口唇紫肿，阴道干涩。小便量多，服药后大便干（以前大便不成形），排解困难。现代医学查排除干燥综合征、糖尿病和尿崩症。常服中药汤剂，纳眠尚可。以三仁汤为主方加减治之。

处方：杏仁10g，生薏苡仁30g，白豆蔻10g，厚朴10g，清半夏10g，竹叶10g，滑石30g（包煎），通草6g，黄芩10g，槟榔10g，知母10g，草果6g，生甘草3g。10剂，水煎服，日1剂。

二诊（2013年6月21日）：服上方10剂，背痛明显减轻。现舌干痛，唇干，微疼，不麻木，自觉牙软，腰背痛，腹胀，服药期间矢气多。易汗出，伴心中不适难受，怕冷，大便头干，日1次，小便可。舌质红，舌尖红，苔黄厚，脉细滞。

处方：熟地黄30g，山萸肉10g，生山药10g，泽泻10g，牡丹皮10g，茯苓10g，肉桂3g，制附子3g，党参10g。10剂，水煎服，日1剂。

三诊（2013年7月15日）：服上方9剂，服药期间食欲大增，有力，舌干减轻，阴道亦不干。服后觉胃酸不适。现舌痛，舌尖痛甚，牙龈痛，口腔颊膜肿，大便不干，眠差，烘热汗出不明显，牙软。舌胖大，苔黄厚腻，脉细。

处方：升麻6g，黄连6g，当归10g，生地黄15g，牡丹皮10g，苏叶10g，生甘草6g，炒山药30g。10剂，水煎服，日1剂。

四诊（2013年7月31日）：服上方10剂，舌痛愈。但停药5天后现舌头又痛甚，口黏已有半年（吃瓜后更甚），不欲饮水，饭后或饮水后腹胀。牙龈痛，牙软，上腭溃烂，大便又干，眼黏腻。舌淡胖，苔黄厚腻，舌下络脉瘀紫，脉细有力。

处方：清半夏10g，陈皮10g，茯苓10g，炒枳实10g，竹茹15g，黄连6g，生石膏30g，生甘草6g。10剂，水煎服，日1剂。

按：患者虽有口干，阴道干涩，大便干等津液亏虚的症状，但又有舌体肿大，舌苔厚腻，唾液黏稠，口周麻木，小便量多等湿热痰浊之象，故知患者为水液代谢失常，津液停滞成痰饮失去濡润功能，且妨碍津液生成，停痰宿饮又郁而化热，加重干燥症状，为虚实夹杂之证，阴虚为本，痰热为标。实邪未去，不可妄投补剂，先以三仁汤加减，宣上、畅中、渗下以涤去湿热痰浊。二诊患者背痛大减，此时湿热浊邪已不明显，可着手滋养肾阴以治其本。患者补述平时有汗多、怕冷等症状，为阴损及阳的表现，以肾气丸加减阴阳双补。三诊患者服药 9 剂，上述症状大减，此时余留舌、齿龈、面颊肿痛等症状，是阴液已复，胃火未净之象。处以清胃散加减，以清胃凉血，补益气阴。四诊服上方 10 剂，舌痛已愈。以黄连温胆汤善后。

头痛、大便干结

杨某，女，53 岁，以"头痛 20 年，大便干结 20 年"为主诉于 2013 年 4 月 29 日初诊。症见：患者 1985 年顺产，1990 年人流后受凉，1991 年开始出现头痛甚，2~3 个月 1 次，月经前、生气后、天气闷热或天气改变时易出现头痛，头肿胀，头皮不紧，耳目无不适，头痛甚时有恶心感。常服止疼片类，有效。近五六年每个月都有发作，常服速效感冒胶囊有效。现已停经半年，平时喝绿茶即头痛，喝红茶则不疼，经常喜戴帽子。停经前月经量大。舌质淡，苔薄黄，脉偏弱。口腔易溃疡。

处方：熟地黄 15g，当归 20g，生白芍 30g，川芎 10g，党参 10g，生黄芪 30g，柴胡 10g，黄芩 10g，白芷 10g，蔓荆子 10g，牛蒡子 10g，醋延胡索 10g，知母 15g，决明子 15g，玄参 30g，羌活 10g，生甘草 6g。10 剂，水煎服，日 1 剂。

二诊（2013 年 7 月 5 日）：服上方约 40 剂至今，头痛大减，偶尔头不适时亦不服药，能忍受。大便已不干，偏稀，日 1 次。服上药后左侧腰和双脚觉冒凉气。白癜风 30 余年，全身白斑，肛周及阴部亦有白斑，痔疮史。现症见：肛周及阴部痒，肛周湿疹，手脚肿胀感。舌淡红，苔薄白，脉细。

处方 1：熟地黄 10g，当归 15g，生白芍 20g，川芎 12g，党参 10g，生黄芪 20g，生白术 15g，羌活 10g，牛蒡子 10g，醋延胡索 10g，桃仁 10g，白芷 10g，生薏苡仁 30g，黄柏 10g，槐角 15g，制川乌 6g（先煎），生甘草 6g。10 剂，水煎服，日 1 剂。

处方 2：地肤子 30g，苦参 30g，黄柏 15g，蛇床子 30g，川椒 10g。3 剂，水煎外洗患处。

按：患者头痛日久，且产后头痛，停经前月经量大，病属气血虚弱，大肠失于濡润则大便秘结，风热上攻于头目则头痛，治宜益气养血，疏风散热。圣愈汤补气养血，蔓荆子、白芷、牛蒡子、羌活疏风散热止痛，知母、玄参滋阴清热。

左侧身体怕冷

陈某，男，46岁，以"左侧身体怕冷4年余，加重2年"为主诉于2013年4月29日初诊。患者2008年因左腿骨管瘤行手术，术后觉左半身凉，未在意。2009年开始出现左侧身体从头至脚怕冷明显，稍受凉即觉鼻塞，脸木，左侧肢体凉至脚跟，走路后觉脚掌痛。纳可，眠差，入睡难，易醒多梦，烦躁，每晚睡3~4小时。小便频，夜间明显，大便可。后枕部出汗多。口苦。2011年5月因工作压力大出现严重失眠，烦躁，服抗抑郁药半年，现已停服。舌质暗，胖大，苔白厚，苔中黄厚燥，脉沉滞。血压高，服降压药维持。

处方：桂枝10g，生白芍10g，当归10g，生龙骨、生牡蛎各30g（先煎），通草6g，鸡血藤30g，夜交藤30g，酒桑枝30g，竹叶10g，生甘草6g，生姜3片、大枣3枚（切开）为引。15剂，水煎服，日1剂。

二诊（2013年6月17日）：服上方30剂，效显。左侧身体怕冷较前已明显减轻。现症见：多汗明显，主要为枕部头部明显，可湿透枕头，失眠严重，入睡难，心烦躁，晚上服阿普唑仑片后可睡2~4小时，晨起口苦。纳可，二便可。舌质暗红，苔白厚腻，脉沉滞。

处方：生山药15g，生白芍10g，怀牛膝10g，柏子仁10g，生地黄10g，代赭石15g，生龙骨、生牡蛎各30g（先煎），夏枯草10g，黄芩10g，茯苓10g，生薏苡仁30g，竹叶10g。15剂，水煎服，日1剂。

按：左侧身体怕冷，右侧正常，仅后枕部汗出多，夜间失眠，综合分析属阴阳失调，经脉失利，治当调和阴阳，舒筋活络。方用桂枝龙骨牡蛎汤合当归四逆汤以调和阴阳，温经散寒，加酒桑枝祛风湿，鸡血藤、夜交藤祛风舒筋活络。

奇证

案1　（阳虚奇证验案）高某，女，56岁，近数月来，两臂有失重感觉，手拿煤锥，不觉其重，如飞一样而来，并怯寒、便秘，于1969年4月11日初诊。

处方：干姜15g，制附子12g（先煎），桂枝15g，细辛4.5g，白芍9g，当归9g，怀牛膝9g，炒火麻仁30g，炙甘草9g。水煎服，3剂而愈。

按：此方系通脉四逆汤，当归四逆汤化裁而成，阳虚何以上肢有轻飘之感？吾以为从整体看有阳虚之象，从上肢看又是相对阳盛之征，阳气虚故怯寒，阳气盛故觉肢轻，实为阳气失衡之象。此方温阳通经，又佐牛膝引之下行，使阳气归于平衡协调，而病自愈。

案2 （奇案一则）王某，男，8岁，1975年4月24日初诊。其母代诉：患者于1975年春节后，每隔三五天，或六七天，便从头面部或身上起一至两个疙瘩，数小时即可长如鸡蛋大，又经数小时就消失殆尽，疙瘩起时色红而柔软，消后不留痕迹，余无其他异常。

处方：桂枝4.5g，白芍4.5g，柴胡4.5g，黄芩4.5g，半夏4.5g，党参4.5g，生龙骨9g（先煎），生牡蛎9g，甘草3g，生姜3g，大枣3枚。3剂，水煎服。

复诊（1975年5月3日）：其母诉，上药服后，发作次数减少，药后只发作1次（昨日），照上方继服3剂，后未再来。

按：此症起落较速，又无疼痛，乃属营卫不和，表里失谐之证，故用桂枝汤以调和营卫，小柴胡汤以和解表里（半表半里），再加龙骨、牡蛎以潜之。此症是否痊愈，后未再来，亦未追访。因其病证少见（我是第一次见到），故记之。

灯笼病

张某，男，44岁。1977年11月23日突然发生夜汗，每下半夜醒后，心胸出汗甚多，需用毛巾擦拭，汗后身凉。上半夜心里燥热，此即王清任所说的灯笼病，遂投血府逐瘀汤治之。

处方：生地黄18g，当归6g，桃仁9g，赤芍9g，炒枳壳9g，柴胡6g，川芎6g，桔梗6g，牛膝12g，甘草4.5g。3剂，水煎服。

二诊：上方服第1剂汗即止。服3剂即可，无须再药。

按：王清任曰："身外凉，心里热，故名灯笼病，内有血瘀。"又曰："天亮出汗……不知血瘀亦令人自汗、盗汗，用血府逐瘀汤，一两付而汗止。"此患者系二者兼而有之，亦皆为瘀血所致，故用血府逐瘀汤，竟收桴鼓之效。

胞睑痰核

赵某，女，19岁。10天前右眼上眼睑起一米粒大疙瘩，不痛不红，现代医学诊为霰粒肿，让其手术切除，患者怕留下瘢痕不同意手术，故就诊于余。告其用芒硝水（高浓度）以药棉浸敷患处。一日数次，时间尽量长一些，如此治之10日，消无芥蒂。

按：霰粒肿属中医痰核范畴，芒硝能清热软坚散结，外用效果也很好。

热泪

案1　李某，男，15岁，自述于1977年10月发烧，服安乃近烧退后，右眼开始发生见光流热泪，既不能见阳光，也不能见灯光，在阴天和灯光之下，亦流泪不止，当地医院诊为角膜炎，曾用氯霉素眼药、红霉素眼药、强的松眼膏等均无效，又用中药40多剂亦无效，于同年12月来郑州就医，经某医院检查为浅树枝状病毒性角膜炎，用药亦无效，后就诊于余。症见右眼泪如雨下，自觉泪水发热，眼胞微肿，不红不痛，视物不昏。脉呈弦象，舌苔薄黄。此乃心肝火旺，上走空窍，迫液外出之证。

处方：荆芥9g，栀子6g，黄芩6g，黄连4.5g，生地黄12g，木贼草12g，夏枯草15g，连翘9g，菊花9g（后下），甘草4.5g。水煎服。

二诊（1978年3月13日）：上方服30剂，基本痊愈，唯见强阳光稍有点流泪，宗上方去生地黄，加桑叶30g，蒙花9g，当归9g，白芍12g，川芎3g。水煎服。月余后得悉，完全恢复健康。

按：此方是我在1975年5月带领河南中医学院学生去泌阳县赊湾乡卫生院实习时，从该院任清安老中医学来的，这是他治疗热泪久下的经验方。他治疗眼病有不少独到经验。本例患者我先采用其原方，待获效以后，考虑热泪久下，阴血必伤，故加入四物汤等味以滋养肝血，更为得当。

案2　马某，女，34岁。每与人说话时，两眼泪出汪汪已10年，于1990年10月6日初诊。

患者与人说话时，两眼泪出汪汪，不与人说话时则不明显，月经提前，经前腹胀，血块多，大便头干。舌质较暗，苔薄黄，脉沉滞。食纳较差，此乃肝失疏泄，郁热内蕴之象。

处方：柴胡10g，白芍20g，当归15g，茯苓12g，制香附15g，草决明20g，薄荷6g（后下），牡丹皮10g，栀子6g，五灵脂10g，蒲黄10g，甘草6g。6剂，水煎服。

二诊：上药服6剂，眼流泪已止，说话时眼睑稍红，但不流泪，大便不干，觉全身舒适，上方加桃仁10g，栀子改为10g。水煎服。

以后又就诊几次，主要治月经血块多之症。

按：患者肝郁日久，郁而生热，月经提前，经前腹胀，血块多，大便头干，即是其征；肝开窍于目，与人说话时，肝气鼓荡，郁热使肝之疏泄太过，窍眼开合失度，眼泪横流，治当解其郁，泄其热，使肝气条达，眼窍开合有度，不止泪而泪自止。

腰疼

王某，女，48岁，以"腰疼1月"为主诉于2013年4月17日初诊。症见：不能坐，腰不定时疼痛，针扎样痛，双腿发软，右膝关节酸沉，腰困沉。月经周期可，量少，色黑。大便可，小便黄。舌质红，根部苔薄黄，脉沉滞。1个月前晨起时突然出现腰不能转动，伴酸沉。2013年4月4日某医院MR示：①颈、腰椎退变；②L2椎体血管瘤可能；③C3/4、C4/5、C5/6椎间盘轻度突出；④L4/L5、L5/S1椎间盘变性伴轻度突出。有受凉史。

处方：茯苓30g，炒白术12g，木瓜30g，威灵仙12g，酒白芍30g，制川乌10g（先煎），生甘草10g，生姜10g为引。7剂，水煎服，日1剂。

二诊（2013年4月26日）：服上方7剂，效可，现能坐。服药期间烤电辅助治疗，过程中睡着又凉醒，腰部复凉，余无不适。舌苔同上，脉沉滞乏力。

处方：上方加桂枝10g，细辛3g，当归10g，制附子10g。10剂，水煎服，日1剂。

三诊（2013年5月31日）：服上方17剂，效可。现症见：近2个月消瘦，体重下降3.5kg。眠浅易醒，噩梦多，走路如踩棉花。纳可，胃脘部按之痛，饥饿或饱餐时出现胃痛，二便可。舌暗红，苔根部黄厚，脉沉弱。

处方：狗脊30g，炒杜仲10g，川续断10g，制川乌6g（先煎），炒白术10g，当归10g，酒白芍15g，茯苓10g，通草6g，淫羊藿10g，巴戟天10g，生甘草6g，炒山药15g。15剂，水煎服，日1剂。

四诊（2013年9月11日）：上方服15剂，未继服。服后腰稍好，但仍在天气阴冷时腰酸不适。现症见：晨起口干苦，不欲饮。口内时有反酸。9月10日在某医院查有慢性浅表性胃炎伴点状出血，HP（-），曾在5月查颅多普勒：脑血管痉挛。入睡难，多梦，时有烦躁。3月月经已断。偶有手抖。大便不干，日1次。吞咽不顺，咽干、紧，四肢乏力。舌暗红，苔薄黄，脉细。

处方：北沙参15g，麦冬15g，玄参15g，竹叶10g，灯心草3g，葛根15g，炒麦芽15g，炒谷芽15g，桑叶10g，黄芩10g，生甘草6g。10剂，水煎服，日1剂。

按：此为肾着之病，《金匮要略》云："肾着之病，其人身体重，腰中冷，如坐水中，形如水状，反不渴，小便自利，饮食如故，病属下焦，身劳汗出，衣里冷湿，久久得之，腰以下冷痛，腹重如带五千钱，甘草干姜苓术汤主之。"本病患者受凉之后出现腰痛，腰困沉，加之月经量少，色黑，知其为寒湿困阻，脉络阻滞，治当散寒利湿，通络止痛，方中白术、茯苓、生姜健脾利湿，酒白芍养血敛阴，柔肝止痛，制川乌祛风湿，温经止痛，木瓜、威灵仙祛湿通络。4月26日二诊：服上药7剂，效果好。但再次受凉，遂宗上方加桂枝、细辛、当归、制附子，增强温经散寒止痛之功。5月31日三诊：服上方17剂，效可，此时寒湿之邪已去，遂以补肾强腰之品补益其虚。9月11日四诊：服上方15剂，腰痛好转，仅在变天时腰酸，此次因他病求治。

本病初看因腰酸疼，腿酸软，易从肾虚论治，然患者有明显受凉史，因而从肾着论治，临床诊病要详细精当方可奏效。

乏力

王某，男，40岁，以"乏力半年"为主诉于2013年4月17日初诊。症见：自去年感冒后即觉乏力，鼻干，出气灼热。口干渴，饮水多已多年。体温36.8℃左右。咽痒干咳。多项检查无异常。曾服中药（补药多）调理，效不显。血压、血糖正常。舌胖，暗红，苔白腻，脉沉滞。

处方：柴胡10g，生白芍15g，当归10g，炒白术6g，茯苓12g，薄荷3g（后下），制香附10g，牡丹皮10g，栀子10g，天花粉10g，生甘草6g，通草6g。7剂，水煎服，日1剂。

二诊（2013年6月19日）：服上方14剂，症状明显减轻。现症见：轻微乏力，鼻干，口干渴。咽痒咳嗽明显，无痰。纳眠可，二便可。舌质红，根部苔花剥，苔微黄，脉细滞。

处方：生地黄20g，牡丹皮10g，白僵蚕10g，桔梗10g，薄荷3g（后下），天花粉10g，车前草15g，生甘草6g。10剂，水煎服，日1剂。

三诊（2013年9月23日）：服上方10剂，现症见：乏力好转，口干渴好转，鼻干热，出气时有灼热感，时有好转，易反复。饮水可。性欲差，腰部酸疼，不怕冷，咽基本不痒，无痰。纳眠可，二便可。舌淡红，苔薄白，脉细。

处方：熟地黄6g，生地黄10g，山萸肉10g，生山药15g，泽泻10g，牡丹皮10g，茯苓10g，柴胡10g，生白芍10g，当归10g，炒白术6g，薄荷3g（后下），桑叶10g。15剂，水煎服，日1剂。

按：此乃肝失疏泄，郁而化火，火热灼伤阴津，故鼻干，口干，出气灼热，治当疏肝理气，滋阴清热，方用丹栀逍遥散加减。6月19日二诊：服上方14剂，症状明显减轻，仅轻微乏力，鼻干，口干渴，治以凉肝滋阴佐以宣透之法善后。9月23日复诊乏力好转。以六味地黄丸补肝肾，逍遥散疏肝健脾治之。

脱发

刘某，男，25 岁，以"脱发 3 年"为主诉于 2014 年 3 月 17 日初诊。患者 3 年前开始有脱发，多次中医治疗乏效。平时易上火，口腔溃疡，身上起痘。平时 12 点左右休息。头皮油脂分泌多。纳可，眠少，二便调。西医诊为雄性激素抑制性脱发。舌体胖大有齿痕，舌淡红，苔薄黄，脉沉滞。

处方：当归 10g，生地黄 15g，桃仁 10g，红花 6g，赤芍 20g，柴胡 3g，川芎 3g，桔梗 3g，炒枳壳 3g，怀牛膝 10g，生薏苡仁 30g，白芷 10g，连翘 10g，薄荷 3g（后下），生甘草 6g。10 剂，水煎服，日 1 剂。

二诊（2014 年 5 月 16 日）：服上方 30 剂，觉效不显。现症见：脱发，头油分泌多，头皮易发痒。纳可，眠一般，二便可。舌淡红，苔白腻，脉沉滞。体质偏胖。

处方：清半夏 10g，陈皮 10g，茯苓 12g，冬瓜子 30g，生薏苡仁 30g，炒神曲 10g，炒山楂 15g，炒麦芽 15g，赤芍 15g，羌活 10g，生地黄 15g，生甘草 6g。10 剂，水煎服，日 1 剂。

按：脱发，头屑头油多，平时易反复口腔溃疡，治宜先祛其邪，方用血府逐瘀汤，并加薏苡仁健脾利湿，连翘、薄荷清上焦肺热。

脚后跟痛

苏某，女，49 岁，以"脚跟痛困 18 年"为主诉于 2014 年 4 月 4 日初诊。症见：脚跟痛、困胀、热，劳累后加重，天热时加重，天冷时减轻，冬轻夏重。饭量可，不能吃凉食，食凉则泻，晨起 5~6 点，腹痛即泻，泻后痛减，随即感到饥饿欲食，晨起眼睑肿。睡后疲乏，眠差，多梦，平素饮水多。小便可。舌淡红，苔薄白，脉沉滞。

处方：木瓜 30g，吴茱萸 10g，橘红 12g，槟榔 10g，苏叶 12g（后下），生薏苡仁 30g，黄柏 10g，生姜 3 片为引。6 剂，水煎服，日 1 剂。

按：脚后方、脚后跟痛有三种情况：一曰湿热下注，一曰气落底，一曰肾虚。患者夏天重，冬天轻，苔腻，为湿热下注。歌曰："脚气病因湿热来，鸡鸣散剂勿徘徊。"故投鸡鸣散，加生薏苡仁、黄柏助其清利下焦湿热。

腰部胀困

包某，男，39 岁，以"腰部困乏 2 个月"为主诉于 2014 年 3 月 5 日初诊。症见：全身乏力困倦，左侧腰部甚，夜间加重，时胀困，不觉发凉。左侧上肢僵，纳眠可。平素易口腔溃疡，口气重，不知饿，晨起口渴，咽干，白天不干渴，腹部不适，近日大便不按时，日 2 次，成形，小便黄。舌红，苔黄厚腻，脉沉滞。中医诊断：湿阻经络。

处方：茯苓 30g，白术 10g，木瓜 30g，威灵仙 10g，酒白芍 10g，生薏苡仁 30g，赤小豆 30g，连翘 10g，生甘草 6g，生姜 3 片为引。10 剂，水煎服，日 1 剂。

按：患者腰部不时胀、困、痛，苔黄厚腻为湿热痹阻经络。《金匮要略》肾着病为寒湿痹阻经络，故去其温热之干姜，留祛湿之茯苓、白术。东垣说：白术利腰间血气。加生薏苡仁、赤小豆、连翘以涤湿热。木瓜、威灵仙、白芍，通其经络，使湿热去经络通，疾病愈。古人云：师其法而不泥其方，师其方而不泥其药。

口唇干裂

徐某，女，50 岁，以"口唇干裂 6 年，加重 1 年"为主诉于 2014 年 3 月 3 日初诊。症见：口唇干裂，唇裂出血，唇色紫红，口唇发痒，疼痛。夏季重，近 1 年来持续性干裂，溃疡，口干、不喜饮水，口腔溃疡 10 余年。纳可，眠差，入睡难，二便可。时易腹胀，小便时黄赤灼热，时轻时重。舌红，苔薄黄，脉细。西安某医院诊为红斑狼疮，郑州某医院诊为慢性唇炎，他医按内湿治疗，中西药治疗乏效。绝经半年。

处方 1：当归 10g，生地黄 20g，桃仁 10g，红花 10g，赤芍 3g，桔梗 3g，炒枳壳 3g，怀牛膝 10g，生黄芪 30g，生甘草 6g。15 剂，水煎服，日 1 剂。

处方 2：当归 10g，丹参 10g，紫草 10g，生地黄 10g。1 剂，香油炸煎后留油外涂患处。

按：任应秋先生说：一个名医的临床，关键在于思路的宽广。思患者口唇干裂数年，辗转各大医院求治，中现代医学治疗乏效。古人语：用药不效，活血一法。又足阳明胃经夹口环唇，故胃中有瘀热投之血府逐瘀汤数剂证减。

鼻衄

吴某，女，40 岁，以"头晕、鼻衄 2 周"为主诉于 2014 年 3 月 14 日初诊。症见：头晕，视物不转，头懵不清，鼻出血。月经提前，量色可，少量血块，经前乳房胀痛，经期头痛，心情郁闷，口干，口苦，咽部有痰，乏力，纳差，眠差，入睡难，多梦，二便可。舌淡红，苔黄腻，脉细。平素怕冷，手足凉，喜太息，曾服中药，按气血不足、血瘀治疗乏效。中医诊断：心肝火旺挟痰。

处方：黄芩 10g，黄连 6g，大黄 6g（后下），栀子 10g，白茅根 30g。

8剂。

二诊（2014年4月11日）：服上方8剂效可，流鼻血已止。现头晕不痛有热胀感，不清醒，眠差入睡难，多梦眠浅易醒，口苦不干，易怒，行走有轻飘感，心慌。舌淡红，苔薄白，脉偏数。

处方：谷精草30g，青葙子30g，决明子6g，蝉蜕6g，薄荷10g（后下），菊花10g（后下），酒黄芩10g，玄参15g，栀子6g，桑叶10g，生甘草6g。10剂，水煎服，日1剂。

按：此为心肝火旺之候，唐荣川《血证论》对仲景泻心汤讲解颇有见地：心为君火，化生血液，是血即火之魄，火即血之魂，火生即血升，火降即血降也。知血生于火，火主于心，则知泻心即是泻火，泻火即是止血。唐荣川《医书五种》，其中《血证论》尤为精辟，值得一读，医要学各家之长，不要囿于一家。

腰痛

晏某，女，34岁，以"腰痛1年余"为主诉于2014年2月28日初诊。症见：腰部（肾区）肌肉痛，白天轻，后半夜加重，该部发凉，腿酸软无力。有时头晕视物不清，上火时耳内痒，月经量可，乳腹不胀，大便日2次，质稀，眠可易惊。顺产育4个孩子。舌质红，苔黄，脉沉滞。中医诊断：发作性腰痛。

处方：党参30g，生黄芪30g，当归15g，怀牛膝15g，防风15g。7剂，水煎服，日1剂。

二诊（2014年3月10日）：服上方7剂，效可。现腰部痛轻，长时间站立小腿发胀，纳可大便不成形。舌质暗，苔薄黄，脉沉滞。

处方：党参10g，炒白术10g，茯苓10g，生山药30g，通草6g，木瓜30g，炙甘草6g。6剂，水煎服，日1剂。

按：平时多读方，多记方，既便于临床应用，又是自己组方的基础。起大病者，经方时方内容更丰富，适应面更宽，疗效也很显著，另外也有经验方，效果也较好，不可不学，不可不知。三两半方即是经验方，一两30g，黄芪、党参、怀牛膝等5味药加起来正好是三两半。故命名之。此方适应于发作性腰痛。其临床特点为：夜间痛重，白天痛轻。党参、黄芪、当归补养气血，怀牛膝补养肝肾强筋骨，妙在一味防风，假风药以生其气，取东垣风药义，鼓舞气血生长。

背部寒热

张某，62岁，以"背部寒热感1月余"为主诉于2014年2月6日初诊。症见：背部时而发热，如过电感，烘热，全身汗出，汗后背发凉，口中津多。纳差，眠差，入睡难，二便可。小腿肚疼，腰痛，头懵鸣响，手麻，左胁下窜痛。中医诊断：太阳少阳二经为病。

处方：桂枝10g，生白芍10g，柴胡10g，黄芩10g，清半夏10g，生龙骨、生牡蛎各30g（先煎），党参10g，炙甘草6g，生姜3片，大枣3枚（切开）为引。10剂，水煎服，日1剂。

按：要做一名好的中医大夫，要会脏腑辨证、六经辨证、经络辨证、三焦辨证、卫气营血辨证。此为六经辨证，背为太阳，所主寒热往来为少阳之兆，故为太少合病，取柴胡桂枝汤而收效，加龙骨牡蛎者恐病久有痰，陈修园谓：龙骨、牡蛎为治痰之神品。

失眠、咳嗽

李某，女，40岁，以"眠差半年，咳嗽2周"为主诉于2013年10月16日初诊。症见：眠差，易醒，一般在夜间3~4点，醒后难以入睡，乏力，休息后难以缓解。2周前无明显原因出现咳嗽，咽部不适，黄痰难咯，鼻流清涕，喷嚏，本次月经后错8天，现已行经10天，尚淋漓不断，色暗无血块，不腹痛。二便可。纳差，口干。舌红，苔薄白，脉细。

处方1：熟地黄炭30g，荆芥炭10g，制首乌15g，墨旱莲30g，茜草炭10g，煅乌贼骨30g，川续断10g，乌梅炭10g，女贞子15g，陈皮10g，党参10g，桑叶10g，竹茹10g，丝瓜络炭10g。4剂，水煎服，日1剂。

处方2：熟地黄10g，生白芍10g，炒酸枣仁30g，茯苓10g，茯神10g，麦冬10g，桑叶10g，桔梗10g，竹叶10g，灯心草3g，生甘草3g，杏仁10g。7剂，水煎服，日1剂。

二诊（2013年10月28日）：服1方3剂，月经漏下已止。服2方7剂咳嗽明显减轻，黄痰消失。眠改善。现症见：偶有咳嗽，受凉后加重，少许颗粒状痰，偶有眠后易醒。纳可。二便调。白带有异味，舌淡，苔白腻，脉细。偶有心烦，经常乏力。

处方：北沙参15g，杏仁10g，麦冬10g，炙枇杷叶15g，桑白皮10g，地骨皮10g，桑叶10g，生甘草6g，粳米一撮（包煎）。10剂，水煎服，日1剂。

三诊（2013年11月25日）：服上方10剂，咳嗽愈。现症见：身乏力，口臭，口渴饮水不多，经期紊乱，量少，色暗，白带多，糊状，眠一般，食欲好，食后难以消化，大便成形每日 1 次，小便黄无热感。舌淡红，苔薄黄，脉细。

处方：桑叶 10g，竹茹 10g，丝瓜络 10g，连翘 10g，炒麦芽 15g，炒谷芽 15g，白蔹 10g，蒲公英 20g，生甘草 6g，炒白扁豆 10g，茯苓 10g。10 剂，水煎服，日 1 剂。

按：诸杂症并现，当治其急，患者素有月经先期，此次又有月经淋漓 10 余日不止，当先治此，病机由于肝肾阴虚，阴虚血热，迫血妄行，兼脾胃虚弱，气不摄血，故以熟地黄、首乌、女贞子、川续断、乌梅补肝肾阴血。茜草、旱莲草凉血止血，党参、陈皮补气摄血，待气血得补，则收摄有功，血热得清，则不被邪扰，崩漏自愈。诸药用炭，更增止血之功。兼以桑叶、竹茹、丝瓜络清肃肺气，化痰止咳。且桑叶又能清肝凉血止血，竹茹、丝瓜络亦能凉血，丝瓜络用炭，增加止血之力。其中茜草与乌贼骨同用，凉血止血而不留瘀滞，为内经之古方。

纵观全方，治主症为主，兼顾次要症状，主次分明，用药精妙，一药多效，故能数剂而愈。

脱发

许某，女，55 岁，以"脱发 2 个月余"为主诉于 2014 年 9 月 10 日初诊。症见：头发脱落较多，面红，余无不适。纳眠可，二便调。舌淡紫，苔白水滑，脉沉细滞。患者近 2 个月来，曾于当地医院服汤药治疗效不显。既往有肾结石，高血压，糖尿病病史，服药控制可。

处方：当归 10g，生地黄 15g，桃仁 10g，赤芍 15g，柴胡 6g，川芎 6g，桔梗 6g，炒枳壳 6g，怀牛膝 10g，通草 6g，生甘草 6g。25 剂，水煎服，日 1 剂。

按：患者以脱发 2 个月余来诊，观其头发，仍然乌黑，问其曾烫染否，答至今无烫染。结合其有糖尿病、高血压病史，知其多有血瘀，从其舌象脉象上来看，瘀象明显，再看其面色，面红有郁热，因此其脱发多是瘀引起的。因其发根有瘀，发失血养，而致脱发。方用血府逐瘀汤来治疗此类脱发，且该方不仅可以治疗脱发，对整体都有好处。《素问·标本病论》"谨察间甚，以意调之，间者并行，甚者独行"，根据具体情况，从整体出发，权衡利弊，分清缓急来治疗，这也体现了中医辨证论治和整体观念的思想。

腘窝痛

李某，女，52 岁，以"腘窝痛 8 年余"为主诉于 2014 年 11 月 3 日初诊。症见：近 8 年来觉腘窝痛，小腿肚困，以睡眠时为重，按揉后可减轻，曾间断服用中药，症状时轻时重。双腕疼痛，伴心烦，头昏涨，纳眠可，二便调。月经正常。冬季易感冒，且持续时间较长。舌质淡，苔白腻略厚，脉沉滞。

处方：熟地黄 10g，生白芍 20g，当归 10g，川芎 6g，生黄芪 30g，生薏苡仁 30g。15 剂，水煎服，日 1 剂。

按：此案从肝考虑，根据病变部位，发病时间辨证。膝为筋之府，肝主藏血，人卧则血归于肝，患者腘窝痛，且夜间较重，此属肝血虚，筋脉失养所致。故以四物汤养肝血，配黄芪补气，柯韵伯曾云："阴虚无骤补之法，计在存阳；血脱有生血之机，必先补气。此阳生阴长、血随气行之理也。"结合患者舌脉象，头昏涨的表现，佐以薏苡仁健脾化湿。

精神萎靡

樊某，男，41 岁，已婚。以"精神不佳 2 年"为主诉于 2014 年 12 月 15 日初诊。症见：眼袋增大，白发增多，疲倦，精神不振，困乏无力。眠差易醒，醒后不易入睡，工作时精神差，纳可，大便黏滞不爽。舌红，苔黄腻，脉略数。平时工作压力不大，嗜烟酒。日 1 包，每周 4 次饮酒。

处方：白茅根 30g，滑石 30g（包煎），连翘 10g，赤小豆 30g，佩兰 10g（后下），炒山楂 15g，炒神曲 10g，炒麦芽 15g，生甘草 3g。10 剂，水煎服，日 1 剂。

按：此类患者就诊时，首先观其形，望其神，察其色，闻其声，根据其舌脉综合辨证。该患者年轻，体质壮实，但精神不振，整日昏昏沉沉，已 2 年之久。检查各项指标，并无异常，这就是常说的处于亚健康状态。舌质红，苔黄腻，大便黏滞不爽，典型的湿热内蕴型，但属湿热轻证。该患者多处求医，大都补中、益气、滋肾、清热、利湿，越治越觉精神疲怠乏力，根据"湿热轻者，宜用滑可去着，轻可去实"之法治之。"滑可去着、轻可去实"，《汤液本草》中解释：滑可去着，即用润滑通利的药物治疗体内病邪留滞的方法。冬葵子、榆白皮之属是也；轻可去实，指用轻清疏解的药物，可以解除外感表实证。麻黄、葛根之属是也。陈修园《时方歌括》中亦详列了诸多"滑可去着""轻可去实"的方剂。此理论要灵活运用：或轻清邪热，或轻化湿热，或轻泻水浊，或轻宣气机。对于初入医道者，对此理论的应用还得多加体会。

目珠痛

案 1 （阴虚火旺证）韩某，女，22 岁，以"两眼珠痛 2 年"为主诉于 2005 年 7 月 27 日初诊。

患者两眼珠痛 2 年，时两太阳穴痛，腿脚时麻，下肢青紫斑多，脱发，口干渴，纳可，二便调。月经可。舌质红淡瘦，苔黄厚腻，脉细。既往有系统性红斑狼疮病史，现尚服强的松片6片，长春新碱3片。此属肝阴不足、阳亢化火之证。以滋养肝阴、清热泻火为法。

处方：生地黄30g，牡丹皮10g，赤芍20g，槐花30g，连翘20g，夏枯草30g，泽泻10g，赤小豆30g，生甘草6g。10剂，水煎服，日1剂。

二诊（2005年10月14日）：服上方10余剂，眼珠痛消失，现饱后或饥饿时噫气，胃不胀痛，夜间腹痛（可自行缓解），以脐周痛为主，月经色黑腹痛，无血块，量较前减少，大便2天1次，先干后溏，口不苦，皮肤有紫斑，劳累后加重，白带较多，脚麻。舌质红，苔白，脉细数，效不更法，上方加减继服。

处方：生地黄30g，牡丹皮10g，赤芍20g，生白芍10g，槐花30g，连翘10g，夏枯草20g，白茅根30g，陈皮10g，紫草10g，生甘草6g。15剂，水煎服，日1剂。

2006年12月26日以他病来诊，告服上药25剂后，眼珠痛痊愈。

按：肝开窍于目，肝阴不足，阳亢化火，火邪上攻，壅结于目，故眼球疼痛。阴血亏虚，经脉失养，则脚时有麻木；热伤阴络，迫血外溢，故下肢紫斑。治以生地黄、白芍、牡丹皮、赤芍养血凉血；槐花、连翘、夏枯草疏散风热、清散热邪。细析之，本方系犀角地黄汤、麻黄连翘赤小豆汤合甘赤汤（效方）加减化裁而成。重用生地黄以滋阴清热，凉血止血；牡丹皮善清血热，又能活血；赤芍善于活血破滞，与凉血清热药伍用，更具其长；槐花凉血止血，长于治下部出血；夏枯草清肝火、散郁结，为治目珠痛的要药。用泽泻、赤小豆，意在使内郁之邪从小便而出。药后肝热得解，肝阴得复，火不上炎，阳不上亢，故目珠痛消失。对系统性红斑狼疮亦有一定潜在疗效，这是治疗的整体观，顾此不失彼。

案2 （肝郁化火）赵某，女，41岁，以"眼珠痛间作4年"为主诉于2006年2月10日初诊。

4年来经常下午眼珠痛、头痛，多于感冒或休息不好时发生，前额及太阳穴处痛，口不干，怕冷，夜间易醒，食欲可，月经淋漓已10天，量少，大小便正常。胃胀痛，无烧心泛酸。舌质淡红，苔薄白，脉细。诊断为：①眼珠痛；②经漏。肝肾阴虚，虚火内生，循经上扰，则眼珠痛，邪热下迫，则月经淋漓。治法：滋补肝肾，清肝止血。

处方：熟地黄炭30g，女贞子15g，墨旱莲30g，生白芍20g，川续断10g，制首乌15g，夏枯草30g，陈皮6g，蔓荆子10g。6剂，水煎服，日1剂。

二诊（2006年2月17日）：眼珠胀痛明显减轻，遇风流泪，前额隐痛，休息好时眼不痛，耳鸣、腰痛，晨起眼睑浮肿，胃不胀，阴道抽痛消失。舌质淡红，舌苔薄白，脉沉弱。上方加茜草炭 10g，煅乌贼骨 30g，地骨皮 10g，继续治其经漏。6 剂，水煎服，日 1 剂。

三诊（2006 年 2 月 24 日）：眼珠胀痛基本消除。行经完后，漏下黄水，有腥味，时有小腹痛，检查有"附件脓肿"（右侧），昨天下午发热，体温：37~38.5℃，夜晚体温高，发烧前身冷，二便调。纳眠可。舌质红，苔薄黄，脉细数。眼珠胀痛及月经淋漓已止，但肝经郁热不净，方拟逍遥散加减，治其后者。

处方：柴胡 10g，白芍 10g，当归 10g，茯苓 10g，黄柏 10g，薄荷 3g（后下），制香附 10g，夏枯草 30g，金银花 15g，车前子 15g（包煎），生甘草 6g，黄芩 10g。10 剂，水煎服，日 1 剂。临床治愈。

按：肝郁化火，伤血及肾，肝肾阴虚，肝火上扰，壅塞清窍，则眼球疼痛、头痛；阴虚火旺，扰动血海，则月经淋漓，肝肾阴虚，筋脉失濡则抽痛。治以滋补肝肾，养血缓急，固冲止漏。方中重用夏枯草，泻肝开结散郁火，治其眼珠胀痛，熟地黄炭养血止血治其经漏。最后以疏肝、清肝、养肝为大法，求其病因，以治其本。

小儿发热

患儿，男，8 个月，发烧 2 个月，经用许多西药烧仍不退，体温常在37.5~38℃，一般都在 37.5℃左右。1990 年 8 月 5 日吾至其家给患儿爷爷看病，遂抱出患儿，让吾诊治。诊见腹部发胀，叩之有鼓音，舌苔略厚，指纹紫色，头发如穗。患儿系母乳喂养，奶水充足。此乃喂养失当，乳食积滞，滞久化热所致。以保和丸加减治之。

处方：神曲 2g，焦山楂 3g，炒麦芽 3g，茯苓 3g，半夏 2g，炒莱菔子 2g，连翘 3g，陈皮 2g，大黄 2g（后下），黄连 2g，炒牵牛子 2g，甘草 2g。2 剂，水煎服。

间日我又至其家，告曰：上药服 1 剂烧即退，全家欢喜，发烧 2 个月，化验检查，未有异常，用了很多消炎退热药物，花了不少钱，上药 2 剂，不到一元钱，而且只服 1 剂，烧已退，喜进食，此乃中医药之妙用也。

小儿绿便

程某，女，3 个月，经常大便色绿，日 3~4 次，服西药无效，就诊于余，指纹略紫，舌红。

处方：滑石 2g（包煎），生甘草 1g，炒神曲 2g，炒麦芽 3g，黄芩 2g。3

剂，水煎服。病愈。

按：小儿绿便，多为肝、肠热，本病属于此，故用六一散加味，使肝热清、肠热去，消化强，而病即愈，病药皆简。

手足指（趾）干枯证

杨某，男，33岁，于1993年2月26日，突然发生手脚凉痛，不久即手脚指（趾）发黑，干枯，即来郑州某医院住院治疗，该院诊为冷凝疾病，及四肢末梢坏疽。但未查明原因，用药无效，患者出院回家。在回家前就诊于余，患者不能行走，坐在架子车上，于是就车前为之诊查。诊见双手10指、双足10趾干枯色黑如干柴状（皮包骨）。舌苔白略厚，舌质略淡，脉沉取乏力，饮食二便均可，此乃奇证，即以阳和汤加味治之。

处方：熟地黄30g，麻黄3g，炒白芥子10g，肉桂3g，炮干姜3g，鹿角胶10g（另包烊化），丹参30g，水蛭10g，炙甘草3g。3剂，水煎服。

二诊（4月5日）：服上药自觉稍有减轻，脉舌同上，脚背浮肿。

处方：熟地黄30g，麻黄3g，炒白芥子10g，肉桂3g，炮干姜3g，鹿角胶10g（另包烊化），丹参30g，干地龙10g，通草6g，炙甘草3g。10剂，水煎服，带药返乡。

注：以后未再联系，不知结果如何，此系罕见之病，故记之。

误补益疾

姜某，男，50岁，1991年3月22日初诊。

自述于1990年11月服小活络丹中毒，肢体麻木，在当地医院治疗缓解。诊见两手轻微颤动，手足心热，有时心烦，头晕有飘浮感，走路快一些，提点劲又不觉头晕，血压偏低，最感乏力，走不动路，睡眠差，不能久视，久视则头涨，大便易溏，小便清，口不干苦，面色晦滞，牙龈肿胀黯红，口唇黯红。苔薄黄，舌质尚属正常，脉沉有力。此前在其他医院经各项检查未发现异常，西医诊为神经官能症。患者云：1990年12月上旬在当地医院住院期间曾出大汗20天，后渐觉乏力，出现上症。发病后除用西药外，中药曾服六味地黄丸、竹叶石膏汤、加减复脉汤、黄连阿胶鸡子黄汤、参苓白术散，更多的则是参芪之类补剂，非但无效，而且加重。来郑州后有以"中气虚衰，不能周布"为治，有以"益气健脾，安神定志"为治，病情加重，更觉乏力，上楼需人搀扶，小便频、量少。余再三思之，此乃服补药过多所致，遂以血府逐瘀汤，连服15剂，瘀象逐渐消去，因大便偏溏故在方中加炒白术、炒山药，有时亦加入菊花、钩藤之品，不仅瘀象去，且觉身有力，病情大轻。尚觉头晕，改用潜阳熄风为治，药用天麻 10g，钩藤 15g，菊花 15g，薄荷 10g，白芍 15g，生龙骨 15g，生牡蛎 15g，鳖甲 30g，龟板 30g，甘草 3g。此方加减出入共服 11 剂，头晕基本消除，后以调理之剂继服 10 余剂，病已基本痊愈，欣然返回。

附血府逐瘀汤加味方：

处方：生地黄 20g，当归 10g，桃仁 10g，红花 10g，赤芍 15g，柴胡 6g，川芎 6g，桔梗 6g，枳壳 6g，牛膝 10g，钩藤 15g，菊花 10g（后下），炒白术 10g，炒山药 30g，甘草 3g。

按：内科杂病，往往虚实易淆，似是实非，"大实有羸状，至虚有盛候"，临床亦较多见，稍失审慎，即可出误。此病是治在他医之后，否则，也可能会使用补药的，甚哉为医之难也。医贵能知误，少蹈覆辙。